Thieme

Beatmung von Kindern, Neugeborenen und Frühgeborenen

Praxiswissen für Pädiatrie, Neonatologie und Anästhesie

Herausgegeben von
Alexander Humberg
Egbert Herting
Wolfgang Göpel
Christoph Härtel

Unter Mitarbeit von
Benjamin W. Ackermann
Christoph Czernik
Süha Demirakça
Philipp Deindl
Frank Eifinger
Hans Fuchs
Benjamin Grolle
Nikolaus A. Haas
Roland Hentschel
Florian Hoffmann
Ulrich Kleideiter
Daniel Klotz
Pia Paul
Neysan Rafat
Christoph Rüegger
Thomas Schaible
Carola Schön
Arne Simon
Dominique Singer
Regina Thoma
Ulrich H. Thome
Martin Volkers

2., aktualisierte und erweiterte Auflage

182 Abbildungen

Georg Thieme Verlag
Stuttgart · New York

Bibliografische Information der Deutschen Nationalbibliothek
Die Deutsche Nationalbibliothek verzeichnet diese Publikation in der Deutschen Nationalbibliografie; detaillierte bibliografische Daten sind im Internet über http://dnb.d-nb.de abrufbar.

Dieses und andere Bücher bequem im Thieme Webshop kaufen.

Ihre Meinung ist uns wichtig! Bitte schreiben Sie uns unter:
www.thieme.de/service/feedback.html

Georg Thieme Verlag KG
Oswald-Hesse-Straße 50, 70469 Stuttgart, Germany
www.thieme.com

1. Auflage 2016

Umschlaggestaltung: © Thieme
Umschlagfoto: PD Dr. med. Alexander Humberg
Zeichnungen: Gay & Rothenburger, Sternenfels; WEYOU Stuttgart
Redaktion: Michaela Mallwitz, Mühlhausen
Satz: Ziegler und Müller, text form files, Kirchentellinsfurt
Druck: Westermann Druck Zwickau GmbH, Zwickau

DOI 10.1055/b000000819

ISBN 978-3-13-245237-4 1 2 3 4 5 6

Auch erhältlich als E-Book:
eISBN (PDF) 978-3-13-245238-1
eISBN (epub) 978-3-13-245239-8

Wichtiger Hinweis: Wie jede Wissenschaft ist die Medizin ständigen Entwicklungen unterworfen. Forschung und klinische Erfahrung erweitern unsere Erkenntnisse, insbesondere was Behandlung und medikamentöse Therapie anbelangt. Soweit in diesem Werk eine Dosierung oder eine Applikation erwähnt wird, dürfen die Lesenden zwar darauf vertrauen, dass Autor*innen, Herausgeber*innen und Verlag große Sorgfalt darauf verwandt haben, dass diese Angabe dem Wissensstand bei Fertigstellung des Werkes entspricht.

Für Angaben über Dosierungsanweisungen und Applikationsformen kann vom Verlag jedoch keine Gewähr übernommen werden. Jede*r Benutzende ist angehalten, durch sorgfältige Prüfung der Beipackzettel der verwendeten Präparate und gegebenenfalls nach Konsultation eines/r Spezialist*in festzustellen, ob die dort gegebene Empfehlung für Dosierungen oder die Beachtung von Kontraindikationen gegenüber der Angabe in diesem Buch abweicht. Eine solche Prüfung ist besonders wichtig bei selten verwendeten Präparaten oder solchen, die neu auf den Markt gebracht worden sind. **Jede Dosierung oder Applikation erfolgt auf eigene Gefahr des Benutzenden.** Autor*innen und Verlag appellieren an alle Benutzenden, ihnen etwa auffallende Ungenauigkeiten dem Verlag mitzuteilen.

Marken, geschäftliche Bezeichnungen oder Handelsnamen werden nicht in jedem Fall besonders kenntlich gemacht. Aus dem Fehlen eines solchen Hinweises kann nicht geschlossen werden, dass es sich um einen freien Handelsnamen handelt.

Wo datenschutzrechtlich erforderlich, wurden die Namen und weitere Daten von Personen redaktionell verändert (Tarnnamen). Dies ist grundsätzlich der Fall bei Patient*innen, ihren Angehörigen und Freund*innen, z. T. auch bei weiteren Personen, die z. B. in die Behandlung von Patient*innen eingebunden sind.

Thieme Publikationen streben nach einer fachlich korrekten und unmissverständlichen Sprache. Dabei lehnt Thieme jeden Sprachgebrauch ab, der Menschen beleidigt oder diskriminiert, beispielsweise aufgrund einer Herkunft, Behinderung oder eines Geschlechts. Thieme wendet sich zudem gleichermaßen an Menschen jeder Geschlechtsidentität. Die Thieme Rechtschreibkonvention nennt Autor*innen mittlerweile konkrete Beispiele, wie sie alle Lesenden gleichberechtigt ansprechen können. Die Ansprache aller Menschen ist ausdrücklich auch dort intendiert, wo im Text (etwa aus Gründen der Leseleichtigkeit, des Text-Umfangs oder des situativen Stil-Empfindens) z. B. nur ein generisches Maskulinum verwendet wird.

Vorwort

„Es genügt nicht zu denken, man muss atmen. Gefährlich die Denker, die nicht genug geatmet haben."

Elias Canetti, Literaturnobelpreis 1981

Liebe Leserinnen und Leser, liebe Beatmungsenthusiasten, liebes unermüdliches Pflegepersonal, liebe Neonatolog*innen, Intensiv- und Notfallmediziner*innen und Anästhesiolog*innen,

bereits 1543 beschrieb der Anatom Andreas Vesalius in seinem Werk De humani corporis fabrica eine rudimentäre Form der künstlichen Beatmung. Er wäre sicher erstaunt, dass wir es nach fast 500 Jahren noch immer nicht geschafft haben, die perfekte Methode zu finden – oder er wäre vielleicht andererseits erleichtert zu sehen, wie weit wir inzwischen gekommen sind. Und damit: Herzlich willkommen zur Lektüre der zweiten Auflage unseres Fachbuchs über die Beatmung von Frühgeborenen, Kindern und Jugendlichen.

Mit dieser Neuauflage haben wir die erste Auflage aus dem Jahr 2016 inhaltlich und redaktionell gänzlich neu überarbeitet und um weitere Themen ergänzt. Das Buch soll einen breiten Überblick darüber geben, wie Beatmung von Anfang an effektiv und sicher erfolgen kann und wie Risiken minimiert und Schäden vermieden werden können. Wir sind glücklich, die Autorinnen und Autoren aus der Erstauflage erneut für dieses Projekt gewonnen zu haben und das Team sogar zu erweitern. Dabei stammt jedes Kapitel aus der Feder von in dem jeweiligen Gebiet erfahrenen Autorinnen und Autoren. Wir konnten ein Kapitel zu wichtigen Eckpunkten der Pflege von beatmeten Patienten diesem Werk hinzufügen. Das Kapitel der Hochfrequenzbeatmung wurde gänzlich überarbeitet und neu strukturiert und zudem um ein Kapitel über Extrakorporale Membranoxygenierung erweitert. An dieser Stelle möchten wir den Autorinnen und Autoren für ihr großes Engagement an diesem Buch ganz besonders danken. Ohne sie wäre dieses Projekt nicht möglich gewesen.

Darüber hinaus ist die Herausgabe eines solchen Buches ohne die Hilfe vieler weiterer Beteiligter nicht möglich. Ein großer Dank gilt dem Team des Georg Thieme Verlags, insbesondere Frau Tabea Jähnichen, Frau Dr. Andrea Busche, Frau Dr. Caroline Haupt und Frau Korinna Engeli für die jederzeit unkomplizierte, professionelle und hilfreiche Unterstützung während der Entwicklung dieses Buches.

Die einzelnen Kapitel sind durch das Herausgeberteam gesichtet, evaluiert und diskutiert worden. Trotz mehrfacher Durchsicht des Manuskriptes werden letztlich dennoch auch in dieser Auflage Fehler und Unstimmigkeiten enthalten sein. Wir möchten Sie bitten, als aufmerksame Leser diese uns oder dem Verlag mitzuteilen. Für Verbesserungsvorschläge jedweder Art sind wir sehr dankbar. Es gilt zu beachten, dass die hier genannten Empfehlungen die behandelnden Personen nicht von der ethischen und juristischen Verpflichtung entheben, in jedem Fall individuell die bestmögliche Therapie für die Patienten zu wählen. Die Handlungsempfehlungen in diesem Buch müssen vom Anwender jeweils kritisch geprüft und hinterfragt werden.

Wir danken Ihnen für Ihr Interesse an diesem wichtigen Thema und hoffen, dass dieses Buch Ihnen in Ihrer täglichen Arbeit wertvolle Dienste leistet. Möge es Ihnen helfen, die jüngsten Entwicklungen in der Beatmungstherapie umzusetzen und stets die beste Versorgung für die uns anvertrauten erkrankten Kinder und Jugendlichen zu gewährleisten.

Münster, Lübeck und Würzburg im Januar 2025

Die Herausgeber

Abkürzungen

A

A/C	Assist/Control Ventilation
A_aDO_2	Sauerstoffpartialdruckdifferenz
ABS	Antibiotic Stewardship
ABT	antibiotische Therapie
ACE	Angiotensin Converting Enzyme
AF	Atemfrequenz
ALCAPA	Bland-White-Garland-Syndrom (auch anomalous left coronary artery origin from pulmonary artery)
AMV	assisted mechanical ventilation
ANS	Atemnotsyndrom
AOP	Apnea of prematurity
APGAR-Score	Akronym für Atmung, Puls, Grundtonus, Aussehen und Reflexe
APRV	Airway Pressure Release Ventilation
APV	Adaptive Pressure Ventilation
ARDS	Acute Respiratory Distress Syndrome
ASB	Assisted Spontaneous Breathing
ASD	Vorhofseptumdefekt
ASV	Adaptive Support Ventilation
ATC	Automatic Tube Compensation
AU	Arbitrary Units
AVSD	atrioventrikulärer Septumdefekt
AWMF	Arbeitsgemeinschaft der Wissenschaftlichen Medizinischen Fachgesellschaften

B

BAL	bronchoalveoläre Lavage
BiLevel-ST	druckunterstützte Beatmungsform, die sich auf 2 Druckniveaus (BiLevel) bewegt; „S“ steht für „synchronisiert“, „T“ für den „Time-Modus“
BIPAP	Biphasic Positive Airway Pressure
BPD	Bronchopulmonale Dysplasie
BRUSHED	Akronym: Bleeding (Blutung), Redness (Rötung, Entzündung), Ulzeration (Geschwür), Saliva (Speichel) Halitosis (Mundgeruch), External Factors (Rhagaden, Brackets), Debris (Beläge)
BURP-Manöver	Backward, Upward and Rightward Pressure-Manöver

C

CDC	Centers for Disease Control and Prevention
CDH	Congenital Diaphragmatic Hernia
cGMP	zyklisches Guanosinmonophosphat
CHARGE	Kolobom des Auges, Herzfehler, Atresie der Choanen, retardiertes Längenwachstum und Entwicklungsverzögerung, Genitalfehlbildung, Ohrfehlbildungen
CHFJV	Combined High Frequency Jet Ventilation
CIRS	Critical Incident Reporting System
CMV	Continuous Mandatory Ventilation
COPA	Cuffed Oropharyngeal Airway
COPD	Chronic Obstructive Pulmonary Disease
CoV	Center of Ventilation
CPAP	Continuous Positive Airway Pressure
CSV-VA	Continuous spontaneous Ventilation – tidal Volume Assured

D

DCO_2	Carbon Dioxide Diffusion Coefficient
DGAI	Deutsche Gesellschaft für Anästhesiologie & Intensivmedizin
DILV	Double Inlet Left Ventricle
DOPE	Dislokation – Obstruktion – Patient (Pneumothorax/Kreislaufversagen) – Equipment
DOPES-Algorithmus	Dislocation, Obstruction, Pneumothorax, Equipment, Stomach
DRG	System der Diagnosis Related Groups
DU	Druckunterstützung

E

ECMO	extrakorporale Membranoxygenierung
EEG	Elektroenzephalografie

EELI	endexspiratorische Lungenimpedanz
EIT	Elektroimpedanztomografie, -gramm
EKG	Elektrokardiografie, -gramm
ELBW	Extremely Low Birth Weight
ELSO	Extracorporeal Life Support Organization
EMG	Elektromyografie, -gramm
EPPVDN	European Paediatric Pulmonary Vascular Disease Network
ETT	Endotrachealtubus

F

FA	Flow Assist
FEV_1	Ein-Sekunden-Kapazität
FFP	Fresh Frozen Plasma
F_iO_2	inspiratorische Sauerstoffkonzentration
FRC	funktionelle Residualkapazität
fT3	freies Trijodthyronin
fT4	freies Thyroxin, L-Thyroxin

HAND	Hand (Beatmungsbeutel, sehen/hören/fühlen) – Absaugen – neue Einstellung – Diagnostik
Hb	Hämoglobin
HbF	fetales Hämoglobin
HFJV	Hochfrequenz-Jet-Ventilation
HFNC	High-Flow-Nasenkanüle
HFO	Hochfrequenzoszillation
HFOV	HFO-Beatmung
HH	Heated Humidifier
HLHS	Hypoplastisches Linksherzsyndrom
HLM	Herz-Lungen-Maschine
HME	Heat and Moisture Exchanger
HZV	Herzzeitvolumen

I

I:E-Verhältnis	Verhältnis Inspiration zu Exspiration
ICP	Intracranial Pressure
IFA	Inspiratory Flow Assistance
IHS	Inspiratory Help System
IL	Interleukin
ILE	interstitielles Lungenemphysem
IMV	Intermittent Mandatory Ventilation
iNO	inhaliertes Stickstoffmonoxid
InSurE	Intubation, Surfactant-Gabe, frühe Extubation
IPPB	Intermittent Positive Pressure Breathing
IPPV	Intermittent Positive Pressure Ventilation
IPS	Inspiratory Pressure Support
IRV	Inverse Ratio Ventilation
ISBAR	Akronym Identification – Situation – Background – Assessment – Recommendation
ITS-KISS	Krankenhausinfektions-Surveillance-System für Intensivstationen
IVH	Intraventricular Hemorrhage

K

KBE	koloniebildende Einheiten
95 %-KI	95 %-Konfidenzintervall
KIGGS	Studie zur Gesundheit von Kindern und Jugendlichen
KRINKO	Kommission für Krankenhaushygiene und Infektionsprävention

L

LA	Large Aggregates
LIAM	Lung Insufflation Assist Maneuver
LISA	Less Invasive Surfactant Application
LMA	Laryngeal Mask Airway
LUS	Lungensonografie

M

MAP	mittlerer Atemwegsdruck
MCT	mittelkettige Triglyzeride
MetHb	Methämoglobin
MIST	Minimally Invasive Surfactant Therapy
MMV	Mandatory Minute Volume
MRGN	multiresistente gramnegative Bakterien
MRSA	Methicillin-resistente *Staphylococcus aureus*
MRT	Magnetresonanztomografie

N

N_2	Stickstoff
NAVA	Neurally Adjusted Ventilatory Assist

nCPAP	nicht-invasiver/nasaler Continuous Positive Airway Pressure
NDMR	nicht-depolarisierende Muskelrelaxanzien
NEC	nekrotisierende Enterokolitis
NHFOV	nasale Hochfrequenzoszillationsbeatmung, nicht-invasive Hochfrequenzoszillationsbeatmung
nHFV	nicht-invasive Hochfrequenz (beatmung)
NIMV	Nasal Intermittent Mandatory Ventilation
niPPV	Noninvasive Positive Pressure Ventilation
N-IPPV	nasale intermittierende druckpositive Beatmung; Nasal Intermittent Positive Pressure Ventilation
NNT	Number Needed To Treat
NO	Stickstoffmonoxid
NTI	Non-thyroidal Illness
NTIS	non-thyroidal Illness Syndrome

O

OI	Oxygenierungsindex
OR	Odds Ratio
OSI	Oxygenierungs-Sättigungsindex

P

p_aCO_2	arterieller Kohlendioxidpartialdruck
PALISI-Netzwerk	Pediatric Acute Lung Injury and Sepsis Investigators Network
p_aO_2	arterieller Sauerstoffpartialdruck
PARDS	Pediatric Acute Respiratory Distress Syndrome
PAV	Proportional Assist Ventilation
PC	Pressure Control
PC-AC	Pressure Control – Assist Control
PCF	Peak Cough Flow
pCO_2	Kohlendioxidpartialdruck
PCR	Polymerase Chain Reaction
PCV	Pressure Controlled Ventilation
PDA	Persistierender Ductus arteriosus
PEEP	Positive Endexpiratory Pressure
$p_{et}CO_2$	endtidaler Kohlendioxidpartialdruck
pH	negativer dekadischer Logarithmus der Wasserstoffionenaktivität
pH_2O	Wasserdampfdruck
PHT	Pulmonale Hypertonie
PICU	Pediatric Intensive Care Unit
PIE	pulmonal-interstitielles Emphysem
PIP	Peak Inflation Pressure
PLV	Pressure Limited Ventilation
pO_2	Sauerstoffpartialdruck
PPHN	pulmonale Hypertonie des Neugeborenen
ppm	Parts per Million
PPROM	lang andauernder, früher vorzeitiger Blasensprung
PPS	Proportional Pressure Support Ventilation
PRVC	Pressure Regulated Volume Control
PS	Pressure Support
pS_aO_2	partielle arterielle Sauerstoffsättigung
PSV	Pressure Support Ventilation

R

RACHS-Score	Risk Adjustment in Congenital Heart Surgery
RDS	Respiratory Distress Syndrome
ROI	Region of Interest
ROP	Retinopathy of Prematurity
RSB-Index/RSBI	Rapid-Shallow-Breathing-Index, Frequenz-Volumen-Atem-Index
RSV	Respiratory Syncytical Virus
RS-Virus/RSV	humanes respiratorisches Synzytialvirus

S

SA	Small Aggregates
S_aO_2	arterielle Sauerstoffsättigung
SARS-CoV-2	Severe Acute Respiratory Syndrome Coronavirus Type 2
SBT	Spontanatmungsversuch
SCMV	Synchronized Continuous Mandatory Ventilation
SES	sick Euthyroid Syndrome
SF-Ratio	S_pO_2/F_iO_2
SGA	Small for Gestational Age
SIDS	Sudden Infant Death Syndrome
SILI	Self-Inflicted Lung Injury

SIMV	Synchronized Intermittent Mandatory Ventilation
SIPPV	Synchronized Intermittent Positive Pressure Ventilation
SIRS	Systemic Inflammatory Response Syndrome
SOP	Standard Operating Precedure
SPN	spontaneous
S_pO_2	pulsoxymetrisch gemessene Sauerstoffsättigung
S_pO_2	pulsoxymetrisch gemessene Sauerstoffsättigung
ssp.	Subspezies
SSW	Schwangerschaftswoche
S_vO_2	systemvenöse Sauerstoffsättigung
$S_{zv}O_2$	zentralvenöse Sauerstoffsättigung

T

T3	Trijodthyronin
T4	Thyroxin, L-Thyroxin
$tcpCO_2$	transkutaner Kohlenstoff-partialdruck
TCPLV	Time-cycled, Pressure-limited Ventilation
$tcpO_2$	transkutaner Sauerstoff-partialdruck
TGA	Transposition der großen Arterien oder Gefäße
TRC	Tube Resistance Compensation
TSH	Thyroidea stimulierendes Hormon

V

VA	venoarteriell *bzw.* Volume Assist *(je nach Zusammenhang)*
VACTERL	Vorhandensein von mindestens 3 der folgenden Fehlbildungen: Wirbeldefekte, Analatresie, Herzfehler, Tracheo-Ösophagealfistel, Nierenfehlbildungen, Fehlbildungen der Gliedmaßen
VAP	Ventilator-Associated Pneumonia
VAPS	Volume-Assured Pressure Support
VAT	Ventilator-Associated Tracheobronchitis
VC	Volume Control
VC_{max}	Maximum Carboxylation Rate
VC-AC	Volume Control – Assist Control
VG	Volumengarantie
VILI	Ventilator Induced Lung Injury
VS	Volume Support
VSD	Ventrikelseptumdefekt
VV	venovenös

Inhaltsverzeichnis

11 Beatmung von Klein- und Schulkindern sowie Adoleszenten 249

12 Extrakorporale Membranoxygenierung 273

Neysan Rafat, Thomas Schaible

13 Beatmung in der Anästhesie 287

Martin Volkers

14 Beatmung in der Kinderkardiologie 309

Ulrich Kleideiter, Nikolaus A. Haas

Autor*innenverzeichnis

Herausgegeben von

PD Dr. med. Alexander **Humberg**
https://orcid.org/0009-0008-8730-8097

Prof. Dr. med. Egbert **Herting**, PhD
https://orcid.org/0000-0002-7189-879X

Prof. Dr. med. Wolfgang **Göpel**
https://orcid.org/0000-0002-6486-4727

Prof. Dr. med. Christoph **Härtel**

Unter Mitarbeit von

Dr. med. Benjamin W. **Ackermann**
https://orcid.org/0000-0003-0836-7176

PD Dr. Christoph **Czernik**

PD Dr. med. Philipp **Deindl**

Dr. med. Süha **Demirakça**
https://orcid.org/0000-0002-9509-6855

PD Dr. Frank **Eifinger**
https://orcid.org/0000-0003-1758-6039

Prof. Dr. med. Hans **Fuchs**

Dr. med. Benjamin **Grolle**

Prof. Dr. med. Nikolaus A. **Haas**, MHBA
https://orcid.org/000-0002-5161-6556

Prof. Dr. med. Roland **Hentschel**

PD Dr. med. Florian **Hoffmann**

Dr. med. Ulrich **Kleideiter**

Univ.-Prof. Dr. med. Daniel **Klotz**, MHBA

Dr. med. Pia **Paul**

Prof. Dr. Dr. Neysan **Rafat**
https://orcid.org/0000-0003-2035-8598

PD Dr. med. Christoph **Rüegger**
https://orcid.org/0000-0003-1496-2625

Prof. Dr. med. Thomas **Schaible**

Dr. med. Carola **Schön**

Prof. Dr. med. Arne **Simon**
https://orcid.org/0000-0001-9558-3330

Prof. Dr. med. Dominique **Singer**
https://orcid.org/0000-0002-7081-6123

Regina **Thoma**, M. Sc.
https://orcid.org/0009-0005-0947-213X

Prof. Dr. med. Ulrich H. **Thome**
https://orcid.org/0000-0003-3570-9418

Dr. Martin **Volkers**

Autor der Vorauflage

Thomas **Nicolai**

Kapitel 1

Beatmung – Das Wichtigste auf einen Blick

1

1 Beatmung – Das Wichtigste auf einen Blick

Alexander Humberg

1.1 Maskenbeatmung

Vorgehen bei Problemen während der Maskenbeatmung von Neugeborenen:

- Früh Hilfe holen.
- Thoraxexkursion prüfen.
- Kopf in Schnüffelposition bringen.
- Maskenleck und appliziertes Tidalvolumen überprüfen.
- Maskengröße überprüfen.
- Haltetechnik überprüfen, früh 2-Helfer-Methode.
- Beatmungsdruck erhöhen.
- Rachenventilation über einen nasal platzierten Tubus durchführen.
- Kind bzw. Kopf in Seitenlage bringen (dadurch Neutralstellung häufig besser zu erreichen).
- Gegebenenfalls frühzeitig intubieren.

Was tun, wenn die Maskenbeatmung schwierig ist? Akronym RALPH:

- **R**epositionierung des Kopfes (Schnüffelposition): Neutralposition, Kinn anheben, Mund öffnen.
- **A**bsaugen notwendig? Mund und/oder Nase, bei längerer Beatmung auch den Magen.
- **L**eckage beseitigen: Maskengröße überprüfen, Maske neu positionieren, 2-Hände-Esmarch Handgriff.
- **P**IP (Peak Inflation Pressure) erhöhen: Beatmungsdruck über das T-Stück erhöhen, evtl. auf Beutelbeatmung umsteigen.
- **H**ilfsmittel verwenden: Guedel-Tubus, Larynxmaske, Rachenventilation über einen nasal platzierten Tubus.

1.2 Intubation

1.2.1 Vorbereitung der Intubation

▶ Abb. 1.1 zeigt eine Checkliste zur Vorbereitung einer Intubation.

1.2.2 Wahl der geeigneten Größe von Larynxmaske und Tubus

Die Wahl des Tubus orientiert sich eher am Alter, die der Larynxmaske eher am Gewicht des Patienten (▶ Tab. 1.1).

Tab. 1.1 Orientierungswerte zur Wahl der geeigneten Größe von Larynxmaske und Tubus, die Wahl der geeigneten Larynxmaske orientiert sich eher am Gewicht des Patienten.

Alter	Tubus	Gewicht (kg)	Larynx-maske
Frühgeborene	2,0–3,0	<3,0	–
0–6 Monate	3,0–3,5	2,5–5,0	1,0
6–12 Monate	3,5–4,0	5,0–10,0	1,5
12–24 Monate	4,0–4,5	10,0–15,0	2,0
2–4 Jahre	4,5–5,5	15,0–20,0	2,0
4–6 Jahre	5,0–6,0	20,0–30,0	2,5
6–10 Jahre	6,0–7,0	30,0–50,0	3,0
10–16 Jahre	7,0–8,0	50,0–70,0	4,0

1.2.3 Faustregel für die Tubustiefe beim Neugeborenen

- *oral:* 6 cm + kg Körpergewicht = Abstand der Tubusspitze zum Mundwinkel
- *nasal:* 7 cm + kg Körpergewicht = Abstand der Tubusspitze zum Naseneingang

Beispiel: Soll ein 3 kg schweres Neugeborenes nasal intubiert werden, sollte die Tubustiefe 7 + 3 = 10 cm ab Naseneingang betragen.

Checkliste Intubation

Achtung: Es muss mindestens eine assistierende Person anwesend sein!
Bei Hinweisen auf schwierigen Atemweg vor Beginn der Intubation Hilfe holen!

- ☐ Patient nüchtern?
  Gegebenenfalls Magenreste über liegende Magensonde abziehen.
- ☐ Hinweis auf schwierigen Atemweg?
  Gegebenenfalls Hilfe holen (pädiatrische Intensivmedizin, Anästhesie, HNO, Kinderchirurgie u.a.)
- ☐ Funktionierender Sauerstoffanschluss mit Beatmungsbeutel und Gesichtsmasken in verschiedenen Größen am Arbeitsplatz vorhanden?
- ☐ Funktionieren Absaugapparatur und -katheter?
- ☐ Laryngoskop mit passendem Spatel (Miller und Macintosh) und in verschiedenen Größen vorhanden?
  Ersatzbatterien vorhanden?
- ☐ Tuben in der berechneten Größe und jeweils eine Größe größer und kleiner vorhanden?
  Führungsstab vorhanden?
- ☐ Larynxmaske vorhanden?
- ☐ Material zur Fixierung des Tubus
- ☐ Für den Notfall muss geklärt werden, wer als Backup hinzugerufen werden kann

Monitoring: Alle benötigten Geräte und Hilfsmittel bereitgestellt?

- ☐ Stethoskop
- ☐ EKG
- ☐ Pulsoxymetrie – Monitoring mit sauerstoffsättigungsabhängigem Herzfrequenzton
- ☐ Blutdruck
- ☐ Kapnografie/Kapnometrie vorhanden?
- ☐ Bei Verwendung eines geblockten Tubus zusätzlich Messung des Cuffdrucks
- ☐ Beatmungsgerät geprüft und Einstellungen dem Kind angepasst?
- ☐ Medikamente zur Narkoseeinleitung (Analgetikum, Hypnotikum, Muskelrelaxans) in der richtigen Dosierung aufgezogen (auch Notfallmedikamente)?
- ☐ Sicherer venöser, im Notfall auch intraossärer, Zugang vorhanden

Abb. 1.1 Checkliste zur Intubation. EKG = Elektrokardiografie

Merke

M!

Die richtige Wahl der Tubustiefe sollte sich an klinischen Parametern und der Röntgenaufnahme des Thorax und nicht an starren Tiefenvorgaben anhand von Tabellen orientieren. Eine aktuelle Auswertung von 16 Untersuchungen konnte keine allgemeingültige Formel oder Tabelle für Tubustiefen evaluieren.

1.2.4 Schwierige Intubation

▶ Abb. 1.2 zeigt das Vorgehen bei einer schwierigen Intubation.

1.3 Maschinelle Beatmung

1.3.1 Beurteilung der Beatmungsqualität

Nachdem die Beatmung begonnen wurde, sind unbedingt eine genaue und wiederholte klinische Beobachtung des Patienten sowie die Kontrolle der Beatmungseinstellungen notwendig. Vorgehen:

- *Beobachtung:*
  - Thoraxexkursionen ausreichend?
  - Einziehungen?
  - Synchronizität?
  - Überblähtes Abdomen (Zustand nach Maskenbeatmung)?
  - Spontane Atemanstrengungen?
  - Qualität der Interaktion zwischen Patient und Beatmungsgerät?
  - Notwendigkeit einer Analgosedierung?
- *Auskultation:*
  - Seitengleiche Belüftung?
  - Pathologische Atemgeräusche?
  - Leck? (Druck auf Krikoid reduziert das Leck)

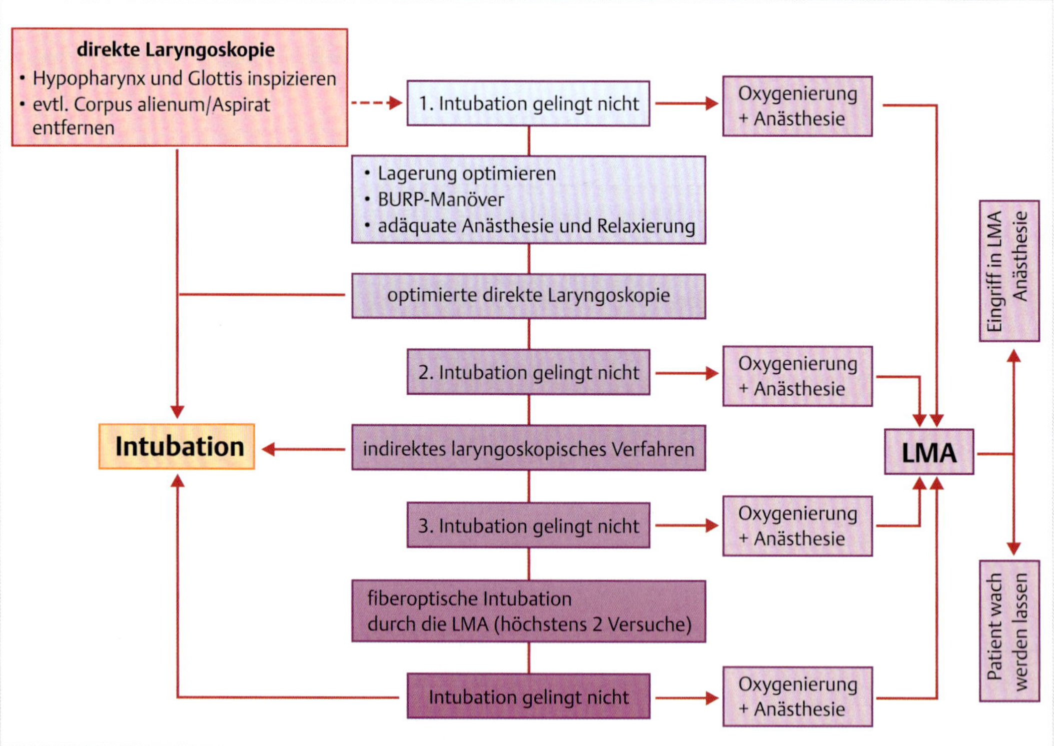

Abb. 1.2 Algorithmus zur schwierigen Intubation.

- *Messwerte des Beatmungsgeräts:*
  - Tidalvolumen erreicht?
  - PIP bzw. obere PIP-Grenze sinnvoll gewählt?
  - Atemminutenvolumen erreicht?
  - Cave: Sinnvolle Einstellung der Alarmgrenzen!
- *Röntgenbild:*
  - Tubuslage korrekt?
  - Pneumothorax?
  - Belüftung?
  - Pathologien?
- *Monitoring der Blutgase:*
  - Oxygenierung?
  - Kohlendioxidelimination?

Ziel ist eine optimale Unterstützung der Spontanatmung durch eine sinnvolle Wahl des Triggers (möglichst niedrig), ohne eine Autotriggerung zu verursachen.

1.3.2 Vorgehen bei akuter Zustandsverschlechterung eines Patienten am Beatmungsgerät

- Niedriges paO_2 oder S_pO_2
  - Korrekte Messung?
    - Pulskurve bei S_pO_2-Messung kontrollieren
  - F_iO_2 erhöhen
  - Verbessern des V/Q-Matching (Rekrutierungsmanöver, Bauchlage)
  - Mittleren Atemwegsdruck steigern
    - durch Erhöhung des PEEP
    - Erhöhung des Verhältnisses Inspirationszeit/Exspirationszeit (I:E-Verhältnis)
    - Steigerung des Atemzugvolumens/PIP (Cave Volu- und Barotrauma)
- Hoher pCO_2
  - Korrekte Messung?
  - V_T erhöhen
  - PIP erhöhen
  - Atemfrequenz steigern
  - Reduzierung des PEEP erwägen (Anzeichen einer Überblähung?)
  - CO_2-Produktion kontrollieren (Glukosezufuhr reduzieren? Kühlen? Relaxierung? Gabe Natriumbicarbonat?)
  - Verbessern des V/Q-Matching (Rekrutierungsmanöver, Bauchlage)
- Hoher Atemwegsdruck
  - Verschlechterung der Lungencompliance?
  - Absaugen von Sekret
  - Therapie von Bronchospasmen
  - Beatmungsasynchronität verbessern
  - Pneumothorax oder Atelektase ausschließen
  - Obstruktion/Abknicken des Tubus und Beatmungssystems?
  - Flüssigkeit im Beatmungssystem?
  - Zu tiefe Tubuslage?
  - Hoher intraabdomineller Druck?
  - Hohe Auto-PEEP-Werte?
  - V_T reduzieren
  - Reduziere inspiratorische Anstiegszeit
  - Steigere inspiratorische Zeit T_i

DOPES-Algorithmus

DOPES-Algorithmus (Akronym für Dislocation, Obstruction, Pneumothorax, Equipment, Stomach). Die folgenden Punkte stellen keine verpflichtende Reihenfolge dar, sondern sollen eine Checkliste zur Überprüfung geben:

1. *Patient vom Beatmungsgerät trennen und mit Beutel über den Tubus beatmen.* Ziel: Ausschluss eines Gerätefehlers, Gefühl für den Atemwegswiderstand, Zeitgewinn.
2. *Auskultieren.* Ziel: seitengleiche Belüftung, Seitendifferenz erkennen, überprüfen, ob ein Tidalvolumen erreicht wird.
3. *Tubusmarkierung kontrollieren.* Ziel: Tubusdislokation oder -knick erkennen.
4. *Atemwege absaugen.* Ziel: Obstruktion erkennen durch Widerstand oder Stopp beim Vorschieben des Absaugkatheters, Behebung der Obstruktion durch Sekretmobilisation.
5. *Kohlendioxidsensor konnektieren* (z. B. kolorimetrisches Einmalprodukt). Wenn kein Farbumschlag, dann Schritt 6.
6. *Direkte Laryngoskopie durchführen.* Ziel: Verifikation der Tubuslokalisation unter Sicht.
7. *Diaphanoskopie mit starker punktförmiger Lichtquelle in verdunkeltem Raum durchführen.* Ziel: Detektion eines Pneumothorax, ggf. Notfallentlastung eines Pneumothorax.
8. *Geräte überprüfen.* Ziel: Überprüfen, ob Schläuche intakt, Undichtigkeiten im Befeuchtersystem vorhanden, Membranen intakt, Ventile korrekt montiert, Kondenswasser vorhanden, Flow-Sensor feucht.

9. *Magen absaugen.* Ziel: Erleichterung der Beatmung durch Verringerung des intraabdominellen Druckes.
10. Wenn möglich, Bronchoskopie zur Darstellung der inneren Atemwege und ggfs. gezielter Absaugung.
11. *Gegebenenfalls Echokardiografie durchführen.* Ziel: Auf Vorliegen eines Perikardergusses überprüfen.
12. *Extubieren.* Als Ultima Ratio bei Verdacht auf eine Tubusobstruktion, die sich nicht beheben lässt, muss der Patient extubiert und mit Maske und Beutel bzw. über ein T-Stück beatmet werden.

1.3.3 Mögliche initiale Starteinstellungen zur maschinellen Beatmung von Früh- und Neugeborenen sowie Säuglingen

Cave

▶ Tab. 1.2 stellt lediglich eine „Starthilfe" dar. Die Einstellungen sollten an der individuellen Physiologie des Kindes orientiert sein.

1.4 Hochfrequenzoszillationsbeatmung

1.4.1 Mögliche Indikationen

- Lungenprotektive Beatmung bei Früh- und Neugeborenen frühzeitig erwägen!
- Versagen der konventionellen Beatmung mit maximalen Beatmungsdrücken von 25(–30) cmH_2O (2,5[–2,9] kPa) und Schwierigkeiten bei der Einhaltung einer ausreichenden Oxygenierung und Dekarboxylierung; Richtwerte einer adäquaten Oxygenierung und Dekarboxylierung:
  - arterieller Sauerstoffpartialdruck $p_aO_2 >$ 50 mmHg (6,7 kPa),
  - arterielle Sauerstoffsättigung $S_aO_2 >$ 90 % und
  - Kohlendioxidpartialdruck $pCO_2 <$ 55–65 mmHg (7,3–8,7 kPa).
- Der Oxygenierungsindex ([inspiratorische Sauerstoffkonzentration $F_iO_2 \times$ mittlerer Atemwegsdruck MAP × 100]/p_aO_2) ist größer als 13, nachgewiesen durch 2 oder mehr Blutgasanalysen über 4–6 h.

Tab. 1.2 Mögliche initiale Starteinstellungen zur maschinellen Beatmung.

Parameter	Alter				
	Frühgeborene	Neugeborene und Säuglinge	Jahre	5–12 Jahre	>12 Jahre
PIP (cmH_2O)	14–20	14–20	14–20	14–20	14–20
PEEP (cmH_2O)	5–8(–12)	5–8(–12)	(4–)5–8(–15)	(4–)5–8(–15)	(4–)5–8(–15)
V_T (ml/kgKG)	4–7	4–7	4–7	4–7	4–7
AF	40–60	30–45	20–25	15–20	12–17
T_i (s)	0,20–0,50	0,5–0,8	0,8–1,0	1,0–1,2	1,5
AMV (ml/kgKG/min)	200–300	200–300	200–300	200–300	200–300

PEEP = positiver endexspiratorischer Druck
PIP = Spitzeninspirationsdruck
T_i = Inspirationszeit
V_T = Tidalvolumen

1.4.2 Steuerung

- Steuerung der Oxygenierung über den MAP und die F_iO_2
- Verbesserung der Oxygenierung durch Erhöhung des MAP und Erhöhung der F_iO_2

1.4.3 Vorgehen bei Hyperkapnie

- Amplitude erhöhen
- Frequenz erniedrigen
- MAP erhöhen
- ggf. obstruierende Sekrete entfernen

1.4.4 Vorgehen bei Hypokapnie

- Amplitude erniedrigen
- Frequenz erhöhen
- MAP reduzieren

1.4.5 Vorgehen bei Überblähung

- Frequenz reduzieren
- MAP reduzieren

1.4.6 Vorgehen zur Verbesserung der Oxygenierung

- MAP erhöhen
- versuchsweise Amplitude erhöhen

1.4.7 Meistgebrauchte Medikamente zur Intubation

Die in ▶ Tab. 1.3 aufgeführten Medikamente werden am häufigsten intubationsbegleitend eingesetzt.

Tab. 1.3 Meistgebrauchte Medikamente zur Intubation.

Medikamentengruppe	Präparat	Dosis	Vorteile	Nachteile
Anästhetika	Propofol	2,0–4,0 mg/kgKG	• angenehmes Einschlafen • schnelles Aufwachen, kein Überhang	• Kreislaufdepression • Injektionsschmerz
	Midazolam	0,1–0,2 mg/kgKG	• anterograde Amnesie	• Kreislaufdepression • Delir
	S-Ketamin	1,0–2,0 mg/kgKG	• analgetisch wirksam • bronchodilatatorisch	• psychotrope Effekte • Hypersalivation
Analgetika	Fentanyl	1,0–4,0 µg/kgKG	schneller Wirkungseintritt	mögliche Thoraxrigidität
	Sufentanil	0,5–2,0 µg/kgKG	schneller Wirkungseintritt	mögliche Thoraxrigidität
	Remifentanil	0,1–0,3 µg/kgKG/min	sehr kurze Wirkdauer	• Injektion über Infusionspumpe • Thoraxrigidität bei Bolusgabe
Muskelrelaxanzien	Succinylcholine	1,0–1,5 mg/kgKG	• schneller Wirkungseintritt • kurze Wirkdauer	• Bradykardie • Hyperkaliämie • maligne Hyperthermie
	Rocuronium	0,6–1,2 mg/kgKG	• schneller Wirkungseintritt • vollständig antagonisierbar	• Histaminfreisetzung • Injektionsschmerz
	Mivacurium	0,2–0,3 mg/kgKG	kurze Wirkdauer	• Histaminfreisetzung • lang wirksam bei Pseudocholinesterasemangel

Tab. 1.3 Fortsetzung

Medikamentengruppe	Präparat	Dosis	Vorteile	Nachteile
Antagonisten	Neostigmin	50 µg/kgKG	wirkt bei allen NDMR	• cholinerge Nebenwirkungen • in Kombination mit Atropin zu verwenden
	Sugammadex	2,0–16,0 mg/kgKG	schnelle Aufhebung auch vollständiger neuromuskulärer Blockaden	• spezifisch für Rocuronium und mit Einschränkungen Vecuronium • Off-Label-Einsatz unter 2 Jahren
	Naloxon	10 µg/kgKG	–	kürzere Wirkdauer als die meisten Opioide

NDMR = nicht depolarisierende Muskelrelaxanzien

1.5 Medikamente zur kontinuierlichen Analgosedierung

▶ Tab. 1.4 listet einige Medikamente auf, die zur kontinuierlichen Analgosedierung eingesetzt werden können.

Tab. 1.4 Medikamente zur kontinuierlichen Analgosedierung.

Medikamente	Dosierung Dauerinfusion	Dosierung Bolusgaben
Midazolam	0,10–0,30 mg/kgKG/h i. v.	0,05–0,10 mg/kgKG i. v.
Morphin	10–40(–100) µg/kgKG/h	100 µg/kgKG Bolus i. v. (max. 4 mg)
Fentanyl	1,0–5,0 µg/kgKG/h i. v.	0,5–1,0 µg/kgKG i. v.
Sufentanil	0,1–1 µg/kgKG/h	0,2 – 0,5 µg/kgKG (langsam)
Remifentanil	0,1–0,3–(0,5) µg/kgKG/min	–
Piritramid	0,03–0,10 mg/kgKG/h i. v.	0,05–0,10 mg/kgKG i. v.
Ketamin	0,5–3,0 mg/kgKG/h i. v.	0,5–1,0 mg/kgKG i. v.
Dexmedetomidin[1)]	0,2–2,0 µg/kgKG/h	(0,5–1,0 µg/kgKG i. v.)
Clonidin	0,5–1,0(–3,0) µg/kgKG/h	–
Levomepromazin[1)]	1,0–4,0 mg/kgKG/Tag	–

i. v. = intravenös
1) Cave: Off-Label-Gebrauch; Einverständnis der Eltern vorausgesetzt.

1.6 PARDS (Paediatric Acute Respiratory Distress Syndrome)-Kriterien (Auszüge aus der Leitlinie)

Merke

Aufgrund der Schwere und Dynamik des Verlaufs sollen Patienten mit einem PARDS in Zentren mit Möglichkeit einer ECMO-Therapie behandelt werden.

1.6.1 Diagnosekriterien PARDS

- Akuter Beginn (innerhalb von 7 Tagen)
- Radiologischer Nachweis von pulmonalen Infiltraten mit Hinweis auf eine akute parenchymale Erkrankung (uni- oder bilateral)
- Ödeme (ohne Flüssigkeitsüberladung oder Herzversagen)

Schweregradeinteilung PARDS

- Bei nicht-invasiver Beatmung mit Full-Face-Maske und CPAP oder BIPAP mit Mindestdruck von 5 cmH_2O:
  - SF-Ratio (S_pO_2/F_iO_2) ≤ 264 (keine Schweregradeinteilung)
- Bei invasiver Beatmung: ▶ Tab. 1.5.

ECMO-Kriterien für PARDS

- Patient mit reversibler Ursache ohne limitierende Grunderkrankung
- Indikationsstellung idealerweise bis zum 3. Behandlungstag, beste Prognose bei Entry nach 1–7 Tagen, nach 14 Tagen deutlich schlechter!
  - Plateaudruck > den empfohlenen Werten (~29–32 cmH_2O)
  - paO_2 < 60 mmHg über 6 h/ < 50 mmHg über 2 h trotz maximaler Beatmung
  - F_iO_2 > 0,8 für mehr als 5 Tage
- Verlegung in ein ECMO-Zentrum nach Ausschöpfung sämtlicher therapeutischer Möglichkeiten
  - PIP > 30 cmH_2O
  - paO_2 < 8 kPa/60 mmHg
  - paO_2/F_iO_2 < 70
  - OI > 16

1.6.2 Therapie

- Ziel S_pO_2:
  - 92–97 %, wenn PEEP < 10 cmH_2O
  - 88–92 %, wenn PEEP ≥ 10 cmH_2O (permissive Hypoxämie unter Monitoring des Laktats und $S_{zv}O_2$)
  - Bei lungenprotektiver Beatmung pH-Wert > 7,20

Tab. 1.5 Schweregradeinteilung des PARDS (pädiatrisches Acute Respiratory Distress Syndrome).

	NIV-PARDS			IMV-PARDS	
	Mild/Moderat	Schwer		Mild/Moderat	Schwer
P_aO_2/F_iO_2	> 150	≤ 100	OI	< 16	≥ 16
S_pO_2/F_iO_2	> 150	≤ 150	OSI	< 12	≥ 12

OI = Oxygenierungsindex: Atemwegsmitteldruck (MAP) × F_iO_2 × 100/ p_aO_2
OSI = Oxygenierungssättigungsindex: MAP × 100 × F_iO_2/S_pO_2 in % (Titrierung der S_pO_2 im Bereich zwischen 88 und 97 %)
MAP = Mittlerer Atemwegsmitteldruck
F_iO_2 = inspiratorische Sauerstoffkonzentration
p_aO_2 = arterieller Sauerstoffpartialdruck
S_pO_2 = Sauerstoffsättigung

Nicht-invasive Beatmung

> **Merke**
>
> Bei mildem akutem respiratorischem Versagen kann zuerst eine (effektive) NIV begonnen werden. Frühzeitiger Abbruch der NIV bei
> - nicht beherrschbarer Ventilationsstörung,
> - hohen Kohlendioxidwerten,
> - bei schwerer respiratorischer Einschränkung (Patient self-inflicted Lung Injury).
>
> Wichtig: Beim schweren PARDS sollte eine invasive Beatmung zügig angestrebt werden.

Invasive Beatmung

- Titration des initialen PEEP gemäß der Low-PEEP-Tabelle (▶ Tab. 11.3):
  - geringer Driving Pressure (eigentlicher Driving Pressure = Plateaudruck – PEEP total [$PEEP_{eingestellt}$ + $PEEP_{intrinsic}$])
- permissive Hyperkapnie
  - Hyperkapnie tolerieren, solange arterieller pH ≥ 7,2, um Beatmungsintensität zu minimieren.
  - Cave bei Erhöhung des intrakraniellen Druckes (ICP) und pulmonaler Hypertonie (PHT)!
- Hochfrequenzoszillationsbeatmung (HFOV)
  - HFOV ohne Evidenz, Einsatz diskutabel wenn
    - trainiertes Team als Rescue-Beatmungsmodus
    - keine Verzögerung einer möglichen ECMO-Therapie durch HFOV erfolgt
  - Plateaudruck > 28 cmH_2O bei konventioneller Beatmung und nicht deutlich verminderte Thoraxwand-Compliance
  - großzügiges Anstreben der Bauchlage

1.7 Voraussetzungen für die Entwöhnung von Beatmung (Weaning)

- *Neurologie:* ausreichende Wachheit, Vermeidung von Übersedierung
- *Kreislauf:* ausreichende Herzfunktion für eine effektive Lungendurchblutung und zur Unterstützung von Spontanatmung
- *Kalorienzufuhr:* ausreichende Kalorienzufuhr erforderlich aufgrund der zusätzlichen Atemarbeit bei Spontanatmung
- *Flüssigkeitsbilanz:* Vermeidung einer Flüssigkeitsüberladung

1.8 Kontraindikation einer Therapie mit inhalativem Stickstoffmonoxid

- Inhalatives Stickstoffmonoxid sollte bei Kindern mit kongenitalem Herzfehler und Abhängigkeit von einem Rechts-links-Shunt nicht verabreicht werden.
- Bei Patienten mit linksventrikulärer Herzinsuffizienz besteht die Gefahr eines pulmonalen Ödems durch Verabreichung inhalativen Stickstoffmonoxids.

> **Merke**
>
> Zum Ausschluss dieser Erkrankungen sollte vor Anwendung einer Therapie mit inhalativem Stickstoffmonoxid eine Echokardiografie durchgeführt werden.

1.9 Beatmungsstrategien in unterschiedlichen hämodynamischen Situationen

In ▶ Tab. 1.6 ist eine Übersicht der Vorgehensweise hinsichtlich der Beatmung in verschiedenen hämodynamischen Szenarien wiedergegeben.

Tab. 1.6 Übersicht über die Beatmungsstrategien in unterschiedlichen hämodynamischen Situationen.

Kardialer Status	Hämodynamische Situation	Beatmungsstrategien
pulmonale Überflutung (großer Links-rechts-Shunt: Ventrikelseptumdefekt, atrioventrikulärer Septumdefekt, Vorhofseptumdefekt, persistierender Ductus arteriosus, aortopulmonales Fenster, Truncus arteriosus communis)	pulmonale Überflutung	pulmonalen Blutfluss begrenzen: • Hyperventilation vermeiden • Sauerstoffgabe minimieren • pS_aO_2 von ca. 85–90 % ausreichend • milde respiratorische Azidose anstreben/tolerieren • hoher PEEP (>> 8–10 cm H_2O [0,8–1 kPa])
duktusabhängige Systemperfusion	Gefahr der systemischen Minderperfusion aufgrund pulmonaler Hyperzirkulation	Balance erzielen zwischen Blutfluss in den System- und den Lungenkreislauf: • pS_aO_2 zwischen 75 und 85 % anstreben pulmonale Überflutung vermeiden: • milde respiratorische Azidose anstreben bzw. tolerieren • Sauerstoff restriktiv anwenden
duktusabhängige Lungenperfusion	Gefahr der pulmonalen Minderperfusion, $pS_aO_2 < 70\,\%$	Balance erzielen zwischen Blutfluss in den System- und den Lungenkreislauf: • pS_aO_2 zwischen 75 und 85 % anstreben bei Hypoxie ($pS_aO_2 < 70\,\%$) ggf. pulmonalen Widerstand senken: • milde Hyperventilation • milde Alkalose • eher großzügige Anwendung von Sauerstoff • ggf. Beatmung mit Stickstoffmonoxid
duktusabhängige Lungenperfusion	Gefahr der pulmonalen Überperfusion, $pSaO_2 > 90\,\%$	Balance erzielen zwischen Blutfluss in den System- und den Lungenkreislauf: • pS_aO_2 zwischen 75 und 85 % anstreben bei hohen Sättigungen ($pS_aO > 90\,\%$) und niedrigem Blutdruck pulmonalen Widerstand erhöhen: • milde Hypoventilation • milde Azidose tolerieren • F_iO_2 bei 0,21
Herzfehler mit kompletter kardialer Blutmischung	Mischzyanose	Balance erzielen zwischen Blutfluss in den System- und den Lungenkreislauf: • pS_aO_2 zwischen 75 und 85 % anstreben
Herzfehler mit parallelgeschalteten Kreisläufen (Transposition der großen Gefäße)	Zyanose mit intrakardialer Beimischung von oxygeniertem Blut	mögliche Verschlechterung der Mischung zwischen beiden Kreisläufen durch Erhöhung des intrathorakalen Druckes kritische Anwendung von Sauerstoff (Provokation des Duktusverschlusses durch Sauerstoff versus verbesserte Mischung durch Abfall des Lungenwiderstands)
linksventrikuläre Dysfunktion	Low cardiac output, Lungenödem	Senkung des myokardialen Sauerstoffverbrauchs, Reduktion der Atemarbeit, Senkung der linksventrikulären Vor- und Nachlast: • frühzeitige maschinelle Beatmung • hoher PEEP (d. h. > 10 cm H_2O [1 kPa])

Tab. 1.6 Fortsetzung

Kardialer Status	Hämodynamische Situation	Beatmungsstrategien
Shunt-abhängige Lungenperfusion	Mischzyanose, Gefahr der pulmonalen Überflutung und der systemischen Minderperfusion	Balance erzielen zwischen Blutfluss in den System- und den Lungenkreislauf: • pS_aO_2 zwischen 75 und 85 % anstreben • Hyperventilation und Sauerstoffgabe restriktiv • Hypoventilation mit milder Azidose tolerieren
obere kavopulmonale Anastomose (Glenn-Zirkulation)	Mischzyanose, Beatmung ohne Einfluss auf die Zirkulation	• prophylaktische Gabe von Sauerstoff • milder PEEP um 5 cmH_2O [0,5 kPa]) • niedrige Atemfrequenz • volumenkontrollierte Beatmung bzw. PRVC
totale kavopulmonale Anastomose (Fontan-Zirkulation)	lungenabhängige Systemzirkulation	• prophylaktische Gabe von Sauerstoff • Hyperventilation • milder PEEP (ca. 5 cm H_2O [0,5 kPa]) • niedrige Atemfrequenz • volumenkontrollierte Beatmung bzw. PRVC
Eisenmenger-Reaktion, primäre PHT, dysplastische Lungengefäße	pulmonale Hypertension	• prophylaktische Gabe von Sauerstoff • Hyperventilation • Alkalisierung • Vermeiden von systemischer Hypotension • PEEP um 5 cmH_2O (0,5 kPa)

PEEP = positiv-endexspiratorischer Druck
PRVC = Pressure regulated Volume Control
pS_aO_2 = partielle arterielle Sauerstoffsättigung

1.10 Beatmungsstrategien nach kardiochirurgischen Eingriffen bei angeborenen Herzfehlern

Typische Beatmungsprobleme nach kardiochirurgischen Eingriffen bei angeborenen Herzfehlern fasst ▶ Tab. 1.7 zusammen.

Tab. 1.7 Typische Beatmungsprobleme nach kardiochirurgischen Eingriffen bei angeborenen Herzfehlern.

Herzfehler bzw. kardiale Situation	Häufige pulmonale bzw. kardiale Probleme	Beatmungsstrategien
kardiopulmonaler Bypass	reversible Endothelschädigung und Inflammation mit gesteigerter Gefäßpermeabilität (Lungenödem, Dys- und Atelektasen, verminderte Lungen-Compliance usw.), reversible myokardiale Funktionsstörung	adäquate Tidalvolumina anstreben, volumenkontrollierte (PRVC) Beatmung: initial relativ hoher inspiratorischer Druck und hoher PEEP erforderlich, Rekrutierungsmaßnahmen Reduktion der linksventrikulären Vor- und Nachlast: hoher PEEP
Transposition der großen Gefäße	lange Aortenklemmzeit Kapillarleck, periphere Ödeme, Lungenödem myokardiale Dysfunktion	auf gute Diurese achten, Ödemreduktion PEEP initial ca. 7–10 mbar PRVC, recht hoher PIP und relativ lange Inspirationszeit

1.12 Unterschiede von „Vented“ Masken und „Non-vented“ Masken

Die Eigenschaften von Vented und Non-vented Masken im Vergleich stellt ▶ Tab. 1.10 zusammen.

1.13 Literatur

[1] Weiss M, Schmidt J, Eich C et al. Handlungsempfehlungen zur Prävention und Behandlung des unerwartet schwierigen Atemweges in der Kinderanästhesie. Anästhesiol Intensivmed 2011; 52: S 54–S 63

[2] AWMF. S 2k-Leitlinie Akutes, nicht obstruktives Lungenversagen im Kindesalter (pädiatrisches ARDS, PARDS) Leitlinie der Gesellschaft für Neonatologie und Pädiatrische Intensivmedizin (GNPI) und der Deutschen Gesellschaft für Kinderheilkunde (DGKJ). AWMF-Leitlinien-Register Nr. 024–017. Im Internet: https://register.awmf.org/assets/guidelines/024-017l_S 2k_Akutes_nicht_obstruktives_Lungenversagen_ARDS_2021-08.pdf (Stand: 10.05.2024)

[3] AWMF. S 3-Leitlinie Invasive Beatmung und Einsatz extrakorporaler Verfahren bei akuter respiratorischer Insuffizienz. AWMF Leitlinien-Register Nr. 001/021. Im Internet: https://register.awmf.org/assets/guidelines/001-021l_S 3_Invasive_Beatmung_2017-12.pdf (Stand: 10.05.2024)

Tab. 1.10 Eigenschaften von „Vented“ Masken und „Non-vented“ Masken im Vergleich.

Eigenschaften	„Vented“ Masken	„Non-vented“ Masken
Exspirationssystem	in die Maske integriert	kein integriertes Exspirationssystem
	Kombination mit externen Exspirationssystemen nicht gestattet	muss immer mit externen Exspirationssystemen kombiniert werden
Winkelstücke	aus transparentem Kunststoff	aus blauem Kunststoff
PEEP	Totraum reduziert, aber PEEP erforderlich	Beatmung ohne PEEP möglich (Ventilsteuerung)
Schlauchsystem	Offenschlauchsystem	Doppelschlauchsystem; Einschlauchsystem mit patiententennahem Exspirationsventil

PEEP = positiv-endexspiratorischer Druck

Kapitel 2

Anatomie der Atmungsorgane im Kindesalter

2

2 Anatomie der Atmungsorgane im Kindesalter

Frank Eifinger

2.1 Entwicklung von Thorax und Respirationstrakt des Kindes

2.1.1 Entwicklung des Thorax

Mit dem Beginn der Atmung und während des frühkindlichen Wachstums erfährt der Thorax sowohl in seiner Form als auch in der Größe durchgreifende Veränderungen – die Thoraxform des Neugeborenen verändert sich somit von den ersten Atemzügen an. Vornehmlich werden im Neugeborenenalter die 1.–5. Rippe gehoben, während die kaudalen Rippenanteile ihre Stellung während der Atemarbeit wenig bis kaum verändern. Infolgedessen bleiben die Interkostalräume, insbesondere die kaudalen Anteile, weiter gestellt. Der Winkel zwischen Sternum und Wirbelsäule, der beim apnoischen Kind spitz ist, bildet nach den ersten Atemzügen einen stumpfen Winkel zur Wirbelsäule. Das Sternum wird zudem stärker gewölbt. Diese Vorwölbung ist möglich, da das Brustbein zum größten Teil aus Knorpel besteht. Durch die Stellung der Rippen ist damit eine weitere Expansion des Thorax und der Lungen eingeschränkt. Das ist der Grund für die überwiegend in den ersten Lebensmonaten vorherrschende Zwerchfellatmung (sog. Bauchatmung).

Die Körperproportionen ändern sich beständig vom Zeitpunkt der Geburt bis etwa zum 12. Lebensjahr. Der größte Unterschied besteht in dieser Zeitspanne in dem Verhältnis der Größe des Kopfes zum Rumpf. Vom kindlichen Körper macht der Kopf etwa ¼ des gesamten Körpervolumens aus, bei Erwachsenen hingegen beträgt der Anteil des Kopfes nur ⅛. Auch im ventralen Halsbereich werden wesentliche Unterschiede hinsichtlich der topografischen Anatomie von Kindern und Erwachsenen beschrieben. Die Ursache dafür liegt in der geringeren Höhenentwicklung des Gesichts beim Kind, wodurch das Zungenbein, der Kehlkopf und die Schilddrüse höher zu liegen kommen als beim Erwachsenen.

2.1.2 Entwicklung des Respirationstrakts

Das respiratorische System des Menschen kann systematisch in einen oberen und einen unteren Respirationstrakt aufgeteilt werden. Am Ende der Lungenentwicklung beträgt die Gesamtvolumenkapazität eines gesunden erwachsenen Menschen in etwa 4,5 l bei einer alveolären Oberfläche von bis zu 140 m^2. Nach durchschnittlich 23–24 Teilungen hat sich die unpaare Trachea durch dichotome Aufzweigung zu über 300 Millionen Alveolen entwickelt. Demgegenüber beträgt die Zahl der Alveolen bei einem reifen Neugeborenen ungefähr 24 Millionen mit einer Gesamtoberfläche von ca. 2,8 m^2.

Oberer Respirationstrakt

Dieser besteht vorwiegend aus Mund, Nase, Larynx und Trachea. Die Nase und der Mund entwickeln sich primär ab der 5. postkonzeptionellen Woche. Etwa zum selben Zeitpunkt separiert sich aus der Laryngotrachealfurche (entodermaler Ursprung) und den 3.–6. Kiemenbögen (mesenchymaler Ursprung) der Larynx. In der frühen embryonalen Entwicklung ist der Larynx zum Teil verklebt und verschlossen und wird erst einige Wochen später wieder rekanalisiert.

Der Kehlkopf entwickelt sich zum einen aus dem Entoderm der kranialen Abschnitte des laryngotrachealen Schlauches, zum anderen aus dem umgebenden Mesenchym des 4. und 6. Kiemenbogenpaars. Aus dem Entoderm entstehen ferner der Larynx, das Respirationsepithel sowie tracheale Drüsen, wohingegen Knorpelanteile, Muskulatur und Bindegewebe mesenchymalen Ursprungs sind. Der laryngotracheale Schlauch (Entoderm) kommt ventral des Darmrohrs (später Ösophagus) zu liegen. Er entwickelt sich nach kranial zur unpaaren Trachea und nach kaudal durch dichotome Teilung aus der rechten und linken Lungenknospe zum Bronchialsystem (30. postkonzeptioneller Tag).

Unterer Respirationstrakt

Die fetale Lunge ist mit Flüssigkeit gefüllt. Die sekretbildenden Zellen des respiratorischen Epithels bilden die Quelle für die Amnionflüssigkeit und damit einen wichtigen Wachstumsfaktor für die fetale Lungenentwicklung. Täglich werden ca. 13–15 ml/kgKG Amnionflüssigkeit (Lungenwasser) gebildet, die entweder über den Mund in die Fruchthöhle ausfließen oder vom Embryo bzw. Feten enteral geschluckt werden. Ab dem 33. postkonzeptionellen Tag entwickeln sich durch weitere Teilung aus den entodermalen Lungenknospen sog. Segmentbronchien, rechts 3 und links 2. Aus diesen gehen weitere Knospen ab. Die weitere Entwicklung der Lungenknospen verläuft in verschiedenen Phasen, die sich zum Teil überlappen, sodass die Entwicklung als fließender Prozess betrachtet werden muss:

- *Embryonale Phase (3.–8. Woche):* Die Lungenanlage entwickelt sich aus dem entodermalen Keimblatt und wächst durch dichotome Teilung der Lungenknospe invasiv in das umliegende Mesenchym ein. Störungen der Lungenentwicklung in dieser Phase verlaufen meist letal.
- *Pseudoglanduläre Phase (5.–17. Woche):* Mikroskopisch ähnelt die Lunge einer Drüse. Sie differenziert sich in zentrifugaler Ausrichtung weiter zu Knorpel, glatter Muskulatur sowie ersten Vorläufern der Alveolarepithelzellen. In dieser Phase erfolgt auch eine Differenzierung der zentralen Atemwege. Durch Ausbildung des Diaphragmas trennt sich die Pleurahöhle vom abdominalen Kompartiment. Erste Atembewegungen sind erkennbar. Störungen in diesem Stadium der Lungenentwicklung sind mit Zwerchfellhernien und Lungenhypoplasien vergesellschaftet.
- *Kanalikuläre Phase (16.–26. Woche):* In diesem Stadium werden durch Wachstum des respiratorischen Epithels in das zarte Gefäßsystem die ersten engen kapillaren (kanalikulären) Verbindungen gebildet. Parallel differenzieren sich Epithelzellen zu Pneumozyten (Typ-I- und Typ-II-Zellen) und beginnen langsam mit der Surfactant-Bildung. Am Ende dieser Entwicklungsphase ist ein Gasaustausch möglich, mit allen damit einhergehenden Komplikationen.
- *Sakkuläre Phase (24. Woche bis Geburt):* Durch dichotome Teilung entwickelt sich das Lungenparenchym weiter. Dabei bilden die Enden der Tubuli glattwandige Erweiterungen, sog. Sakkuli. Die Einheit aus Kapillare, Bindegewebe und sakkulärer Wand wird „Primärseptum" genannt.
- *Alveoläre Phase (36. Woche bis 18. Monat post partum):* Durch weitere Differenzierung der Primärsepten entstehen Sekundärsepten und es kommt damit zu einer deutlichen Vergrößerung der alveolären Oberfläche.
- *Stadium der mikrovaskulären Reifung (Geburt bis 2.–3. Lebensjahr):* Durch Fusion der Kapillargefäße, Abbau von Bindegewebe und weiterer Septierung wird eine weitere Zunahme der alveolären Oberfläche erreicht. Ab dem 3. Lebensjahr ist dieser Vorgang weitestgehend abgeschlossen.

2.2 Morphologie des Respirationstrakts

► Abb. 2.1 gibt einen Überblick über die Lageverhältnisse im Thorax eines Kindes.

2.2.1 Extrapulmonale Atemwege

Der neonatale Larynx unterscheidet sich deutlich von dem eines erwachsenen Menschen. Die Entwicklung vollzieht sich vor allem innerhalb der ersten Lebensjahre. Zum einen ist der neonatale Larynx eher konisch zulaufend, wobei die supraglottische Ebene die breitere und die subglottische Ebene die engste Stelle (in Höhe des Krikoids) widerspiegelt. Ferner erscheint die Epiglottis eher U-förmig als bauchig (auch häufig als Ω-förmig bezeichnet). Dadurch, dass der neonatale Larynx im Verhältnis kurz und komprimiert erscheint, läuft der pharyngolaryngotracheale Winkel spitz zu, und die Glottis kommt folglich ventraler zu liegen. Das fortschreitende kaudale Wachstum des Larynx wird mitursächlich für den Wandel der obligaten Nasenatmung zur oralen Atmung angesehen. Dies wird mit der veränderten Lage der Epiglottis zur Zunge und zum weichen Gaumen erklärt. Dieser morphologische Unterschied wird bereits zwischen Übergang der Fetalzeit zum reifen Neugeborenen anhand anatomischer Präparate besonders anschaulich (► Abb. 2.2) [12].

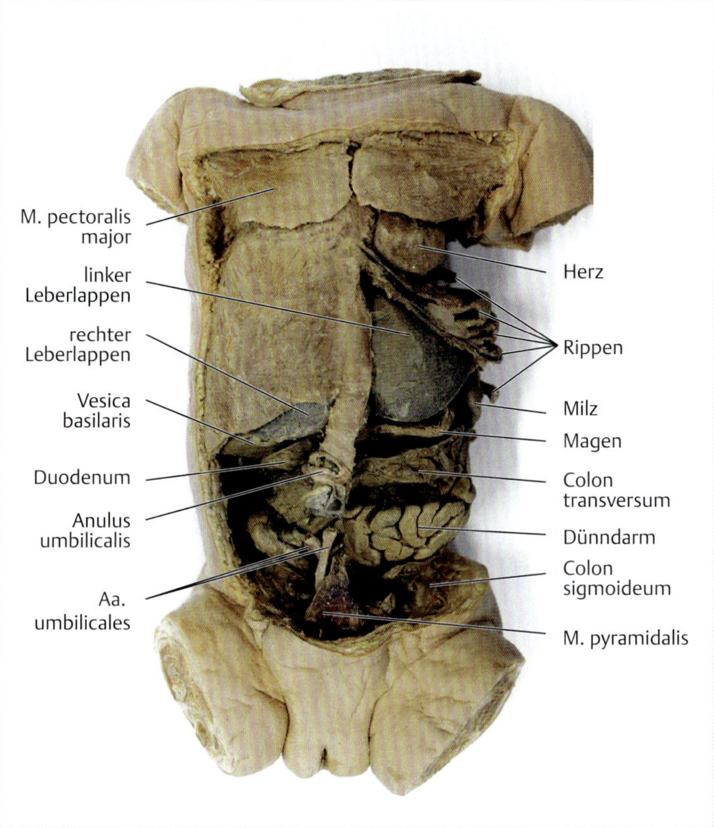

Abb. 2.1 Thorax und Abdomen eines reifen weiblichen Neugeborenen. (Quelle: Mit freundlicher Genehmigung des Instituts für Anatomie, Uniklinik Köln)

Tab. 2.1 Innendurchmesser der Trachea in verschiedenen Altersgruppen nach Bissonnette.

Alter	Trachealer Durchmesser (mm)
< 28 SSW	2,5–5,0
28–34 SSW	2,7–5,5
34–38 SSW	3,0–6,0
38–41 SSW	3,7–6,5
1. Lebensjahr	5,2–7,8
3. Lebensjahr	6,3–9,0
5. Lebensjahr	8,0–10,0
10. Lebensjahr	12,0

SSW = Schwangerschaftswoche

Die Größe von Endotrachealtuben wird vor allem von dem trachealen Durchmesser mitbestimmt. Dabei erscheint aufgrund der vorhandenen Elastizität der Trachea und des Larynx der äußere Tubusdurchmesser von großer Bedeutung, da die Tuben trotz gleichem Innendurchmesser von Hersteller zu Hersteller unterschiedliche Außenmaße aufweisen. Auch ist in diesem Zusammenhang auf den rasch erhöhten Atemwegswiderstand bei Verlegung der (engeren) Luftwege hinzuweisen (Hagen-Poiseuille-Gesetz). ▶ Tab. 2.1 gibt einen Überblick über den trachealen Innendurchmesser in verschiedenen Altersgruppen. Es ist darüber hinaus wichtig zu berücksichtigen, dass sich die endotracheale Tubuslage durch Manipulation (Umlagerung, Transport) des Kopfes (Inklination, Reklination) entscheidend verändern kann [14]. Dies führt ggf. zur tiefen einseitigen Ventilation oder auch zur Extubation. Aus diesem Grunde ist eine sichere und engmaschig kontrollierte Tubusfixierung und -kontrolle unerlässlich.

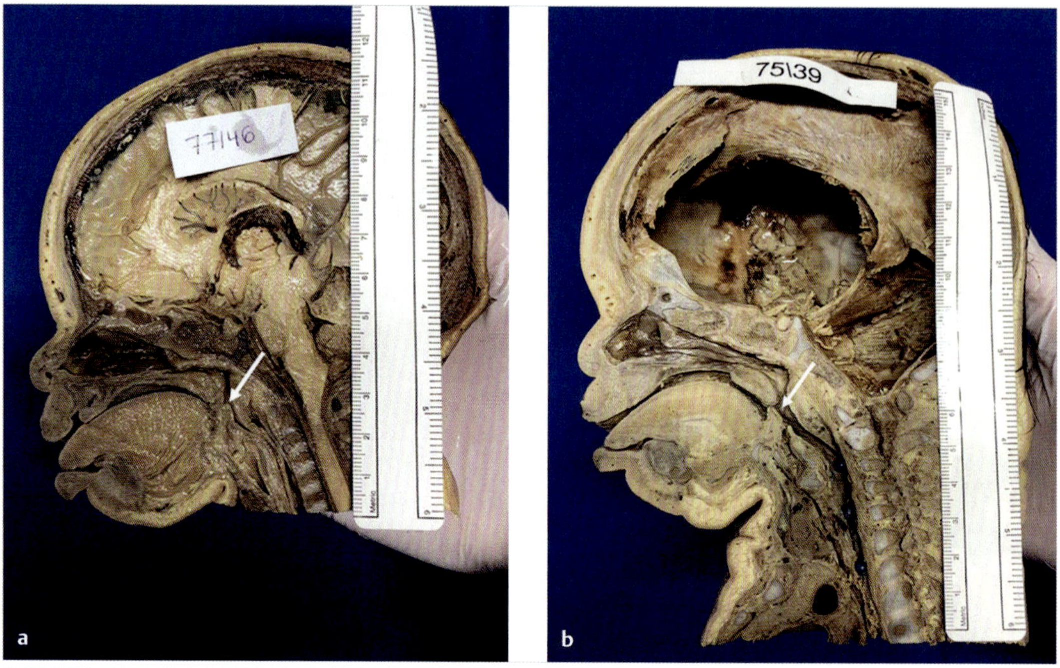

Abb. 2.2 Sagittalschnitt des Schädels eines Früh- und Reifgeborenen. Auffallend kleiner Hypopharynx sowie hochliegender Larynx (C2–C4), der nach ventral neigt (Pfeil: Epiglottis). (Quelle: Mit freundlicher Genehmigung des Instituts für Anatomie, Uniklinik Köln)
a Frühgeborenes der 27.SSW.
b Reifgeborenes der 42. SSW

Cave

Die endotracheale Tubuslage kann durch Manipulation des Kopfes ungünstig verändert werden und muss engmaschig kontrolliert und dokumentiert werden.

Die Länge der Trachea beträgt bei Neugeborenen und Säuglingen etwa 4 cm und verlängert sich mit Beginn der Pubertät auf 6 cm. Sie hat sich in ihrer Länge im Erwachsenenalter verdreifacht (12 cm).

2.2.2 Intrapulmonale Atemwege

Die Verbindung der Lunge mit dem Kehlkopf erfolgt durch die Trachea und die beiden Hauptbronchien. Das Tracheallumen wird durch nach hinten nicht verschlossene Knorpelspangen offen gehalten. Das hintere Ende der einzelnen Spangen ist jeweils mit einem aus Bindegewebe und glatter Muskulatur (M. trachealis) bestehenden Netzwerk (Pars membranacea) verbunden. Zwischen den einzelnen Knorpelspangen liegt eine elastische Schicht (Ligg. anularia). Somit ist die Trachea nicht nur dehnbar, sondern auch in ihrem Durchmesser flexibel. Das Lumen der Trachea nimmt bis zum Erwachsenenalter um den Faktor 10 zu. Der tracheale Bifurkationswinkel (Karina) liegt atemabhängig bei ca. 60° im Neugeborenenalter und ist rechts steiler als auf der linken Seite. Durch weitere Teilung der beiden Hauptbronchien in jeweils 10 Segmentbronchien entstehen die beiden Lungenflügel:

- *rechte Lunge:*
  - Segment 1–3: Oberlappen
  - Segment 4–5: Mittellappen
  - Segment 6–10: Unterlappen
- *linke Lunge:*
  - Segment 1–5: Oberlappen
  - Segment 6–10 Unterlappen

Die Knorpelspangen werden, nach intrapulmonal fortschreitend, zu Knorpelplatten. Weiter peripher nehmen die knorpeligen Anteile jedoch ab und die elastischen sowie muskulären Anteile im Verhältnis zu. Das Epithel wird aus Becher- und Basalzellen sowie von einem mehrreihigen hochprismatischen Flimmerepithel gebildet. Fließend ist der Übergang zu den Bronchiolen, wo kein perichondraler Knorpel mehr nachweisbar ist. Das Lumen wird ab dort von einem einschichtigen zylindrischen Epithel mit dazwischen liegenden apokrinsekretorischen Club-Zellen (vormals Clara-Zellen genannt) ausgekleidet. Den letzten luftleitenden Abschnitt bilden die Bronchioli terminales.

2.2.3 Pleura

Die Pleura visceralis überzieht, abgesehen vom Lungenhilus, getrennt die rechte und linke Lungenhälfte. Sie besteht aus einer dünnen Mesothelschicht mit darunter liegenden Bindegewebeanteilen. Am Mesopneumonium, der Umschlagfalte von der Pleura visceralis in die Pleura parietalis, ist diese mit dem Mediastinum fest verwachsen. Dort kann extraalveoläre Luft in das Mediastinum gelangen und radiologisch sichtbar werden. Der Lappenspalt selbst ist aufgrund von Flüssigkeitsansammlungen im Pleuraraum teilweise radiologisch erkennbar (z. B. bei Pneumonien). Die obere Pleurakuppel bzw. Pleuraumschlagfalte befindet sich in Höhe der ersten Rippe und verläuft nach dorsal leicht abfallend. Kaudal erstreckt sich die Pleura in einem spitz zulaufenden Winkel bis zur 11. Rippe. Von Bedeutung sind die pleuralen Reserveräume (Recessus costomediastinalis et costodiaphragmaticus), die sich bei tiefer Inspiration zusätzlich entfalten. Im Rahmen einer Vergrößerung des Pleuraraums, etwa bei ausgeprägtem Spannungspneumothorax, kann dieser über die Mittellinie hin zur Gegenseite verschoben werden und erhebliche Verlagerungen der Mediastinalorgane und Gefäße bewirken. Untersuchungen zur Anlage einer Thoraxdrainage im Früh- und Neugeborenenalter zeigen einen Punktionskorridor im Bereich des 4. oder 5. Interkostalraums in Höhe der vorderen Axillarlinie (sog. Bülau-Position).

2.2.4 Innervation

Da die Kehlkopfmuskulatur aus (Muskel-)Elementen des 4. und 6. Kiemenbogens entsteht, werden diese von Ästen des N. vagus versorgt. Zusammen mit den sympathischen Fasern des 2., 3. und 4. thorakalen Grenzstrangs bilden sie die vegetative Innervation der Lunge und Trachea über den gemeinsamen Plexus pulmonalis.

2.2.5 Gefäße

Das thorakale venöse Gefäßsystem entwickelt sich beim Embryo in der 4.–5. Lebenswoche und entstammt aus einem unregelmäßigen kapillaren Netzwerk (Mesoderm und angioblastisches Gewebe). Das Kapillargeflecht wird so modifiziert, dass sich einige Kapillaren zu einzelnen definitiven Venen umgestalten, während andere Kapillaren degenerieren. Dies geschieht derart unregelmäßig, dass das Venensystem in seiner Variation und Ausbreitung wesentlich variabler als das Arteriensystem ausgebildet ist.

Aus dem ventralen Anteil des 6. Aortenbogenpaars entwickeln sich in der embryonalen Phase die Pulmonalarterien. Der Ductus arteriosus Botalli entsteht aus dem distalen linksseitigen Anteil, die Pulmonalvenen hingegen aus den embryonalen Vorhofanteilen. Dies führt dazu, dass einerseits die Pulmonalarterien mit dem Bronchialgerüst, andererseits die Pulmonalvenen mit den Bindegewebesepten wachsen und anatomisch verbunden sind. Zusammen bilden die großen thorakalen Venen (▶ Abb. 2.4) und Arterien die Vasa publica. Die Vasa privata versorgen arteriell über die Rr. bronchiales, venös durch die Vv. bronchiales das Lungenparenchym. Beide Gefäßbahnen können über Shunts miteinander verbunden sein. ▶ Abb. 2.3 und ▶ Abb. 2.4 zeigen das arterielle und venöse Gefäßsystem des kindlichen Thorax.

Die Lymphgefäße und -kapillaren sind im Neugeborenenalter größer und vor allem zahlreicher als im Erwachsenenalter. Sie bilden eine wichtige Voraussetzung für die rasche postpartale Adaptation. Ausgehend vom Ductus thoracicus entstehen die Lymphgefäße ab der 8. Schwangerschaftswoche aus einem Plexus im Hilusbereich und begleiten sowohl die Bronchien als auch das intrapulmonale Gefäßsystem bis in die Peripherie. Der

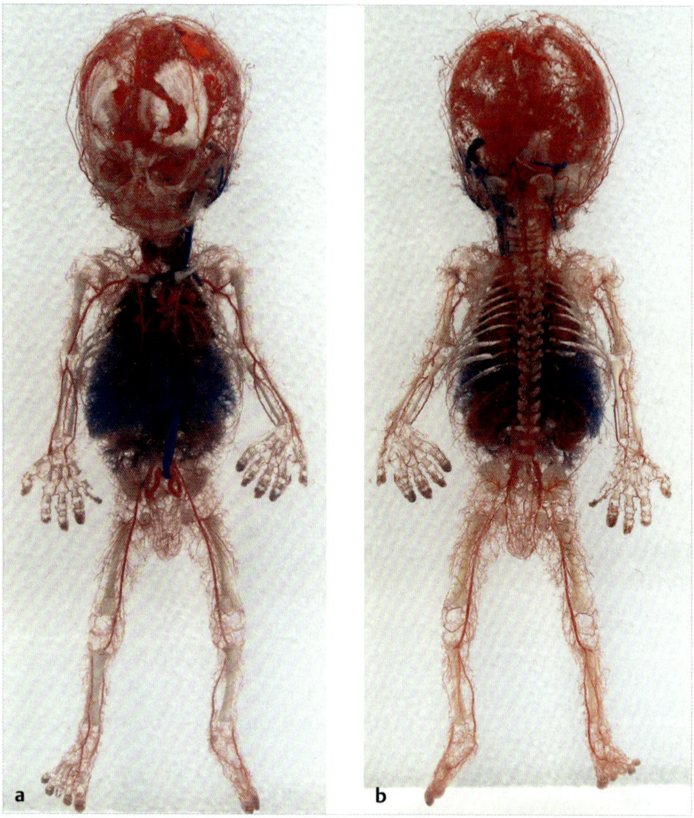

Abb. 2.3 Gefäßsystem eines Frühgeborenen. Korrosionspräparat eines Frühgeborenen der 28. Schwangerschaftswoche unter Erhaltung des Skelettes. Das arterielle Gefäßsystem wurde durch Kontrastierung der Aa. umbilicales mit rotem Acrylharz dargestellt. Über die V. umbilicales wurde durch blauen Farbstoff das viszerale und thorakale venöse Gefäßsystem sowie die linksseitige V. jugularis interna kontrastiert. (Quelle: Mit freundlicher Genehmigung des Instituts für Anatomie, Uniklinik Köln)

a Ventrale Ansicht.

b Dorsale Ansicht.

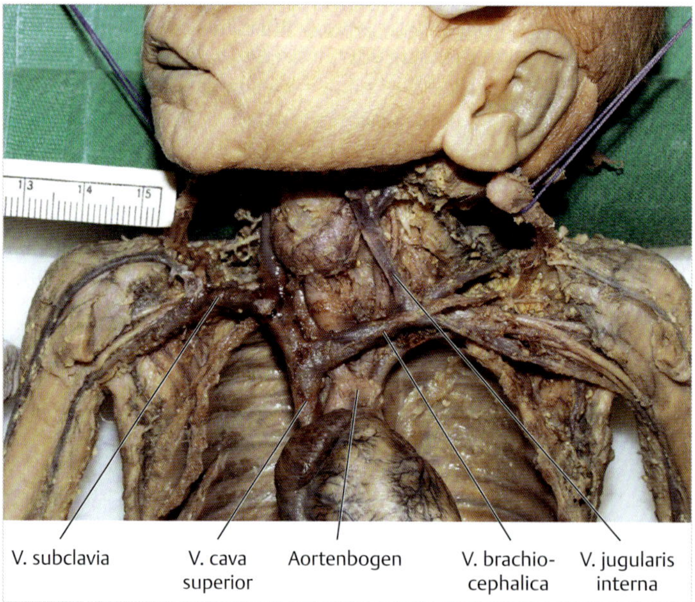

Abb. 2.4 Gefäßsystem eines reifen Neugeborenen. Situs thoracalis. Die Sternalplatte und die ventralen Rippenanteile sowie beide Lungen wurden entfernt, um die Pleurakavitäten freizulegen. Dabei wurden die großen zentralen Gefäßverläufe zur Demonstration erhalten. (Quelle: Mit freundlicher Genehmigung des Instituts für Anatomie, Uniklinik Köln)

Lymphabfluss erfolgt über 2 miteinander verbundene Systeme, das peribronchiale und das subpleurale Lymphgefäßsystem, die sich am Hilus mit der Gegenseite vereinen und somit seitenübergreifend kommunizieren.

2.2.6 Atemmuskulatur

Die (Ein-)Atmung erfolgt hauptsächlich mithilfe des Diaphragmas, das sich kuppelartig in den Thoraxraum vorwölbt. Seine Kontraktion bewirkt eine kaudale Abflachung und somit eine thorakale Volumenzunahme. Eine Verstärkung der Inspiration erfolgt durch Anhebung der Rippen über die interkostale Muskulatur (Mm. intercostales). Infolge der eher fassförmigen Thoraxform des Säuglings verlaufen die Rippen jedoch horizontaler als bei Erwachsenen und sind für die interkostale Atmung eher von untergeordneter Bedeutung. Durch das weichere, (noch) nicht verknöcherte Thoraxskelett, die niedrigere Compliance sowie die höhere Resistance der neonatalen Lunge wird eine erhöhte Atemarbeit durch interkostale und xiphoidale Einziehungen deutlich sicht- und hörbar. Zusätzlich können weitere Atemhilfsmuskeln im Falle erhöhter Atemarbeit die Atemnot lindern:

- Mm. pectorales major et minor
- Mm. scaleni
- Mm. serrati
- Mm. sternocleidomastoidei

Die Exspiration erfolgt weitestgehend passiv durch die elastischen Rückstellkräfte der Lunge. Auch dabei können Bauchmuskelkontraktionen indirekt durch Erhöhung des abdominalen Druckes (Bauchpresse) die Ausatmung forcieren.

2.3 Literatur

[4] Alavi SM, Keats TE, O'Brien WM. The angle of tracheal bifurcation: its normal mensuration. Am J Roentgenol Radium Ther Nucl Med 1970; 108: 546–549

[5] Bissonnette B, ed. Pediatric anesthesia: basic principles, state of the art, future. Shelton, Connecticut: Peoples's Medical Publishing House – USA; 2011

[6] Crelin ES. Development of the upper respiratory system. Clin Symp 1976; 28: 1–30

[7] Dunnill MS. Postnatal growth of the lung. Thorax 1962; 17: 320–328

[8] Eckel HE, Koebke J, Sittel C et al. Morphology of the human larynx during the first five years of life studied on whole organ serial sections. Ann Otol Rhinol Laryngol 1999; 108: 232–238

[9] Eifinger F, Lenze M, Brisken K et al. The anterior to midaxillary line between the 4th or 5th intercostal space (Buelau position) is safe for the use of thoracostomy tubes in preterm and term infants. Paediatr Anaesth 2009; 19: 612–617

[10] Engel ST. Die Lunge des Kindes. Stuttgart: Thieme; 1950

[11] Myer CM III, O'Connor DM, Cotton RT. Proposed grading system for subglottic stenosis based on endotracheal tube sizes. Ann Otol Rhinol Laryngol 1994; 103: 319–323

[12] Schwake I, Sprinz M, Scaal M et al. Anatomical investigations on the upper airway in premature and newborn babies. Clin Anat 2023; 36, 1: 1–169. https://doi.org/10.1002/ca.23955

[13] Wailoo MP, Emery JL. Normal growth and development of the trachea. Thorax 1982; 37: 584–587

[14] Zhuang P, Wang W and Cheng M. Effect of head position changes on the depth of tracheal intubation in pediatric patients: A prospective, observational study. Front Pediatr 2022; 10: 998294. doi: 10.3389/fped.2022998294

Kapitel 3

Physiologie der Atmung im Kindesalter

3 Physiologie der Atmung im Kindesalter

Dominique Singer

3.1 Zellatmung

Das Hauptziel der (Be-)Atmung ist die Deckung des Stoffwechselbedarfs der Zellen – ein Aspekt, der in der Atemphysiologie der Erwachsenen oft zuletzt erwähnt wird. Ein Grund dafür besteht darin, dass der Energieumsatz von Erwachsenen, abgesehen von einer gewichtsabhängigen Variabilität, mehr oder weniger einheitlich ist. Zu größeren Veränderungen kommt es vor allem unter körperlichen Belastungen, die aber Gegenstand der Leistungs- bzw. Sportphysiologie und somit speziell für beatmete Patienten weniger bedeutsam sind. Bei Kindern verdient der Energieumsatz dagegen größere Beachtung, nicht nur, weil die Gewichtsspanne (vom kleinsten Frühgeborenen bis zum jungen Erwachsenen) wesentlich größer ist, sondern auch, weil die Stoffwechselrate erheblichen altersabhängigen Veränderungen unterliegt.

Der Verlauf des „spezifischen" (körpergewichtsbezogenen) Energieumsatzes vom Neugeborenen- bis zum Erwachsenenalter ist in ▶ Abb. 3.1 wiedergegeben. Als Referenzlinie ist die Körpergewicht-Energieumsatz-Beziehung für adulte Säugetiere eingezeichnet. Gemäß dieser nach ihrem Erstbeschreiber als „Kleiber-Formel" bezeichneten Beziehung sinkt der spezifische Energieumsatz (in W/kgKG) mit zunehmender Körpergröße ab (Gesetz der Stoffwechselreduktion). Ein Elefant z. B. ist mit 3 t ca. 100 000-mal so schwer wie eine Maus mit 30 g Körpergewicht. Jedoch beträgt die absolute Stoffwechselrate des Elefanten nur etwa das 10 000-Fache derjenigen der Maus, sodass der spezifische Energieumsatz des Elefanten um den Faktor 10 unter dem der Maus liegt (sog. Maus-Elefant-Kurve).

Da sich der Energieumsatz von Säugetieren somit *nicht* proportional zum Körpergewicht („isometrisch") verhält, wird in diesem Zusammenhang auch von der „metabolischen Allometrie" gesprochen. Als Ursache wird oft angegeben, dass kleinere Säugetiere ein ungünstigeres (größeres) Verhältnis von Oberfläche zu Volumen aufweisen, daher mehr Wärme an die Umgebung verlieren und deshalb eine stärkere „innere Heizung" benötigen als größere, um ihre Körpertemperatur konstant zu halten. Jedoch findet sich eine analoge Stoffwechselgesetzmäßigkeit auch bei poikilothermen Lebewesen, die ihre Körpertemperatur nicht konstant halten, sodass die metabolische Allometrie der Entwicklung der Homöothermie zugutegekommen sein mag, aber nicht thermoregulatorisch begründet werden kann. Der wahre Grund ist bis heute umstritten und dürfte – technisch ausgedrückt – mit der wechselseitigen Anpassung von „Treibstoffzufuhr" und „Motorleistung" zusammenhängen.

Ungeachtet dessen lässt sich die für verschiedene Tierarten gültige Referenzlinie auch auf den Menschen übertragen, sodass der spezifische Energieumsatz im Laufe des Wachstums abfällt: Er beträgt bei menschlichen Neugeborenen 2,0–2,5 W/kgKG und somit das Doppelte des Erwachsenenwertes von 1,0–1,2 W/kgKG. Anders ausgedrückt ist – analog zum Beispiel von Maus und

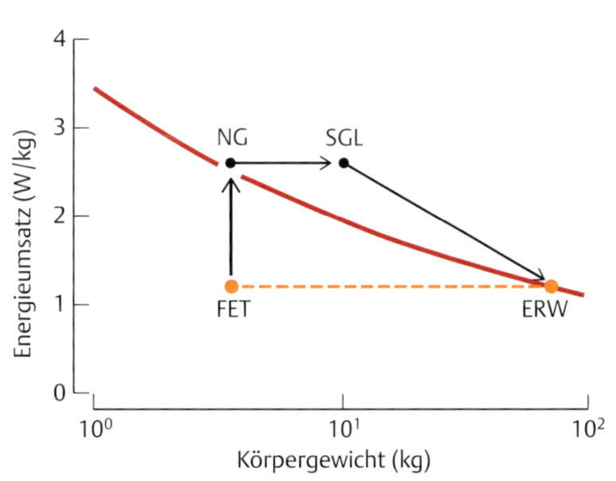

Abb. 3.1 Verlauf des spezifischen (körpergewichtsbezogenen) Energieumsatzes vom Neugeborenen- über das Säuglings- bis zum Erwachsenenalter. Die durchgezogene Kurve zeigt zum Vergleich die Größenabhängigkeit der Stoffwechselrate von Säugetieren an, die im Fetalleben noch ausgeschaltet ist und erst nach der Geburt aktiviert wird (FET = Feten, NG = Neugeborene, SGL = Säuglinge, ERW = Erwachsene).

Elefant – ein Erwachsener von 70 kg zwar rund 20-mal so schwer wie ein Neugeborenes von 3500 g Körpergewicht, weist aber lediglich eine 10-mal so hohe absolute Stoffwechselrate auf. Dies gilt gleichermaßen auch für den O_2-Verbrauch (▸ Tab. 3.1).

Merke

M!

Die Stoffwechselrate von Kindern verhält sich *nicht* proportional zum Körpergewicht. Der „spezifische" Energieumsatz (in W/kgKG) liegt bei Neugeborenen etwa doppelt so hoch wie bei Erwachsenen.

Tab. 3.1 Gegenüberstellung wichtiger atemphysiologischer Parameter bei Neugeborenen und Erwachsenen.

Parameter	Einheit	Neugeborenes (3,5 kgKG)	Erwachsener (70 kgKG)
Energieumsatz (Basal Metabolic Rate BMR)			
absolut	W	7–9	70–90
relativ[1]	W/kgKG	2,0–2,5	1,0–1,2
Sauerstoffverbrauch VO_2			
absolut	ml/min	25	250
relativ[1]	ml/min/kgKG	7,0	3,5
Atemhubvolumen V_T[2]			
absolut	ml	25	500
relativ	ml/kgKG	7	7
Atemfrequenz[1] **AF**	1/min	30	15
Atemminutenvolumen $AMV = V_T \times AF$			
absolut	ml/min	750,0	7,5
relativ[1]	ml/min/kgKG	200	100
Totraumvolumen V_{DS}[2]			
absolut	ml	7	140
relativ	ml/kgKG	2	2
funktionelle Residualkapazität FRC			
absolut	ml	100	3000
relativ	ml/kgKG	30	40
Verhältnis von funktioneller Residualkapazität zu Atemhubvolumen FRC : V_T		4:1	6:1
Apnoezeit[3] **$t_{(90\,\%)}$**	s	95	380
Resistance R	mbar/l/s	70,0	5,5
Compliance C[2]			
absolut	ml/mbar	5	100
relativ	ml/mbar/kgKG	1,3	1,3
Zeitkonstante $\tau = R \times C$	s	0,35	0,55
Atemarbeit bzw. -leistung (Work of Breathing WOB)			
absolut	W	0,07	0,7
relativ[1]	W/kgKG	0,02	0,01
relativ	% BMR	1	1

[1] Parameter, die den Unterschied im spezifischen Energieumsatz (▸ Abb. 3.1) widerspiegeln.
[2] Parameter, die sich proportional zum Körpergewicht verhalten.
[3] Parameter, die auf besondere Limitationen im Neugeborenen- und Säuglingsalter hinweisen.

Mitunter wird versucht, die allometrische Körpergewichtsbeziehung des Energieumsatzes durch eine Oberflächenproportionalität zu ersetzen. Jedoch stellt die Kleiber-Formel eine Art Kompromiss zwischen einer Oberflächen- und einer Gewichtsproportionalität des Energieumsatzes dar. Zudem ist die Körperoberfläche eine abgeleitete Größe, die aus Körpergewicht und Körperlänge errechnet werden muss. Dies zieht eine zusätzliche Unsicherheit in der Wahl der geeigneten Berechnungsformeln nach sich, sodass ein Bezug auf die Körperoberfläche die Verhältnisse nicht übersichtlicher machen würde.

Neben dem grundsätzlichen Unterschied im spezifischen Energieumsatz zwischen Neugeborenen und Erwachsenen lassen sich aus ▶ Abb. 3.1 zwei weitere Informationen entnehmen: Zum einen wird deutlich, dass der spezifische Energieumsatz noch bis zum Ende des Säuglingsalters annähernd auf neonatalem Niveau verbleibt, um sich erst dann der Referenzkurve anzunähern. Das bedeutet, dass er zeitweise über den körpergrößenabhängigen Erwartungswerten liegt, was im Allgemeinen auf die intensiven Wachstumsprozesse in dieser Lebensphase zurückgeführt wird. Zum anderen ist zu erkennen, dass sich der Fetus in utero metabolisch „wie ein Organ der Mutter" verhält und einen deutlich niedrigeren spezifischen Energieumsatz aufweist, als von einem adulten Säugetier vergleichbarer Körpergröße zu erwarten wäre. Dies lässt sich wiederum thermoregulatorisch begründen: Da der Fetus im Fruchtwasser passiv „thermostatisiert" wird, braucht er die stärkere „innere Heizung" nicht, die autonom lebende Kleinsäugetiere zum Ausgleich der Wärmeverluste über ihre große relative Körperoberfläche benötigen. Die eigentliche Ursache dürfte aber auch hier in den Versorgungsbedingungen liegen.

3.2 Sauerstoff

Tatsächlich gehört es zu den bemerkenswertesten Fakten rund um die perinatale Transition, dass der mittlere Sauerstoffpartialdruck (pO_2) im fetalen Kreislauf bei 25–30 mmHg und damit auf einem Niveau liegt, das von gesunden Erwachsenen nach Besteigung der höchsten Berge erreicht wird („Everest in utero"). Bei der Geburt kommt es, mit dem Beginn der Lungenatmung und dem Übergang zum adulten Kreislauf, zu einem Anstieg des pO_2 auf Werte von 70–100 mmHg. Die Geburt ist also mit einem dramatischen Anstieg des O_2-Angebots verbunden, der als Signal des „Geborenwerdens" zur Triggerung perinataler Umstellungsprozesse (z. B. Absenkung des pulmonalen Gefäßwiderstands, Verschluss des Ductus arteriosus Botalli) beiträgt und zugleich eine Voraussetzung für die Aktivierung neuer, energieaufwendiger Funktionen (z. B. zitterfreie, chemische Thermogenese im braunen Fettgewebe) darstellt.

Entgegen früherer Auffassung ist die intrauterine Niedrigsauerstoffatmosphäre nicht Ausdruck einer (im Vergleich zur Lunge) weniger effektiven Gasaustauschfunktion der Plazenta; vielmehr scheint die Natur den unreifen Organismus „absichtlich" in einem vermeintlich hypoxischen Kompartiment untergebracht zu haben, um ihn vor der Toxizität von Sauerstoff zu schützen. Tatsächlich handelt es sich nicht um eine Hypoxie im eigentlichen Sinne, indem der Fetus normalerweise keine Anzeichen von O_2-Mangel zeigt. Hierzu tragen die Besonderheiten des fetalen Hämoglobins (s. u.) bei, aufgrund derer der O_2-Gehalt des Blutes im fetalen Kreislauf trotz des niedrigeren pO_2 nahezu ebenso hoch ist wie im adulten Kreislauf. Doch können auch diese Mechanismen den geringeren „Druck" nicht ausgleichen, unter dem der Sauerstoff ins Gewebe diffundiert. Hier kommt der O_2-Verbrauch ins Spiel, der neben dem Blut-pO_2 (bzw. dem Gradienten zwischen Blut- und Gewebe-pO_2) die zweite entscheidende Determinante für die Eindringtiefe von Sauerstoff ins Gewebe darstellt, sodass durch eine unverhältnismäßig geringe O_2-Verbrauchsrate (s. o.) ein ungewöhnlich niedriger pO_2-Wert wirksam kompensiert wird.

Diese Kompensation ist offenbar so effektiv, dass sie sogar Spielraum für weitere Engpässe der O_2-Versorgung (Schwangerschaften im Hochgebirge, Durchblutungsstörungen der Plazenta) lässt. Hierbei scheint der Umstand eine Rolle zu spielen, dass die Plazenta ein sehr stoffwechselaktives Organ ist und allein rund 40 % des zur fetoplazentaren Einheit gelieferten Sauerstoffs verbraucht. Dies eröffnet die Möglichkeit, ein geringeres O_2-Angebot durch Drosselung des plazentaren O_2-Verbrauchs abzufangen und so den Fetus vor einer Hypoxie zu schützen – allerdings um den Preis, dass die gedrosselten Synthese- und Transportfunktionen der Plazenta zu einer fetalen Wachstumsrestriktion führen. Gleichzeitig scheint der Fetus – vermutlich dadurch, dass er temporär „auf Wachstum verzichtet“ – auch seinen eigenen Energieumsatz weiter einschränken zu können. So haben neuere MRT-Studien gezeigt, dass für die metabolische Situation in utero weniger ein konstant geringer O_2-Verbrauch in Anpassung an konstant niedrige pO_2-Werte charakteristisch ist; vielmehr scheint es zu Fluktuationen der plazentaren O_2-Versorgung zu kommen, die von entsprechenden Schwankungen der fetalen Stoffwechselrate begleitet werden.

Auf diese Variabilität des O_2-Verbrauchs in Abhängigkeit vom O_2-Angebot dürfte auch der rasche Anstieg des Energieumsatzes (auf das der Körpergröße entsprechende Niveau, s. o.) zurückgehen, der bei reifen Neugeborenen in den ersten Lebensstunden stattfindet und wesentlich zu deren thermischer Stabilität beiträgt. Umgekehrt verfügen neugeborene Säugetiere offenbar über die Fähigkeit, bei O_2-Mangel ihre Stoffwechselrate passager abzusenken, was einen Teil ihrer – für kurze Zeit nach der Geburt – erhöhten Hypoxietoleranz erklärt.

Während bei der Erstversorgung von reifen Neugeborenen früher der großzügigen Zufuhr von (reinem) Sauerstoff eine entscheidende Rolle beigemessen wurde, wird dieser heute als vorsichtig zu dosierendes Medikament betrachtet. Einen ersten Anstoß zu diesem Umdenkprozess gab die Kritik an der Selbstverständlichkeit, mit der in den internationalen Reanimationsleitlinien eine Erstmaßnahme gefordert wurde, die in vielen Ländern dieser Erde (mangels Verfügbarkeit von Sauerstoff) nicht umsetzbar gewesen wäre. In Vergleichsstudien hat sich dann herausgestellt, dass das neonatale Outcome mit Sauerstoff tatsächlich nicht besser als mit Raumluft war.

Offenbar ist schon der mit dem Wechsel vom intra- zum extrauterinen Environment erfolgende Anstieg des O_2-Angebots so fundamental, dass durch eine zusätzliche Zufuhr keine weitere Verbesserung erzielt werden kann. Im Gegenteil hat sich gezeigt, dass gerade nach perinataler Asphyxie durch eine „gutgemeinte“ erhöhte O_2-Zufuhr die Bildung toxischer Sauerstoffradikale gefördert wird – mit der Folge vermeidbarer Sekundärschäden.

Hinweis

Daher gilt heute in der neonatalen Erstversorgung die Regel, die O_2-Zufuhr, falls erforderlich, unter pulsoximetrischer Kontrolle so zu titrieren, dass der physiologische postnatale Sättigungsanstieg von 40–70 auf 90–97 % innerhalb von 5–10(–15) min gerade imitiert, aber keinesfalls überboten wird (▶ Abb. 3.2). Wenn ein zusätzlicher O_2-Bedarf absehbar ist, wie bei Frühgeborenen aufgrund ihrer Lungenunreife, kann diese Titration ausgehend von einer geringgradig erhöhten inspiratorischen Sauerstofffraktion von 30 % (F_iO_2 0,3) begonnen werden.

Frühgeborene werden durch den vorzeitigen Übergang vom intra- zum extrauterinen Leben einer weitaus sauerstoffreicheren Atmosphäre ausgesetzt, als für ihr Reifealter physiologisch wäre. Der im Übermaß vorhandene Sauerstoff äußert sich vor allem am Augenhintergrund in einem passageren Wachstumsarrest der Blutgefäße, der zu einem späteren Zeitpunkt von einer überschießend wiedereinsetzenden Gefäßproliferation abgelöst wird – mit der Folge einer ROP (Retinopathy of Prematurity). Auch in der Lunge scheinen sowohl die Alveolarisierung als auch die Vaskularisation nicht so regulär zu verlaufen wie in der intrauterinen Niedrigsauerstoffatmosphäre, was zur Entwicklung einer BPD (bronchopulmonale Dysplasie) beiträgt.

Trotz dieser effektiven Nachteile hat der in großen internationalen Studien getestete Versuch, durch herabgesetzte Zielsättigungen (Oxygen Targets) die O_2-Exposition von Frühgeborenen zu reduzieren, zu einer erhöhten Mortalität, hauptsächlich bedingt durch eine höhere Rate von NEC (nekrotisierende Enterokolitis), geführt. Mitverantwortlich hierfür könnte der Umstand sein, dass der spezifische Energieumsatz von Frühgeborenen zwar wesentlich langsamer als bei reifen Neugeborenen (s. o.) ansteigt (und so zu deren langanhaltender thermischer Labilität beiträgt), sich aber

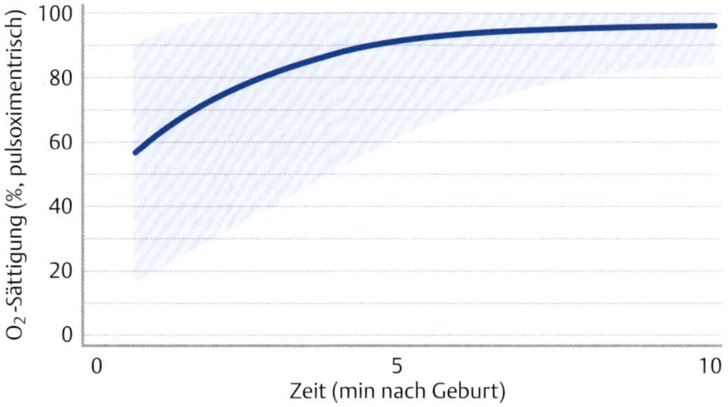

Abb. 3.2 Anstieg der (pulsoximetrisch bestimmten) O_2-Sättigung nach der Geburt. Die transkutane Sättigung liegt bei gesunden reifen Neugeborenen unmittelbar postnatal im Median bei 40–70 % und steigt innerhalb von 5–10(–15) min auf 90–97 % an; parallel dazu geht die anfängliche zentrale Zyanose in ein rosiges Hautkolorit über. Die durchgezogene Linie entspricht der 50. Perzentile, der schattierte Bereich umspannt die 3.–97. Perzentile. Das Spontanverlaufsdiagramm dient als Referenz für die kontrollierte Titration von Sauerstoff bei der neonatalen Erstversorgung.

binnen 2–3 Wochen doch den körpergrößenabhängigen Erwartungswerten annähert und damit am Ende deutlich über dem intrauterinen Stoffwechselniveau liegt.

Merke

Frühgeborene gehen in den ersten Lebenswochen von einer relativen Hyperoxie in einen relativen Hypermetabolismus (jeweils gemessen an den intrauterinen Verhältnissen) über.

3.3 Lungenbelüftung

3.3.1 Atemhubvolumen und Atemfrequenz

Atemhubvolumen

Grundsätzlich gilt, dass sich die Organgrößen etwa proportional zum Körpergewicht verhalten („das Herz ist etwa gleich groß wie die Faust"). Dies trifft auch auf die Lungenvolumina zu, sodass das körpergewichtsbezogene Atemhubvolumen (Tidalvolumen) mit 6–7(–8) ml/kgKG als weitgehend altersunabhängige Größe betrachtet werden kann (▶ Tab. 3.1).

Merke

Das Atemhubvolumen verhält sich annähernd proportional zum Körpergewicht und beträgt alters*un*abhängig rund 7 ml/kgKG.

Das Atemhubvolumen ist nur ein kleiner Teil des insgesamt in der Lunge vorhandenen Volumens, der sog. Totalkapazität (▶ Abb. 3.3). Von besonderer Bedeutung für die Atemphysiologie sind die Volumina, die nach der Ausatmung in der Lunge zurückbleiben: nach maximaler Exspiration das sog. Residualvolumen, nach normaler Exspiration (Atemmittellage) die sog. funktionelle Residualkapazität, die sich aus dem exspiratorischen Reservevolumen (das aus der Atemmittellage noch zusätzlich aktiv ausgeatmet werden kann) und dem Residualvolumen zusammensetzt.

Bemerkenswerterweise steigt die Atemmittellage mit zunehmendem Lebensalter an, sodass die funktionelle Residualkapazität relativ zunimmt und bei Erwachsenen das 6-Fache des Atemhubvolumens im Vergleich zum 4-Fachen bei Neugeborenen beträgt (▶ Tab. 3.1). Dies ist deshalb von Bedeutung, weil die funktionelle Residualkapazität den „Luftsee" darstellt, der ständig in der Lunge verbleibt und Zu- und Abflüsse (von Sauerstoff

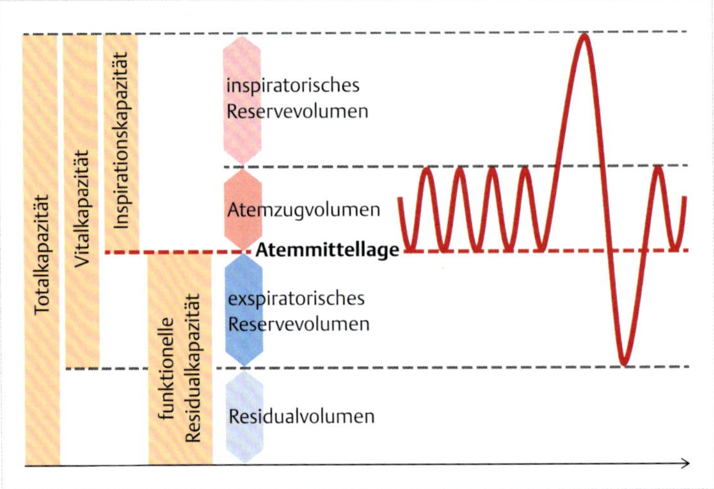

Abb. 3.3 Einteilung der Lungenvolumina. Zusammengesetzte Volumina werden „Kapazitäten" genannt.

bzw. Kohlendioxid) von der trachealen und der alveolären Seite erhält. Je größer dieser Luftsee, desto größer ist auch der Puffer gegenüber kurzfristigen Schwankungen der Lungenbelüftung. Darin liegt – neben dem höheren spezifischen Energieumsatz – ein wesentlicher Grund dafür, dass die Zeit vom Eintritt eines Atemstillstands bis zum Absinken der Sauerstoffsättigung unter 90 % (Apnoezeit) bei Neugeborenen kürzer ist als bei Erwachsenen (▶ Tab. 3.1).

Hinweis

Bedingt durch den höheren spezifischen Energieumsatz und die im Verhältnis kleinere funktionelle Residualkapazität ist die Apnoetoleranz bei Neugeborenen geringer als bei Erwachsenen.

Atemfrequenz

Wenn die Organgrößen zur Körpergröße proportional sind, muss sich die höhere spezifische Stoffwechselrate bei kleineren Lebewesen in entsprechend beschleunigten Organfunktionen (z. B. einer schnelleren Herzfrequenz) äußern. Dies gilt auch für die Atemfrequenz, die im Säuglingsalter mit 30–40/min (in Ruhe) etwa doppelt so hoch ist wie bei Erwachsenen (▶ Tab. 3.1).

Merke M!

Der höhere spezifische Energieumsatz von Neugeborenen im Vergleich zu Erwachsenen spiegelt sich in einer etwa doppelt so hohen Atemfrequenz (30/min im Vergleich zu 15/min) wider.

Durch die hohe Atemfrequenz kommt es bei Neugeborenen zu einem Konflikt zwischen Atmen und Saugen. Dieser Konflikt wird normalerweise anatomisch gelöst, indem Neugeborene, während sie über die Nase in die Trachea atmen, mit dem Mund saugen und die Milch an dem Luftstrom vorbei in den Ösophagus leiten können. Ist die Nase verlegt – sei es funktionell durch eine Schleimhautschwellung oder anatomisch durch eine Choanalatresie –, müssen sie absetzen, um über den Mund Luft holen zu können. Dadurch wird die Nahrungsaufnahme behindert oder verunmöglicht bzw. es treten wegen der erschwerten Koordination Aspirationsereignisse auf. Dieser Zusammenhang wird mit dem Terminus „obligate Nasenatmer" beschrieben.

Produkt aus Atemhubvolumen und Atemfrequenz

Aus dem Produkt aus Atemhubvolumen und Atemfrequenz ergibt sich das Atemminutenvolumen, das bei Neugeborenen mit rund 750 ml/min etwa 1/10 des Erwachsenenwerts von ca. 7,5 l/min beträgt, während das Körpergewicht von im Mittel 3,5 kg nur rund 1/20 des adulten Standardgewichts von 70 kg ausmacht. Mit anderen Worten spiegelt sich in einem doppelt so hohen relativen Atemminutenvolumen von 200 ml/kgKG/min gegenüber 100 ml/kgKG/min bei Erwachsenen erneut der etwa doppelt so hohe spezifische Energieumsatz von Neugeborenen wider (▶ Tab. 3.1).

3.3.2 Resistance und Compliance

Resistance

Definition und Auswirkungen

Der Atemwegswiderstand (Resistance) bestimmt nach dem Ohmschen Gesetz darüber, welcher Druck bzw. Sog erforderlich ist, um eine bestimmte Volumenstromstärke (Volumen pro Zeiteinheit) zu erzeugen. Ein hervorstechendes Merkmal der Atemphysiologie im Kindes- gegenüber dem Erwachsenenalter ist der geringere Durchmesser der Atemwege mit der daraus resultierenden höheren Resistance. Nach dem Hagen-Poiseuilleschen Gesetz gilt für die Beziehung zwischen Strömungswiderstand R und Durchmesser d:

$$R \sim \frac{1}{d^4}$$

Das bedeutet, dass eine Halbierung des Lumens mit einer Erhöhung des Strömungswiderstands um den Faktor 16 einhergeht. Da eine bestimmte absolute Abnahme des Radius (z. B. durch Schleimhautschwellung) bei einem kleineren Lumen eine größere relative Verengung bedeutet, neigen vor allem kleine Kinder zu kritischen Obstruktionen der Atemwege. Wenn die Obstruktion im Bereich der oberen Atemwege liegt, ist bei der (forcierten) Einatmung durch die lokale Erhöhung der Strömungsgeschwindigkeit mit resultierendem Unterdruck (Bernoulli-Effekt) eine weitere Verengung mit inspiratorischem Stridor und sich aufschaukelnder Luftnot die Folge. Liegt die Obstruktion dagegen im Bereich der unteren Atemwege, kommt es bei der (forcierten) Exspiration zu einer weiteren Kompression der Bronchien und einem exspiratorischen Stridor bis hin zum völligen Einschluss der Luft in den Alveolen („air trapping“).

> **Cave**
>
> Aufgrund der anatomischen Enge neigen Kinder zu Obstruktionen der Atemwege.

Trotz der engeren Atemwege beträgt die Resistance bei Neugeborenen „nur“ etwas mehr als das 10-Fache des Erwachsenenwerts (▶ Tab. 3.1). Den größten Strömungswiderstand bieten dabei trotz ihres vergleichsweise weiten Lumens die Trachea und die Hauptbronchien, weil sich weiter distal durch die Parallelschaltung zahlreicher, wenn auch immer enger werdender Bronchien und Bronchiolen der Gesamtwiderstand zunehmend reduziert. Da das Atemhubvolumen bei Neugeborenen 1/20 des Erwachsenenwerts beträgt, ist der einzelne Atemzug trotz des gut 10-mal so hohen Strömungswiderstands unter vergleichbarem Druck bzw. Sog schneller abgeschlossen als bei Erwachsenen.

Bedeutung des Totraums

Die Atemwege bilden den anatomischen Totraum, der – entsprechend der Grundregel, dass sich die Organvolumina weitgehend proportional zum Körpergewicht verhalten – bei Erwachsenen wie bei Neugeborenen rund 2 ml/kgKG ausmacht. Bezogen auf das Atemhubvolumen von 7 ml/kgKG entfallen damit weitgehend altersunabhängig auf die Totraumventilation rund 30 % und auf die alveoläre Ventilation rund 70 % des Atemminutenvolumens (▶ Tab. 3.1).

Neben der anatomischen Größe ist die Totraumventilation aber noch von weiteren Faktoren abhängig: Wird ein und dasselbe Atemminutenvolumen mit höherer Frequenz bei geringerem Hubvolumen erreicht, nimmt der relative Anteil der Totraumventilation zu. Im Extremfall – bei sehr hohen Frequenzen und entsprechend niedrigen Hubvolumina – wird nur noch der Totraum ventiliert (sog. Hecheln). Bei Störungen der Lungenperfusion, bei denen Alveolen zwar belüftet, aber nicht durchblutet werden, wirken auch diese als Totraum, sodass der gesamte wirksame (funktionelle) Totraum deutlich größer werden kann als der anatomische.

Trotz ihrer Bezeichnung als „toter" Raum erfüllen die Atemwege die wichtige physiologische Funktion der sog. Konditionierung, also Erwärmung, Befeuchtung und Reinigung, der Atemgase. Dabei spielt die Befeuchtung in der Inspiration (und die partielle Rückgewinnung von Feuchtigkeit in der Exspiration) auch thermoregulatorisch wegen der hohen „Verdunstungskälte" des Wassers eine größere Rolle als die Erwärmung an sich. Nach Passage der Atemwege ist bei Eintritt in die Lunge normalerweise Wasserdampfvollsättigung erreicht, entsprechend einem Wasserdampfdruck von 47 mmHg (6,3 kPa) bei 37 °C. Darüber hinaus ist das Flimmerepithel der Atemwege – in Verbindung mit der Aktivität der Alveolarmakrophagen und ggf. unterstützt durch Hustenstöße – für die mukoziliäre Selbstreinigung (Clearance) der Lunge von eingeatmeten Partikeln aller Art verantwortlich.

Compliance

Definition und Auswirkungen

Neben dem Atemwegswiderstand bildet die Dehnbarkeit (Compliance) als Maß für die elastischen Eigenschaften von Lunge und Thorax die zweite wesentliche Determinante der Lungenatmung.

Einfachstes physikalisches Beispiel für ein elastisches Element ist eine Feder, deren Härte durch die Federkonstante (Kraft/Verlängerung) beschrieben wird (Hookesches Gesetz). Übertragen auf räumliche Verhältnisse wird vom „Volumenelastizitätskoeffizienten" oder der „Elastance" (Druck/Volumenzunahme) gesprochen, die die Steifigkeit der Lunge angibt. Der Kehrwert wird als „Compliance" (Volumenzunahme/Druck) bezeichnet und steht für die Dehnbarkeit der Lunge: Je höher die Compliance, desto größer ist das Luftvolumen, das unter einem bestimmten Sog bzw. Druck in die Lunge gefüllt werden kann. In vivo kommt zu der Compliance der Lunge noch diejenige des Thorax hinzu, wobei sich rechnerisch die Kehrwerte zu einer Gesamtsteifigkeit addieren.

Die Druck-Volumen-Beziehung der Lunge verläuft in einem mittleren Füllungszustand, in dem sich die Lunge normalerweise befindet, weitgehend linear. Im Anfangsteil muss zunächst ein gewisser Eröffnungsdruck aufgebaut werden, um die Alveolen überhaupt zu belüften; im Endteil wird schließlich die maximale Dehnung erreicht, sodass der Druck weiter ansteigt, ohne dass die Füllung noch wesentlich zunimmt. Insgesamt resultiert also ein sigmoider Verlauf (▶ Abb. 3.4). Die beiden Übergänge werden als unterer und oberer „Umschlagspunkt" (Inflection Point) bezeichnet. Aus dem Blickwinkel der Beatmung entspricht der untere Umschlagspunkt dem wünschenswerten PEEP (Positive End-Expiratory Pressure), in dem die Lunge so weit vorgedehnt ist, dass sie sich, ohne erst „aufgerissen" werden zu müssen, im linearen Arbeitsbereich belüften lässt. Der obere Umschlagspunkt entspricht dem MAP (Mean Airway Pressure) der Hochfrequenzoszillationsbeatmung (HFOV), bei dem die Alveolen optimal rekrutiert sind, ohne in den Bereich der Überdehnung zu geraten.

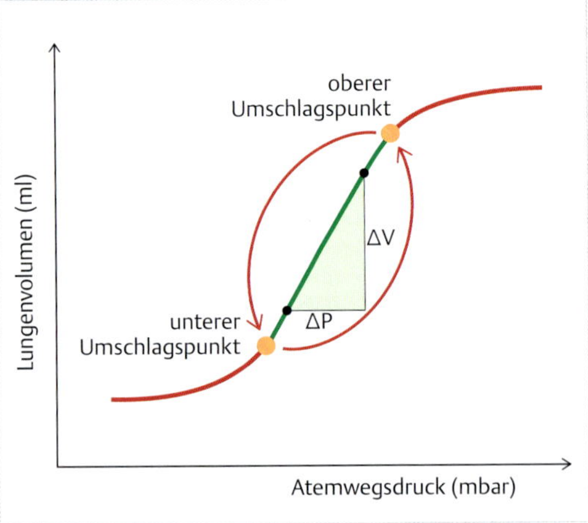

Abb. 3.4 Druck-Volumen-Diagramm der Lunge. Die Steigung im quasilinearen Mittelteil der sigmoiden Beziehung ($\Delta V/\Delta P$) entspricht der statischen Compliance; unter dynamischen Bedingungen (Ein- bzw. Ausatmung) entsteht durch die sog. viskösen Atemwiderstände eine typische Hysterese (sog. Atemschleife).
(ΔV = Volumenänderung, ΔP = Druckänderung)

Die Steigung im quasilinearen Mittelteil der Druck-Volumen-Kurve ergibt sich aus dem Quotienten aus Volumen- und Druckänderung und reflektiert damit die Compliance. Naturgemäß ist die absolute Compliance bei Erwachsenen deutlich höher als bei Neugeborenen, weil sich unter vergleichbarem Druck in die größere Lunge weit mehr Volumen einfüllen lässt. Dennoch ist die relative, körpergewichtsbezogene Compliance etwa gleich hoch (▸ Tab. 3.1). Das hat zur Folge, dass das altersgemäße Atemhubvolumen unter annähernd gleichem Sog bzw. Druck in die Lunge eingebracht werden kann.

Hinweis

Die weitgehende Alters*un*abhängigkeit der adäquaten (Be-)Atmungsdrücke begünstigt eine druckgesteuerte bzw. -kontrollierte Beatmung im Kindesalter.

Von der soeben behandelten statischen Compliance, die die Druck-Volumen-Beziehung mit angehaltenem Atem reflektiert, wird die sog. dynamische Compliance unterschieden, die die Verhältnisse während der Ein- und Ausatmung widerspiegelt. Dabei sind neben den elastischen auch die sog. viskösen Atemwiderstände, allen voran die Resistance, zu überwinden. Deswegen tritt bei der Einatmung ein gewisser Unterdruck, bei der Ausatmung ein gewisser Überdruck auf und die Druck-Volumen-Kurve nimmt eine charakteristische Hysterese an, die auch als „Atemschleife" bezeichnet wird.

Aus dem Integral der Druck-Volumen-Kurve ergibt sich die Atemarbeit (Work of Breathing), die wegen des geringeren Atemhubvolumens bei Neugeborenen absolut gesehen kleiner ist als bei Erwachsenen, wegen der höheren Atemfrequenz aber relativ stärker ins Gewicht fällt. Da die höhere Atemfrequenz andererseits die höhere Stoffwechselaktivität widerspiegelt, liegt der Anteil der Atemarbeit (bzw. physikalisch korrekter: der Atemleistung) dennoch konstant bei ca. 1 % des Gesamtenergieumsatzes (▸ Tab. 3.1). Anders als bei Erwachsenen ist aber gerade bei jungen Kindern der Thorax noch sehr weich und nachgiebig. Das stellt angesichts der Tatsache, dass sie Zwerchfellatmer sind und deshalb eigentlich das Widerlager eines starren Thorax benötigen würden, ein Problem dar: Bei forcierter Atmung kommt es schnell zu einer schaukelnden oder paradoxen Atmung, unter der der Thorax bei jeder Inspiration einsinkt (sog. Einziehungen), sodass die Atmung, je angestrengter sie ist, rasch umso unökonomischer wird.

Bedeutung von Surfactant

Den physikalischen Hintergrund der Druck-Volumen-Beziehung bildet u. a. das LaPlacesche Gesetz, dem zufolge der transmurale Druck eines Hohlkörpers, also der Druck, unter dem er entweder in geblähtem Zustand gehalten wird oder in sich zusammenfällt, umgekehrt proportional zum Radius ist. Klassisches physikalisches Analogiebeispiel dafür ist der Luftballon, zu dessen Aufpusten zunächst ein höherer Druck erforderlich ist, bis das weitere Aufblasen – je mehr er bereits aufgepustet ist – immer leichter geht. Umgekehrt schwirrt ein aufgeblasener Ballon, der unverschlossen losgelassen wird, je mehr er sich entleert hat, desto schneller durch den Raum. Das lässt die zunehmende Wandspannung mit abnehmendem Radius erkennen.

Dass die Lunge in einem mittleren Arbeitsbereich eine hohe und annähernd lineare Dehnbarkeit aufweist, wird wesentlich durch die Anwesenheit eines oberflächenaktiven Phospholipidfilms, des sog. Surfactant (von Surface Active Agent), gewährleistet, der sich tapetenförmig auf der Oberfläche der Alveolen ausbreitet. Dadurch, dass er mit abnehmendem Radius verdichtet wird und durch die höhere lokale Konzentration in stärkerem Maße oberflächenspannungsreduzierend wirkt, wirkt er der sich aus dem LaPlaceschen Gesetz ergebenden Kollapsneigung kleiner Alveolen entgegen. Auf diese Weise wird auch erreicht, dass größere und kleinere Alveolen nebeneinander existieren können. Ohne Anwesenheit des Surfactant hätte das LaPlacesche Gesetz in der Lunge nämlich den paradoxen Effekt, dass sich kleinere Alveolen aufgrund ihrer größeren Wandspannung in größere Alveolen hinein entleeren würden, mit der Folge einer Inhomogenität der Lungenbelüftung. Tatsächlich gehört eine inhomogene Belüftung der Lunge, erkennbar an einem Nebeneinander von atelektatischen (kollabierten) und überblähten (emphysematischen) Arealen im Röntgenbild, zu den typischen radiologischen Symptomen von Lungenerkrankungen, die mit einem Surfactant-Mangel einhergehen.

Bei dem Surfactant handelt es sich nicht um einen reinen Phospholipidfilm. Vielmehr sind sog. Surfactant-Proteine (A, B, C, D) eingestreut, die wichtige physiologische Funktionen erfüllen und beispielsweise für die gleichmäßige tapetenförmige Ausbreitung des Surfactant auf der Alveolaroberfläche zuständig oder auch an der Infektionsabwehr in der Lunge beteiligt sind. Darüber hinaus ist der Surfactant-Gehalt der Lunge keine statische Größe, sondern befindet sich in einem ständigen Turnover, indem er permanent in den Typ-II-Pneumozyten synthetisiert, von dort nach Zwischenspeicherung in Form von Lamellarkörperchen in die Alveole sezerniert, in der Lunge unter äußeren Einflüssen abgebaut und in seinen Bestandteilen schließlich wieder vom Alveolarepithel aufgenommen wird.

Hinweis

Aufgrund des ständigen Turnovers kann ein Surfactant-Mangel nicht nur dann auftreten, wenn (wie bei Frühgeborenen) zu wenig gebildet wird, sondern auch dann, wenn (wie bei schweren inflammatorischen Prozessen) die Degradation die Neusynthese überwiegt.

Neben der Stabilisierung der Alveolen und der Vermeidung von Belüftungsinhomogenitäten kommt dem Surfactant unmittelbar nach der Geburt noch eine weitere, für den Beginn der Lungenatmung essenzielle Funktion zu, nämlich eine „Weichmacherwirkung" auf das in den Alveolen befindliche Fruchtwasser. Entgegen einer weit verbreiteten Auffassung ist die Lunge im Fetalleben nämlich nicht kollabiert, sondern vielmehr – bei annähernd gleicher funktioneller Residualkapazität wie postnatal (ca. 90–120 ml beim reifen Neugeborenen) – mit Fruchtwasser bzw. fetaler Alveolarflüssigkeit gefüllt. Diese wird vom Alveolarepithel sezerniert, hält die sich entwickelnde Lunge in einem entfalteten Zustand und erfüllt zudem eine Klärfunktion gegenüber „eingeatmeten" Partikeln. Die fetale Alveolarflüssigkeit muss nach der Geburt durch Luft ersetzt werden, was durch mehrere, sich gegenseitig ergänzende Mechanismen (mechanische Thoraxkompression im Geburtskanal, intrauteriner Druckanstieg vor dem ersten Schrei, aktive Resorption im Alveolarepithel) gewährleistet wird.

Dass sich die fetale Alveolarflüssigkeit überhaupt entfernen lässt und nicht in Tröpfchenform in den Alveolen verbleibt, setzt aber voraus, dass die Kohäsionskräfte durch Zusatz einer oberflächenaktiven Substanz herabgesetzt sind. Hier besteht eine Analogie zu Abwaschwasser, das ohne Zusatz von Spülmitteln in Tropfenform an dem schmutzigen Geschirr abperlen würde, ohne es zu benetzen. Tatsächlich war die Beobachtung einer seifenartigen Schaumentwicklung vor Mund und Nase reifer Neugeborener ein Schlüsselerlebnis, das zur Entdeckung des pulmonalen Surfactant geführt hat. Steht zu wenig Surfactant zur Verfügung, lässt sich das Fruchtwasser nach der Geburt nicht oder nur schwer entfernen und es resultiert das klinische Bild des neonatalen Atemnotsyndroms mit dem radiologischen Korrelat einer „weißen Lunge".

Produkt aus Resistance und Compliance

Aus dem Produkt aus Resistance (in mbar × s/ml) und Compliance (in ml/mbar) ergibt sich die Zeitkonstante der Lungenbelüftung (in s): Wird ein bestimmter Druck vorgegeben, so fließt umso mehr Volumen, je höher die Compliance, und dauert der Volumenfluss umso länger, je höher die Resistance ist. Die Zeitkonstante gibt in einer ansteigenden Exponentialfunktion diejenige Zeit an, in der 63 % des Maximalwerts erreicht wurden, bzw. in einer abfallenden Funktion diejenige Zeit, in der die Kurve auf 37 % des Ausgangswerts abgefallen ist, und spielt als integrativer Parameter aus Resistance und Compliance auch und gerade bei Lungenbelüftungsstörungen eine wichtige Rolle. Unter physiologischen Bedingungen ist sie bei Neugeborenen mit 0,35 s kleiner als bei Erwachsenen mit 0,55 s. Das passt zu deren höherer Atemfrequenz (▶ Tab. 3.1).

3.4 Lungendurchblutung

3.4.1 Perinatale Adaptation (Transition)

Damit nach der Geburt die Sauerstoffversorgung von der Plazenta auf die Lunge umgestellt werden kann, muss nicht nur die Belüftung der Alveolen, sondern auch die Durchblutung der Lunge einsetzen. Dazu muss der pränatal hohe pulmonale Gefäßwiderstand abfallen. Dies beruht auf dem Zusammenspiel mehrerer biochemischer Faktoren, die letztlich alle durch den aus der Lungenbelüftung resultierenden Anstieg des Sauerstoffangebots getriggert werden. Im Mittelpunkt dieser Faktoren steht die Öffnung sauerstoffabhängiger Kaliumkanäle, die indirekt (über die resultierende Membranhyperpolarisation und die Schließung spannungsabhängiger Kalziumkanäle) zu einer Verminderung der Kalziumkonzentration in den glatten Gefäßmuskelzellen führt. Dieser Effekt wird durch die vermehrte Bildung von (vasodilatatorischem) Prostazyklin und Stickstoffmonoxid (NO) bei gleichzeitig verminderter Freisetzung von (vasokonstriktorischem) Endothelin-1 aus den Endothelzellen unterstützt (▶ Abb. 3.5). Die pulmonale Vasodilatation verursacht eine Abnahme des pulmonalarteriellen Druckes. Dadurch wird der Ductus arteriosus Botalli, der im fetalen Kreislauf das Blut aus der A. pulmonalis unter Umgehung der Lunge in die Aorta ascendens („von rechts nach links") geleitet hatte, vorübergehend in umgekehrter Richtung („von links nach rechts") durchblutet, um sich dann unter dem Einfluss der höheren Sauerstoffsättigung zu verschließen. Die pulmonale Vasodilatation stellt damit ein zentrales Element der perinatalen Umstellung vom fetalen zum adulten Kreislauf dar.

Mit der zunehmenden Lungenbelüftung und -durchblutung kommt es zu dem bereits beschriebenen Anstieg des O_2-Angebots (s. o.), der als Signal des „Geborenwerdens" die perinatalen Transitionsprozesse weiter stabilisiert.

Hinweis

Dadurch, dass Sauerstoff die pulmonale Vasodilatation triggert und dass die vermehrte pulmonale Perfusion die Oxygenierung verbessert, handelt es sich bei der perinatalen Transition um einen sich selbst stabilisierenden Vorgang mit positiver Rückkoppelung.

Die maßgebliche Rolle des Sauerstoffs bedeutet allerdings auch, dass es bei einer schwerwiegenden Beeinträchtigung der Lungenbelüftung (z. B. bei kongenitaler Zwerchfellhernie mit Lungenhypoplasie oder Mekoniumaspirationspneumonie) zu einer ernsthaften Störung der postnatalen Kreislaufumstellung kommen kann, die dann als „persistierende pulmonale Hypertension des Neugeborenen" (PPHN) bezeichnet wird. Wenn der pulmonalarterielle Widerstands- und Druckabfall ausbleibt, wird der Ductus arteriosus weiterhin „von rechts nach links" perfundiert, sodass wie im Fetalleben die untere Körperhälfte eine geringere Sauerstoffsättigung aufweist als die obere (daher auch „persistierende fetale Zirkulation" oder „PFC-Syndrom").

Merke

Das Auftreten einer prä-/postduktalen Sauerstoffsättigungsdifferenz zwischen oberer und unterer Körperhälfte (differenzielle Zyanose) ist das Alarmsignal einer persistierenden pulmonalen Hypertension des Neugeborenen!

Durch die Minderversorgung der unteren Körperhälfte kommt es dann rasch zu einer metabolischen Azidose, die ihrerseits die pulmonale Vasokonstriktion und damit die Gasaustauschstörung weiter verstärkt, sodass es sich auch in diesem Fall um einen sich selbst aufschaukelnden Vorgang mit positiver Rückkoppelung, diesmal im pathologischen Sinne (Circulus vitiosus) handelt.

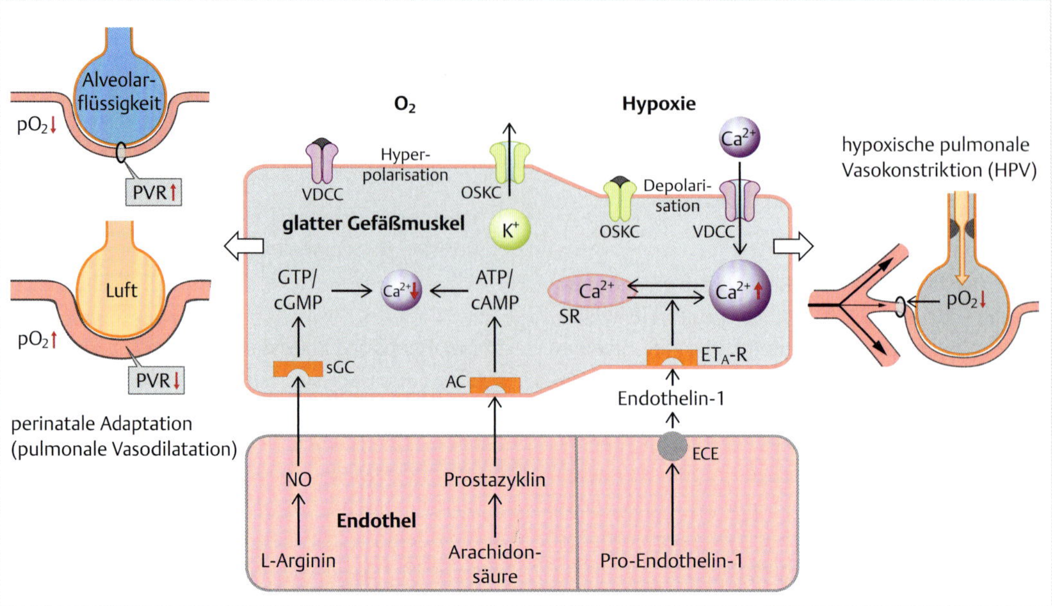

Abb. 3.5 Zusammenspiel eines sauerstoffsensitiven Kaliumkanals im glatten Gefäßmuskel mit endothelialen Mediatoren (Stickstoffmonoxid, Prostazyklin; Endothelin-1) bei der Regulation des pulmonalen Gefäßwiderstandes. Perinatale Adaptation (links) und hypoxische pulmonale Vasokonstriktion (rechts).
(AC = Adenylatcyclase, ATP = Adenosintriphosphat, cAMP = zyklisches Adenosinmonophosphat, cGMP = zyklisches Guanosinmonophosphat, ECE = Endothelin Converting Enzyme, ET_A-R = Endothelin-A-Rezeptor, GTP = Guanosintriphosphat, NO = Stickstoffmonoxid, OSKC = sauerstoffsensitiver Kaliumkanal, PVR = pulmonary vascular Resistance (Lungengefäßwiderstand), sGC = lösliche Guanylatcyclase, SR = sarkoplasmatisches Retikulum, VDCC = spannungsabhängiger Kalziumkanal)

3.4.2 Hypoxische pulmonale Vasokonstriktion

Die pulmonaleVasodilatation infolge der postnatalen Lungenbelüftung nach der Geburt stellt die Umkehrung der „hypoxischen pulmonalen Vasokonstriktion“ (HPV) dar, die für die Abstimmung von Ventilation und Perfusion (sog. Distribution) verantwortlich ist. Auch hier spielen sauerstoffsensitive Kaliumkanäle der glatten Gefäßmuskulatur eine zentrale Rolle, die sich unter Hypoxie verschließen und so (über eine Membrandepolarisation und die Öffnung spannungsabhängiger Kalziumkanäle) zu einem Kalziumeinstrom und zur Vasokonstriktion führen. Auf diese Weise wird die Durchblutung der betroffenen Alveolen und damit das Ausmaß des intrapulmonalen Shunts reduziert (▶ Abb. 3.5).

Die Bedeutung dieses auch als „von-Euler-Liljestrand-Reflex“ bezeichneten autoregulatorischen Mechanismus wird bei schweren Lungenerkrankungen wie der RSV-Bronchiolitis (Respiratory-Syncytial-Virus-Bronchiolitis) des Säuglings deutlich, bei denen er gestört ist oder nicht ausreicht, um Distributionsstörungen zu vermeiden. Dann sinkt die Sauerstoffsättigung des Blutes in einer Weise ab, dass sie durch Sauerstoffgabe nicht mehr oder nur noch teilweise kompensiert werden kann. Der Grund dafür ist, dass ein Teil des Blutes durch die Lunge fließt, ohne oxygeniert worden zu sein, während sich das durch die gut belüfteten Alveolen fließende Blut naturgemäß nicht zu mehr als 100 % sättigen lässt. Es handelt sich also um ein ähnliches Phänomen wie bei der sog. Sauerstoff-resistenten Zyanose bei kongenitalen Herzvitien mit Rechts-links-Shunt.

Hinweis

Eine Distributionsstörung mit intrapulmonalen Shunts gibt sich durch einen Sauerstoff- bzw. Beatmungs-„refraktären" Sättigungsabfall zu erkennen.

Infolge des abfallenden Sauerstoffgehalts des Blutes kommt es zu einer Steigerung des Atemantriebs (s. u.). Dadurch bildet sich in den gut belüfteten Alveolen eine Hypokapnie aus, die die Hyperkapnie der schlecht belüfteten Alveolen ausgleicht. Der Beginn einer Distributionsstörung ist also durch eine abfallende Sauerstoffsättigung bei zunächst noch normalem oder sogar überkompensatorisch reduziertem Kohlendioxidpartialdruck (pCO_2) gekennzeichnet. In dem Maße, in dem sich die pulmonale Belüftungsstörung aggraviert, ist auch eine Kompensation der Kohlendioxidaustauschstörung nicht mehr möglich (▶ Abb. 3.6).

Merke

M!

Der Anstieg des pCO_2 zusätzlich zum Abfall der Sauerstoffsättigung markiert den Übergang von der respiratorischen Partial- zu einer Globalinsuffizienz und stellt oft eine Intubationsindikation dar.

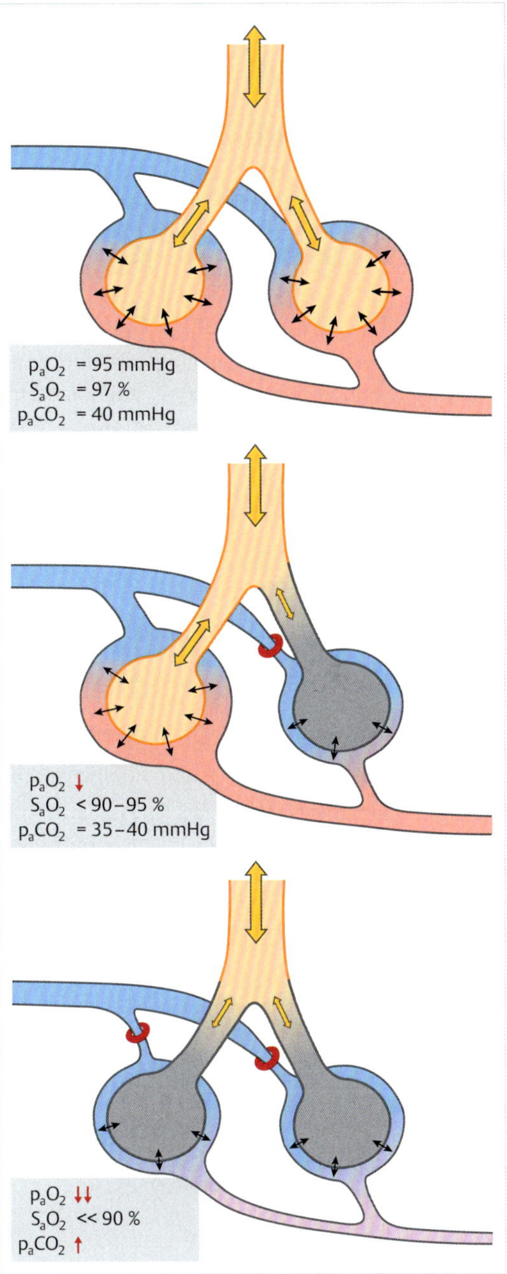

Abb. 3.6 Übergang von der respiratorischen Partial- zur Globalinsuffizienz. Zunächst wird die Minderbelüftung einzelner Alveolen noch durch die hypoxische pulmonale Vasokonstriktion (von-Euler-Liljestrand-Reflex) und eine Hyperventilation der gesunden Alveolen teilkompensiert. Je mehr Alveolen betroffen sind, desto stärker machen sich intrapulmonale Shunts und eine globale Hypoventilation bemerkbar. (p_aCO_2 = arterieller Kohlendioxidpartialdruck, p_aO_2 = arterieller Sauerstoffpartialdruck, S_aO_2 = arterielle Sauerstoffsättigung)

Wenn die Minderbelüftung der Alveolen die gesamte oder große Teile der Lunge betrifft (Höhenkrankheit, Asthma bronchiale), weitet sich die regionale hypoxische pulmonale Vasokonstriktion zu einer globalen Steigerung des pulmonalen Gefäßwiderstands aus, die dann auch mit einer zunehmenden Rechtsherzbelastung (*akutes* Cor pulmonale) einhergeht. Bleibt die Gasaustauschstörung bestehen, wie es z. B. bei der klassischen bronchopulmonalen Dysplasie (BPD) sehr kleiner Frühgeborener der Fall war, kommt es durch den dauerhaft gesteigerten Lungengefäßwiderstand und den resultierenden erhöhten pulmonalarteriellen Druck zusätzlich zu einem sog. Vascular Remodeling der Lungenstrombahn, das den pulmonalen Widerstandsanstieg fixiert und in eine Rechtsherzinsuffizienz (*chronisches* Cor pulmonale) mündet.

3.5 Atemgastransport im Blut

3.5.1 Sauerstoff

Sauerstofftransport von der Lunge zum Gewebe

Die entscheidende Triebkraft der Oxygenierung ist der Sauerstoffpartialdruck (pO_2). Er bestimmt das Diffusionsgefälle, unter dem der Sauerstoff aus der Lunge in das Blut (und aus dem Blut in das Gewebe) „gedrückt“ wird (► Abb. 3.7).

> **Merke**
>
> Wenn eine gasförmige und eine flüssige Phase miteinander im Gleichgewicht stehen, gleicht sich durch Diffusion der Partialdruck (nicht: die Konzentration!) der Gase an.

Dies gilt auch in der Lunge, wo bei Einatmung von atmosphärischer Luft mit einer inspiratorischen Sauerstofffraktion (F_iO_2) von 0,21 der alveoläre pO_2 normalerweise 100 mmHg (13,3 kPa) beträgt. Gegenüber dem pO_2 des in die Lunge einströmenden gemischtvenösen Blutes von 40 mmHg (5,3 kPa) ergibt sich also ein Gradient von 60 mmHg (7,8 kPa), unter dem Sauerstoff aus den Alveolen in das Blut diffundiert. Das arterialisierte Blut verlässt die Lungenstrombahn mit einem pO_2 von ebenfalls annähernd 100 mmHg (13,3 kPa). Die nahezu vollständige Äquilibrierung des Blutes mit dem alveolären Gasgemisch reflektiert die außerordentlich günstigen Diffusionseigenschaften der Blut-Luft-Schranke. Allerdings nimmt der pO_2 im arteriellen Blut mit zunehmendem Alter ab und

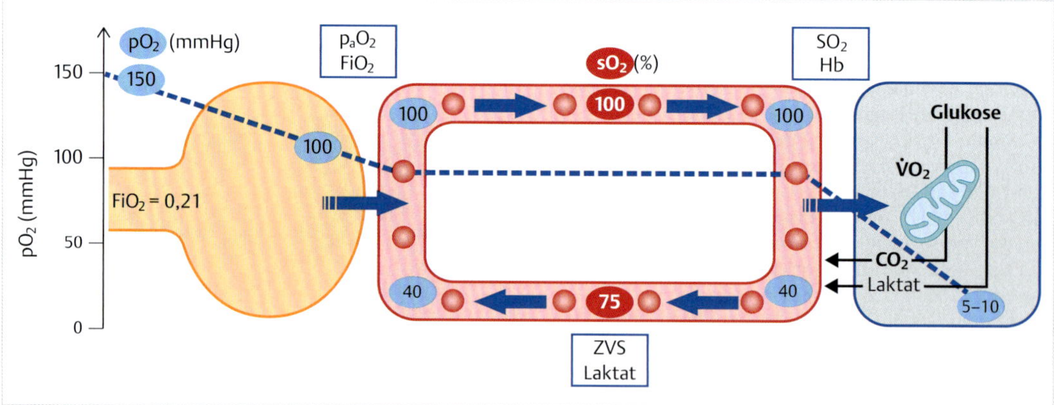

Abb. 3.7 Übersicht über den Sauerstofftransport im Blut. Aufgetragen sind der Sauerstoffpartialdruck als Triebkraft der Diffusion (gestrichelte Linie) und die Sauerstoffsättigung als Maß für die Beladung des Hämoglobins jeweils vor und nach Durchströmung der Peripherie. Bei Sauerstoffmangel kommt es in den Zellen zur anaeroben Glykolyse mit Laktatbildung. Hervorgehoben sind die Leitparameter der Lungenfunktion (F_iO_2, pO_2), des Sauerstofftransports im Blut (Hb, SO_2) und der Versorgung der Gewebe (ZVS, Laktat).
(CO_2 = Kohlendioxid, F_iO_2 = inspiratorische Sauerstofffraktion, Hb = Hämoglobin, p_aO_2 = arterieller Sauerstoffpartialdruck, pO_2 = Sauerstoffpartialdruck, SO_2 = Sauerstoffsättigung, VO_2 = Sauerstoffverbrauch, ZVS = zentralvenöse Sättigung)

beträgt im Mittel mit 40 Jahren nur noch 80 mmHg (10,6 kPa) und mit 60 Jahren nur noch 70 mmHg (9,3 kPa). Das kann zu einer „Demaskierung“ zuvor kompensierter Lungenerkrankungen beitragen.

Merke

M!

Als Triebkraft der Diffusion ist der arterielle Sauerstoffpartialdruck gemeinsam mit der inspiratorischen Sauerstofffraktion Leitparameter für die Oxygenierungsleistung der Lunge.

Der Quotient aus dem p_aO_2 (100 mmHg [13,3 kPa]) und der F_iO_2 (0,21), auch als „Oxygenierungsindex“ (OI) oder „Horowitz-Quotient“ bezeichnet, beträgt normalerweise rund 500. Wenn zur Aufrechterhaltung des p_aO_2 von 100 mmHg (13,3 kPa) hingegen erhöhte F_iO_2-Werte von 0,3 (Oxygenierungsindex 300), von 0,5 (Oxygenierungsindex 200) oder von 1,0 (Oxygenierungsindex 100) erforderlich sind, handelt es sich um eine milde, moderate oder schwere Ausprägung eines sog. Lungenversagens (Acute Lung Injury, ALI).

Auch wenn der pO_2 die entscheidende Determinante der Oxygenierung des Blutes in der Lunge bzw. der Gewebe in der Peripherie darstellt, so ist er doch nur bedingt maßgeblich für den Sauerstofftransport im Blut von der Lunge zu den Geweben. Der Grund dafür liegt in der geringen physikalischen Löslichkeit von Sauerstoff in Wasser bzw. Plasma, die dem Blut bei gegebenem pO_2 nur einen äußerst niedrigen Sauerstoffgehalt vermitteln würde, wenn darin nicht die hämoglobinhaltigen Erythrozyten als Sauerstoffträger enthalten wären. Da 1 g Hämoglobin (Hb) in der Lage ist, 1,34 ml Sauerstoff zu binden (Hüfnersche Zahl), beträgt bei einem (adulten) Hämoglobingehalt von 15 g/dl die Sauerstoffbindungskapazität des Blutes rund 20 ml/dl. Das ist ein Vielfaches des bei einem pO_2 von 100 mmHg (13,3 kPa) physikalisch gelösten Anteils von 0,3 ml/dl.

Hinweis

Durch Beatmung mit reinem Sauerstoff oder gar durch hyperbare Oxygenierung in Überdruckkammern können über die künstliche Erhöhung des pO_2 auch der physikalisch gelöste Sauerstoffanteil im Plasma und zudem die Reichweite der Diffusion in schlecht versorgte Gewebeareale gesteigert werden.

In welchem Umfang die Sauerstoffbindungskapazität genutzt wird, spiegelt sich in der Sauerstoffsättigung des Hämoglobins (SO_2) wider, die zu dem pO_2 des Blutes in einer sigmoiden Beziehung steht (▶ Abb. 3.8). Aufgrund der sigmoiden Form weist die Sauerstoffbindungskurve des Hämoglobins im oberen Bereich einen flachen Verlauf auf. Deshalb macht sich etwa der altersbedingte Abfall des pO_2 nur in einem vergleichsweise geringen Abfall der Sauerstoffsättigungen bemerkbar. Andererseits kann es auch bei überhöhten Werten des pO_2 zu keinem weiteren Sättigungsanstieg über 100 % kommen.

Hinweis

Im Gegensatz zu Pulsoximetern, die die Sauerstoffsättigung des Blutes erfassen, lässt sich eine Hyperoxygenierung daher besser durch Verwendung transkutaner Sonden vermeiden, die den pO_2 im Gewebe messen.

Die Lage der Sauerstoffbindungskurve wird durch den Halbsättigungsdruck ($p_{50\,\%}$), also denjenigen pO_2 angegeben, bei dem das Hämoglobin zur Hälfte mit Sauerstoff gesättigt ist. Er liegt beim Erwachsenen bei ca. 28 mmHg (3,7 kPa) und kann durch verschiedene Einflussfaktoren modifiziert werden (▶ Abb. 3.8a):

- *pH:* Bei pH-Abfall (Azidose) und Hyperkapnie kommt es zu einer Rechts-, bei pH-Anstieg (Alkalose) und Hypokapnie zu einer Linksverlagerung der Bindungskurve. Dadurch wird im einen Fall die Sauerstoffabgabe im Gewebe bzw. im anderen Fall die Sauerstoffaufnahme in der Lunge (geringfügig) begünstigt (Bohr-Effekt).

3

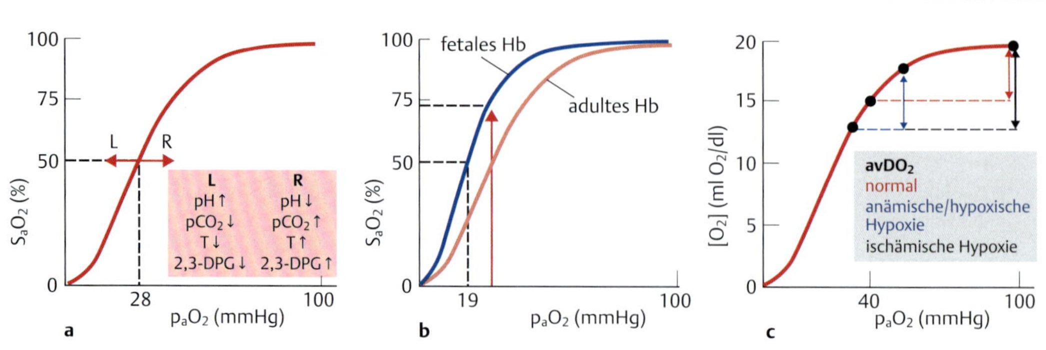

Abb. 3.8 Sauerstoffbindungskurve des Hämoglobins. $avDO_2$ = Sauerstoffausschöpfung, 2,3-DPG = Diphosphoglycerat, Hb = Hämoglobin, L = Linksverlagerung der Kurve, $[O_2]$ = Sauerstoffgehalt, p_aO_2 = arterieller Sauerstoffpartialdruck, pCO_2 = Kohlendioxidpartialdruck, pH = negativer dekadischer Logarithmus der Wasserstoffionenkonzentration, R = Rechtsverlagerung der Kurve, S_aO_2 = arterielle Sauerstoffsättigung, T = Temperatur

a Lageverschiebungen unter verschiedenen Einflussfaktoren.

b Lageverschiebungen bei fetalem im Vergleich zu adultem Hämoglobin.

c Wird anstelle der Sauerstoffsättigung der Sauerstoffgehalt des Blutes aufgetragen, lässt sich der Unterschied zwischen einer anämischen bzw. hypoxischen Hypoxie (arterieller Sauerstoffgehalt vermindert, Sauerstoffausschöpfung konstant) und einer ischämischen Hypoxie (arterieller Sauerstoffgehalt normal, Sauerstoffausschöpfung erhöht) veranschaulichen

- *Temperatur:* Temperaturerhöhung führt durch eine Rechtsverlagerung zu einer erleichterten, Hypothermie dagegen durch eine Linksverlagerung der Sauerstoffbindungskurve zu einer erschwerten Sauerstoffabgabe im Gewebe.
- *2,3-Diphosphoglycerat:* Insbesondere bei der Höhenakklimatisation kommt es durch Erhöhung der Konzentration des 2,3-Diphosphoglycerats zu einer Rechtsverlagerung der Kurve, mit der Folge einer erleichterten Sauerstoffabgabe im Gewebe, die die niedrigeren atmosphärischen und arteriellen pO_2-Werte im Hochgebirge teilweise kompensiert.

Anders als bei der Höhenakklimatisation besteht im intrauterinen Leben eine Linksverlagerung der Sauerstoffbindungskurve des Hämoglobins mit der Folge einer erhöhten Sauerstoffaffinität: Der Halbsättigungsdruck des fetalen Hämoglobins liegt bei 19 mmHg (2,5 kPa). So ist zu erklären, dass trotz der im fetalen Kreislauf herrschenden pO_2-Werte von 25–30 mmHg (3,3–4,0 kPa) die Sauerstoffsättigung nicht – wie bei Erwachsenen zu erwarten wäre – 50 %, sondern immerhin ca. 65–70 % beträgt (▶ Abb. 3.8b). Dadurch, dass fetales Blut außerdem einen höheren Hämoglobingehalt (18–20 g/dl) aufweist als adultes Blut (13–15 g/dl), ist im fetalen Blut nahezu die gleiche Menge Sauerstoff enthalten wie im adulten, auch wenn dieser unter einem deutlich geringeren „Diffusionsdruck" steht. Nach der Geburt und dem Einsetzen der Lungenatmung wird die intrauterine Adaptation des Hämoglobins überflüssig. Bedingt durch die höhere Sauerstoffverfügbarkeit kommt es zunächst zu einer Stagnation der Erythropoese mit fortschreitendem Abfall des Hämoglobinwerts bis auf Werte von ca. 11 g/dl im 3. Lebensmonat (sog. Trimenonreduktion) und dann zu einem Wiedereinsetzen der Blutbildung, in deren Rahmen das fetale nach 6 Monaten weitgehend durch adultes Hämoglobin ersetzt ist. Wird bei Frühgeborenen durch wiederholte Bluttransfusionen das fetale Hämoglobin vorzeitig durch adultes ersetzt, so müssen wegen dessen geringerer Sauerstoffaffinität zur Aufrechterhaltung vergleichbarer Sauerstoffsättigungen vergleichsweise höhere pO_2-Werte in Kauf genommen werden. Repetitive Transfusionen können auf diese Weise zu einer Gewebehyperoxie beitragen.

> **M!**
>
> **Merke**
>
> Als Maß für die Beladung der Erythrozyten ist die Sauerstoffsättigung zusammen mit dem Hämoglobingehalt des Blutes Leitparameter für den Sauerstofftransport im Blut.

Dabei ist die Kombination der Sauerstoffsättigung mit dem Hämoglobingehalt von entscheidender Bedeutung: Trotz normaler Sättigung kann bei schwerer Anämie ein Sauerstoffmangel vorliegen. Umgekehrt kann auch eine Untersättigung des Blutes bei schwerer Anämie unerkannt bleiben, weil eine Zyanose das Vorhandensein von mindestens 5 g/dl desoxygenierten Hämoglobins voraussetzt.

Sauerstoffausschöpfung im Gewebe

Wie in der Lunge ist auch im Gewebe der pO_2 die entscheidende Determinante der Oxygenierung. Der Partialdruckgradient zwischen Kapillaren und Zellen bildet die Triebkraft für die Diffusion von Sauerstoff in das Gewebe; die Menge an hämoglobingebundenem Sauerstoff bildet gewissermaßen das Rückgrat für diesen Gradienten und bestimmt zusammen mit der Flussgeschwindigkeit des Blutes darüber, ob er dem zellulären Sauerstoffbedarf genügt.

Dadurch, dass Sauerstoff in die Gewebe eindiffundiert und dort verbraucht wird, sinkt der pO_2 bei der Passage durch die Kapillaren von 100 mmHg (13,3 kPa) auf 40 mmHg (5,3 kPa) ab. Gegenüber dem intrazellulären pO_2, der bei 5–10 mmHg (0,7–1,3 kPa) liegt, ergibt sich so ein Diffusionsgradient zwischen 90–95 mmHg (12,0–12,6 kPa) auf der arteriellen und 30–35 mmHg (4,0–4,7 kPa) auf der venösen Seite des Kapillarbetts (▶ Abb. 3.7).

Im fetalen Kreislauf, wo schon der mittlere pO_2 nur bei 25–30 mmHg (3,3–4,0 kPa) liegt, ist der Diffusionsgradient wesentlich flacher. Damit der Sauerstoffbedarf unter diesen Umständen gedeckt werden kann oder damit Sauerstoff auch unter dem geringeren Druck bis in die Tiefe des Gewebes eindiffundieren kann, ist ein entsprechend „langsamerer" Verbrauch erforderlich. Der eingangs erwähnte reduzierte Energieumsatz des Feten, der erst nach der Geburt auf das der Körpergröße angemessene Niveau ansteigt, ist so betrachtet eine notwendige Anpassung an die herabgesetzten pO_2-Werte im fetalen Kreislauf.

Entsprechend dem Abfall des pO_2 kommt es bei der Passage durch die Kapillaren zu einem Abfall der Sauerstoffsättigung des Hämoglobins von annähernd 100 auf rund 75 % und damit bei gesunden Erwachsenen mit einem Hämoglobinwert von 15 g/dl zu einer Abnahme des Sauerstoffgehalts im Blut von etwa 20 auf rund 15 g/dl. Die Differenz zwischen arteriellem und venösem Sauerstoffgehalt des Blutes ($avDO_2$) gilt als Maß für die „Sauerstoffausschöpfung". Aus der $avDO_2$ kann durch Multiplikation mit dem Herzzeitvolumen der Sauerstoffverbrauch des Organismus errechnet werden (Ficksches Prinzip; ▶ Tab. 3.2).

> **M!**
>
> **Merke**
>
> Bei der Passage durch die Peripherie wird von dem Sauerstoff, der von der Lunge zum Gewebe transportiert wird, normalerweise nur etwa ¼ verbraucht.

Als vereinfachter Parameter für die Sauerstoffausschöpfung des Blutes im Gewebe gilt die gemischtvenöse oder, da Pulmonaliskatheter im Kindesalter nicht gebräuchlich sind, ersatz- und näherungsweise die zentralvenöse Sättigung (ZVS), die anzeigt, welche Sauerstoffsättigung nach der Gewebepassage noch übriggeblieben ist, und die folglich bei ca. 75 % liegen sollte.

Bei erniedrigter zentralvenöser Sättigung ist zwischen verschiedenen Ursachen zu unterscheiden: Bei normalem arteriellem Sauerstoffgehalt (pO_2, Hämoglobin) weist sie auf eine vermehrte Sauerstoffausschöpfung des Blutes bei der Kapillarpassage und somit auf ein dem Energiebedarf der Zellen nicht gerecht werdendes Herzzeitvolumen hin. Diese sog. ischämische Hypoxie steht im Gegensatz zu der hypoxischen Hypoxie, bei der bereits die Oxygenierung des Blutes in der Lunge unzureichend ist, und der anämischen Hypoxie, bei der wegen eines Mangels an Hämoglobin trotz ausreichender Oxygenierung zu wenig Sauerstoff im Blut enthalten ist. In diesen Fällen werden zwar ebenfalls erniedrigte zentralvenöse Sättigungen gefunden, jedoch ist die Sauerstoffausschöpfung unverändert (▶ Abb. 3.8c).

Die zentralvenöse Sättigung spielt auch für die Differenzierung verschiedener septischer Schockformen eine Rolle:

- *Warmer Schock:* Bei einer erhöhten zentralvenösen Sättigung, also einer verminderten Sauerstoffausschöpfung, fließt relativ zu viel Blut durch die Peripherie (oder wird am Gewebe vorbeigeshuntet). Dies ist charakteristisch für den hyperdynamen (sog. roten oder warmen) Schock mit dominierender peripherer Vasodilatation und Erhöhung des Herzzeitvolumens.
- *Kalter Schock:* Eine erniedrigte zentralvenöse Sättigung hingegen reflektiert ein Missverhältnis zwischen (möglicherweise gesteigerter) Stoffwechselrate und reduzierter Perfusion. In diesem Fall handelt es sich um einen hypodynamen (sog. kalten oder blassen) Schock mit erhöhtem peripherem Widerstand und erniedrigtem Herzzeitvolumen, bedingt durch einen manifesten Volumenmangel oder eine myokardiale Funktionsstörung.

Wenn der pO_2 auf der venösen Seite des Kapillarbetts auf einen Wert absinkt, bei dem der zelluläre Sauerstoffverbrauch nicht mehr vollständig gedeckt werden kann, kommt es im Gewebe zur Umschaltung von der aeroben auf die anaerobe Glykolyse mit konsekutivem Anstieg der Laktatproduktion. Ein ansteigender Laktatspiegel bildet damit neben einer abfallenden zentralvenösen Sättigung den entscheidenden Indikator für eine inadäquate Sauerstoffversorgung der Gewebe (▶ Abb. 3.7).

> **Merke** M!
>
> Als „Bilanzgrößen“ der peripheren Perfusion sind die zentralvenöse Sättigung und der Laktatspiegel Leitparameter für die Sauerstoffversorgung der Gewebe.

3.5.2 Kohlendioxid

Kohlendioxidtransport vom Gewebe zur Lunge

Im Gegensatz zum Sauerstoff erscheint der Transport von Kohlendioxid vergleichsweise einfacher. Maßgeblich dafür sind die deutlich höhere Löslichkeit im Plasma und die wesentlich besseren Diffusionseigenschaften. Sie kommen vordergründig darin zum Ausdruck, dass – obwohl annähernd die gleiche Menge pro Zeiteinheit an Kohlendioxid produziert, wie an Sauerstoff verbraucht wird (der sog. respiratorische Quotient beträgt knapp 1,0) – der pCO_2 bei der Kapillarpassage lediglich um 6 mmHg (0,8 kPa; von 40 mmHg [5,3 kPa] auf 46 mmHg [6,1 kPa]) ansteigt, während der pO_2 um 60 mmHg (8,0 kPa) abnimmt. Umgekehrt kommt es in der Lunge unter einem alveolopulmonalarteriellen Gradienten von nur 6 mmHg (0,8 kPa; 46 mmHg [6,1 kPa] im gemischtvenösen Blut gegenüber 40 mmHg [5,3 kPa] in der Alveole) zu einer vollständigen Abgabe des Kohlendioxids, während der entsprechende Gradient des pO_2 60 mmHg (8,0 kPa) beträgt. Wird die Ausatemluft mittels eines sog. Kapnometers auf Kohlendioxid analysiert, so findet sich endexspiratorisch normalerweise eine Konzentration von knapp 5 Vol.-%, die annähernd den intraalveolären Gasverhältnissen entspricht (pCO_2 = 40 mmHg [5,3 kPa], bezogen auf einen Luftdruck von 760 mmHg [101,0 kPa]).

Aufgrund der hohen Diffusibilität steht Kohlendioxid allerdings mit dem intraerythrozytären Raum im Gleichgewicht, wo nicht nur ein kleiner Teil an Hämoglobin gebunden wird (sog. Carbaminohämoglobin), sondern wo vor allem unter Einwirkung des Enzyms Carboanhydrase eine beschleunigte Umsetzung in Bicarbonat stattfindet, sodass der weitaus größte Teil des Kohlendioxids letztlich nicht physikalisch gelöst, sondern vielmehr in Form von Bicarbonat transportiert wird. Die Carboanhydrasereaktion beschreibt die Umwandlung von Kohlendioxid und Wasser in Kohlensäure, die dann in Protonen und Bicarbonat dissoziiert:

$$CO_2 + H_2O \rightarrow H_2CO_3 \rightarrow H^+ + HCO_3^-$$

Das gebildete Bicarbonat verbleibt etwa zur Hälfte in den Erythrozyten und tritt zur anderen Hälfte zurück in das Plasma über. Dass es trotz der damit verbundenen Freisetzung von Protonen nicht zu einer nennenswerten Ansäuerung kommt (der mittlere pH-Wert im venösen Blut ist mit 7,37 kaum saurer als der arterielle Normalwert von 7,40), beruht wesentlich auf der Pufferwirkung des Hämoglobins. Diese Pufferwirkung ist – ebenso wie die Fähigkeit zur Bindung von Kohlendioxid in Carbaminoform – bei desoxygeniertem Hämoglobin stärker ausgeprägt als bei oxygeniertem. Deshalb erfolgt parallel zu der Sauerstoffabgabe im Gewebe eine erleichterte Kohlendioxidaufnahme mit geringerer Säuerung des Blutes.

Kohlensäure-Bicarbonat-Puffersystem

Durch die Anwesenheit von Kohlendioxid bzw. Kohlensäure und Bicarbonat im Plasma wird ein Puffersystem etabliert, dem eine zentrale Funktion in der Aufrechterhaltung des Säure-Basen-Gleichgewichts zukommt.

Zur richtigen Einschätzung dieses Kohlensäure-Bicarbonat-Puffersystems ist es wichtig zu verstehen, dass, wenn Kohlendioxid mit einem Partialdruck von 40 mmHg (5,3 kPa) in 37 °C warmem Wasser gelöst würde, infolge der Dissoziation der Kohlensäure ein pH-Wert von 4,5 (entsprechend einer Wasserstoffionenkonzentration $10^{-4,5}$ mol/l) mit einer korrespondierenden Bicarbonatkonzentration von nur 32 µmol/l resultieren würde. Damit der pH-Wert des Blutes *trotz* eines pCO_2 von 40 mmHg (5,3 kPa) bei 7,4 liegt, müsste z. B. Natronlauge hinzutitriert werden. Infolgedessen würde dann auch die Bicarbonatkonzentration bis auf 24 mmol/l ansteigen. Wäre die gleiche Menge Natronlauge hinzugegeben worden, ohne dass Kohlendioxid anwesend gewesen wäre, hätte sich ein pH von 10 ergeben (▶ Abb. 3.9). Dieses gedankliche Experiment belegt also die Bedeutung der

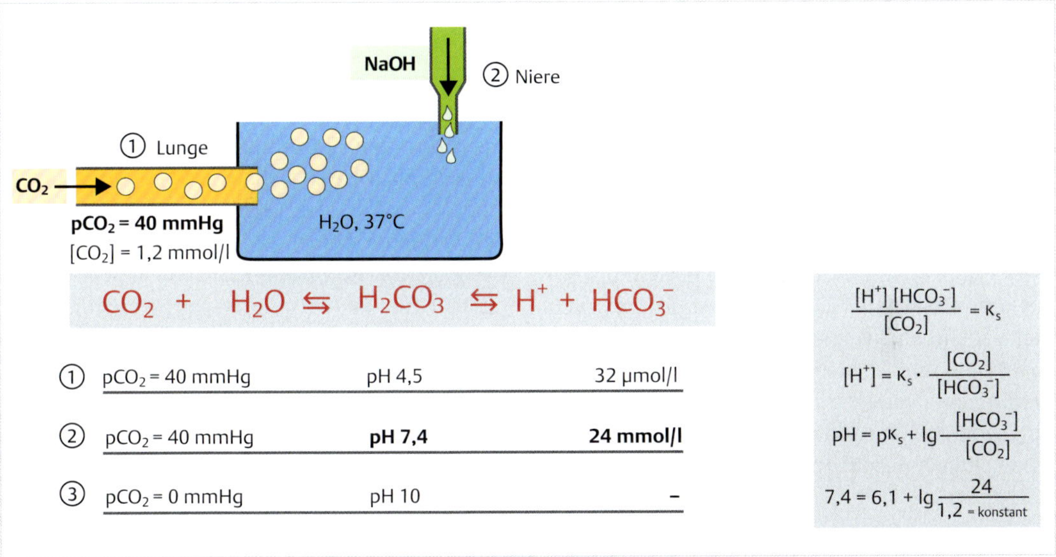

Abb. 3.9 Experiment zur Rolle der Niere im Kohlensäure-Bicarbonat-Puffersystem. (1) Die Einleitung von Kohlendioxid in Wasser (pCO_2 = 40 mmHg [5,3 kPa]; Lunge) führt zur Bildung von Kohlensäure (pH 4,5).
(2) Erst durch Alkalisierung mit Natronlauge (Niere) lässt sich ein pH-Wert von 7,4 einstellen und die Bicarbonatkonzentration auf 24 mmol/l anheben.
(3) Ohne Kohlendioxid würde daraus ein pH-Wert von 10 resultieren. Aus der Henderson-Hasselbalch-Gleichung geht hervor, dass der pH-Wert von 7,4 weit vom Punkt der optimalen Pufferkapazität (Kohlendioxid und Bicarbonat in äquimolarer Konzentration, pH = pK_s = 6,1) abweicht. Das wird jedoch durch die konstante Kohlendioxidkonzentration (offenes Puffersystem) ausgeglichen.
$[CO_2]$ = Kohlendioxidkonzentration, $[H^+]$ = Protonenkonzentration, $[HCO_3^-]$ = Bicarbonatkonzentration, H_2CO_3 = Kohlensäure, H_2O = Wasser, k_s = Säurekonstante, NaOH = Natronlauge, pCO_2 = Kohlendioxidpartialdruck, pH = negativer dekadischer Logarithmus der Wasserstoffionenkonzentration, pk_s = negativer dekadischer Logarithmus der Säurekonstante

(hepato-)renalen Alkalisierungsleistung für das Kohlensäure-Bicarbonat-Puffersystem im Blut.

Nach chemischen Grundregeln arbeitet ein Puffersystem optimal, wenn es sich in „Mittellage" befindet und zu gleichen Teilen in der basischen (undissoziierten) und der sauren (dissoziierten) Form vorliegt. Für diese Rahmenbedingung gilt nach der sog. Henderson-Hasselbalch-Gleichung, dass der aktuelle pH-Wert genau dem pk_s-Wert des Puffers entspricht. Für das Kohlensäure-Bicarbonat-Puffersystem beträgt der pk_s-Wert 6,1, sodass es bei einem aktuellen pH-Wert des Blutes von 7,4 weit zur basischen Seite ausgelenkt ist und daher gegen eine (weitaus häufigere und für den Organismus kritischere) Azidose vergleichsweise besser puffert als gegen eine Alkalose. Dieser gleichwohl bescheidene Effekt wird in vivo aber bei Weitem dadurch übertroffen, dass die Kohlensäure über das im Plasma gelöste Kohlendioxid mit der Gasphase im Gleichgewicht steht und dadurch konstant gehalten wird, sodass praktisch jedes zusätzliche Proton, das sich mit einem Bicarbonat-Ion verbindet, zu Wasser und Kohlendioxid umgewandelt und „abgeatmet" wird (sog. offenes Puffersystem).

Dieser Umstand ist auch für die Puffertherapie mit Natriumbicarbonat von großer Bedeutung: Voraussetzung für einen Puffereffekt ist nämlich, dass der pCO_2 durch die Eigenatmung oder Beatmung des Patienten konstant gehalten wird. Bei einer Hyperkapnie würde nach Gabe von Bicarbonat der pCO_2 weiter ansteigen und der entscheidende Puffereffekt ausbleiben. Unter künstlicher Beatmung muss unter Bicarbonatpufferung das Atemminutenvolumen angepasst (erhöht) werden, um die zusätzliche Abatmung des zusätzlich anfallenden Kohlendioxids zu gewährleisten.

Merke

Voraussetzung für den Puffereffekt von Bicarbonat ist die Konstanthaltung des pCO_2 (offenes Puffersystem)!

Durch die Ankoppelung an das Kohlensäure-Bicarbonat-Puffersystem ist die Atmung also auch ein unmittelbarer Regulator des Säure-Basen-Haushalts:

- Durch beschleunigte Atmung (bei gleichbleibender Stoffwechselrate; Hyperventilation) wird der pCO_2 abgesenkt (Hypokapnie), mit der Folge einer respiratorischen Alkalose.
- Durch verlangsamte oder behinderte (Aus-)Atmung (Hypoventilation) wird der pCO_2 erhöht (Hyperkapnie), mit der Folge einer respiratorischen Azidose.

Beide Veränderungen können entweder primär (Hyperventilationstetanie, Hyperkapnie bei obstruktiven Atemwegserkrankungen) oder sekundär zur Kompensation primärer metabolischer Störungen auftreten („große" Kußmaul-Atmung bei diabetischer Ketoazidose, Hypoventilation bei hypertropher Pylorusstenose mit durch rezidivierendes Erbrechen bedingter metabolischer Alkalose).

Dabei hat die hohe Diffusibilität von Kohlendioxid zur Folge, dass sich sämtliche extrazellulären Veränderungen des pCO_2 unmittelbar dem Intrazellular- und Intrazerebralraum mitteilen. Dies ist auch ein Grund dafür, dass akute respiratorische Störungen sofort den (Bewusstseins-)Zustand des Patienten beeinflussen, während sich akute metabolische Störungen (z. B. durch Retention saurer Valenzen bei Nierenversagen) wesentlich protrahierter auf die Körperfunktionen auswirken.

3.6 Regulation der Atmung

3.6.1 Periphere Regelgrößen/ Blutgase

Entsprechend seiner zentralen Bedeutung für den Gaswechsel und den Säure-Basen-Haushalt ist Kohlendioxid auch der dominierende Parameter in der Regulation der Atmung, indem Veränderungen des pCO_2 die mit Abstand steilste Atemantwort hervorrufen (Zunahme des Atemminutenvolumens bei Anstieg des pCO_2, Abnahme bei Abfall des pCO_2; ▶ Abb. 3.10).

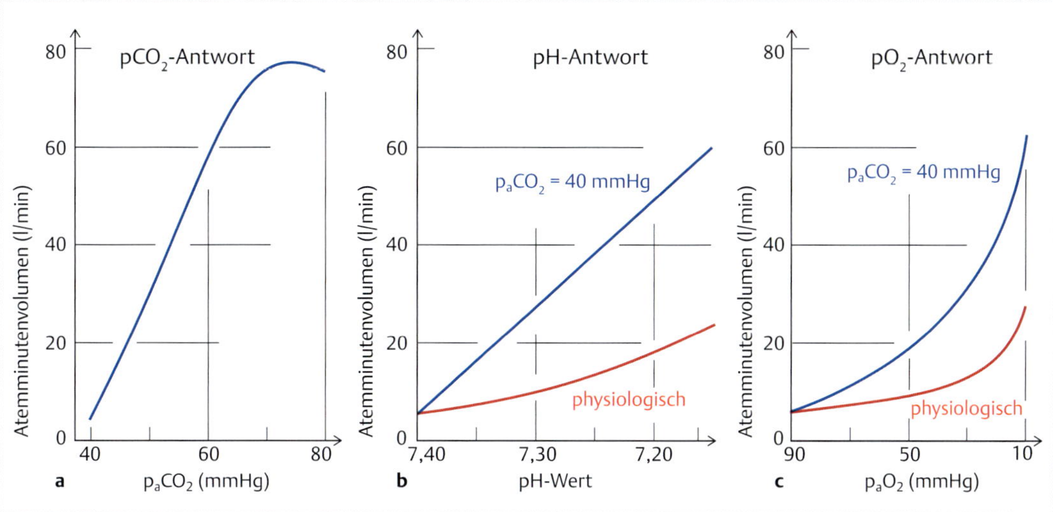

Abb. 3.10 Regulation der Atmung durch p_aCO_2, pH und p_aO_2. Der atemantriebssteigernde Effekt von Azidose und Hypoxie fällt stärker aus, wenn der Kohlendioxidpartialdruck konstant gehalten, d. h. eine Hypokapnie verhindert wird. Bei einer Hyperkapnie von über 80–100 mmHg (10,7–13,3 kPa) kommt es zu einer sog. CO_2-Selbstnarkose mit Dämpfung des Atemantriebs.

p_aCO_2 = arterieller Kohlendioxidpartialdruck, pCO_2 = Kohlendioxidpartialdruck, pO_2 = Sauerstoffpartialdruck, p_aO_2 = arterieller Sauerstoffpartialdruck (Quelle: Rathgeber J, Hrsg. Grundlagen der maschinellen Beatmung: Einführung in die Beatmung für Ärzte und Pflegekräfte. 2. Aufl. Stuttgart: Thieme; 2010)

a Regulation der Atmung durch p_aCO_2.
b Regulation der Atmung durch pH.
c Regulation der Atmung durch p_aO_2.

Neben dem pCO_2 tragen auch pH und pO_2 zur Atemregulation bei. Dabei ist die atemantriebssteigernde Wirkung einer metabolischen Azidose dadurch eingeschränkt, dass mit der resultierenden Steigerung des Atemminutenvolumens zugleich der pCO_2 abfällt. Würde der pCO_2 künstlich bei 40 mmHg (5,3 kPa) konstant gehalten, würde die pH-Antwort wesentlich steiler ausfallen. Die Bedeutung des pH-Atemantriebs wird in der Pädiatrie auch in Fällen deutlich, in denen eine anhaltende intrazelluläre bzw. intrazerebrale Azidose angenommen werden muss, obwohl die extrazelluläre Azidose bereits abgeklungen ist bzw. abgepuffert wurde. Dies gilt für Zustände nach schwerer perinataler Asphyxie oder für bestimmte angeborene Stoffwechselkrankheiten, bei denen die Patienten scheinbar spontan hyperventilieren – offenbar, um über die resultierende Hypokapnie und respiratorische Alkalose einer intrazellulären bzw. intrazerebralen (Laktat-)Azidose entgegenzuwirken.

Auch die Sauerstoffantwort der Atmung verläuft wesentlich flacher als die Kohlendioxidantwort und wird ebenfalls dadurch gedämpft, dass mit gesteigertem Atemminutenvolumen der pCO_2 absinkt. Ein typisches Beispiel dafür ist die Situation im Hochgebirge, wo unter dem Einfluss der „dünner“ werdenden Luft die Atmung gesteigert wird, mit der Folge einer Hypokapnie, die das Ausmaß der kompensatorischen Atemantriebssteigerung limitiert. Die Sauerstoffantwort tritt erst dann in den Vordergrund, wenn bei einer chronischen Hyperkapnie die Empfindlichkeit auf Kohlendioxid reduziert ist. Diese Adaptation ist eine sinnvolle Reaktion des Organismus, um das mit einer Hyperkapnie verbundene subjektive Gefühl der Atemnot zu reduzieren. Sie birgt jedoch die Gefahr, dass sich der pCO_2 unbemerkt einem oberen, bei 80–100 mmHg (10,7–13,3 kPa) liegenden Schwellenwert annähert, jenseits dessen eine „CO_2-Selbstnarkose“ mit Atemlähmung auftritt und der im Gegensatz zu der kohlendioxidinduzierten Atemantriebssteigerung nicht adaptiert.

Cave

Bei chronischer Hyperkapnie kann durch therapeutische Eingriffe in den Blutgas- und Säure-Basen-Haushalt der Atemantrieb vollständig unterdrückt werden.

Dies gilt vor allem für eine Sauerstoffinsufflation, die in solchen Fällen den neuen Hauptatemantrieb eliminiert. Es gilt aber auch für eine Pufferung mit Natriumbicarbonat, die durch die Unfähigkeit, das zusätzlich anfallende Kohlendioxid abzuatmen, eine überschwellige, zur Atemlähmung führende Hyperkapnie provoziert, oder für eine Diuretikatherapie, die eine zusätzlich atemantriebsmindernde metabolische Alkalose nach sich zieht.

3.6.2 Zentraler Atemantrieb/ Apnoen

Die Rolle des Atemzentrums beim Übergang vom intra- zum extrauterinen Leben äußert sich klinisch vor allem in dem Phänomen der rezidivierenden Apnoen. Die Apnoe der Frühgeburtlichkeit (Apnea of Prematurity, AOP), definiert als repetitive Atemaussetzer von mehr als 15(–20) s, die oft von einer Hypoxämie und Bradykardie gefolgt werden, tritt bei nahezu allen Frühgeborenen – je kleiner, desto ausgeprägter – auf und gilt als typisches Zeichen der Unreife.

Tatsächlich spiegelt sich in den rezidivierenden Apnoen eine Anpassung des Atemzentrums an das Fetalleben wider, in dem zwar intermittierende Atembewegungen auftreten (und offenbar der „Spülung“ der Lunge und dem „Training“ des Zwerchfells dienen), die aber stark vom Schlaf-Wach-Rhythmus und der intrauterinen Versorgungslage abhängen und daher jederzeit pausieren können (Apnoe als Bestandteil des „Tauchreflexes“ bei Mangelversorgung, s. o.). Hinzu kommt, dass die peripheren Chemorezeptoren an die Niedrigsauerstoffatmosphäre in utero adaptiert sind, weshalb bei der perinatalen Transition neben den Blutgasen auch unspezifische (visuelle, akustische, thermische, taktile) Reize eine wichtige atemantriebssteigernde Rolle spielen. Bei reifen Neugeborenen besteht dann normalerweise ein stabiler Atemantrieb, der aber oft noch eine vermehrte Periodizität aufweist und wegen abgeschwächter und scheinbar paradoxer Reaktionen auf Hypoxie und Hyperkapnie im Falle von Beeinträchtigungen der Lunge oder Atemwege zum abrupten Versagen neigt.

Bei den rezidivierenden Apnoen der Frühgeborenen, die sich nicht selten aus einer verstärkten Periodizität heraus manifestieren, werden 3 Typen unterschieden:

- zentrale Apnoen, die durch ein akutes Aussetzen des Atemantriebs charakterisiert sind und ihren Ursprung im respiratorischen Netzwerk haben;
- periphere Apnoen, die durch frustrane Atemanstrengungen bei einer plötzlichen mechanischen Verlegung der oberen Luftwege gekennzeichnet sind; und
- gemischte Apnoen, die als Kombination aus den beiden vorgenannten Typen die unter klinischen Bedingungen häufigste Form darstellen.

Offenbar ist die Pathophysiologie durch eine Tendenz zur positiven Rückkoppelung geprägt, indem entweder zentrale Atempausen von einem Kollaps der Atemwege gefolgt werden oder eine (partielle) Verlegung der Atemwege mit einer (kompletten) Suppression des Atemantriebs beantwortet wird, sodass eine externe Stimulation zur Durchbrechung dieses Teufelskreises erforderlich sein kann. Von hoher klinischer Relevanz ist auch der Umstand, dass neonatale Infektionen – durch Einflüsse proinflammatorischer Zytokine auf das respiratorische Netzwerk – zu einer Häufung von Apnoen führen.

Cave

Gehäufte Apnoen bei Frühgeborenen können Warnzeichen einer beginnenden Infektion sein.

Die Apnoen führen in kurzem Abstand zu einem Abfall der O_2-Sättigung im Blut, wobei hierin die relativ kleine funktionelle Residualkapazität mit der entsprechend kurzen „Apnoezeit“ (s. o.) von Neugeborenen zum Ausdruck kommt. Während solche Desaturationen – im Sinne des „Tauchreflexes“ (s. o.) – typischerweise von Bradykardien gefolgt werden, treten vereinzelt auch Bradykardien ohne vorangehende Hypoxämie auf, was auf zusätzliche übergeordnete (vagale) Einflüsse aus dem Atem-/Kreislaufzentrum hinweist. Den repetitiven Schwankungen der Oxygenierung werden nachteilige Auswirkungen auf die (neurosensorische) Prognose von Frühgeborenen zugeschrieben, wobei nicht leicht zu differenzieren ist, inwieweit die Apnoen per se Ursache eines ungünstigen Outcome oder lediglich Ausdruck einer komplexen und die Prognose nachteilig beeinflussenden Gesamtsituation sind.

Entsprechend der Pathophysiologie sind auch die Therapieansätze multimodal: Durch Anwendung von CPAP (Continuous Positive Airway Pressure) wird einem Verschluss/Kollaps der Atemwege als peripherem Auslöser von Apnoen vorgebeugt; durch Gabe von Coffein wird eine (hauptsächlich auf der Adenosin-A_1-Rezeptor-antagonistischen Wirkung beruhende) zentral atemanaleptische Wirkung ausgeübt. Da Coffein, zumal in einer vergleichsweise hohen Dosierung, relevante zentralnervöse Nebenwirkungen haben kann (die initiale Gabe von 20 mg Coffeincitrat bzw. 10 mg Coffein pro kgKG entspräche immerhin dem Genuss von 10 Tassen doppeltem Espresso beim Erwachsenen!), wurden die Langzeiteffekte der Coffeintherapie untersucht, wobei sich ein entwicklungsneurologischer Benefit ergeben hat. Bei fehlendem Ansprechen und drohender Beatmungsindikation steht mit dem K^+-Kanal-Blocker Doxapram eine weitere, offenbar sowohl peripher als auch zentral wirksame und – dort, wo sie wirkt – kurzfristig atemantriebssteigernde Substanz zur Verfügung, deren endgültige wissenschaftliche Bewertung allerdings noch aussteht.

Ob eine pathophysiologische Querverbindung zwischen der Apnoe der Frühgeburtlichkeit und dem plötzlichen Säuglingstod (Sudden Infant Death Syndrome, SIDS) besteht, ist ungeklärt. Aufgrund der bemerkenswerten Erfolge der Kampagnen zur „sicheren Schlafumgebung“ hat sich indirekt die Bedeutung einer Verlegung der Atemwege in der Pathophysiologie des „Krippentods“ bestätigt, der durch die über Jahrzehnte propagierte Bauchlagerung von Säuglingen offenbar unbeabsichtigt gefördert wurde. Anscheinend kann es auch hier zu einer Art Selbstaufschaukelung von peripherer Atemwegsobstruktion und zentraler Atem-/Kreislaufdepression kommen, die dann gewissermaßen gleitend in den Tod überleitet. Wahrscheinlich ist, dass hiervon in erster Linie Säuglinge betroffen sind, die aus noch nicht endgültig geklärten Gründen defizitäre Mechanismen zur „Selbstbefreiung“ aufweisen, sodass der generalpräventive Ansatz möglicherweise vor allem bestimmten, unerkannt prädisponierten Kindern zugute kommt. Inwieweit diese (angeborenen?) Defekte bei reifen Neugeborenen Ähnlichkeiten zu einer (persistierenden?) Unreife der Atemregulation bei Frühgeborenen haben, die ihrerseits ein etwas erhöhtes SIDS-Risiko aufweisen, ist offen.

3.7 Adaption der Atmung

3.7.1 Anpassung an vermindertes Angebot (Hypoxie)

Im Erwachsenenalter ist die Reaktion auf ein vermindertes Sauerstoffangebot im Wesentlichen auf die Kompensation des Mangels ausgerichtet: Unter Katecholamineinfluss kommt es zu einer Erhöhung des Herzzeitvolumens mit dem Ziel, trotz der Hypoxie eine ausreichende Versorgung der Gewebe aufrechtzuerhalten. Dabei handelt es sich um eine evolutionsbiologisch „sinnvolle“ Reaktion, die den Organismus befähigt, sich aus einer kritischen Notlage zu befreien. Der Nachteil dieser Stressreaktion besteht jedoch darin, dass genau in dem Moment, in dem das Sauerstoffangebot erniedrigt ist, der Sauerstoffverbrauch zusätzlich gesteigert wird.

Da die Leibesfrucht der Versorgung über die Plazenta gleichsam ausgeliefert ist, würde jeder Versuch einer Kompensation in utero nur zu einer rascheren Erschöpfung der Sauerstoffreserven und damit zu einer Verminderung der Hypoxietoleranz führen. Daher reagiert der Fetus auf eine Mangelversorgung mit einer alternativen Strategie, die im Wesentlichen aus 3 Komponenten besteht:

- *Apnoe:* Die im Mutterleib ohnehin nur fakultativen Atembewegungen werden ausgesetzt.
- *Bradykardie:* Die Herzfrequenz wird verlangsamt und der Sauerstoffverbrauch des Myokards entsprechend gedrosselt.

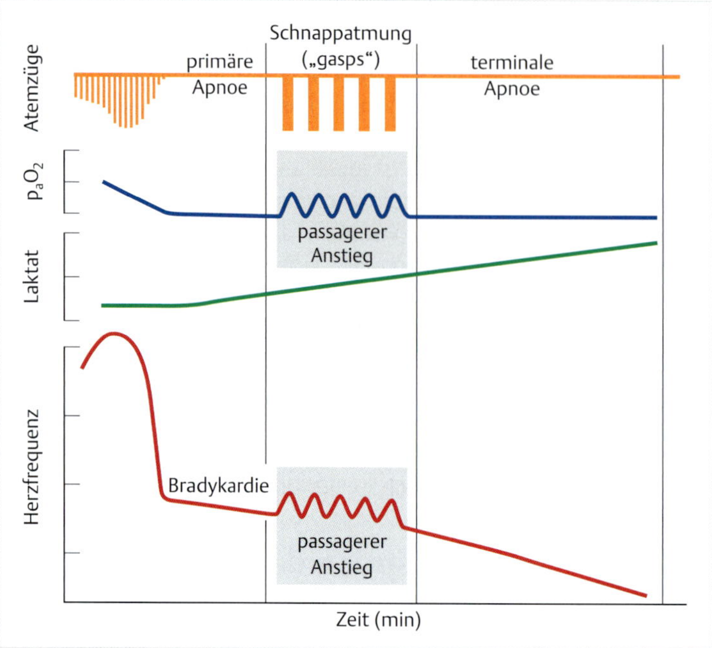

Abb. 3.11 Hypoxieantwort bei Neugeborenen und Säuglingen. Nach kurzer Gegenregulation folgen zunächst der sog. Tauchreflex (Apnoe, Bradykardie und Kreislaufzentralisation) und dann präterminale Schnappatemzüge (sog. Gasps), die den Sauerstoffpartialdruck und die Herzfrequenz kurzfristig anheben und eine letzte „Absprungbasis“ für eine erfolgreiche Reanimation darstellen (sog. autoresuscitation).
p_aO_2 = arterieller Sauerstoffpartialdruck

- *Kreislaufzentralisation:* Das reduzierte Herzzeitvolumen wird auf die lebenswichtigen Organe umverteilt, die peripheren Gewebe bleiben vorübergehend „sich selbst überlassen“.

Durch diese permissive Reaktion, die wegen Analogien zu tauchenden Meeressäugern (z. B. Robben) auch als „Tauchreflex“ bezeichnet wird, werden bei einer Mangelversorgung der Energieumsatz gedrosselt (sog. hypoxischer Hypometabolismus) und die Hypoxietoleranz erhöht.

Merke

M!

Neugeborene reagieren auf eine Hypoxie mit einem sog. Tauchreflex aus Apnoe, Bradykardie und Kreislaufzentralisation.

Die kardiale Komponente dieser Reaktion, die Bradykardie, gibt sich in der CTG-Überwachung (Kardiotokografie) im Kreißsaal in Form von sog. Dezelerationen zu erkennen, die auf einen Geburtsstress des Feten hinweisen. Das Vollbild des Tauchreflexes lässt sich bei „tief deprimierten“ Neugeborenen beobachten, die nach erheblichem Geburtsstress apnoisch, bradykard, schlaff, blass und reaktionslos (d. h. mit niedrigen APGAR-Werten) geboren werden. Mit der pulmonalen Sauerstoffzufuhr kommt es nach der Geburt meist rasch zum Rosigwerden mit Anstieg der Herzfrequenz und Einsetzen einer Spontanatmung. Infolge der peripheren Vasodilatation werden saure Valenzen eingeschwemmt, die sich in der Phase der Kreislaufzentralisation in der Peripherie akkumuliert haben, sodass typischerweise ein transitorischer Laktat-Peak auftritt. Je stärker die perinatale Azidose ist und je langsamer sie abklingt, desto wahrscheinlicher ist es allerdings, dass die Hypoxie auch auf zentrale Organe übergegriffen hat und eine echte perinatale Asphyxie aufgetreten ist.

Residuen dieses fetalen Schutzreflexes bleiben auch über die Geburt hinaus nachweisbar, indem Neugeborene und Säuglinge in Mangelversorgungssituationen nach kurzer Gegenregulation rasch zentralisieren, bradykard und apnoisch werden. Wenn die Hypoxie trotz dieses Schutzreflexes kritisch wird, setzen präterminale Schnappatemzüge (Gasps) ein, die zu repetitiven kurzfristigen Anstiegen von pO_2 und Herzfrequenz führen und, da sie die letzte Chance für eine erfolgreiche Wiederbelebung darstellen, auch als „Autoresuscitation“ bezeichnet werden (▶ Abb. 3.11).

3.7.2 Anpassung an erhöhten Bedarf (Leistung)

Wie schon eingangs bemerkt, spielen leistungsphysiologische Gesichtspunkte speziell für beatmete Patienten eine geringere Rolle. Jedoch kann ein erhöhter Stoffwechselbedarf nicht nur durch körperliche (sportliche) Betätigung, sondern auch durch pathologische Zustände bedingt sein, etwa den sog. Postaggressionsstoffwechsel nach Traumen oder großen operativen Eingriffen oder durch eine Sepsis. Deshalb ist eine Grundkenntnis der physiologischen Leistungsanpassung des Organismus auch aus intensivmedizinischer Sicht von Bedeutung.

Bei einer Steigerung des zellulären Energieumsatzes muss die Sauerstoffzufuhr entsprechend erhöht werden, was im Wesentlichen auf zwei Faktoren beruht, nämlich einer Steigerung des Herzzeitvolumens und einer Zunahme der Sauerstoffausschöpfung im Gewebe.

Beim gesunden Erwachsenen kann die Herzfrequenz von 60–80/min auf 160–180/min gesteigert werden. Hinzu kommt eine Zunahme des Schlagvolumens auf das 1,5- bis 2,0-Fache (▶ Tab. 3.2). Daraus ergibt sich eine maximale Steigerungsfähigkeit des Herzzeitvolumens um den Faktor 5. Darüber hinaus nimmt mit steigender Belastung auch die Sauerstoffausschöpfung von 5 auf 10–15 ml/dl zu, sodass sich der Sauerstoffverbrauch insgesamt um den Faktor 10–15 steigern lässt. Je nach Trainingszustand wird dabei früher oder später ein Punkt erreicht, jenseits dessen der Sauerstoffbedarf der Skelettmuskulatur nicht mehr vollständig gedeckt wird. Das äußert sich in einer zunehmenden Laktatazidose. Diese „anaerobe Schwelle" gibt sich in der Spiroergometrie durch einen plötzlich einsetzenden, überproportionalen Anstieg der Ventilation zur respiratorischen Kompensation der metabolischen Azidose zu erkennen. Unabhängig davon steigt das Atemminutenvolumen mit steigender Belastung an, ohne dass die Oxygenierung des Blutes in der Lunge normalerweise für die Spitzenleistungsfähigkeit limitierend wäre. Nach Ende der Belastung nimmt der erhöhte Sauerstoffbedarf verzögert ab. Dies hängt mit der Verstoffwechselung des akkumulierten Laktats zusammen und wird als „Abtragung der Sauerstoffschuld" bezeichnet.

Im Kindesalter ist mit steigenden Belastungen ein steilerer Herzfrequenzanstieg zu verzeichnen. Ursächlich dafür ist u. a. die geringere Variationsbreite des Schlagvolumens, sodass etwa beim Neugeborenen das Herzzeitvolumen nahezu ausschließlich durch die Herzfrequenz gesteigert werden kann, die sich ihrerseits von 120–140/min in Ruhe auf 220–240/min unter Belastung maximal verdoppeln lässt (▶ Tab. 3.2). Hinzu kommt, dass – zumindest bei Neugeborenen und Säuglingen, die im Gegensatz zu Sportlern nicht „freiwillig" die anaerobe Schwelle überschreiten – auch die Toleranz gegenüber einer vermehrten Sauerstoffausschöpfung im Gewebe reduziert ist. Beide Faktoren führen dazu, dass sich der Sauerstoffverbrauch bei Neugeborenen, ausgehend von dem ohnehin höheren körpergewichtsbezogenen Niveau, nur um den Faktor 4–5 und damit ⅓–½ so stark steigern lässt wie bei Erwachsenen.

Diese eingeschränkte Leistungsbreite ist bei gesunden Neugeborenen von untergeordneter Bedeutung, da entsprechende Anforderungen kaum auftreten. Sie erklärt aber, warum Neugeborene mit kongenitalen Links-rechts-Shunt-Vitien „herzinsuffizient" werden, ohne eine myokardiale Kontraktilitätsstörung aufzuweisen. Schon bei einem Shunt-Volumen, das das 4-Fache des normalen Herzzeitvolumens ausmacht, sind sie nämlich an der Grenze ihrer hämodynamischen Anpassungsfähigkeit angelangt, sodass für zusätzliche Anstrengungen (Saugen an der Brust) kaum noch Reserven bleiben. Ebenso sind Neugeborene im Falle einer Sepsis mit peripherer Vasodilatation oft nicht mehr in der Lage, durch Steigerung des Herzzeitvolumens eine adäquate Gewebeperfusion aufrechtzuerhalten, was die vergleichsweise rasche Entwicklung einer Laktatazidose erklärt.

M!

Merke

Die rasche „Herzinsuffizienz" von Neugeborenen und Säuglingen mit Shunt-Vitien oder Sepsis ist Ausdruck einer eingeschränkten Leistungsbreite des kardiorespiratorischen Systems.

3

Tab. 3.2 Vergleich der maximalen Leistungsanpassung (Steigerungsfähigkeit des Sauerstoffverbrauchs) bei Neugeborenen und Erwachsenen.

Parameter	Einheit	Neugeborenes (3,5 kgKG)		Erwachsener (70 kgKG)	
		in Ruhe	maximal	in Ruhe	maximal
Schlagvolumen[1)] (SV)					
absolut	ml	3,5	4,0	70,0	110,0
relativ	ml/kgKG	1,0	1,1	1,0	1,5
Herzfrequenz[2)] (HF)	1/min	140	240	70	180
Herzzeitvolumen (HZV = SV × HF)					
absolut	l/min	0,5	1,0	5,0	20,0
relativ[2)]	l/min/kgKG	0,14	0,28	0,07	0,28
Sauerstoffausschöpfung ($avDO_2$)	ml/dl	5	10	5	15
Sauerstoffverbrauch (VO_2)					
absolut	ml/min	25	100	250	3000
relativ[2)]	ml/min/kgKG	7,0	28,0	3,5	42,0
Faktor der Sauerstoffverbrauchssteigerung[3)]	–	x4		x12	

1) Parameter, die sich proportional zum Körpergewicht verhalten.
2) Parameter, die den Unterschied im spezifischen Energieumsatz (▶ Abb. 3.1) widerspiegeln.
3) Parameter, die auf besondere Limitationen im Neugeborenen- und Säuglingsalter hinweisen.

Die Leistungsanpassung ist somit ein eindrucksvolles Beispiel dafür, dass das eingangs erwähnte Hauptziel der (Be-)Atmung, die Deckung des Stoffwechselbedarfs der Zellen, von weit mehr abhängt als der Lunge allein. Es handelt sich vielmehr um ein komplexes Zusammenspiel zahlreicher Faktoren, von der Belüftung über die Durchblutung der Lunge und den Atemgastransport im Blut bis zum Gaswechsel im Gewebe, welches gerade im Kindesalter durch den altersabhängig variierenden Energieumsatz und besondere Anpassungen an Minderversorgung und Mehrbedarf überlagert wird. Dies gilt zumal unter pathologischen Bedingungen, die eine Therapie erfordern, welche ihrerseits mit dem kardiopulmonalen System interferiert, und stellt die weit über die reine „Lungenmechanik" hinausgehende Herausforderung an eine möglichst physiologische Beatmung im Kindesalter dar.

3.8 Literatur

[15] Abu-Shaweesh JM. Maturation of respiratory reflex responses in the fetus and neonate. Semin Neonatol 2004; 9: 169–180

[16] Askie LM, Darlow BA, Finer N et al. (Neonatal Oxygenation Prospective Meta-analysis (NeOProM) Collaboration). Association between oxygen saturation targeting and death or disability in extremely preterm infants in the Neonatal Oxygenation Prospective Meta-analysis Collaboration. JAMA 2018; 319: 2190–2201.

[17] Blackburn ST. Maternal, fetal, and neonatal physiology: a clinical perspective. 5th ed. St. Louis: Saunders; 2018

[18] Brij SO, Peacock AJ. Cellular responses to hypoxia in the pulmonary circulation. Thorax 1998; 53: 1075–1079

[19] Burchardi H, Hrsg. Akute Notfälle: Pathophysiologie – Diagnostik – Erstbehandlung. Stuttgart: Thieme; 1981

[20] Cook CD, Sutherland JM, Segal S et al. Studies of respiratory physiology in the newborn infant. III. Measurements of mechanics of respiration. J Clin Invest 1957; 36: 440–448

[21] Dawson JA, Kamlin CO, Vento M et al. Defining the reference range for oxygen saturation for infants after birth. Pediatrics 2010; 125: e1340-e1347

[22] Dumitrescu D, Rosenkranz S. Atlas Spiroergometrie und pulmonale Hypertonie. 2. Aufl. Freiburg: Actelion Pharmaceuticals; 2014

[23] Erickson G, Dobson NR, Hunt CE. Immature control of breathing and apnea of prematurity: the known and unknown. J Perinatol 2021; 41: 2111–2123

[24] Fewell JE. Protective responses of the newborn to hypoxia. Respir Physiol Neurobiol 2005; 149: 243–255

[25] Gandy GM, Roberton NRC. Lecture notes in neonatology. Oxford: Blackwell Scientific Publications; 1987

[26] Gerhardt T, Reifenberg L, Hehre D et al. Functional residual capacity in normal neonates and children up to 5 years of age determined by a N_2 washout method. Ped Res 1986; 20: 668–671

[27] Gluckman PD, Heymann MA, eds. Perinatal and pediatric pathophysiology: a clinical perspective. London: Edward Arnold; 1993

[28] Gonzalez C, Vaquero LM, López-López JR et al. Oxygen-sensitive potassium channels in chemoreceptor cell physiology: making a virtue of necessity. Ann N Y Acad Sci 2009; 1177: 82–88

[29] Hertle FH, Goerg R, Lange HJ. Die arteriellen Blutgaspartialdrücke und ihre Beziehungen zu Alter und anthropometrischen Größen. Respiration 1971; 28: 1–30

[30] Madar J, Roehr CC, Ainsworth S et al. European Resuscitation Council Guidelines 2021. Newborn resuscitation and support of transition of infants at birth. Resuscitation 2021; 161: 291–326

[31] Maier RF, Obladen M, Stiller B, Zemlin M, Hrsg. Obladens Neugeborenenintensivmedizin: Evidenz und Erfahrung. 10. Aufl. Stuttgart: Thieme; 2023

[32] Martin RJ, Mitchell LJ, MacFarlane PM. Apnea of prematurity and sudden infant death syndrome. Handb Clin Neurol 2022; 189: 43–52

[33] Mortola JP. Dynamics of breathing in newborn mammals. Physiol Rev 1987; 67: 187–243

[34] Mortola JP. Respiratory physiology of newborn mammals: a comparative perspective. Baltimore: Johns Hopkins University Press; 2001

[35] Oczenski W. Atmen – Atemhilfen. 10. Aufl. Stuttgart: Thieme; 2017

[36] Pape HC, Kurtz A, Silbernagl S, Hrsg. Physiologie. 10. Aufl. Stuttgart: Thieme; 2023

[37] Patel R, Lenczyk M, Hannallah RS et al. Age and the onset of desaturation in apneic children. Can J Anaesth 1994; 41: 771–774

[38] Polin RA, Fox WW, Abman SH, eds. Fetal and neonatal physiology. 5th ed. Philadelphia: Elsevier; 2017

[39] Rathgeber J, Hrsg. Grundlagen der maschinellen Beatmung. 2. Aufl. Stuttgart: Thieme; 2010

[40] Rimensberger P, ed. Pediatric and neonatal mechanical ventilation: from basics to clinical practice. Berlin: Springer; 2015

[41] Saini BS, Darby JRT, Portnoy S et al. Normal human and sheep fetal vessel oxygen saturations by T2 magnetic resonance imaging. J Physiol 2020; 598: 3259–3281

[42] Samuels M, Wieteska S, eds. Advanced paediatric life support: the practical approach. 5th ed. Oxford: Wiley-Blackwell Publishing; 2011

[43] Saugstad OD. Oxygenation of the newborn. The impact of one molecule on newborn lives. J Perinat Med 2023; 51: 20–26

[44] Schmidt B, Anderson PJ, Doyle LW et al.; Caffeine for Apnea of Prematurity (CAP) Trial Investigators. Survival without disability to age 5 years after neonatal caffeine therapy for apnea of prematurity. JAMA 2012; 307: 275–282

[45] Schmidt B, Roberts RS, Davis P et al. (Caffeine for Apnea of Prematurity Trial Group). Long-term effects of caffeine therapy for apnea of prematurity. N Engl J Med 2007; 357: 1893–1902

[46] Schmidt RF, Thews G, Hrsg. Physiologie des Menschen. 19. Aufl. Heidelberg: Springer; 1977

[47] Scholander PF. The master switch of life. Sci Am 1963; 209: 92–106

[48] Siegenthaler W, Blum HE. Klinische Pathophysiologie. 9. Aufl. Stuttgart: Thieme; 2006

[49] Singer D, Mühlfeld C. Perinatal adaptation in mammals: the impact of metabolic rate. Comp Biochem Physiol A 2007; 148: 780–784

[50] Singer D. Den Mangel überleben: Natürliche Anpassungen bei Neugeborenen. Z Geburtsh Neonatol 2021; 225: 203–215

[51] Singer D. Perinatale Asphyxie – ein gleitendes Kontinuum. In: Schwarz C, Stahl K, Hrsg. CTG – verstehen, bewerten, dokumentieren. 4. Aufl. Hannover: Elwin Staude; 2016: 29–36

[52] Singer D. The human fetus and metabolic adaptations to hypoxia. In: Hypoxic respiratory failure in the newborn – from origins to clinical management, ed by Dakshinamurti S, Abman SH, Cheung P-Y, Lakshminrusimha S, McNamara P, Milsom W; CRC Press, Boca Raton 2022, 6–11

[53] Smith CA. The first breath. Sci Am 1963; 209: 27–35

[54] Stokes GM, Milner AD, Johnson Fet al. Measurement of work of breathing in infancy. Pediatr Res 1981; 15: 22–27

[55] Weibel ER. The pathway for oxygen: structure and function in the mammalian respiratory system. Cambridge MA.: Harvard University Press; 1984

[56] Welsford M, Nishiyama C, Shortt C et al. (International Liaison Committee on Resuscitation Neonatal Life Support Task Force). Room air for initiating term newborn resuscitation: a systematic review with meta-analysis. Pediatrics 2019; 143

[57] Wheeler DS, Wong HR, Shanley TP, eds. Resuscitation and stabilization of the critically ill child. London: Springer; 2009

[58] Wieser W. A distinction must be made between the ontogeny and the phylogeny of metabolism in order to understand the mass exponent of energy metabolism. Respir Physiol 1984; 55: 1–9

[59] Wrobel S. Babies, bubbles, and biology: the story of surfactant. FASEB J 2004; 18: 1–16

[60] Ziegler JW, Ivy DD, Kinsella JP et al. The role of nitric oxide, endothelin, and prostaglandins in the transition of the pulmonary circulation. Clin Perinatol 1995; 22: 387–403

Kapitel 4

Anfeuchtung und Anwärmung von Atemgasen

4 Anfeuchtung und Anwärmung von Atemgasen

Alexander Humberg

4.1 Physiologische Grundlagen

Der obere Respirationstrakt dient vor allem der Anfeuchtung, dem Anwärmen und der Filterung von Atemluft. Der größte Teil der eingeatmeten Luft wird über die Mukosa des oberen Respirationstrakts im Nasen-Rachen-Raum angewärmt und angefeuchtet. Der Luft- und Feuchtigkeitsaustausch findet vor allem in der Nasenhöhle statt. Wenn beispielsweise Luft bei kalten Temperaturen (–20 °C bis –31 °C) eingeatmet wird, kann diese Luft auf der Strecke zum Nasenrücken auf etwa 25 °C erwärmt werden. Dies zeigt, dass die Nasenhöhle ein sehr effektiver Wärmetauscher und für den größten Teil der Klimatisierung der Atemluft verantwortlich ist. Auf dem weiteren Weg durch den oberen Respirationstrakt bis unterhalb der Karina erlangt die inspirierte Luft eine relative Feuchtigkeit von 100 % und wird auf 37 °C angewärmt. Dieser Bereich wird als „isotherme Sättigungszone" bezeichnet. Die proximale Grenze dieser Sättigungszone ist von der Feuchtigkeit und Temperatur des eingeatmeten Gases sowie vom Atemzugvolumen abhängig. So kann die isotherme Sättigungszone durch langsames und flaches Atmen nach kranial verschoben werden.

Das respiratorische Epithel ist mit einer Oberflächenflüssigkeit überzogen, welche eingeatmete Bakterien, Viren und Partikel binden kann. Zilien, die sich auf der apikalen Oberfläche der Epithelzellen befinden, schlagen synchron, um diese eingeschlossenen Krankheitserreger und Umweltstoffe zum Pharynx zu befördern, wo der Schleim dann ausgespuckt oder geschluckt werden kann. Kondensation, Veränderungen im Blutfluss der Epithelgefäße und Bewegungen der Flüssigkeitsschichten durch die Zilien beeinflussen die mukoziliäre Clearance. Viele Studien haben mittlerweile zeigen können, dass die umgebende Luftfeuchtigkeit einen wichtigen Einfluss auf die mukoziliäre Clearance hat. So hat z. B. die Reduktion der relativen Luftfeuchtigkeit von 90 % auf 20 % bei einer Lufttemperatur von 34 °C einen enormen Einfluss auf die Schlagfrequenz der Zilien bei Kaninchen, welche in Experimenten von fast 700 Schlägen/min auf 400 Schläge/min reduziert wurde. Bei einer höheren Temperatur von 40 °C wurde das Ziliarschlagen sogar vollständig aufgehoben, wenn die Luftfeuchtigkeit unter 40 % fiel. Bei Erwachsenen hat die Temperatur der eingeatmeten Luft ebenfalls einen Einfluss auf die Frequenz der Zilienschläge. So konnte z. B. gezeigt werden, dass die Schlagfrequenz linear mit steigender Temperatur im Bereich von 19 °C bis 32 °C zunahm, von Temperaturänderungen zwischen 32 °C und 40 °C allerdings unbeeinflusst blieb und bei Temperaturen über 40 °C abnahm. Daher gibt es sowohl für die relative Luftfeuchtigkeit als auch die Lufttemperatur ein optimales Fenster für eine effektive mukoziliäre Clearance.

4.1.1 Absolute und relative Feuchtigkeit

Feuchtigkeit ist die Menge an Wasserdampf, die in einem Gas enthalten ist, und kann als absolute oder relative Feuchtigkeit charakterisiert werden. Die relative Feuchtigkeit ist der prozentuale Anteil des in einem Gas enthaltenen Wasserdampfs im Verhältnis zu seiner maximalen Tragfähigkeit. Absolute Feuchtigkeit ist die Gesamtmenge an Wasserdampf, die in einem Gas enthalten ist (mg/l). Die Temperatur des Gases ist sehr wichtig, da sein Wasserdampfgehalt von der Gastemperatur abhängt. Der Zusammenhang von Feuchtigkeit und Gastemperatur ist ein wichtiger Baustein für die Befeuchtung von Atemgasen, da bei niedrigen Temperaturen die relative Feuchtigkeit 100 % betragen kann, während in diesen Fällen die absolute Feuchtigkeit weit unter dem empfohlenen Wert liegt.

4

4.2 Notwendigkeit der Anfeuchtung und Anwärmung von Atemgasen

Durch Einlage eines Endotrachealtubus oder einer Trachealkanüle wird die physiologische Anfeuchtung der Atemluft umgangen, und die isotherme Sättigungszone verschiebt sich nach distal, zum Teil bis in das gasaustauschende System. Die Verabreichung der Gase zur Beatmung erfolgt aus der Zentralversorgung des Krankenhauses. Die Gase werden kalt und trocken in die Beatmungseinheit gespeist.

Ohne Anfeuchten und Anwärmen der Atemluft wären Epithelschäden und die Bildung visköser und borkiger Sekrete die Folge. In einem Lammmodell führte der Gebrauch kalter und trockener Gase schon nach 3 h zur Zerstörung der Zilienstruktur. Der Abtransport von viskösen Sekreten wird eingeschränkt. Dadurch steigt das Risiko für Infektionen im Respirationstrakt oder für Atelektasenbildung. Die Compliance der Lunge nimmt durch Obstruktion der kleinen Atemwege ab und beeinträchtigt die Möglichkeit zur Beatmung weiter. Besonders gefährlich sind Tubusokklusionen durch getrocknetes und festsitzendes Sekret im Tubus, da sie den Patienten akut vital bedrohen können. Weitere Negativfolgen einer Zufuhr nicht angefeuchteter und angewärmter Gase sind Ulzerationen der Mukosa und Nekrosen bis hin zur Metaplasie des Epithels. Diese sind schon nach kurzer Beatmungszeit ohne Anfeuchtung nachweisbar.

Cave

Schon nach kurzer Beatmungszeit ohne Anwärmen und Anfeuchten der Atemluft kann es zu schwerwiegenden Komplikationen kommen.

Auch unter nicht-invasiver Beatmung (CPAP [Continuous Positive Airway Pressure], Highflow-Therapie) können infolge der Verwendung kalter und trockener Atemgase massive Probleme entstehen. Vor allem bei Kindern mit höheren Atemfrequenzen und hohen Flussraten über die Schnittstelle kann es nicht nur zu den o. g. Risiken, sondern auch zu messbaren Veränderungen der Körpertemperatur kommen. Besonders Früh- und Neugeborene sind gefährdet, eine Hypothermie zu entwickeln.

Merke

M!

Mögliche Gefahren einer inadäquaten Anfeuchtung und Anwärmung von Atemgasen:

- reduzierte mukoziliäre Clearance
- reduzierte Compliance
- Atelektasen
- Infektionen
- Nekrosen der Mukosa
- Tubusobstruktionen
- Hypothermie

4.3 Methoden

In der Beatmungsmedizin verwendete Methoden zur Anfeuchtung von Atemgasen lassen sich grundsätzlich in 2 verschiedene Arten unterteilen:

- *Passive Befeuchter:* Diese speichern die vom Patienten ausgeatmete Feuchtigkeit und Wärme und fügen sie den Atemgasen bei Inspiration wieder hinzu.
- *Aktive Befeuchter:* Diese mengen durch Vaporisation und Anwärmung der Inspirationsluft Feuchtigkeit und Wärme aktiv bei.

4.3.1 Passive Befeuchtungssysteme

Funktionsweise und Eigenschaften

Passive Befeuchtungssysteme (HME [Heat and Moisture Exchanger]), die aufgrund ihrer prinzipiellen Ähnlichkeit mit der Funktionsweise der Nase auch „künstliche" oder „feuchte Nase" genannt werden, speichern einen Teil der ausgeatmeten Feuchtigkeit und Wärme und geben diese während der Inspiration wieder ab. Aufgrund ihrer Eigenschaft, unabhängig von Energiequellen zu funktionieren, werden sie auch als „passive Befeuchter" bezeichnet.

Die wasserspeichernden Systeme bestehen aus speziellen Papieren oder Schaumstoffen. Durch Zusatz hygroskopischer Salze, wie Calcium oder Magnesium, wird die Speicherkapazität weiter erhöht. Zur Reduktion einer möglichen bakteriellen Besiedlung werden einigen passiven Befeuchtern Bakterienfilter vorgeschaltet.

Passive Befeuchter werden eingesetzt, wenn kurzfristig beatmet werden soll, z. B. in der Narkosebeatmung oder bei Beatmung während inner- und außerklinischer Transporte. Die Anwendung bei Langzeitbeatmung (mehr als 5 Tage) sollte kritisch gesehen werden, da die Effektivität einer sog. künstlichen Nase von der abgegebenen Feuchtigkeit der exspirierten Luft abhängig ist und sich die tatsächliche Feuchtigkeit und Wärme nicht kontrollieren lassen. Deshalb sollte bei Beatmung eines Patienten unter Verwendung eines HME regelmäßig die Sekretbeschaffenheit des Trachealsekrets untersucht und dokumentiert werden, da nur so die anfeuchtende Wirkung überwacht werden kann.

Vorsicht ist bei Patienten mit starker Sekretion in den Atemwegen durch Infektion, Blut oder Kondensat geboten. Durch die zusätzliche Obstruktion des HME kann der Strömungswiderstand steigen und so die Atemarbeit des Patienten erhöhen. Das ist unter atemunterstützender Therapie nicht erwünscht.

Die Verwendung von aktiven und passiven Befeuchtern gleichzeitig ist nicht sinnvoll und erhöht die Gefahr von Okklusionen des HME durch Feuchtigkeit oder sogar das Risiko einer „Überbefeuchtung" der Lunge.

Cave

Aktive und passive Befeuchter sollten nicht in Kombination eingesetzt werden.

Ein weiterer Nachteil beim Gebrauch von HME ist der zusätzlich entstehende Totraum, der je nach verwendetem Typ von 2 ml in der Neonatologie über 25 ml in der Pädiatrie bis zu 50 ml in der Erwachsenenmedizin zu einer Retention von Kohlendioxid führen kann. Untersuchungen konnten zeigen, dass trotz unterstützender Beatmung Kohlendioxid zum Teil nicht ausreichend ausgewaschen wird. So sollten bei Verwendung von HME ausreichend hohe Flow-Einstellungen sowie bei druckunterstützender Beatmung ein ausreichend hoher PIP (Peak Inflation Pressure) gewählt werden. Eine Kohlendioxidretention muss frühzeitig erkannt werden. Dazu eignen sich regelmäßige Kontrollen des Kohlendioxidspiegels.

Sollte zusätzlich eine sog. Gänsegurgel am Tubus angebracht werden, so sollte der HME vor die Verlängerung direkt patientennah am distalen Ende des Tubus oder der Trachealkanüle platziert werden. Grundsätzlich muss daran gedacht werden, dass der HME sowohl in- als auch exspiratorisch durchströmt werden muss. Somit sollte er vor die Bifurkation der Beatmungsschläuche geschaltet werden.

Merke

Passive Befeuchter müssen patientennah am distalen Ende des Tubus platziert und sowohl in- als auch exspiratorisch durchströmt werden.

Herstellerangaben zur Befeuchtungskapazität sollten immer skeptisch gesehen werden. Es konnte gezeigt werden, dass von 48 getesteten HME nur 37,5 % eine Feuchtigkeit von mehr als 30 mg H_2O/l erreichen konnten; 25 % der getesteten Produkte wiesen sogar ein erhöhtes Risiko der Tubusobstruktion auf, da sie eine Feuchtigkeit von weniger als 25 mg H_2O/l verabreichten.

Merke

In der Klinik sollten nur Befeuchter mit ausreichender Befeuchtungskapazität von mehr als 32 mg H_2O/l, mit geringstmöglichem Totraumvolumen und niedrigem Widerstand verwendet werden.

4

Einsatz in der Neonatologie und Pädiatrie

Die Verwendung von HME in der Pädiatrie ist grundsätzlich möglich. HME werden von den Herstellern in verschiedenen Größen angeboten und sollten nach dem erwarteten Tidalvolumen des Patienten ausgesucht werden.

Über den Gebrauch von HME in der Neonatologie gibt es wenige klinische Daten zu Effektivität und Sicherheit. Die in der Neonatologie verwendeten HME bestehen aus einem Schaumstoff, oftmals ohne Bakterienfilter, um den Widerstand gering zu halten. Einzelfallberichte beschreiben die Anwendung bei Kindern mit weniger als 1000 g Körpergewicht. Allerdings sollte bei Kindern unterhalb von 2500 g ein HME nicht eingesetzt werden.

Vor allem Früh- und Neugeborene sind einem höheren Risiko ausgesetzt, unter der Verwendung eines HME eine Hypothermie zu entwickeln. Aufgrund des großen Atemminutenvolumens in Relation zur Körperoberfläche verlieren diese Kinder viel Wärme über die Atmung. Dieses Problem ist bei größeren Kindern und Adoleszenten zu vernachlässigen.

Aufgrund der Funktionsweise von HME müssen Lecks um den Tubus oder die Trachealkanüle minimiert werden. Ein zu hoher Wärme- und Flüssigkeitsverlust am HME vorbei würde zu einer ineffektiven Anfeuchtung der Inspirationsluft führen und die Gefahr der Bildung visköser Sekrete deutlich erhöhen. Vor allem durch den Gebrauch ungecuffter Tuben in der Neonatologie sind diese Patienten besonders gefährdet und bedürfen einer strengen Indikationsstellung. Nur bei Leckfraktionen von weniger als 15 % kann eine suffiziente Feuchtigkeitsretention im HME stattfinden.

In vergleichenden Studien konnten aktive Befeuchter (s. u.) höhere Befeuchtungsgrade und Temperaturen erreichen als passive. Deshalb sollten in der Neonatologie aktive Befeuchter bevorzugt zum Einsatz kommen. HME sollten nur unter strenger Indikationsstellung und adäquatem Monitoring angewendet werden. Zu einem adäquaten Monitoring zählt dabei auch die regelmäßige Untersuchung von Trachealsekret im Hinblick auf Viskosität und Feuchtigkeit.

Hinweis

Kontraindikationen für den Gebrauch von HME:
- reichlich und zähes Sekret
- bronchopleurale Fisteln
- Hypothermietherapie
- Gefahr der Entwicklung einer Hypothermie
- erschwerte Atemarbeit
- Kohlendioxidretention
- Pneumonie
- Tubusleckage von mehr als 15 %
- erhöhter intrinsischer PEEP (z. B. bei Asthma, obstruktiver Bronchitis)
- Langzeitanwendung
- niedriges Körpergewicht des Patienten

4.3.2 Aktive Befeuchtungssysteme

Aktive Befeuchter (HH [heated Humidifier]) führen der Inspirationsluft Wärme und Feuchtigkeit nach dem Prinzip der Vaporisation zu. In Wärme-Feuchtigkeit-Austauschern oder Warmbefeuchtern kann eine unsichtbare molekulare Verteilung von Wasser in der Luft erreicht werden. Aufgrund der Größe der Feuchtigkeitspartikel können diese keine infektiösen Agenzien mit sich führen.

Der Großteil der auf dem Markt verfügbaren Geräte besteht aus einer Befeuchtungskammer mit Wasserreservoir, Heizelement und Kontrolleinheit. Das zu inspirierende Gas wird in einer Kammer angefeuchtet und angewärmt und verlässt diese mit einer vorher definierten Temperatur. Über verschiedene Sensoren an den Beatmungsschläuchen werden die Feuchtigkeit und Wärme gemessen und über eine mikroprozessorgestützte Einheit gesteuert.

Jeglicher Verlust von Wärme auf dem Weg zum Patienten bedeutet für voll gesättigte Luft Kondensation im System und Verlust von Feuchtigkeit des Atemgases. Zu beachten ist, dass eine Kondensation im Schlauchsystem nicht zu dem Trugschluss führen darf, dass das Atemgas ausreichend angefeuchtet sei. Vielmehr geht eine Kondensation mit einem Verlust von Feuchtigkeit der Luft einher und stellt prinzipiell eine Gefährdung des Patienten dar. Außerdem kann es durch das Kondenswasser zu einer Lavage der Atemwege einschließlich Kontamination und Erhöhung der Resistance kommen. Pendelnde Flüssigkeit im System kann bei Beatmungsformen mit patientengesteuerter Beatmung als Trigger wirken und zu einer asynchronen Beatmung oder Hyperventilation führen, z. B. bei PSV (Pressure Support Ventilation).

Der Grad der Abkühlung und Kondensation im Schlauchsystem ist abhängig von folgenden Faktoren:

- Schlauchoberfläche (große Oberfläche bei Wellrohren)
- Umgebungstemperatur
- Gasflussraten (kleinere Gasflüsse bedingen eine längere Kontaktzeit mit der Außentemperatur und erhöhen den Temperaturaustausch)

Zur Vermeidung eines Temperaturabfalls und einer Kondensation im inspiratorischen Beatmungsschlauch wird dieser durch eine einliegende Spiralheizung erwärmt. Die Temperatur wird durch Sensoren am Schlauch gemessen und gesteuert.

Kontraindikationen bestehen bei der Anwendung nicht. Da Anfeuchter im Inspirationsschenkel angebracht werden, fügen sie dem Kreislauf keinen instrumentellen Totraum hinzu. Alarme lassen zumindest einen gewissen Grad an Kontrolle zu. Zu achten bei der Anwendung ist auf das Vorhandensein von Wasser im Kreislauf, welches den Luftstrom einschränken und als Kondensat Änderungen im Atemwegsdruck erzeugen kann. In diesen Fällen droht die Beatmung asynchron gesteuert zu werden.

Geräteeinstellung

Obwohl die Anfeuchtung und Anwärmung von Atemgasen mittlerweile Standard bei der Beatmung von Patienten ist, gibt es keinen klaren Konsens über die optimale Einstellung der Befeuchter.

Nach der International Organization for Standardization sollte die durch die Einheit verabreichte Feuchtigkeit mindestens 33 mg H_2O/l enthalten und 44 mg H_2O/l nicht überschreiten. Temperaturen von Atemgasen über 41 °C können potenziell gefährlich für die Schleimhäute des Patienten werden und beinhalten die Gefahr der Kondensation an den Schleimhäuten und Einschränkung des mukoziliären Transports von Sekret. Die Geräte sollten deshalb Atemgastemperaturen im Bereich zwischen 34 und 41 °C halten und sich bei Temperaturen von 41 °C automatisch abschalten oder einen Alarm abgeben.

> **M!**
>
> **Merke**
>
> Temperatur und Feuchtigkeit am Y-Stück (also patientennah) sollten bei aktiven Befeuchtern im Zielbereich von 37 °C mit einer 100 %igen relativen Feuchtigkeit liegen.

Systemtypen

Pass-over-Verdampfer

In Pass-over-Verdampfern wird das Inspirationsgas über eine angewärmte Wasseroberfläche geleitet und reichert dabei einen höheren Feuchtigkeitsgehalt an. Es entstehen keine Wassertröpfchen wie in Kaskadenverdunstern (Sprudler, Vernebler), sondern ausschließlich Wasserdampf, der prinzipiell keimfrei ist. Zudem wird die inspiratorische Luft bei Pass-over-Verdampfern nicht durch Wasser geleitet; dies könnte die Resistance der Atemwege im Gegensatz zu Kaskadenverdunstern reduzieren. Selbst bei hohen Flussraten kann das Gas ausreichend angefeuchtet werden.

Drei Typen von Pass-over-Verdampfern können voneinander unterschieden werden:

- *Reservoir:* Dies ist der einfachste Typ, bei dem über erwärmtes Wasser Gas strömt, das dadurch angewärmt bzw. angefeuchtet wird.
- *Dochtverdampfer:* Darin wird die verfügbare Oberfläche durch einen wasserabweisenden Docht erhöht. Der Docht wird im Wasserreservoir aufrecht positioniert und von einem Heizelement umgeben. Das durch den Kapillareffekt aufsteigende Wasser sättigt den Docht mit Wasser. Trockenes Gas kann um den Docht erwärmt und angefeuchtet werden.
- *Membranbefeuchter:* Diese separieren den Gasfluss über eine hydrophobe Membran vom

erwärmten Wasser, das durch die Membran hindurchtreten und die Luft sowohl anfeuchten als auch erwärmen kann.

Gegenstromverdampfer

Im Gegenstromverdampfer strömt nahezu unabhängig vom Gasfluss trockenes Atemgas in Gegenrichtung zu einem aktiv umgewälzten Flüssigkeitsstrom und nimmt dabei Wärme und Feuchtigkeit auf. Die große Austauschoberfläche stellt in diesem etwas neueren Verfahren eine optimale Befeuchtung der Atemgase sicher.

Einsatz in der Neonatologie und Pädiatrie

Die Verwendung erwärmter und angefeuchteter Atemgase in der neonatologischen Intensivmedizin ist weit verbreitet und Goldstandard während der Beatmung. Bei dem Gebrauch von Befeuchtern muss bedacht werden, dass diese sowohl die inspiratorische als auch die exspiratorische Resistance erhöhen.

Kritisch kranke Patienten oder Frühgeborene werden in erwärmten Einheiten (Inkubator, Reanimationseinheit, Wärmebett) versorgt. Daher ist das Atemgas 2 verschiedenen Umgebungstemperaturen ausgesetzt, der Raumtemperatur und der Temperatur der Versorgungseinheit, und die Erwärmung der Luft wird komplexer. Befindet sich die distale Temperatursonde im erwärmten Bereich (Inkubator), wo die Umgebungstemperatur höher als die Zieltemperatur des Befeuchtungssystems sein kann, so kann die Sonde diese höhere Temperatur registrieren und eine Reduzierung der Ausgangstemperatur des Atemgases induzieren. Um diesen ungewollten Effekt zu umgehen, sollte die Sonde außerhalb des erwärmten Bereichs positioniert werden. Der in der Versorgungseinheit verlaufende Beatmungsschlauch sollte nicht erwärmt werden. In Versorgungseinheiten mit einer Temperatur von weniger als 34 °C sollte der inspiratorische Beatmungsschlauch dagegen bis nah an den Patienten erwärmt werden.

4.4 Atemgasbefeuchtung unter nicht-invasiver Beatmung

Unter nicht-invasiver Beatmung wird der obere Atemweg nicht umgangen. Dadurch bleibt die Fähigkeit, Atemgase anzufeuchten, generell erhalten. Theoretisch sollte so kein hoher Bedarf an Anfeuchtung der Atemgase bestehen. Dennoch kommt es durch die Verwendung von kalten und trockenen Atemgasen mit hohen Gasflüssen schnell zu nasalen Irritationen und Austrocknung der nasalen und oralen Mukosa mit der Gefahr nasaler Blutungen und beeinträchtigter mukoziliärer Clearance. Der nasale Widerstand steigt und beeinträchtigt das Atemzugvolumen, was schließlich die Akzeptanz der nicht-invasiven Beatmung einschränkt.

Der für die nicht-invasive Beatmung notwendige relativ starke Gasfluss sowie das Risiko bestehender Lecks im Bereich der Maske und zum Teil im Bereich des Mundes machen passive Befeuchter unter nicht-invasiver Ventilation unbrauchbar. Zudem werden oftmals Ein-Schlauch-Systeme verwendet, die die Anwendbarkeit von HME-Filtern unmöglich machen.

4.4.1 Klinische Anwendung

Beheizte Luftbefeuchter verringern den nasalen Widerstand und die einschränkende Wirkung auf das Tidalvolumen. Patientenkomfort und die Akzeptanz der Beatmung werden mithilfe der Anfeuchtung verbessert. Daten aus der Erwachsenenmedizin zeigen eine verbesserte Toleranz und Compliance der Patienten unter nicht-invasiver Beatmung, wenn die Atemgase angefeuchtet werden.

Der Grad der notwendigen Anfeuchtung für Atemgase unter nicht-invasiver Ventilation ist unbekannt. Ein absoluter Feuchtigkeitsgehalt von 30 mg H_2O/l wurde als ausreichend beobachtet, die nasale Resistance bei Erwachsenen zu reduzieren.

Bei Frühgeborenen konnten keine signifikanten Unterschiede beim Vergleich physiologischer Antworten bei 2 verschiedenen Temperatureinstellungen (33–35 °C und 36–37 °C) beobachtet werden. Es scheint, dass die Abgabe von Atemgas mit einer absoluten Feuchtigkeit von 30 mg H_2O/l und einer relativen Feuchtigkeit von 80–90 % bei mindestens 30 °C ausreichend ist.

Bei Patienten mit der Möglichkeit zur Kommunikation sollten Temperatur und Luftfeuchtigkeit der eingeatmeten Luft so eingestellt werden, dass sie für den Patienten am angenehmsten sind. Da die Umgebungsbedingungen variieren, müssen Änderungen der Befeuchtungseinstellungen den Umständen angepasst werden. In einer kalten Umgebung kann relativ überhitzte Luft zu Dampfkondensation im Schlauch führen, was zu einer suboptimalen Leistung führt. Die Wasserdampfkondensation in der Sonde kann reduziert werden, indem die Sonden mit einem Tuch abgedeckt, unter das Bettzeug gelegt oder beheizte Kreisläufe mit integrierten Heizdrähten verwendet werden.

4.5 Probleme und Gefahren

Die Überfeuchtung der Lungen durch angefeuchtete Atemgase ist ebenso gefährlich wie die Anwendung zu trockener Gase. Durch Kondensation von Wasser vor allem im Schlauchsystem, aber auch im Tubus und in den Atemwegen kann es zur Lavage der Lungen kommen. Dann besteht die Gefahr einer Inaktivierung von Surfactant und konsekutiv einer Reduktion der Compliance der Lunge. Zusätzlich kann bei Überwässerung der Atemwege die Zilienfunktion gestört sein. Dadurch erhöht sich das Risiko der Ausbildung einer Pneumonie deutlich. Ein weiteres technisches Problem ergibt sich durch in den Beatmungsschläuchen pendelndes Wasser: Bei getriggerter invasiver Beatmung kann das pendelnde Wasser durch Interferenz mit den Luftflusssensoren zu Autotriggerung und asynchroner Beatmung führen.

Eine der großen Gefahren bei Verwendung von aktiven Befeuchtern ist die unsachgemäße Bedienung. Daraus kann die Gefahr der Verbrühung der Patienten oder eine inadäquate Anfeuchtung der Atemgase resultieren.

Hinweis

Aufgrund der Gefahr der Verabreichung nicht angefeuchteter Atemgase sollte vor dem Gebrauch eines Beatmungsgeräts die richtige Schlauchführung und Anwendung des Atemgaskonditionierers geprüft werden.

Merke

M!

- Der HH muss unterhalb des Patientenniveaus positioniert sein.
- Wird eine Wasserfalle benutzt, so muss sich diese am tiefsten Punkt befinden.
- Kondensat muss aus dem System entfernt werden und darf nicht zurück in das Reservoir gegeben werden, da es potenziell infektiös ist.

4.6 Literatur

[61] Boots RJ, George N, Faoagali JL et al. Double-heater-wire circuits and heat-and-moisture exchangers and the risk of ventilator-associated pneumonia. Crit Care Med 2006; 34: 687–693

[62] Briassoulis G, Paraschou D, Hatzis T. Hypercapnia due to a heat and moisture exchanger. Intensive Care Med 2000; 26: 147

[63] Dysart K, Miller TL, Wolfson MR et al. Research in high flow therapy: mechanisms of action. Respir Med 2009; 103: 1400–1405

[64] Esquinas Rodriguez AM, Scala R, Soroksky A et al. Clinical review: humidifiers during non-invasive ventilation-key topics and practical implications. Crit Care 2012; 16: 203

[65] Ferreira R. Interfaces, Circuits and Humidifiers. Front Pediatr 2020; 8: 557301

[66] Gross JL, Park GR. Humidification of inspired gases during mechanical ventilation. Minerva Anestesiol 2012; 78: 496–502

[67] Holleman-Duray D, Kaupie D, Weiss MG. Heated humidified high-flow nasal cannula: use and a neonatal early extubation protocol. J Perinatol 2007; 27: 776–781

[68] Hutchings FA, Hilliard TN, Davis PJ. Heated humidified high-flow nasal cannula therapy in children. Arch Dis Child 2015; 100: 571–575

[69] Lee S, Lopez V. Physiological effects of two temperature settings in preterm infants on nasal continuous airway pressure ventilation. J Clin Nurs 2002; 11: 845–847

[70] Lellouche F, L'Her E, Abroug F et al. Impact of the humidification device on intubation rate during noninvasive ventilation with ICU ventilators: results of a multicenter randomized controlled trial. Intensive Care Med 2014; 40: 211–219

[71] Lellouche F, Maggiore S, Deye N et al. Effect of the humidification device on the work of breathing during noninvasive ventilation. Intensive Care Med 2002; 28: 1582–1589

[72] Lellouche F, Maggiore S, Lyazidi A et al. Water content of delivered gases during non-invasive ventilation in healthy subjects. Intensive Care Med 2009; 35: 987–995

[73] Lellouche F, Pignataro C, Maggiore SM et al. Short-term effects of humidification devices on respiratory pattern and arterial blood gases during noninvasive ventilation. Respir Care 2012; 57: 1879–1886

[74] Lellouche F. Humidification performance of 48 passive airway humidifiers. Chest 2009; 135: 276

[75] Martínez-Vidal B, Farré R, Montserrat J et al. Effects of heated humidification on nasal inflammation in a CPAP rat model. Sleep Med 2010; 11: 413–416

[76] McNamara DG, Asher MI, Rubin BK et al. Heated humidification improves clinical outcomes, compared to a heat and moisture exchanger in children with tracheostomies. Respir Care 2013; 59: 46–53

[77] Newsome H, L Lin E, Poetker DM, Garcia GJM. Clinical importance of nasal air conditioning: a review of the literature. Am J Rhinol Allergy. 2019; 33 (6): 763–769

[78] Pillow J, Hillman N, Polglase G et al. Oxygen, temperature and humidity of inspired gases and their influences on airway and lung tissue in near-term lambs. Intensive Care Med 2009; 35: 2157–2163

[79] Plotnikow GA, Accoce M, Navarro E, Tiribelli N. Humidification and heating of inhaled gas in patients with artificial airway. A narrative review. Acondicionamiento del gas inhalado en pacientes con vía aérea artificial. Revisión narrativa. Rev Bras Ter Intensiva. 2018; 30 (1): 86–97

[80] Restrepo RD, Walsh BK. Humidification during invasive and noninvasive mechanical ventilation. Respir Care 2012; 57: 782–788

[81] Richards G, Cistulli P, Ungar R et al. Mouth leak with nasal continuous positive airway pressure increases nasal airway resistance. Am J Respir Crit Care Med 1996; 154: 182–186

[82] Rimensberger PC. Pediatric and neonatal mechanical ventilation. Berlin: Springer; 2015

[83] Rodriguez AME, Scala R, Soroksky A et al. Clinical review: humidifiers during non-invasive ventilation-key topics and practical implications. Crit Care 2011; 16: 203–203

[84] Schiffmann H. Humidification of respired gases in neonates and infants. Respir Care Clin 2006; 12: 321–336

[85] Ward JJ. High-flow oxygen administration by nasal cannula for adult and perinatal patients. Respir Care 2012; 58: 98–122

Kapitel 5

Beatmungsassoziierte Pneumonie im Kindesalter – Prävention, Diagnostik und Therapie

5 Beatmungsassoziierte Pneumonie im Kindesalter – Prävention, Diagnostik und Therapie

Arne Simon

5.1 Einleitung

Als „beatmungsassoziierte Pneumonie" (Ventilator-associated Pneumonia, VAP) wird eine Infektion der tiefen Atemwege verstanden, die bei invasiv beatmeten Patienten mindestens 48 h nach der Intubation (und bis zu 48 h nach Extubation) auftritt. Bei der im Kindesalter bisher noch weniger umfassend beschriebenen beatmungsassoziierten Tracheobronchitis (Ventilator-associated Tracheobronchitis, VAT) treffen die gleichen Diagnosekriterien zu, ohne dass der Patient radiologische Zeichen einer Pneumonie oder einen signifikanten Erregernachweis in den tiefen Atemwegen aufweist (z. B. gewonnen mittels bronchoalveolärer Lavage).

Die beatmungsassoziierte Pneumonie ist (nach der gefäßkatheterassoziierten Blutstrominfektion) die zweithäufigste nosokomiale Infektion auf pädiatrischen Intensivstationen. Sehr früh (spätestens 48 h nach Intubation) auftretende Pneumonien sind möglicherweise bereits bei der Intubation vorhanden (intubationsassoziierte Pneumonie). Die sichere Diagnose der beatmungsassoziierten Pneumonie ist aus verschiedenen Gründen schwierig und wird in Zusammenschau von klinischen Symptomen, laborchemischen und radiologischen Befunden (z. B. neu aufgetretene persistierende Infiltrate) gestellt. Vor Beginn einer antibiotischen Therapie (ABT) soll eine gezielte Erregerdiagnostik angestrebt werden.

> **Merke**
>
> Die antimikrobielle Therapie der beatmungsassoziierten Pneumonie ist wesentlich am Gesamtverbrauch von Antibiotika bei pädiatrischen Intensivpatienten beteiligt und verschärft den Selektionsdruck auf Erreger mit speziellen Resistenzen und Multiresistenzen.

Ein erheblicher Teil der ABT in diesem Kontext wird kalkuliert (ohne Erregernachweis) bei Patienten mit V. a. eine VAP verabreicht, ohne dass die Diagnose gesichert ist. Die Diagnostik und Therapie der beatmungsassoziierten Pneumonie sollte ein wichtiges Thema von Antibiotic-Stewardship-Initiativen werden. Antibiotika bei begründetem Verdacht auf eine VAP frühzeitig anzusetzen ist in Ordnung; nach 48–72h ist jedoch eine gründliche Überprüfung der Indikation anhand des klinischen radiologischen Verlaufs, der Laborergebnisse und der mikrobiologischen Befunde erforderlich. Bei einem erheblichen Teil der Patienten kann zu diesem Zeitpunkt die ABT wieder abgesetzt werden, weil keine VAP vorliegt. Außerdem kann die ABT je nach Erregernachweis deeskaliert werden.

Die beatmungsassoziierte Pneumonie erhöht auch bei pädiatrischen Intensivpflegepatienten die Morbidität. Sie verlängert die Beatmungsdauer und die Dauer des Aufenthalts auf der Intensivstation. Bei Patienten mit schwerwiegenden Grunderkrankungen erhöht die beatmungsassoziierte Pneumonie auch die Mortalität

> **Merke**
>
> Aktuelle Interventionsstudien zeigen, dass bei neonatologischen und pädiatrischen Intensivpatienten ein erheblicher Anteil aller beatmungsassoziierten Pneumonien durch infektionspräventive Maßnahmen (Präventionsbündel) verhindert werden kann.

5.2 Diagnostik der beatmungsassoziierten Pneumonie und Tracheobronchitis bei pädiatrischen Patienten

5.2.1 Diagnosekriterien

Auf diesem weiten Feld sind weiterhin viele Fragen ungeklärt und zu kurz gefasste Übersichten zu diesem Thema laufen Gefahr, mehr Fragen als Antworten zu generieren. Aktuelle Diagnosekriterien (zuletzt modifiziert 2017) für die Surveillance der VAP werden vom Nationalen Referenzzentrum für die Surveillance nosokomialer Infektionen [96] bereitgestellt. Dabei ist zu beachten, dass nicht alle Kinder, die diese Kriterien erfüllen, tatsächlich eine VAP haben. Klinische Zeichen einer zunehmenden Ateminsuffizienz (Notwendigkeit der Steigerung der Beatmungsintensität, zunehmender Sauerstoffbedarf), klinische und laborchemische Zeichen einer Entzündungsreaktion in Kombination mit neu aufgetretenen und über mehrere Tage persistierenden Infiltraten im Röntgenbild legen die Diagnose einer VAP nahe. Sie können bei intensivmedizinisch behandelten, beatmeten Kindern jedoch auch mannigfache andere Ursachen haben.

M!

Merke

Nicht jede beatmungsassoziierte Pneumonie muss mit einer signifikanten Verschlechterung der Oxygenierung einhergehen.

Bei hochgradig immunsupprimierten Patienten mit Granulozytopenie (weniger als $0{,}5 \times 10^9$/l) können trotz Pneumonie die Infiltrate im konventionellen Röntgenbild fehlen. Bei immunsupprimierten Patienten ist – sofern praktisch durchführbar – eine Computertomografie der Lunge die besser geeignete Methode auch zum Ausschluss invasiver Pilzinfektionen.

5.2.2 Untersuchungen

Patienten mit Verdacht auf eine beatmungsassoziierte Pneumonie müssen sorgfältig klinisch, radiologisch und laborchemisch untersucht werden:

Vor Beginn einer antibakteriellen Therapie soll ein Blutkulturset (aerob und anaerob) abgenommen werden.

Zur Erregerdiagnostik aus den tieferen Atemwegen wird in der Regel Trachealsekret unter aseptischen Kautelen mit einem frischen, sterilen Absaugkatheter (nicht über das bereits in Gebrauch befindliche geschlossene Absaugsystem), sterilen Handschuhen und ggf. Anspülen mit steriler Kochsalzlösung (0,9 %) in einer Sekretfalle aspiriert und nativ möglichst zeitnah zur mikrobiologischen Untersuchung verschickt.

Seit mehreren Jahrzehnten wird darüber diskutiert, ob Trachealsekret ausreichend sensitive und spezifische mikrobiologische Ergebnisse liefert. In der Praxis sind auch die erforderliche technische Expertise, das Risiko für die Patienten und die Kosten bzw. der Aufwand ausschlaggebend.

Hinweis

Wenn vor Ort zum Zeitpunkt der Verdachtsdiagnose die Expertise für ein invasives Diagnoseverfahren verfügbar ist und eine bronchoalveoläre Lavage oder eine nicht bronchoskopische Probeentnahme aus den tiefen Atemwegen ohne ein signifikant erhöhtes Risiko für den Patienten durchgeführt werden kann, sind diese Verfahren gegenüber der Entnahme von Trachealsekret zu bevorzugen. In der BAL (bronchoalveoläre Lavage) liegt der Cut-off für eine signifikante Erregerlast bei $\geq 10^4$ KBE/ml.

Beim Trachealsekret wird, um die Spezifität der Ergebnisse zu erhöhen, eine quantitative Auswertung der Probe angestrebt. Signifikant ist demnach ein Erregernachweis mit mehr als 10^5 KBE/ml (koloniebildende Einheiten pro Milliliter). Mitunter werden die Ergebnisse auch semiquantitativ aus dem Grampräparat befundet („vereinzelt, zahlreich, massenhaft"). In der mikroskopischen Auswertung des Grampräparats soll als Marker der Entzündung auch die Anzahl der Granulozyten im Präparat beurteilt werden, z. B. mit einer Angabe wie „25 Granulozyten pro Gesichtsfeld". Solche Cut-off-Werte für einen sog. signifikanten Erregernachweis sind bei Kindern nicht in prospektiven Studien validiert worden. Mindestens ⅓ der Proben zeigt polymikrobielle Ergebnisse.

Das Ergebnis der Erregerdiagnostik aus dem Trachealsektret (TS) ist nur ein Puzzlestein im Gesamtbild. Der Nachweis von Bakterien im TS (auch bei einer signifikanten Zahl der koloniebildende Einheiten [KBE]) ist nicht mit einer Infektion der tiefen Atemwege gleichzusetzen.

In praxi werden Patienten mit VAP zum Zeitpunkt der Diagnose bereits aus anderen Gründen mit breit wirksamen Antibiotika behandelt. Systemisch verabreichte Antibiotika beeinflussen die Besiedlung des Trachealsekrets nur marginal und begünstigen die Besiedlung durch resistente Bakterien. Ein klassisches Beispiel ist der Nachweis von *Stenotrophomonas maltophilia* im Trachealsekret unter einer Carbapenem-Therapie. Unter der Therapie persistierend positive Trachealsekrete sind kein Grund für eine Verlängerung der ABT. Bei Nachweis von *Candida* spp. liegt in den allermeisten Fällen eine nicht behandlungsbedürftige Kolonisation vor. Lediglich bei ausgeprägter Lymphozytopenie, einem kritischen Mangel an CD4+ T-Helferzellen (altersabhängige Normwerte beachten) oder schwerer Granulozytopenie (weniger als $0{,}5 \times 10^9/l$ über mehr als 10 Tage) steigt das Risiko einer invasiven Candida-Tracheobronchitis analog zur Ösophagitis.

> **Merke** M!
>
> Bei pädiatrischen Patienten auf der Intensivstation mit Verdacht auf beatmungsassoziierte Pneumonie oder Sepsis sollte eine Kolonisation mit multiresistenten Erregern ausgeschlossen werden (Nasen-Rachen-Kombiabstrich für MRSA- und Analabstrich für MRGN).

Insbesondere in den Wintermonaten ist eine PCR-basierte Diagnostik (PCR [Polymerase Chain Reaction]) zum Nachweis respiratorischer Virusinfektionen zu erwägen. Virusinfektionen der Atemwege werden durch Kontakt (z. B. mit den Händen des Behandlungsteams) oder Tröpfchen auf die Schleimhäute des Patienten übertragen. Die Intubation schützt davor nicht. Pädiatrische Intensivpatienten, die eine nosokomiale RSV-Infektion erwerben, haben ein signifikant erhöhtes Risiko, an den Folgen dieser Infektion zu versterben, insbesondere, wenn sie bereits zuvor aus anderen Gründen beatmet wurden.

> **Merke** M!
>
> Vor allem in den Wintermonaten sollte ein Teil des gewonnenen Trachealsekrets in einem universalen Transportmedium in der Virologie mittels PCR-basierter Methoden auf respiratorische Virusinfektionen untersucht werden.

5.2.3 Definition eines hausinternen diagnostischen Standards

Im eigenen Zentrum sollte gemeinsam mit den Mikrobiologen und dem ABS-Team ein interner Standard für die Erregerdiagnostik bei Verdacht auf eine VAP erarbeitet werden, der sich an den vor Ort verfügbaren Ressourcen und Abläufen orientiert. Wie bei allen SOPs ist dieser Standard alle 2 Jahre zu überprüfen. Idealerweise sollten die Ergebnisse der Diagnostik und deren Konsequenzen für die ABT interdisziplinär nach 48–72 h am Krankenbett (oder über ein infektiologisches Konsil) diskutiert werden.

5.3 Unabhängige Risikofaktoren für das Auftreten einer beatmungsassoziierten Pneumonie

> **Merke** M!
>
> Die wichtigsten Risikofaktoren für die beatmungsassoziierte Pneumonie sind die Intubation selbst und die Dauer der Beatmung.

Weitere unabhängige Risikofaktoren für die Entstehung einer beatmungsassoziierten Pneumonie bei pädiatrischen Patienten auf der Intensivstation (multivariate Analyse):

- Immundefizienz, Immunsuppression, neuromuskuläre Blockade
- Vorliegen eines genetischen Syndroms
- Reintubation
- Transport außerhalb der pädiatrischen Intensivstation
- Vorbehandlung mit Antibiotika
- Bronchoskopie
- postoperative Aufnahme
- Einsatz von Narkotika
- zusätzlich: schweres Trauma, vor allem Schädel-Hirn-Traumen mit lang anhaltendem Koma und/oder Notwendigkeit einer Tracheostomie

Die Magensäureblockade erhöht als unabhängiger Risikofaktor das Risiko einer VAP, weshalb ihre Indikation kritisch hinterfragt werden sollte. Reintubationen, die zum Teil unter Notfallbedingungen nach akzidenteller Extubation oder Tubusobstruktion erfolgen, sind mit einem erhöhten Risiko für eine Inokulation von Erregern aus dem Oropharynx in die tiefen Luftwege verbunden. Für Transporte außerhalb der pädiatrischen Intensivstation muss der Patient umgelagert werden. Dies erhöht das Risiko eines unerwünschten Rücklaufs von Kondenswasser aus dem Beatmungssystem. Einige pädiatrische Präventionsbündel sehen eine tägliche Unterbrechung der Sedierung mit dem Ziel vor, die Extubierbarkeit der Patienten zu prüfen. Dabei ist der Einsatz von Sedativa mit kurzer Halbwertzeit von Vorteil und die strikte Überwachung zur Vermeidung akzidenteller Extubationen zwingend erforderlich.

In einer aktuellen Registerstudie aus dem US-amerikanischen Pediatric Health Information System [98] hatten invasiv beatmete Kinder ein erhöhtes Thromboembolierisiko (4,4 % versus 1,1 %, $p < 0{,}001$). Auch in der multivariaten Analyse war diese Assoziation signifikant (Odds Ratio 2,51, 95 %-KI 2,33–2,69; $p < 0{,}001$). Im Unterschied zu beatmeten Erwachsenen beinhaltet das pädiatrische Präventionsbündel bisher keine systemische Antikoagulation.

5.4 Erregerspektrum der beatmungsassoziierten Pneumonie

Am häufigsten isolierte Erreger bei pädiatrischen Patienten auf der Intensivstation mit beatmungsassoziierter Pneumonie:

- *Staphylococcus aureus*
- *gramnegative Infektionserreger:*
  - vor allem:
    - *Pseudomonas aeruginosa*
    - *Escherichia coli*
    - *Enterobacter* spp.
    - *Klebsiella* spp.
    - *Acinetobacter baumannii complex*
    - nicht typisierbarer *Haemophilus influenzae*
    - *Moraxella catarrhalis*
  - seltener:
    - *Serratia marcescens*
    - *Achromobacter xylosoxidans*
    - *Stenotrophomonas maltophilia* (hier liegt möglicherweise eher eine Kolonisation als eine Infektion vor).

Der Anteil Methicillin-resistenter Isolate (multiresistenter *Staphylococcus aureus*, MRSA) ist in den letzten Jahren stetig zurückgegangen. In diesem Kontext hilfreich sind ein risikoadaptiertes Screening (Nasen-Rachen-Kombiabsttrich bei Patienten, die länger als 48 h beatmet werden müssen) und eine schnelle und gezielte Diagnostik zum Ausschluss von MRSA (PCR- und kuklturbasiert) bei Nachweis von S. aureus in klinischen Proben. Dies ist bedeutsam für die Steuerung der Therapie mit Glykopeptiden oder Linezolid. Eine kalkuliert um MRSA erweiterte ABT kann bei negativen Befunden sofort beendet werden.

Die frühe Form der beatmungsassoziierten Pneumonie in den ersten 3–5 Tagen kann eine bei Aufnahme nicht diagnostizierte, ambulant erworbene Pneumonie sein. Die dabei relevanten Erreger (vor allem Pneumokokken, nicht typisierbarer *Haemophilus influenzae*, *Moraxella catarrhalis*) sind empfindlich gegenüber Ampicillin-Sulbactam (150 mg/kg/Tag bezogen auf den Ampicillin-Anteil). Der Betalaktamaseinhibitor ist für die Therapie der Pneumokokkeninfektion irrelevant, er erweitert jedoch das Wirkspektrum des Ampicillins bei gramnegativen Erregern und in Hinblick auf S. aureus (nicht bei MRSA).

5.5 Prävention der beatmungs-assoziierten Pneumonie und Tracheobronchitis

5.5.1 Standardhygiene

Wichtige Aspekte der Basishygiene zur Prävention beatmungsassoziierter Pneumonien (KRINKO-Empfehlungen [Empfehlungen der Kommission für Krankenhaushygiene und Infektionsprävention]):

- hygienische Händedesinfektion (z. B. vor und nach jeder Manipulation an einem Beatmungssystem)
- *gezielte* Verwendung von pathogenfreien medizinischen Einmalhandschuhen und von patientenbezogenen Schutzkitteln (zur Unterbrechung bestimmter Übertragungsketten)
- regelmäßige Desinfektion kontaminierter Oberflächen in der Patientenumgebung (v. a. Handkontaktflächen)
- sachgerechte Aufbereitung und kontaminationsgeschützte Lagerung von Medizinprodukten (Beatmungs- und Inhalationszubehör)

5.5.2 Nicht-invasive Beatmung statt Intubation

Wenn möglich, sollte versucht werden, eine akute Ateminsuffizienz durch nicht-invasive Beatmung und andere erforderliche supportive Therapiemaßnahmen frühzeitig so zu behandeln, dass eine endotracheale Intubation vermieden werden kann. Dies gilt insbesondere für immunsupprimierte Patienten. Gerade bei Kindern erfordert diese Strategie ein erhebliches Maß an technischer Expertise, Erfahrung und Einfühlungsvermögen.

5.5.3 Mundpflege

Durch eine regelmäßige Mundpflege nach einer internen Standardarbeitsanweisung soll bei beatmeten Patienten das Risiko einer Mikroaspiration potenzieller Erreger der beatmungsassoziierten Pneumonie gesenkt werden.

Es hat sich bewährt, vorkonfektionierte sterilisierte Mundpflegesets (Einmalapplikationssets) einzusetzen. Nach Händedesinfektion werden Einmalhandschuhe angezogen. Die korrekte Lage des Tubus wird kontrolliert, bei geblockten Tuben wird der Cuff-Druck manometrisch überprüft. Darauf folgt einmal pro Schicht eine Inspektion der Mundhöhle mithilfe einer Punktleuchte und eines Zahnspatels (Schleimhaut trocken oder feucht? Schleimhautläsionen wie Beläge, Aphthen, Einblutungen, Ulzerationen vorhanden?).

Anschließend werden die Zahnhälse und Kauflächen mit einer weichen Kurzhaarzahnbürste für 3 min gereinigt. Idealerweise erfolgt dies mit einer rotierenden und oszillierenden elektrischen Zahnbürste (eindeutiger Patientenbezug). Vor und während der Zahnreinigung wird durch gezieltes Absaugen verhindert, dass die Spülflüssigkeit in Richtung Larynx abläuft. Anschließend werden die Mundhöhle und die Zunge vorsichtig mit weichen Tupfern ausgewischt. Der Einsatz von Chlorhexidin oder Octenidin soll in diesem Kontext nur gezielt erfolgen (z. B. bei lokalen Entzündungen). Bei Neonaten/gestillten Säuglingen sollte die Mundpflege mit abgepumpter Muttermilch erfolgen.

Zum Schluss werden die Lippen eingecremt. Alle Pflegemittel sind ausschließlich patientenbezogen einzusetzen. Werden keine Einmalzahnbürsten verwendet, sollte die Zahnbürste nach Gebrauch z. B. mit 70 %igem Alkohol desinfiziert werden.

Bei der Planung der Mundpflege müssen der Gerinnungsstatus, die Thrombozytenzahl und die Frage berücksichtigt werden, ob eine Granulozytopenie vorliegt (weniger als $0,5 \times 10^9$ Granulozyten/l). Bei onkologischen Patienten mit ausgeprägter Granulozytopenie und bei Säuglingen ohne Zähne sollte die Mundpflege nur mit weichen Stieltupfern erfolgen.

> **Cave**
>
> Bei der Verwendung von nicht abgekochtem oder nicht sterilfiltriertem Wasser zur Mundpflege bei Patienten auf der PICU muss berücksichtigt werden, dass Trinkwasser nicht frei von potenziellen Krankheitserregern ist und insbesondere auch *Pseudomonas* spp. enthalten kann. Auch kohlensäurefreies Mineralwasser wurde in einer Ausbruchsuntersuchung als mögliche Quelle für *P.-aeruginosa*-Infektionen identifiziert.

Nicht ausreichend erhitzter Tee, der in einigen Kliniken zur Schleimhautpflege eingesetzt wird, kann mit bakteriellen Krankheitserregern in hoher Konzentration kontaminiert sein.
In der Pflege intensivmedizinisch behandelter Frühgeborener mit einem Geburtsgewicht < 1500 g sollten zur Mundpflege nur steriles Wasser (bzw. präferenziell Muttermilch) verwendet werden.

5.5.4 Lagerung

Die Mikroaspiration oropharyngealer Sekrete und die Aspiration von Magensekret spielen auch bei beatmeten Kindern eine wichtige Rolle in der Pathogenese der beatmungsassoziierten Pneumonie. Die Lagerung des Patienten beeinflusst die Kolonisationsrate der oberen Luftwege bei Beatmung. Auch bei beatmeten Neugeborenen und Säuglingen konnte dies eindrücklich gezeigt werden. Obwohl prospektiv randomisierte Studien zu dieser Intervention bei beatmeten pädiatrischen Patienten auf der Intensivstation fehlen, empfehlen alle bislang publizierten pädiatrischen und neonatologischen Präventionsbündel eine leichte Oberkörperhochlagerung (30°). Die KRINKO-Empfehlung von 2013, die zurzeit überarbeitet wird, empfiehlt diese Maßnahme mangels ausreichender Evidenz bei Erwachsenen nicht mehr. Die konsequente Umsetzung der Oberkörperhochlagerung ist ein häufiger Anlass für Diskussionen zwischen Ärzten und Pflegepersonal (es gibt immer einen Grund, warum der Patient gerade nicht entsprechend gelagert werden kann). Die Ausnahme (keine Oberkörperhochlagerung) sollte medizinisch begründet werden.

5.5.5 Stressulkusprophylaxe

Da die Stressulkusprophylaxe die Kolonisation des Magens mit Bakterien fördert, sollte sie möglichst zurückhaltend eingesetzt werden. Bei voll enteral über eine Magensonde ernährten Kindern ist sie entbehrlich. Sucralfat wird lt. Fachinformation bei Kindern nicht empfohlen.

5.5.6 Enterale Ernährung

Auch bei kritisch kranken Kindern soll eine enterale Ernährung über eine Sonde angestrebt werden, wenn keine Kontraindikationen hierfür bestehen. Im Einzelfall kann eine postpylorische Lage des Sondenendes von Vorteil sein, es gibt jedoch Studien, die keinen signifikanten Unterschied in der VAP-Inzidenz in Abhängigkeit von der Sondenlage zeigen. Es gibt keine Studien mit Endpunkt VAP in Hinblick auf die Frage der kontinuierlichen oder intermittierenden (Bolus-)Verabreichung der enteralen Ernährung.

M!

Merke

Patienten, die nicht über den Magen ernährt werden, sollten eine Stressulkusprophylaxe mit Protonenpumpeninhibitoren erhalten.

5.5.7 Physiotherapie

Obwohl keine prospektiv randomisierten Studien zum Nutzen der Physiotherapie bei beatmeten Kindern vorliegen, wird diese im klinischen Alltag häufig und durchaus mit Erfolg eingesetzt, z. B. zur Sekretmobilisation oder zur supportiven Behandlung von Atelektasen. Ob dadurch nosokomiale Pneumonien verhindert werden können, ist unbekannt.

5.5.8 Tubus und Cuff

Der ungeblockteTubus ist eine Leitschiene für Mikroaspirationen und disloziert leichter als der geblockte Tubus, wodurch bei Ersterem häufiger Reintubationen notwendig werden. Inzwischen wurden auch für Kinder spezielle Endotrachealtuben mit einem breit anliegenden Cuff entwickelt, der mit einem niedrigen Füllungsdruck (nicht über 20 mmHg [2,7 kPa]) befüllt werden kann. Unbedingt muss der Füllungsdruck des Cuff mindestens alle 8 h kontrolliert oder noch besser kontinuierlich mit Monitor überwacht werden (Manometer), weil es sonst zu schweren Druckschäden bis zur Nekrose kommen kann. Ob die Rate der beatmungsassoziierten Pneumonien durch den Einsatz solcher Tuben gesenkt werden kann, ist nicht untersucht, pathophysiologische Erwägungen sprechen jedoch für ihren breiteren (aber sorgfältig kontrollierten) Einsatz.

5.5.9 Absaugsysteme

Geschlossene Absaugsysteme haben u. a. den Vorteil, dass zum Absaugen keine Diskonnektion des Beatmungssystems erforderlich ist und dass es nicht zu einer Umgebungskontamination durch Tröpfchen, Aerosole oder Kontakt mit dem kontaminierten Absaugkatheter kommt. Studien, die einen protektiven Effekt der geschlossenen Absaugung in Bezug auf die Inzidenz der beatmungsassoziierten Pneumonie belegen, sind für pädiatrische Patienten auf der Intensivstation nicht vorhanden.

> **Merke** M!
>
> Patienten, deren Atemwege mit multiresistenten Erregern kolonisiert oder infiziert sind, sollten ein geschlossenes Absaugsystem erhalten.

5.5.10 Beatmungssysteme

Ein Teil der Erreger der beatmungsassoziierten Pneumonie gelangt bei Manipulationen am Beatmungssystem in die Atemwege der Patienten. Ein routinemäßiger Wechsel des Beatmungssystems soll nicht häufiger als einmal pro Woche erfolgen. Vor jedem Umlagern des Patienten muss erst das Kondenswasser aus den Schläuchen abgelassen werden.

5.5.11 Weaning

Die Beatmungsdauer soll so kurz wie zwingend nötig gehalten werden. Die Möglichkeit der bei Erwachsenen üblichen sog. Daily Sedation Holidays (mindestens einmal täglich wird die Sedierung so reduziert, dass mit dem Patienten Kontakt aufgenommen werden kann; Wake-up-and-breath-Kampagne der CDC) muss bei Kindern gegen das Risiko einer akzidentellen Extubation abgewogen werden.

5.5.12 Tracheostomaversorgung

Um bleibende Schäden des Larynx zu verhindern, die Sekretabsaugung zu erleichtern, das Aspirationsrisiko bei Schluckstörungen zu verringern oder um angeborene stenosierende Fehl- bzw. Neubildungen des Hypopharynx zu umgehen, werden auch langzeitbeatmete Kinder tracheostomiert. Insgesamt wird die Indikation in der akuten Phase jedoch deutlich zurückhaltender als bei Erwachsenen gestellt. Tracheostomata werden im Verlauf sowohl mit oropharyngealer Flora des Patienten als auch mit exogenen Bakterien kolonisiert und können zur Eintrittspforte für die Erreger einer beatmungsassoziierten Pneumonie werden. Tracheostomierte Kinder müssen unbedingt vor MRSA geschützt werden, weil es im Falle einer Besiedlung außerordentlich schwierig ist, sie zu dekolonisieren. Das Tracheostoma ist, wahrscheinlich auch als Surrogat für die Langzeitbeatmung, zudem ein Risikofaktor für eine Besiedlung mit multiresistenten gramnegativen Erregern (MRGN)

5.5.13 Probiotika

Die Datenlage zum Einfluss von Probiotika auf das Risiko einer VAP bei beatmeten pädiatrischen oder neonatologischen Intensivpflegepatienten ist weiterhin inkonsistent. Eine aktuelle prospektiv randomisierte doppelblinde Studie aus der Universitätskinderklinik in Teheran wurde nach einer Interimsanalyse vorzeitig beendet (nach Einschluss von 72 statt 200 Patienten), weil in der Probiotikagruppe weniger VAP-Fälle auftraten (21 % vs. 44 %!) [97]. Alle Patienten mit Immundefizienz oder Immunsuppression wurden in dieser Studie ausgeschlossen.

5.5.14 Präventionsbündel und deren Implementierung

In den letzten Jahren wurden mit großem Erfolg sog. Präventionsbündel zur Vermeidung der beatmungsassoziierten Pneumonie und inzwischen auch der beatmungsassoziierten Tracheobronchitis eingesetzt. Entsprechende Maßnahmenbündel (▶ Tab. 5.1) sind inzwischen auch für die pädiatrische Intensivstation adaptiert worden. Der nachhaltige Erfolg eines Präventionsbündels hängt ganz entscheidend von der alltäglichen Adhärenz der Mitarbeiter zu den einzelnen Maßnahmen ab.

Die Auswahl der einzelnen Komponenten des Bündels soll in enger Zusammenarbeit mit dem Pflegepersonal und den Intensivmedizinern erfolgen, am besten durch diese beiden Gruppen. Dabei ist auch die Umsetzbarkeit im klinischen Alltag zielführend. Hindernisse bei der Einführung gibt es immer, z. B. strukturell-organisatorische Barrieren, mangelnde Verfügbarkeit von bestimmten Medizinprodukten, spezieller Schulungsbedarf usw. Probleme bei der Einführung eines Präventionsbündels sollen von den Anwendern zeitnah an die Projektgruppe zurückgemeldet werden und führen ggf. zu einer Anpassung des Konzepts an die Gegebenheiten vor Ort in sog. Plan-do-check-act-Zyklen.

M!

Merke

Das Führungspersonal (Ärzte und Pflege) muss hinter dem Präventionsbündel stehen und seine praktische Umsetzung aktiv von allen Mitarbeitern einfordern. Ausnahmen vom Standardvorgehen müssen vom Arzt in der Patientenakte schriftlich begründet werden.

Die Einführung eines komplexen Präventionsbündels erfordert Zeit. Realistisch sind 4–6 Monate (nicht Tage oder Wochen). Die Sicherheit bzw. der Schutz der Patienten vor vermeidbaren Komplikationen sind die entscheidenden Beweggründe, dies durchzuführen.

Tab. 5.1 Beispiel für ein pädiatrisches Präventionsbündel zur Vermeidung der beatmungsassoziierten Pneumonie und der beatmungsassoziierten Tracheitis.

Präventionsbündel	Maßnahmen
Prävention der bakteriellen Kolonisation	• Händedesinfektion vor und nach jedem Patientenkontakt sowie vor und nach jedem Kontakt mit dem Beatmungssystem • Wechsel des Beatmungssystems und des geschlossenen Absaugsystems nur, wenn diese sichtbar verschmutzt sind • Vermeiden von Kondenswasser in den Beatmungsschläuchen durch Verwendung beheizter Schlauchsysteme; alternativ Kondenswasser alle 4 h ablassen (saubere Einmalhandschuhe, Händedesinfektion) • Tragen von pathogenfreien Einmalhandschuhen, bei zu erwartender Kontamination mit respiratorischen Sekreten • Mund- und Zahnpflege 3 × täglich (s. Text; nachts Ruhezeiten für die Patienten einplanen) • Manipulationen an der Magensonde: Händedesinfektion und pathogenfreie Einmalhandschuhe. Früher enteraler Nahrungsaufbau
Prävention der Aspiration kontaminierter Sekrete	• Oberkörperhochlagerung auf 30° außer bei Vorliegen einer schriftlichen ärztlichen Anordnung, die dies untersagt • Entfernen des Kondenswassers aus den Schläuchen, bevor der Patient umgelagert wird • Verwendung von Beatmungstuben mit einem breit anliegenden, atraumatischen Cuff, der mit einem niedrigen Füllungsdruck (nicht über 20 mmHg [2,7 kPa]) die Trachea sicher verschließt
Überprüfung der Beatmungsindikation	• zwingend täglich (Ziel: frühestmögliche Extubation, ggf. Wechsel auf nicht-invasive Atemunterstützung

5.6 Antibakterielle Therapie und Antibiotic Stewardship

Für die empirische Auswahl des Antibiotikums sind neben der Organfunktion und anamnestischen Angaben zu Allergien die Vorgeschichte des Patienten und das auf der jeweiligen Station zu erwartende Erregerspektrum zielführend:

- Gibt es aktuelle Informationen zur Kolonisation (z. B. aus dem Trachealsekret) oder einen Erregernachweis in der Blutkultur? Ist der Patient immunsupprimiert? Besteht eine Unverträglichkeit gegen bestimmte Antibiotika? Gibt es Limitationen von Seiten der Nierenfunktion (z. B. Aminoglykoside)? „Listen to the patient!"
- Liegen beim Patienten neben der Intensivtherapie und der Beatmung weitere Risikofaktoren für eine Infektion durch multiresistente Erreger vor, z. B. eine chronische Grunderkrankung, rezidivierende Krankenhausaufenthalte, wiederholte Antibiotikatherapien, operative Eingriffe, ein zentraler Venenkatheter, eine perkutane endoskopische Gastrostomie, ein Tracheostoma oder ein Harnwegskatheter?
- Wie ist das Erreger- und Resistenzprofil bei den tiefen Atemwegsinfektionen in der eigenen Abteilung? „Listen to your hospital!"

Bei antibiotikanaiven Patienten, bei denen keine Kolonisation mit multiresistenten Erregern nachgewiesen wurde, kann mit einem Aminopenicillin in Kombination mit einem Betalaktamaseinhibitor (z. B. Ampicillin-Sulbactam IV) begonnen werden. Ansonsten ist Piperacillin-Tazobactam eine gute Wahl für die empirische Therapie. Bei Penicillin-Unverträglichkeit eignet sich Cefepim (150 mg/kg/Tag in 3 Einzelgaben).

Als Kombinationspartner anstelle der früher häufiger eingesetzten Aminoglykoside bietet sich ggf. Fosfomycin an (200 mg/kg/Tag in 3 Einzelgaben; Cave: Natriumzufuhr). Patienten mit hohem Risiko für eine MRSA-Pneumonie (bekannte Besiedlung, Risikofaktoren in der Anamnese und kein aktuelles Screening verfügbar) erhalten zusätzlich Vancomycin, Teicoplanin oder Linezolid.

> **Cave**
>
> Unter der Kombinationstherapie mit Piperacillin-Tazobactam und Vancomycin wird häufiger als bei Kombination des Vancomycins mit Cefepim, Ceftriaxon oder Meropenem ein Anstieg des Kreatinins beobachtet. Wahrscheinlich beruht dies zum Teil auf einer Hemmung der tubulären Kreatininsekretion (Pseudotoxizität). Trotzdem sollte auf weitere Zeichen einer akuten Nephrotoxizität geachtet werden (Diurese, Harnstoff, Cystation C). Die Messung des Vancomycin-Talspiegels vor der 3. oder 4. Gabe ist obligat (Ziel: 10–15 mg/l).

Wichtig ist, die Antibiotikatherapie einer vermeintlichen beatmungsassoziierten Pneumonie zeitnah (z. B. nach 48–72 h) zu beenden, wenn sich die Verdachtsdiagnose nicht bestätigt, und die Therapie zu deeskalieren, wenn ein Erreger identifiziert wurde. Dazu bedarf es eines strukturierten Vorgehens mit einer Reevaluation jedes mit Breitspektrumantibiotika behandelten Patienten nach 48–72 h. In diesem Kontext können infektiologische Konsile auf der pädiatrischen Intensivstation durch ein Antibiotic Stewardship Team von großem Nutzen sein.

▶ Tab. 5.2 fasst die Therapieoptionen bei pädiatrischen Patienten mit beatmungsassoziierter Pneumonie zusammen. Die in der Tabelle als Orientierungshilfen vorgeschlagenen Antiinfektiva müssen an die lokale Erreger- und Resistenzsituation angepasst werden („Listen to your hospital!"). Wichtig sind auch die Vorbehandlung und weitere Risikofaktoren auf Seiten der Patienten („Listen to the patient!").

Glykopeptide können nach 48–72 h abgesetzt werden, wenn die Ergebnisse der Erregerdiagnostik und der Resistenztestung vorliegen und es sicher keinen Nachweis von MRSA gibt. Prinzipiell besteht bei Patienten, die mit multiresistenten Erregern kolonisiert sind, das Risiko einer Übertherapie (z. B. Meropenem oder Linezolid). Daher ist bei günstigem Verlauf eine gezielte Deeskalation der ABT nach 72 h anzustreben, wenn die Erreger und ihre In-vitro-Empfindlichkeit dies zulassen.

Tab. 5.2 Kalkulierte Therapie der beatmungsassoziierten Pneumonie bei Kindern.

Indikation	Empirische Antibiotika der 1. Wahl
frühe beatmungsassoziierte Pneumonie bei einem nicht immunsupprimierten Kind	Ampicillin-Sulbactam + Fosfomycin
beatmungsassoziierte Pneumonie bei einem immunsupprimierten Kind	Piperacillin-Tazobactam + Tobramycin (zusätzlich liposomales Amphotericin B oder Caspofungin erwägen; niedrigschwellig: CT)
beatmungsassoziierte Pneumonie bei Kolonisation mit gramnegativen multiresistenten Erregern	Antibiogramm beachten! Cefepim plus Fosfomycin oder Tobramycin Meropenem (3MRGN); gezielt auch Ceftazidim-Avibactam ± Aztreonam oder Ceftolozan-Tazobactam ± Amikacin (4 MRGN)
beatmungsassoziierte Pneumonie bei Kolonisation mit Methicllin-resistenten *Staphylococcus aureus*	Vancomycin, Teicoplanin oder Linezolid (nie als Monotherapie, Kombination mit Ampicillin-Sulbactam oder Piperacillin-Tazobactam)
beatmungsassoziierte Pneumonie bei Nachweis von Candida im Trachealsekret	der Nachweis von *Candida* spp. im Trachealsekret weist in den meisten Fällen lediglich eine Kolonisation nach. Eine gegen *Candida* spp. gerichtete Therapie (z. B. Fluconazol oder Caspofungin) ist nur erforderlich bei immunsupprimierten Patienten (s. Text) oder bei histologischem Nachweis einer invasiven Candida-Infektion (z. B. Tracheitis)

Die Therapiedauer bei VAP beträgt in der Regel 5–7 Tage. Eine längere Therapie kann bei bestimmten Erregern (z. B. *P. aeruginosa*), bei einem Pleuraempyem oder intrapulmonalen Abszedierungen (nekrotisierende Pneumonie) erforderlich sein.

Bei der VAT (keine radiologischen Zeichen einer Pneumonie, keine Zunahme der Beatmungsbedarfs, ggf. Bronchialobstruktion) ist die Indikation für eine systemische Antibiotikatherapie kritischer zu stellen. Eine gezielte Therapie (nach Antibiogramm) mit inhalativ verabreichten Antibiotika (Colistin, Tobramycin, im Einzelfall auch Vancomycin) sollte als Alternative zu einer systemischen Antibiotikagabe erwogen werden. Die Therapiedauer der VAT sollte im Regelfall 5 Tage betragen.

Zur Diagnostik und Therapie der Pneumonie bei Kindern mit schwerer neurologischer Beeinträchtigung gibt es eine eigene AWMF-Empfehlung der Fachgesellschaften. Die ein Tracheostoma besiedelnden Bakterien sind nicht zwangsläufig die Auslöser der aktuellen Infektion der tiefen Atemwege. Auch an Virusinfektionen sollte gedacht werden (Diagnostik!). Bei hochgradig immunsupprimierten Patienten mit Pneumonie sollte in Absprache mit den Ärzten des primär zuständigen Fachbereichs zusätzlich liposomales Amphotericin B oder Caspofungin in Betracht gezogen werden (invasive Aspergillose?). Piperacillin-Tazobactam ist auch gegen Anaerobier ausgezeichnet wirksam. Zur gezielten Therapie einer durch MRSA verursachten VAP wird Linezolid statt Vancomycin oder Teicoplanin empfohlen. Dabei ist u. a. zu bedenken, dass Kinder unter 12 Jahren 3 Einzelgaben (statt nur 2) pro Tag erhalten (mit jeweils 10 mg/kgKG).

Bei allen Betalaktamen sollte aus pharmakokinetisch-pharmakodynamischen Gründen – wenn die i. v. Zugangssituation dies zulässt – die erste Gabe als Kurzinfusion und alle weiteren Gaben prolongiert über 2–4 h verabreicht werden. Infektionen durch Erreger des Enterobacter-cloacae-Komplexes sollten (wenn in vitro sensibel) nicht mit Cephalsporinen der Gruppe III, sondern mit Cefepim oder Meropenem behandelt werden, weil diese Erreger unter der Therapie häufig eine chromosomal kodierte AmpC-Betalaktamase aktivieren.

ABS und Infektionsvermeidung (Präventionsbündel, s. o.) sind zwei Seiten einer Medaille: Jede vermiedene VAP reduziert (neben dem zusätzlichen Leid der Patienten und ihrer Familien) den

Antibiotikaverbrauch und ganz erhebliche kurz- und langfristige zusätzliche Behandlungskosten (s. hierzu v. a. die Studien aus der AG Martin Stocker, Luzern [100]).

5.7 Surveillance

Die Surveillance von nosokomialen Infektionen ist eine der wichtigsten Aufgaben des Hygienefachpersonals vor Ort. Wichtig ist, dass pädiatrischen Intensivmedizinern durch eine prospektive Surveillance in enger Zusammenarbeit mit dem Hygienefachpersonal Daten zur Inzidenzdichte (VAP pro 1000 Patiententage), zur Inzidenzrate (VAP pro 1000 Beatmungstage) und zur Inzidenz der beatmungsassoziierten Pneumonie (Anteil der beatmeten Patienten mit einer beatmungsassoziierten Pneumonie in %) im eigenen Zentrum zur Verfügung stehen. Die aktive Nutzung dieser Daten durch das Behandlungsteam zur kontinuierlichen Verbesserung der eigenen Standards, z. B. der Präventionsbündel (Kap. 5.5.14), ist auf lange Sicht entscheidend und wichtiger als ein ohnehin methodisch problematisches Benchmarking mit nationalen Referenzdaten.

5.8 Literatur

[86] Alriyami A, Kiger JR, Hooven TA. Ventilator-associated pneumonia in the neonatal intensive care unit. NeoReviews 2022; 23: e448-e461

[87] Beardsley AL, Nitu ME, Cox EG et al. An evaluation of various ventilator-associated infection criteria in a PICU. Pediatr Crit Care Med 2016; 17: 73–80

[88] Cantey JB, Wozniak PS, Sanchez PJ. Prospective surveillance of antibiotic use in the neonatal intensive care unit: results from the SCOUT Study. Pediatr Infect Dis J 2015; 34: 267–272

[89] de Neef M, Bakker L, Dijkstra S et al. Effectiveness of a ventilator care bundle to prevent ventilator-associated pneumonia at the PICU: A systematic review and meta-analysis. Pediatr Crit Care Med 2019; 20: 474–480

[90] Goerens A, Lehnick D, Büttcher M et al. Neonatal ventilator associated pneumonia: a quality improvement initiative focusing on Antimicrobial Stewardship. Front Pediat 2018; 6: 262

[91] Iosifidis E, Pitsava G, Roilides E. Ventilator-associated pneumonia in neonates and children: a systematic analysis of diagnostic methods and prevention. Future Microbiol 2018; 13: 1431–1446

[92] Niedzwiecka T, Patton D, Walsh S et al. What are the effects of care bundles on the incidence of ventilator-associated pneumonia in paediatric and neonatal intensive care units? A systematic review. Journal for specialists in pediatric nursing : JSPN 2019; 24: e12264

[93] Peña-López Y, Pujol M, Campins M et al. Implementing a care bundle approach reduces ventilator-associated pneumonia and delays ventilator-associated tracheobronchitis in children: differences according to endotracheal or tracheostomy devices. Int J Infect Dis 2016; 52: 43–48

[94] Pinilla-González A, Solaz-García Á, Parra-Llorca A et al. Preventive bundle approach decreases the incidence of ventilator-associated pneumonia in newborn infants. J Perinatol 2021; 41: 1467–1473

[95] Pozzi M, Galbiati S, Locatelli F et al. Prevention of respiratory infections in tracheostomized patients of a pediatric long-term rehabilitation setting. Am J Infect Control 2015; 43: 394–396

[96] Robert Koch-Institut, Nationales Referenzzentrum für Surveillance von nosokomialen Infektionen (NRZ). Definitionen nosokomialer Infektionen für die Surveillance im Krankenhaus-Infektions-Surveillance-System (KISS-Definitionen). Im Internet: https://www.nrz-hygiene.de/files/KISS-Definitionen/KISS_Definitionen_E-Book_Neuauflage_06_2017.pdf (Stand: 10.05.2024)

[97] Roshanzamiri S, Alemzadeh M, Ahmadizadeh SN, Azita Behzad A, Hashemi SM, Salamzadeh J, Mirrahimi B. Probiotic prophylaxis to prevent ventilator-associated pneumonia in children on mechanical ventilation: A randomized double-blind clinical trial. Front Pediatr 2022;10: 104594

[98] Sochet AA, Havlicek EE, Faustino EVS, Goldenberg NA. Mechanical Ventilation and Hospital-Acquired Venous Thromboembolism Among Critically Ill Children. Hosp Pediatr 2022; 12(12): 1099–1109

[99] Sick-Samuels AC, Linz M, Bergmann J et al. Diagnostic Stewardship of Endotracheal Aspirate Cultures in a PICU. Pediatrics 2021; 147

[100] Steinmann KE, Lehnick D, Buettcher M et al. Impact of Empowering Leadership on Antimicrobial Stewardship: A Single Center Study in a Neonatal and Pediatric Intensive Care Unit and a Literature Review. Front Pediat 2018; 6: 294

Kapitel 6

Monitoring der Beatmung

6 Monitoring der Beatmung

6.1 Klinische und technische Überwachung der Beatmung

Alexander Humberg

Beatmete Patienten sollten mehrmals täglich klinisch untersucht werden. Es ist darauf zu achten, ob die Beatmung effektiv und sicher ist und ob sich seit der letzten Untersuchung Veränderungen ergeben haben. Ebenso müssen die Einstellungen am Beatmungsgerät regelmäßig überprüft werden. Folgende Fragestellungen können helfen, die Untersuchung strukturiert zu gestalten.

6

M!

Merke

Wichtige Fragestellungen an den klinischen Untersucher:

- Wirkt der Patient gestresst (starkes Schwitzen, Tachykardie, Hypertonie)?
- Besteht ein Anhaltspunkt für eine insuffiziente Beatmung (Zyanose, ineffektives Mitatmen, paradoxe Atmung, Schaukelatmung)?
- Hebt und senkt sich der Thorax symmetrisch?
- Gibt es Zeichen eines subkutanen Emphysems (Palpation)?
- Sind beide Lungen beidseits gut und seitengleich (!) belüftet (dazu vergleichende Auskultation an verschiedenen Stellen)?
- Wie sind die Atemgeräusche (Obstruktion, Rasselgeräusche, Nebengeräusche)?
- Ist die Tubuslage korrekt und ist der Cuff-Druck adäquat?

6.1.1 Pulsoxymetrie

Pulsoxymeter messen die Sauerstoffsättigung im Blut nach dem Prinzip der Spektrofotometrie anhand der Absorption von rotem und infrarotem Licht durch oxygeniertes Blut. Anhand von Mengenveränderungen des Blutes während Systole und Diastole und der daraus resultierenden Veränderung der spektralen Absorption kann darüber hinaus die Herzfrequenz dargestellt werden.

Eine klinisch wichtige Einschränkung der Interpretation der Oxygenierung stellt die Anwesenheit von Dyshämoglobinen, wie Kohlenmonoxidhämoglobin oder Methämoglobin, bei der Inhalation von Kohlenmonoxid oder Stickstoffmonoxid (Stickstoffmonoxidtherapie) dar. Dadurch kann die Oxygenierung falsch-hoch eingeschätzt werden. Aber auch fetales Hämoglobin kann zur Abschätzung falsch-hoher Oxygenierungswerte führen.

Des Weiteren kann eine unzureichende periphere Durchblutung (Schock, Vasopressortherapie) die Messung der Sauerstoffsättigung beeinträchtigen.

M!

Merke

Bei Kindern ist häufig die Darstellung des arteriellen Sauerstoffgehalts durch die Bewegung der Extremitäten eingeschränkt. Fehlmessungen und konsekutive Fehlinterpretationen können die Folge sein. Eine reduzierte Sauerstoffsättigung sollte zunächst klinisch kontrolliert werden. Ein Blick auf die Pulskurve im Vergleich zum abgeleiteten EKG (Elektrokardiogramm) kann ebenfalls helfen, die Qualität der aktuellen Messung einzuschätzen. Zusätzlich sollte die Funkionalität der Technik (z. B. Kabelbruch des Sensors) kontrolliert werden.

6.1.2 Blutgasanalyse

Die führende Messmethode den respiratorischen Status einzuschätzen, ist die Bestimmung der Blutgaspartialdrücke für Sauerstoff und Kohlendioxid. Die Bestimmung der Gase aus dem arteriellen Blut bei beatmeten Patienten ist dabei der Goldstandard.

Arterielle Umbilikalkatheter oder periphere arterielle Katheter bei Neugeborenen und älteren Kindern können einen kontinuierlichen Zugang zum arteriellen System bieten. Arterielle Punktionen der A. radialis, der A. ulnaris oder der A. dorsalis pedis vermitteln dem Untersucher valide Blutgaswerte. Zu beachten ist, dass einliegende Katheter das Infektions- und Thromboserisiko erhöhen und regelmäßige Punktionen von Arterien nur begrenzt möglich sind. Oftmals wird alternativ Blut aus dem peripheren Kapillarbett zur Analyse verwendet. Diese Werte können annähernd die Blutgase darstellen, sollten aber vorsichtig interpretiert werden (z.B. hoher pCO_2 bei peripherer Zyanose). Ebenso kann das Vermischen von venösem und arteriellem Blut zu Interpretationsfehlern führen.

Hinweis

Nach Entnahme der Blutprobe sollte aufgrund der fortgesetzten metabolischen Vorgänge die Probe zügig untersucht werden.

6.1.3 Kontrolle der Tubuslage

Nach Intubation oder bei Zweifel an der korrekten Lage des Tubus muss dessen Lage innerhalb des trachealen Systems kontrolliert werden.

Die einfachste, aber auch unsichere Methode dafür ist die seitenvergleichende Auskultation des Thorax. Andere unsichere Zeichen, wie der Anstieg der Sauerstoffsättigung, das Beschlagen des Tubus, das Ausbleiben von Geräuschen im Epigastrium oder das Heben und Senken des Thorax, geben zwar verwertbare Hinweise, ersetzen aber nicht die Durchführung sicherer Methoden. So sollte bei Unsicherheit über die korrekte Tubuslage sowie nach jeder Intubation der $p_{et}CO_2$ (endtidaler Kohlendioxidpartialdruck) gemessen werden (▶ Tab. 6.1). Vor allem bei Neugeborenen, Säuglingen und Kleinkindern muss eine Röntgenuntersuchung des Thorax durchgeführt werden. Verbreitete Tabellen zur Bestimmung der Tubuslage in Relation zum Gestationsalter oder zur Körpergröße und zum Körpergewicht können allenfalls einen Anhaltspunkt für die angestrebte Tubuslage geben.

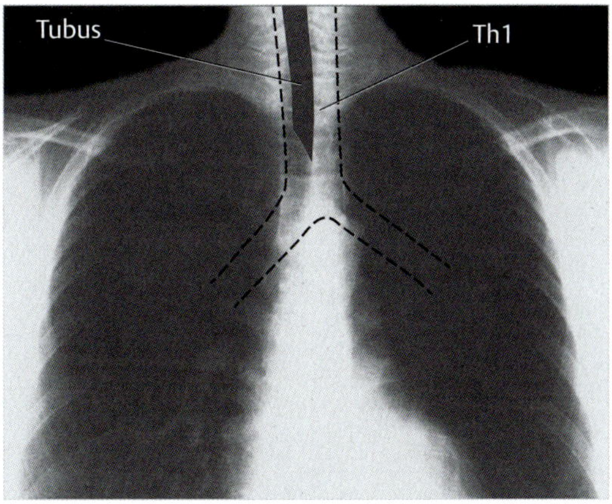

Abb. 6.1 Optimale Position des Tubus im Röntgenbild zwischen 1. und 2. Brustwirbel. Th = Brustwirbel

Im Röntgenbild des Thorax sollte sich der Tubus unmittelbar unterhalb der Glottisebene und deutlich oberhalb der Karina darstellen. Da die Position der Klavikula je nach Lage des Kindes in der Bildgebung hoch variabel ist (vom 4. Zervikalwirbel bis zum 2. Thorakalwirbel), sollte diese nicht als Landmarke für die Bestimmung der Tubuslage genutzt werden. Sicherer ist es, als Maß für eine korrekte Lage des Tubus den 1.–2. Brustwirbel zu nutzen (▶ Abb. 6.1, ▶ Abb. 6.2).

Tab. 6.1 Sichere und unsichere Intubationszeichen.

Unsichere Intubationszeichen	Sichere Intubationszeichen
• Thoraxexkursionen • Auskultation eines Atemgeräuschs • Beschlagen der Tubusinnenwand • adäquate Sauerstoffsättigung	• Nachweis von $p_{et}CO_2$ • bronchoskopischer Nachweis einer intratrachealen Lage • direkte Inspektion des Tubusverlaufs durch die Stimmbänder

$p_{et}CO_2$ = endtidaler Kohlendioxidpartialdruck

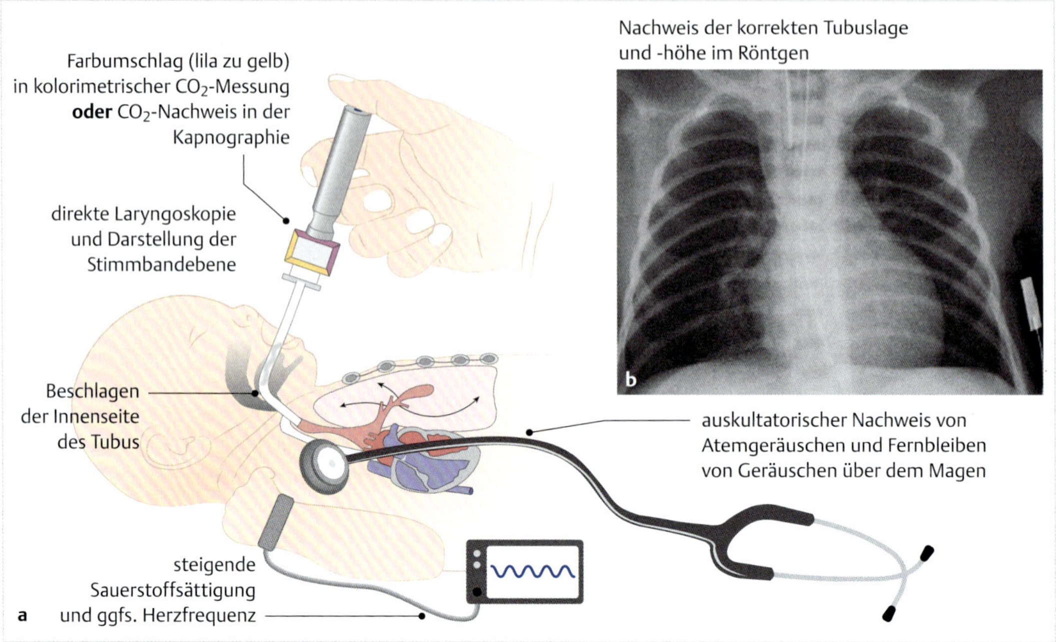

Abb. 6.2 Kontrolle der Tubuslage. a Sichere und unsichere Zeichen der korrekten Intubation. **b** Adäquate Tubuslage im Röntgenbild beim Neonaten. (Quelle: Quelle Röntgen: Olbertz D. Beatmung. In: Jorch, Hübler, Hrsg. Neonatologie. 1. Auflage. Stuttgart: Thieme; 2015. DOI: 10.1055/b-002-85528)

M!

Merke

Im Röntgenbild des Thorax sollte der Tubus sich auf Höhe des 1.–2. Brustwirbels befinden.

Bei Adoleszenten und Erwachsenen gilt diese Regel ebenfalls. Bei ihnen ist die Faustregel „Tubus bis zu 2 cm oberhalb der Karina" allerdings oftmals ausreichend.

Hinweis

Die Durchführung einer Röntgenaufnahme des Thorax nach erfolgreicher Intubation stellt weiterhin den Goldstandard zur Verifikation der Tubuslage dar. Allerdings kann mit dieser Methode nur die optimale Lagehöhe des Tubus kontrolliert werden

6.1.4 Messung des Kohlendioxidgehalts

Eine der wichtigsten Methoden zur Überwachung der Beatmung ist die Bestimmung des Kohlendioxidanteils im arteriellen Blut. Verschiedene Messmethoden wurden bisher entwickelt. So lässt sich die Kohlendioxidkonzentration transkutan, exspiratorisch oder arteriell bestimmen. Aufgrund der Genauigkeit und Unabhängigkeit von Einflussfaktoren gilt die arterielle Blutgasmessung als Goldstandard.

M!

Merke

Die Messung des p_aCO_2 (arterieller Kohlendioxidpartialdruck) ist Goldstandard. Alle weiteren Methoden sind Möglichkeiten, den p_aCO_2 abzuschätzen, und unterliegen verschiedenen Limitationen bzw. weisen mögliche Fehlerquellen auf.

Transkutane Kapnometrie

Die transkutane Messung des Kohlendioxidgehalts erfolgt über die pH-Bestimmung einer von der Haut durch eine semipermeable Membran separierten Elektrolytschicht. Das durch die Haut diffundierende Kohlendioxid verändert proportional den pH-Wert dieser Elektrolytschicht. Der pH-Wert kann mittels elektrochemischer Methoden bestimmt werden. Die Messung erfolgt durch Erwärmung und konsekutive Hyperämisierung des kapillaren Gefäßbetts des Hautbereichs. Je nach Gerätetyp und Einstellung wird die Haut auf eine Temperatur von bis zu 42 °C erwärmt.

Durch die Erwärmung und Vasodilatation im betreffenden Hautgebiet kommt es so zu einer Überschätzung des gemessenen Kohlendioxidgehalts gegenüber dem arteriellen p_aCO_2 mit rechnerisch 4,5 %/°C. Die Zellen der Epidermis produzieren ebenfalls Kohlendioxid, das mit bis zu 5 mmHg (0,7 kPa) signifikant messbar ist. Der arterielle Kohlendioxidgehalt wird somit bei der transkutanen Messung falsch-hoch gemessen; dies muss bei der Interpretation mitbedacht werden. Zusätzlich können z. B. folgende Faktoren die Diskrepanz zwischen transkutan gemessenem und arteriellem pCO_2 verstärken:

- Hyperoxie (p_aO_2 über 100 mmHg [13,3 kPa])
- Hypoperfusion (z. B. im septischen Schock oder bei Anwendung von Katecholaminen)
- Hautödeme
- subkutanes Fettgewebe

Aus diesen Gründen muss der transkutane pCO_2 regelmäßig mit dem arteriellen abgeglichen werden.

Cave

Die Messtemperatur der Sonde, eine Hyperoxie, eine Gewebehypoperfusion, Hautödeme, der Gebrauch vasokonstriktiver Medikamente und subkutanes Fettgewebe beeinflussen die Messung des transkutanen pCO_2.

Die transkutane Kapnometrie ist ein sicheres und weit verbreitetes Verfahren zur Bestimmung des arteriellen Kohlenstoffdioxidanteils in der Neonatologie (► Abb. 6.3). Untersuchungen konnten zeigen, dass die Bestimmung des transkutanen pCO_2 bei kurzzeitiger Anwendung das Outcome von Neonaten unter mechanischer Beatmung verbesserte. Zudem scheint die transkutane Messung des Kohlendioxidgehalts der Messung des exspiratorischen Kohlendioxidgehalts bei Neugeborenen überlegen zu sein. Vorsicht ist allerdings geboten bei Patienten außerhalb der Neonatalperiode sowie bei Patienten mit BPD, Hypoperfusion oder Hautödemen.

Bei Patienten mit fragiler Haut wurden Verbrennungen und allergische Reaktionen auf das Material beschrieben. Durch regelmäßige Veränderung des Messorts können solche Hautschäden vermieden werden.

Merke

Spätestens bei dem Verdacht auf Inkonsistenz der Daten oder nach einer Neuanlage der Sonde muss der arterielle Kohlendioxidgehalt kontrolliert und muss das transkutane Messgerät kalibriert werden.

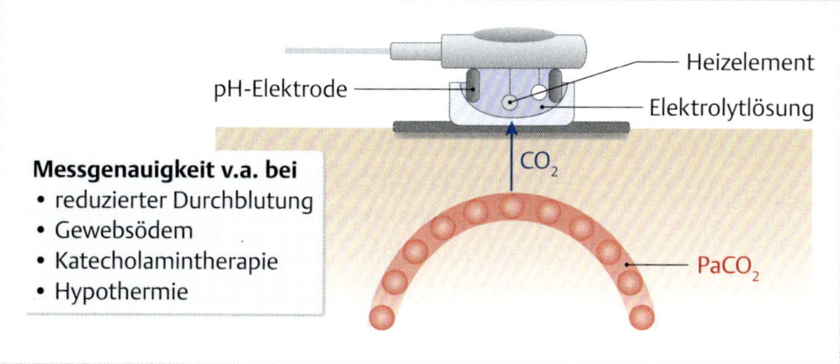

Abb. 6.3 Transkutane CO_2-Messung. Die transkutane Kapnometrie ist ein sicheres und weit verbreitetes Verfahren zur Bestimmung des arteriellen Kohlenstoffdioxidanteils in der Neonatologie.

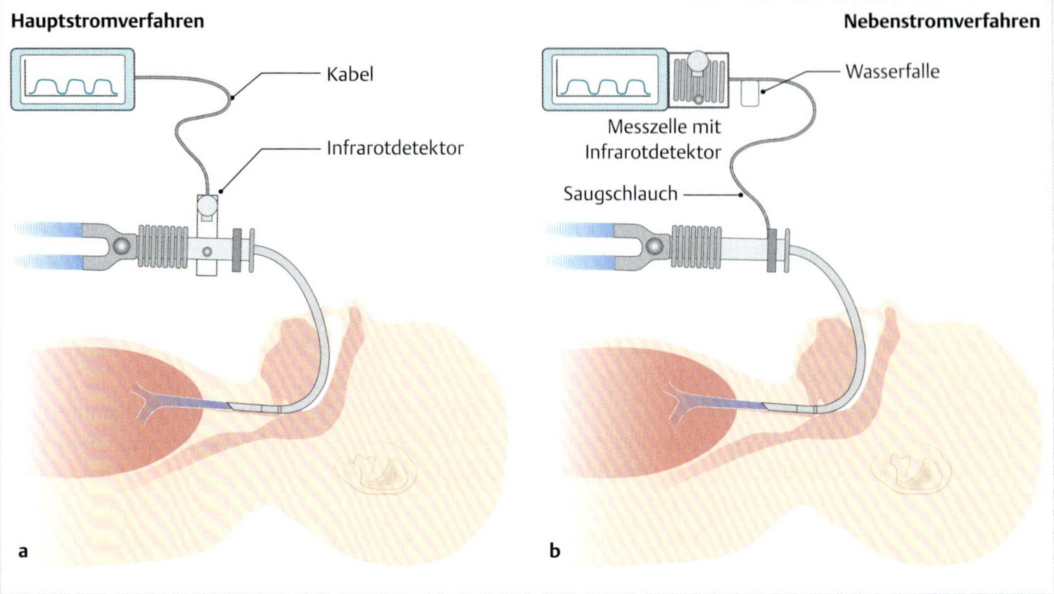

Abb. 6.4 Messung des $p_{et}CO_2$.
a Hauptstromverfahren.
b Nebenstromverfahren.

Tidale Messung des Kohlendioxidgehalts

Bei mechanisch beatmeten Patienten erfolgen die Messung und die Darstellung des exspiratorischen Kohlendioxidgehalts in numerischer (Kapnometrie), grafischer (Kapnografie) oder kolorimetrischer Form (z. B. Pedi-Cap). Die tidale Messung des Kohlendioxidgehalts lässt Rückschlüsse auf den p_aCO_2 zu und kann dem Untersucher eine Hilfestellung bei der Interpretation der Beatmungs- und Kreislaufsituation geben.

Die Anwendung von Kapnometern ist in der Beatmung essenziell. Der Nachweis des exspiratorischen Kohlendioxidgehalts gilt als Goldstandard zur Verifizierung einer erfolgreichen Intubation und sollte nach Intubation zur leitliniengerechten Kontrolle dringend erfolgen und dokumentiert werden.

> **M!**
>
> **Merke**
>
> Der Nachweis des exspiratorischen Kohlendioxidgehalts ist Goldstandard zum Nachweis einer erfolgreichen Intubation und sollte nach jeder Intubation erfolgen und bestenfalls kontinuierlich abgeleitet werden.

Die Messung des $p_{et}CO_2$ erfolgt technisch entweder mithilfe des sog. Hauptstromverfahrens oder über das Nebenstromverfahren:

- *Hauptstromverfahren:* Bei diesem Verfahren ist die Messküvette in das Schlauchsystem integriert (▶ Abb. 6.4a). Der Vorteil des Hauptstromverfahrens ist die minimale Verzögerungszeit, mit der die Kohlendioxidkurve dargestellt wird. Von Nachteil ist der zusätzlich entstehende Totraum, der die Methode bei sehr kleinen Kindern aufgrund der Gefahr der Kohlendioxidrückatmung limitieren kann.
- *Nebenstromverfahren:* Im Nebenstromverfahren wird kontinuierlich eine geringe Luftmenge aus dem System abgesaugt und darin der Kohlen-

dioxidgehalt bestimmt (▸ Abb. 6.4b). In diesem Verfahren kann die Verzögerungszeit der Darstellung des Kohlendioxidgehalts bei hohen Atemfrequenzen zu hoch sein, sodass dann keine adäquate Messung mehr stattfinden kann. Außerdem saugen diese Geräte konstant Luft aus dem System ab. Sollte der negative Flow der Messeinheit den exspiratorischen Flow übersteigen, kommt es dabei zu Messfehlern durch Ansaugen von externer Luft.

Arterioalveoläre Differenz des Kohlendioxidgehalts

Das Kohlendioxid diffundiert leicht durch biologische Membranen. Aufgrund von technischen Fehlern oder Erkrankungen der Lunge ist unter klinischen Bedingungen oftmals eine Differenz zwischen arteriellem und alveolärem pCO_2 festzustellen. Diese Differenz wird als „arterioalveoläre Kohlendioxiddifferenz" mit höher messbaren arteriellen Werten bezeichnet:

$$p_{a\text{-}et}CO_2 = p_aCO_2\text{-}p_{et}CO_2$$

mit

- $p_{a\text{-}et}CO_2$ = arterioalveoläre Kohlendioxiddifferenz
- p_aCO_2 = arterieller Kohlendioxidpartialdruck
- $p_{et}CO_2$ = endtidaler Kohlendioxidpartialdruck

Unter seltenen Bedingungen, bei großen Tidalvolumina und kleinem Ventilation-Perfusion-Quotienten kann $p_{et}CO_2$ größer als p_aCO_2 sein, wodurch die arterioalveoläre Kohlendioxiddifferenz negativ wird. Unter normalen klinischen Bedingungen bewegt sich die Differenz meist zwischen 2 und 5 mmHg (0,3 und 0,7 kPa), kann aber bei Vergrößerung des Totraumvolumens oder signifikanten Störungen des Verhältnisses von Belüftung zu Durchblutung deutlich ansteigen. Die Auswirkung pulmonaler Erkrankungen auf die arterioalveoläre Kohlendioxiddifferenz lässt sich klinisch schwer abschätzen und sollte im Bedarfsfall durch arterielle Kontrollen abgeglichen werden.

Kapnografie

Die Kapnografie ermöglicht über die kontinuierliche grafische Darstellung der Veränderung des pCO_2 im Ausatemgas die Visualisierung des Atemzyklus. Diese Form der Darstellung erlaubt die Interpretation von Atemfrequenz, Tiefe und Qualität der Beatmung.

▸ Abb. 6.5 zeigt stilisierte Formen des Verlaufs des $p_{et}CO_2$ bei beatmeten Patienten, wie sie auf Beatmungsgeräten dargestellt sein können. Faktoren, die den $p_{et}CO_2$ beeinflussen, werden in ▸ Tab. 6.2 zusammengefasst.

Besonderheiten der Messung des endtidalen Kohlendioxidpartialdrucks in der Neonatologie

Das führende Problem der Kapnografie bei beatmeten Frühgeborenen ergibt sich aus dem geringen Tidalvolumen und den hohen Atemfrequenzen. Daraus resultiert eine schnelle Variation der $p_{et}CO_2$-Werte, und der technische Anspruch an die Messsysteme steigt. Technisch begründet erfolgt die Darstellung des Kohlendioxidgehalts mit einer zeitlichen Latenz. Das verursacht bei kurzen Exspirationszeiten eine Ungenauigkeit der Messung des exspiratorischen Kohlendioxids gegenüber der transkutanen und arteriellen Kohlendioxidbestimmung.

Die Bestimmung des endtidalen Kohlendioxids vor allem bei Frühgeborenen darf zurzeit die arterielle Messung noch nicht ersetzen, auch wenn die Vorteile naheliegend sind, wie z. B. der zeitnahe Nachweis einer Extubation oder Diskonnektion.

Tab. 6.2 Faktoren, die den endtidalen Kohlendioxidpartialdruck $p_{et}CO_2$ beeinflussen.

Faktoren, die $p_{et}CO_2$ erhöhen	Faktoren, die $p_{et}CO_2$ reduzieren
• Fieber • Sepsis • erhöhte Kohlendioxidrückatmung (Totraumvolumen) • Hypoventilation • Bicarbonatsubstitution	• Hypothermie • kardiopulmonale Ursachen (Hypoperfusion der Lunge, Embolie, Hypotension, Herzstillstand) • Leckage, Diskonnektion, Fehlintubation • Hyperventilation

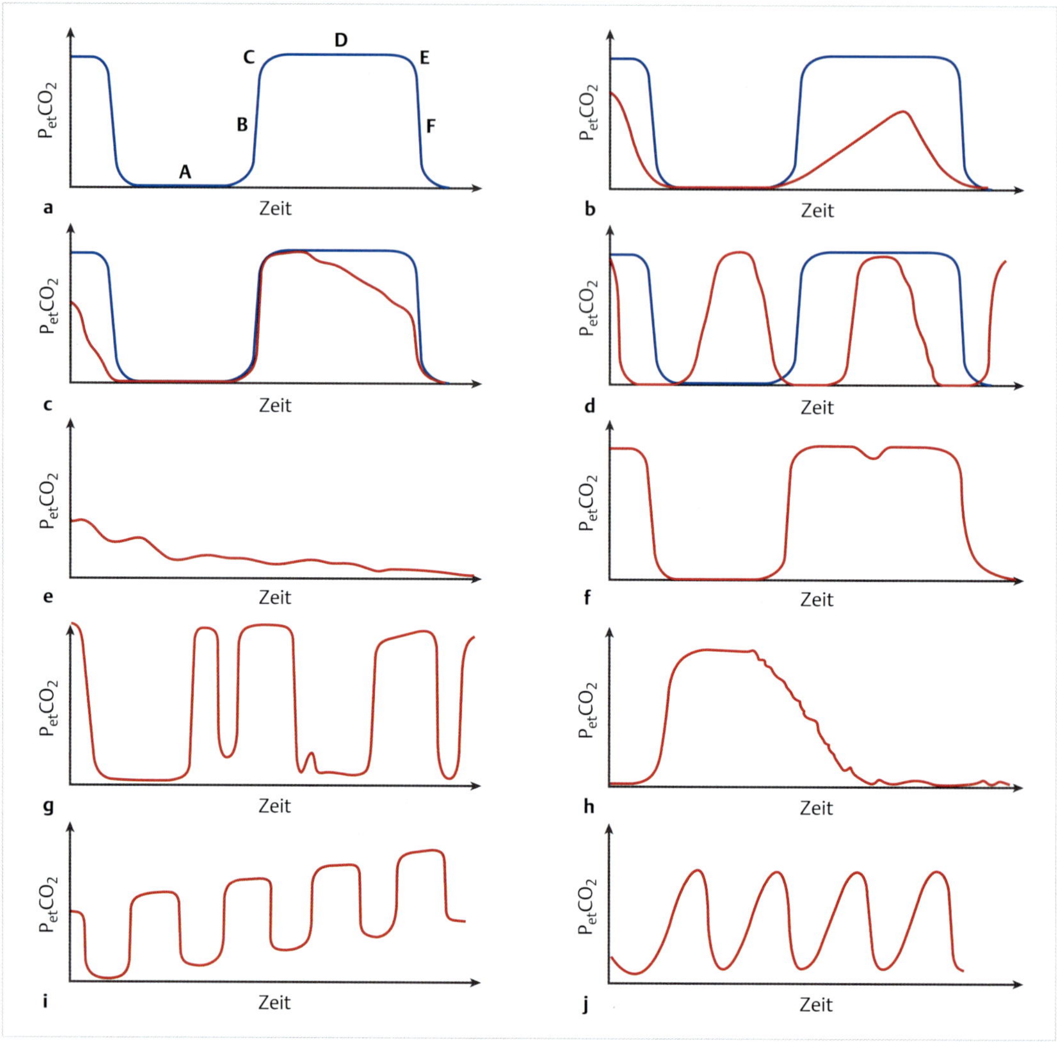

Abb. 6.5 Formen und Interpretationsmöglichkeiten der $p_{et}CO_2$-Kurve.

a Normales Kapnogramm
A = Grundlinie, Beginn der Exspiration, Entleerung des oberen Totraumvolumens (diese Linie sollte bei 0 liegen, andernfalls liegt eine Kohlendioxidrückatmung vor)
B = aufsteigende Schenkel, Vermischung von Gas aus dem Totraum und den Alveolen
C = Wechsel zu reiner Alveolargasexhalation
D = Plateauphase der Exspiration von Alveolargas
E = endtidale Kohlendioxidkonzentration, höchste Konzentration von Kohlendioxid während der Exspirationsphase (der Winkel repräsentiert den Wechsel in die inspiratorische Phase)
F = Inspiration mit zügigem Abfall der Kohlendioxidkonzentration

b Kapnogramm mit längerer Transitionsphase (z. B. im Rahmen einer chronischen respiratorischen Erkrankung, Fremdkörper im oberen Atemweg, Bronchospasmus); blau: normales Kapnogramm

c Kapnogramm mit Reduktion des alveolären Plateaus während der Exspiration (z. B. bei Pneumothorax zu beobachten); blau: normales Kapnogramm

d Kapnogramm mit Abbruch der Exspirationsphase (z. B. durch Leck im System); blau: normales Kapnogramm

e Kapnogramm ohne erkennbare Exspirationsphasen, Abnahme des Kohlendioxidgehalts (z. B. bei ösophagealer Intubation, Herz-Kreislauf-Stillstand).

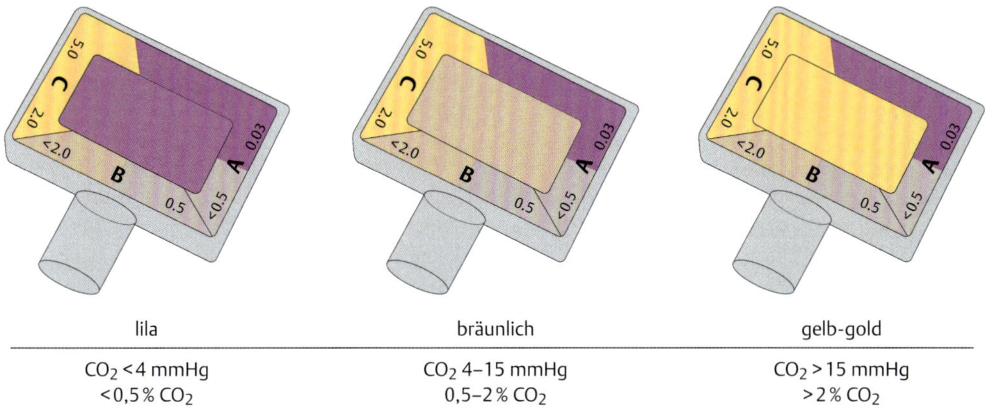

Abb. 6.6 Beispiel eines kolometrischen CO_2-Nachweises (Pedi-Cap). Internes Volumen: 3 ml, Haltbarkeit 2 h, Gewicht < 5 g.

Hinweis

Die Messung des exspiratorischen Kohlendioxidgehalts bei Frühgeborenen unterliegt aufgrund hoher Atemfrequenzen und geringer Tidalvolumina großen Variationen.

Kolorimetrie

Der kolorimetrische Nachweis von Kohlendioxid erfolgt semiquantitativ anhand eines Farbumschlags im Anzeigefenster. Hauptsächliche Anwendungsgebiete findet diese Methode in der akut- und präklinischen Medizin zum Nachweis einer korrekten Tubuslage (► Abb. 6.6).

Kolorimetrische Detektoren können auch für Frühgeborene schon eingesetzt werden. Auch wenn ab einem $p_{et}CO_2$ von ca. 4 mmHg (0,5 kPa) bereits ein Farbumschlag erreicht werden kann, so ist der maximale Farbumschlag erst ab 15 mmHg (2,0 kPa) sichtbar.

Limitiert ist die Anwendung in klinischen Situationen, in denen aufgrund der pathophysiologischen Situation wenig oder kein Kohlendioxid in der Ausatemluft des Patienten gemessen werden kann. So kann während der Erstversorgung von Neugeborenen ein Farbumschlag bei eingeschränkten Kreislaufverhältnissen ausbleiben. Ähnliche Probleme mit falsch-negativen Ergebnissen bestehen bei Kindern mit Aspiration von Mekonium oder Blut, kardialen Anomalien, pulmonaler Hypoperfusion oder nach Asphyxie.

Abb. 6.5 Fortsetzung

f Kapnogramm mit spontaner ineffektiver Atemaktivität (z. B. kein ausreichender Trigger, ungenügende Relaxierung).

g Kapnogramm mit spontaner effektiver Atemaktivität.

h Kapnogram mit welligem Abfall aus der Exspiration, keine Inspiration (z. B. intubierter Patient ohne Beatmung: Wellen zeigen Oszillationen durch Herzschläge gegen die Lungen an).

i Kapnogramm mit steigender Grundlinie, Rückatmung von Kohlendioxid [z. B. fehlerhaftes Exspirationsventil, inadäquater inspiratorischer Flow, defekter Kohlendioxidabsorber, insuffiziente Exspirationszeit).

j Kapnogramm eines Neonaten (aufgrund der typischen kurzen Exspirationszeit ist die Plateauphase meistens nicht darstellbar; hier mit verlängerter Exspirationsphase. Abatmung von Kohlendioxid ist verzögert z. B. durch hohe Widerstände in den kleinen Atemwegen [Surfactant-Mangel, mechanische Obstruktion des Tubus).

Hinweis

Werden diese Einschränkungen beachtet, ist der kolorimetrische Nachweis von Kohlendioxid eine leitliniengerechte Ergänzung zum Nachweis einer gelungenen Intubation.

6.2 Bildgebende Verfahren, elektrische Impedanztomografie

Christoph Rüegger

Die elektrische Impedanztomografie (EIT) stellt ein kontinuierliches bildgebendes Verfahren dar, mit dem nicht-invasiv und ohne ionisierende Strahlung die regionale Lungenfunktion Atemzug für Atemzug dargestellt werden kann (▶ Tab. 6.3). Der Einsatz der EIT ist nicht nur auf invasiv beatmete Patientinnen und Patienten beschränkt, sondern kann auch bei nicht-invasiv atemunterstützten Kindern und Neugeborenen angewendet werden. Damit bietet sie gerade während hochadaptiver Situationen wie der neonatalen Transition, der In- oder Extubation, des Rekrutierens von kollabierten Lungenabschnitten oder als kontinuierliches Überwachungsverfahren von krankheits- oder behandlungsbedingten Lungenveränderung entscheidende Vorteile gegenüber herkömmlichen Möglichkeiten der funktionellen Lungenbeurteilung [127]. Die wichtigsten Merkmale der EIT sind in ▶ Tab. 6.3 zusammengefasst.

Tab. 6.3 Merkmale der elektrischen Impedanztomografie.

Funktionsprinzip	Regionale Impedanzmessung
Monitoring	• bettseitiges Überwachungsverfahren • kontinuierlich • Atemzug für Atemzug
Information	• dynamisches Lungenfunktionsmonitoring • regionale Ventilations- und Belüftungsverteilung

6.2.1 Funktionsprinzip

Mit der EIT wird die elektrische Leitfähigkeit des Gewebes im menschlichen Körper gemessen. Entsprechend dem Ohmschen Gesetz $R = U/I$ wählt elektrischer Strom stets den Weg des geringsten Widerstandes. Der elektrische Widerstand im Gewebe wird auch als bioelektrischer Widerstand oder Impedanz bezeichnet.

Merke

Elektrischer Strom wählt stets den Weg des geringsten Widerstands.

Die Bilderzeugung bei der EIT basiert auf der Einspeisung von kleinen, hochfrequenten Wechselströmen durch zirkulär auf der Körperoberfläche angebrachte Elektroden (▶ Abb. 6.7). Die aus diesen Stromflüssen resultierenden elektrischen Felder werden in Form von Spannungswerten an

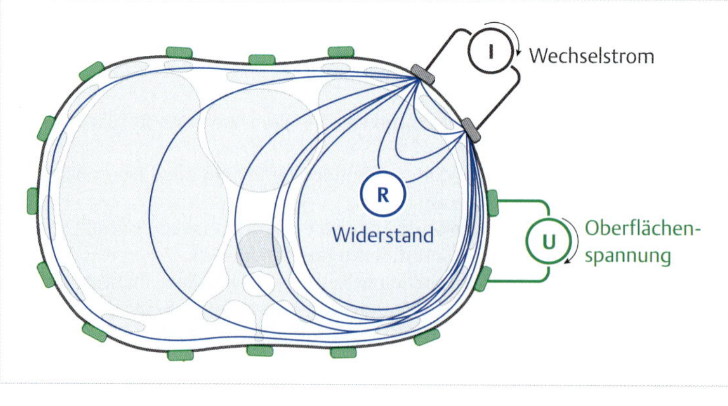

Abb. 6.7 Methodik der thorakalen elektrischen Impedanztomografie. Über ein Elektrodenpaar (grau) an der Körperoberfläche wird ein elektrischer Wechselstrom (I) eingespeist. Dieser fließt im Gewebe (blaue Linien) entlang des geringsten Widerstandes (R). Das resultierende elektrische Feld wird in Form einer Spannung (U) an allen anderen Elektrodenpaaren (grün) gemessen.

allen anderen Elektrodenpaaren sequenziell gemessen. Ist bei der In- bzw. Exspiration mehr oder weniger Atemgas im Brustkorb, so verändern sich dadurch die Impedanz im Gewebe und damit auch die gemessenen Spannungen.

Neben der Atemaktivität tragen auch der pulsatile Blutfluss sowie intrathorakale Flüssigkeitsverschiebungen (beispielsweise während der Resorption von Lungenflüssigkeit unmittelbar nach der Geburt) zu Veränderungen des bioelektrischen Widerstandes bei. Da der elektrische Strom dem Weg des geringsten Widerstandes und nicht zwingend dem kürzesten Weg zwischen 2 Elektrodenpaaren folgt, erfasst die thorakale EIT nicht nur lokale, sondern dreidimensionale Veränderungen der Ventilation. Diese regionalen Lungenvolumenveränderungen sind gerade beim Neugeborenen aufgrund seines kleinen Lungenvolumens repräsentativ für die gesamte Lunge.

Hinweis

Beim *Neugeborenen* korrelieren die mit EIT in einer Querschnittebene gemessenen Lungenvolumenveränderungen stark mit Volumenveränderungen in der gesamten Lunge.

6.2.2 Bilderzeugung

Ein Messzyklus für die Information eines EIT-Schnittbildes ist dann abgeschlossen, wenn sequenziell alle um den Brustkorb angebrachten Elektrodenpaare einmal für die Stromeinspeisung verwendet wurden. Heutige EIT-Geräte mit 32 Elektroden erlauben 50 Messzyklen/s und machen es möglich, die Impedanzverteilung und damit die Information für ein EIT-Rohbild 50 × /s zu berechnen. Durch die Anwendung komplexer Rekonstruktionsalgorithmen kann die Atmung in Form von dynamisch bewegten Bildern oder in Echtzeit als Video dargestellt werden. Aus diesen zeitlichen Veränderungen der Impedanz lassen sich Lungenfunktionsparameter global über beide Lungen, nur über eine Lunge, nur über eine bestimmte Region (Region of Interest, ROI) oder sogar nur bezogen auf einen einzelnen Pixel ermitteln und als Kurve darstellen (▶ Abb. 6.8).

6.2.3 Messgrößen

Im Gegensatz zu anderen Methoden der funktionellen Lungenbeurteilung wird bei der EIT in willkürlichen oder arbiträren Einheiten (sog. arbitrary Units, AU) gemessen. Während in heutigen EIT-Geräten eine automatisierte grafische Datenaufbereitung die klinische Interpretation vereinfacht, sind für die Forschung relative Einheiten alleinstehend nicht aussagekräftig und müssen über die Zeit im Sinne eines Trends interpretiert werden. Sollen mehrere Messungen zu unterschiedlichen Untersuchungszeitpunkten oder verschiedene Patientinnen und Patienten miteinander verglichen werden, so sind die Daten in Bezug auf eine Referenzmessung respektive als Quotienten zu interpretieren.

Ventilation

Ventilationsbezogene EIT-Parameter werden für jeden einzelnen Atemzug berechnet und grafisch dargestellt.

Das Tidalvolumen gilt als wichtigster Parameter der Ventilation. Seine regionale Verteilung innerhalb der Lunge lässt sich mit der EIT mit hoher zeitlicher Auflösung verfolgen.

Merke M!

Mittels EIT kann nicht nur die Ventilationsamplitude, sondern vor allem auch deren zeitlicher Verlauf untersucht werden.

Eine weiterführende Interpretation gelingt durch Unterteilung des Tidalvolumens in beliebig viele ROI entlang der Gravitationsachse von dorsal nach ventral oder von links nach rechts (▶ Abb. 6.9 a).

Veränderungen der regionalen Ventilation infolge von Interventionen, z. B. durch das Anpassen von Beatmungseinstellungen, durch die Gabe von Surfactant oder durch eine optimierte Lagerung lassen sich so über die Zeit mitverfolgen.

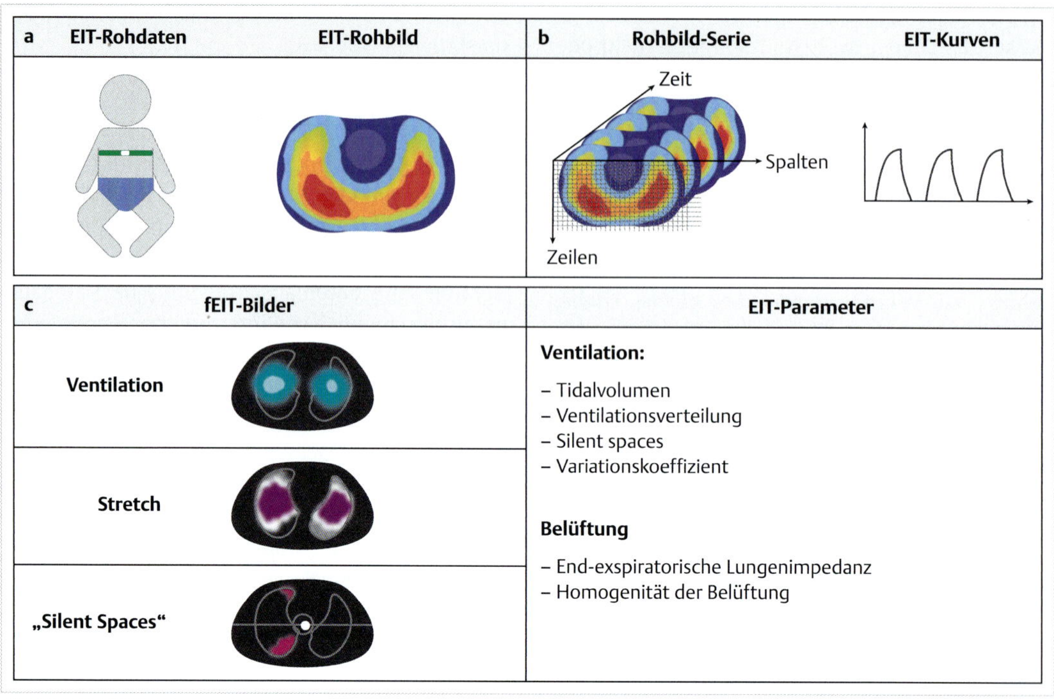

Abb. 6.8 Schritte der Bilderzeugung und Datenanalyse im Rahmen der thorakalen elektrischen Impedanztomografie (EIT).

a Aus den am Krankenbett gemessenen EIT-Rohdaten werden EIT-Rohbilder erzeugt, welche für die Datenanalyse als Serie über die Zeit aneinandergereiht werden.

b Für jedes einzelne Pixel können durch Anwendung von mathematischen Gleichungen EIT-Kurven über die Zeit aufgezeichnet oder farbkodiert als funktionelles EIT-Bild (fEIT – hier für Ventilation, Stretch und silent Spaces) in Echtzeit dargestellt werden.

c Mit verschiedenen EIT-Parametern lässt sich schließlich die regionale Ventilations- und Belüftungsverteilung quantifizieren und charakterisieren.

Als ein einfaches und auch bettseitig verwendbares Maß der Ventilationsverteilung gilt das geometrische Zentrum der Ventilationsverteilung (Center of Ventilation, CoV) respektive dessen Abweichung vom Idealzustand (ideal Center of Ventilation). Das CoV wird in Prozent der antero–posterioren bzw. horizontalen Richtung für jeden Atemzug ausgedrückt (▶ Abb. 6.9 b).

Als Extremform der Ventilationsverteilung zeigen die silent Spaces Lungenbereiche, in denen nur eine sehr geringe oder gar keine Ventilation aufgezeichnet wird. Für die Interpretation und das Verständnis der zugrunde liegenden Ursachen wird zwischen schwerkraftabhängigen (dependent) und -unabhängigen (independent) silent Spaces unterschieden. Schwerkraftabhängige silent Spaces werden üblicherweise durch Atelektasen oder Ergüsse verursacht, während silent Spaces in der schwerkraftunabhängigen Lunge durch Bereiche gekennzeichnet sind, welche zwar offen, infolge Überdehnung aber nur wenig ventiliert sind. Typische Beispiele hierfür sind ein Lungenemphysem oder ein Pneumothorax.

Der Variationskoeffizient schließlich korreliert mit der Homogenität der Lungenventilation, wobei kleinere Werte einer homogeneren Verteilung des Tidalvolumens entsprechen (▶ Abb. 6.10).

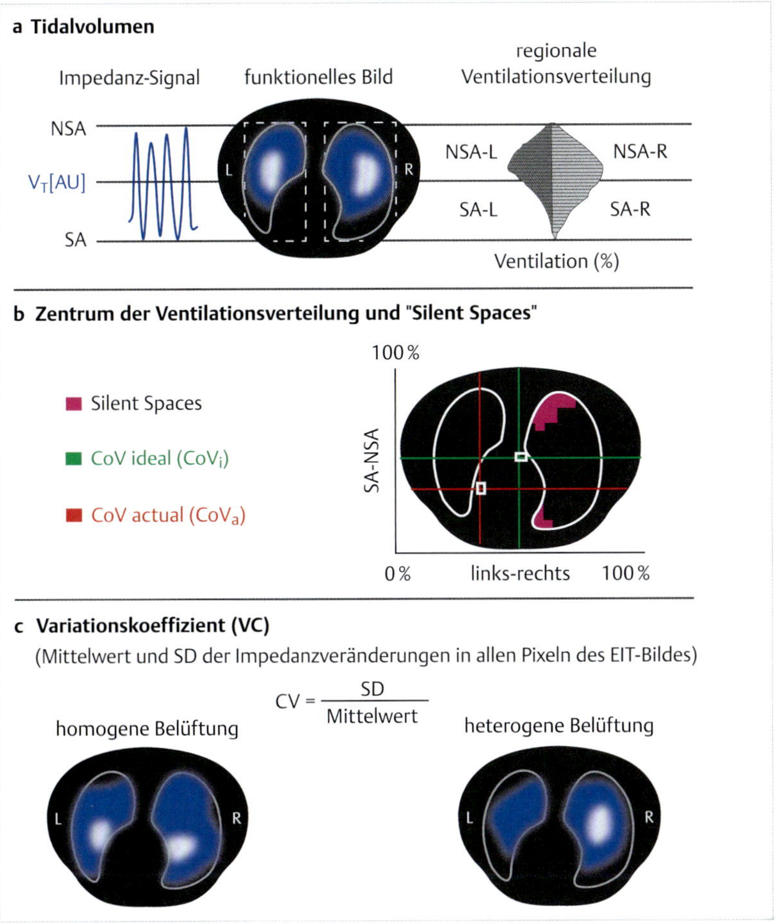

Abb. 6.9 Ventilationsbezogene EIT-Messgrößen bei einem auf dem Bauch liegenden Neugeborenen.

a Globale, funktionelle und regionale Darstellung des Tidalvolumens (V_T = Tidalvolumen, SA = schwerkraftabhängig, NSA = nicht schwerkraftabhängig, L = links, R = rechts).

b Zentrum der Ventilationsverteilung und silent Spaces (CoV = Center of Ventilation).

c Variationskoeffizient (VC) (SD = Standardabweichung).

Belüftung

Veränderungen des Lungenvolumens sind im zeitlichen Verlauf (und nicht atemzugsweise) zu betrachten. Die wichtigste EIT-Variable zur Beurteilung der Lungenbelüftung ist die endexspiratorische Lungenimpedanz (EELI), welche durch den Impedanzwert am Ende der Exspiration definiert ist (▶ Abb. 6.10 a). Die EELI kann als Surrogatparameter für die funktionelle Residualkapazität (FRC) verstanden werden.

> **Merke**
>
> Die endexspiratorische Lungenimpedanz korreliert mit der funktionellen Residualkapazität.

Eine Zunahme der EELI wird durch Erhöhung des positiv-endexspiratorischen Druckes (PEEP), durch Rekrutieren von atelektatischen Lungenbezirken oder nach Gabe von Surfactant beim Frühgeborenen mit Atemnotsyndrom beobachtet. Folglich führen eine Absenkung des PEEP oder die Ausbildung von Atelektasen zu entsprechend tieferen EELI-Werten. Wie bei der Ventilationsverteilung können auch die intrathorakalen Gasvolumina entweder global oder bezogen auf unterschiedliche ROI dargestellt und ausgewertet werden (▶ Abb. 6.10 b).

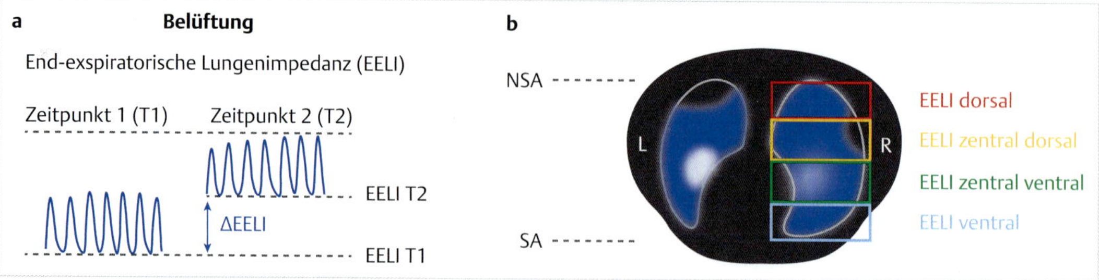

Abb. 6.10 End-exspiratorisches Lungenvolumen bei einem auf dem Bauch liegenden Neugeborenen.
a Anstieg der endexspiratorischen Lungenimpedanz (Δ EELI) zwischen 2 verschiedenen Zeitpunkten (T 1 und T 2), z. B. durch PEEP-Erhöhung.
b Regionale endexspiratorische Lungenimpedanz (EELI) in 4 verschiedenen ROI entlang der antero–posterioren Achse (NSA = nicht schwerkraftabhängig, SA = schwerkraftabhängig, L = links, R = rechts).

6.2.4 Klinischer Nutzen der EIT bei Neugeborenen und Kindern

Trotz vieler Vorteile wird die EIT bislang im neonatologischen und pädiatrischen Setting typischerweise im Rahmen klinischer Beobachtungsstudien und nicht während der Routineversorgung eingesetzt. Damit die EIT in der pädiatrischen und neonatologischen Intensivmedizin und Atemwegsversorgung einen sinnvollen Platz einnehmen kann, sind entsprechende Studien und der Nachweis eines klinischen Vorteils unerlässlich.

Hinweis

Die EIT wird bislang überwiegend im Rahmen von klinischen Studien eingesetzt.

Denkbar sind die Steuerung der invasiven und nicht-invasiven Beatmung, z. B. über eine PEEP-Titration, die kontinuierliche Überwachung der Lunge während pulmonaler Interventionen sowie die Identifikation unerwünschter Ereignisse schon vor dem Auftreten einer klinischen Verschlechterung. Als mögliche praxisnahe Anwendungsbeispiele des EIT-Lungenmonitorings seien die Detektion von Pneumothoraces, Atelektasen oder Tubusfehllagen (z. B. im Ösophagus oder einem Hauptbronchus) genannt.

6.2.5 Limitation der EIT bei Neugeborenen und Kindern

Das EIT-Signal ist nur so gut wie der elektrische Kontakt zwischen Haut und Elektrode während der Messung. Gerade im pädiatrischen Bereich sind Unterbrechungen der Messung durch unzureichenden Hautkontakt oder Bewegungsartefakte häufig. Zusätzlich erschwert die Größenvariabilität der pädiatrischen Population die Entwicklung spezifischer Elektrodengurte und Bildrekonstruktionsalgorithmen. Bei Frühgeborenen kommen die begrenzten Platzverhältnisse am Thorax zum Anbringen des EIT-Brustgurtes hinzu, die mit anderen Überwachungssystemen (z. B. EKG-Elektroden, transkutanes CO_2) konkurrieren.

6.2.6 Zusammenfassung und Ausblick

Die EIT kann als zusätzliches, nicht-invasives Diagnose- und Überwachungsverfahren der Lunge verstanden werden, welches in Echtzeit Informationen zum Lungenzustand und zur zugrunde liegenden Lungenphysiologie zur Verfügung stellt. Bislang vorwiegend im klinischen Forschungsumfeld eingesetzt, bietet die EIT zukünftig gerade im neonatologischen und pädiatrischen Bereich die Chance, sowohl die invasive wie auch die nicht-invasive Beatmung zu optimieren und zu einer lungenschonenderen Therapie beizutragen. Ebenfalls denkbar und zum Teil auch bereits umgesetzt ist die Integration der EIT in das Beatmungsgerät, womit über entsprechende Rückkoppelungsmechanismen eine automatisierte Steuerung von Beatmungseinstellungen (z. B. des PEEP) potenziell möglich wäre.

Neben dem reinen Lungenfunktionsmonitoring bestünde aufgrund der guten elektrischen Leitfähigkeit von Blut zusätzlich die Möglichkeit, mit der EIT auch den pulsatilen Blutfluss respektive die regionale Lungendurchblutung, z. B. bei Neugeborenen und Kindern mit pulmonal-arterieller Hypertonie, zu visualisieren. Bis zur klinischen Anwendbarkeit solcher Ansätze sind die Durchführung entsprechend große Studien und der Nachweis eines klinischen Vorteils unerlässlich.

6.3 Lungensonografie, Röntgen

Christoph Czernik

Für das Monitoring von beatmeten Kindern oder Neugeborenen stehen als bildgebende Verfahren auf der Intensivstation vor allem die Lungensonografie (LUS) und die Röntgen-Thoraxaufnahme zur Verfügung.

6.3.1 Lungensonografie

Seit über 2 Jahrzehnten kommt die LUS, die auf bedeutende Pionierarbeiten durch die Arbeitsgruppe um Daniel Lichtenstein zurückzuführen ist, bereits zur klinischen Anwendung [145], [146]. Aufgrund wesentlicher Vorteile (▶ Tab. 6.4) gegenüber der Röntgen-Thoraxaufnahme ist die LUS eine nicht-invasive Untersuchungsmethode, die als Point-of-Care Ultrasound (POCUS) schnell verfügbar ist und eine hohe Sensitivität und Spezifität bei respiratorischen Erkrankungen erreicht. Dadurch konnte der Einsatz von LUS in den letzten Jahren auf die Notfall- und Intensivmedizin von Kindern und Neugeborenen ausgeweitet werden und mittlerweile zur Standarduntersuchung etabliert werden. Dabei konnte man in mehreren Studien zeigen, dass die LUS bei Kindern und Neugeborenen nicht nur zur Diagnostik eines Pleuraergusses oder Pneumothorax geeignet ist, sondern auch zum Erkennen von respiratorischen Pathologien wie z. B. dem interstitiellen Syndrom und der Lungenkonsolidierung. Mit diesen Erkenntnissen kann die LUS als Methode zum respiratorischen Monitoring von beatmeten Patienten eingesetzt werden, insbesondere wo eine Wiederbelüftung von atelektatischen Lungenbezirken erforderlich ist oder ein Lungenödem behandelt werden soll. Neben dieser klassischen Anwendung lässt sich die Sonografie aber auch im Thoraxbereich zur Bestimmung der Tubuslage verwenden.

Tab. 6.4 Vor- und Nachteile der sonografischen Lungenuntersuchung.

Vorteile	Nachteile
• sofort bettseitig verfügbar • wiederholbar • keine Röntgenstrahlenexposition • rasche Durchführung mit wenig Aufwand • mobile Ultraschallgeräte (schnell verfügbare Geräte am Inkubator oder Patientenbett) • verbessert das Outcome (Zeitersparnis) • kostengünstig	• Größe eines Pneumothorax nicht sicher abschätzbar • untersucherabhängig • Einarbeitungskonzept erforderlich

Sonografische Kriterien von pulmonalen Belüftungsstörungen

In der sonografischen Untersuchung lassen sich von außen nach innen die Thoraxwand mit Subkutis und Muskulatur darstellen. Die Rippen führen zu einer dorsalen Schallauslöschung. Im Normalbefund erscheint die Pleura als echoreiche Linie, die sich während des Atemzyklus bewegt („Lungengleiten"). Die horizontale Darstellung von sog. A-Linien entsteht durch Reflexionen an den Grenzflächen von Thoraxwand und Pleura. Im Gegensatz hierzu entstehen die vertikalen, atemsynchronen B-Linien, die auch an Kometenschweife erinnern lassen, an der Pleura parietalis und überlagern das Lungenparenchym.

Folgende Kenntnisse sind zur Interpretation von LUS-Befunden erforderlich, um in Abhängigkeit von der Belüftungsstörung in einer kritischen respiratorischen Situation gezielte Therapiemaßnahmen einzuleiten. Dabei stützt sich die Befundung auf die Darstellung von sog. Artefakten, den „A-" und „B-Linien" und der „Pleuralinie". Im Allgemeinen führt eine zunehmende Belüftungsstörung zu einem Wechsel von A-Linien zu B-Linien. Bei stärkerer Belüftungsstörung koaleszieren die B-Linien, die bei einem kompletten Belüftungsverlust zu einem gewebeähnlichen Muster verschmelzen (▶ Abb. 6.11).

Merke

In Abhängigkeit vom Schweregrad der Belüftungsstörung kommt es zu einem Wechsel von A- zu B-Linien, die beim kompletten Belüftungsverlust koaleszieren und ein gewebeähnliches Muster darstellen.

Sonografische Kriterien beim Pneumothorax

Intrapulmonale Pathologien lassen sich, bis auf solche, die an die Pleura visceralis heranreichen, in der Sonografie nicht darstellen. Beim Pneumothorax bildet sich eine Luftansammlung im Pleuraspalt, die dazu führt, dass ein Pleuragleiten verhindert wird und durch eine Totalreflexion an der Grenzfläche der Pleura parietalis zum luftgefüllten Pleuraspalt ein starres A-Linien-Muster entsteht. Dabei werden die Artefakte, die von der Pleura visceralis ausgehen, nicht mehr detektiert.

Ein fehlendes Pleuragleiten ist ein typisches Kriterium für einen Pneumothorax, das sehr schnell sonografisch erkannt werden kann und somit lebensrettend sein kann.

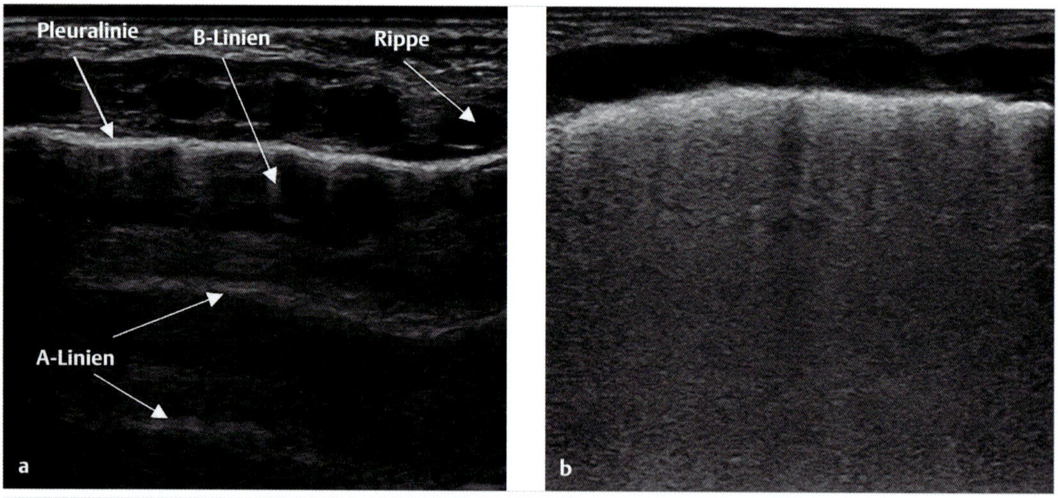

Abb. 6.11 Sonografischer Vergleich im B-Mode zwischen normal belüfteter Lunge und schwerer Belüftungsstörung.
a Lungensonografischer Normalbefund: Neben dem Pleuragleiten sind A- und B-Linien darstellbar.
b Schwere Belüftungsstörung: Es zeigt sich ein gewebeähnliches Muster, in dem keine A-Linien darstellbar sind.

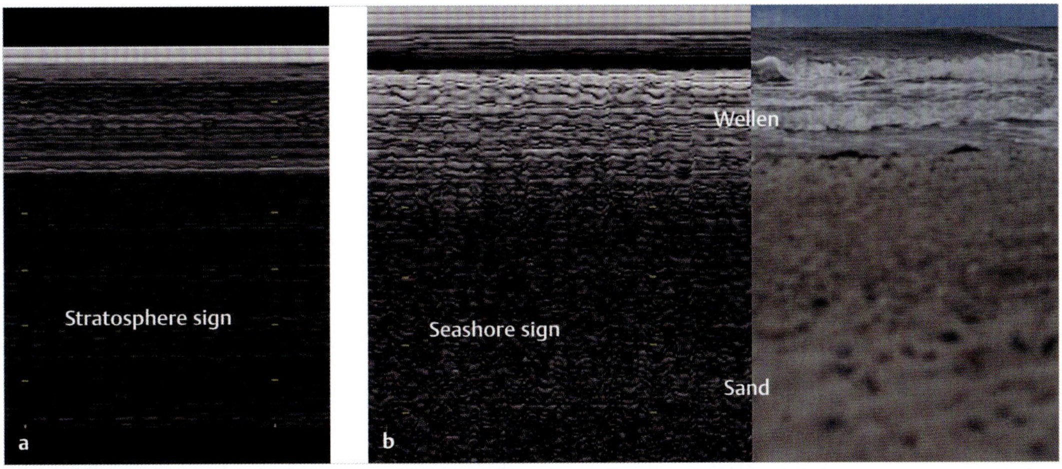

Abb. 6.12 Sonografische Differenzierung im M-Mode zwischen Pneumothorax und Normalbefund.
a Im M-Mode zeigt sich beim Pneumothorax das „Stratosphere Sign“ oder „Barcode Sign“.
b „Seashore Sign“, das durch eine gleitende Pleura entsteht und dem Bild eines Strandes mit Sand und Wellen ähnelt.

Der Pneumothorax lässt sich zudem gut im M-Mode darstellen. Bei gesunden Kindern lässt sich das sog. Seashore Sign darstellen. Im M-Mode zu erkennende parallel verlaufende Linien (▶ Abb. 6.12 b, oben im Bild) werden durch die festen unbeweglichen Strukturen Haut, subkostales Fettgewebe, Muskulatur und Pleura parietalis hervorgerufen. Minimale Bewegungen der Pleura visceralis und der Lunge führen zum darunter liegenden typischen Bild des „Rauschens“, das insgesamt dem Bild von auf den Strand zulaufenden Wellen ähnelt. Bei einem Pneumothorax sind die Strukturen hinter der Pleura parietalis nicht mehr darstellbar, sodass es zu Spiegelphänomenen kommt und das typische „Stratosphere Sign“ oder „Barcode Sign“ und nicht das Seashore Sign dargestellt werden können (▶ Abb. 6.12).

> **Merke** M!
>
> Fehlendes Pleuragleiten im B-Mode und Darstellung des „Stratosphere Sign“ im M-Mode sind typische Zeichen eines Pneumothorax.

Sonografische Kriterien zur Kontrolle der Tubuslage

Die Röntgen-Thoraxaufnahme gehört weiterhin zum Standard zur Tubuslagekontrolle nach einer Intubation oder bei dem Verdacht auf eine Tubusfehllage, jedoch zeigen mittlerweile mehrere Studienergebnisse, dass die Ultraschalluntersuchung für die Lagekontrolle eines Endotrachealtubus (ETT) ebenfalls möglich ist. Durch die luftgefüllten Atemwege ist die sonografische Untersuchung der Trachea erschwert, sodass die Lage des ETT in Relation zu den anatomischen Leitstrukturen, dem Aortenbogen oder der rechten Pulmonalarterie, erfolgt. Dabei befindet sich die Karina auf Höhe der rechten Pulmonalarterie und der Aortenbogen leicht kranial oberhalb der Karina. Eine optimale Lage der ETT-Spitze konnte in Studien bei 5–10 mm oberhalb des Aortenbogens gezeigt werden (▶ Abb. 6.13).

> **Merke** M!
>
> Die ETT-Spitze sollte sich oberhalb des Aortenbogens befinden.

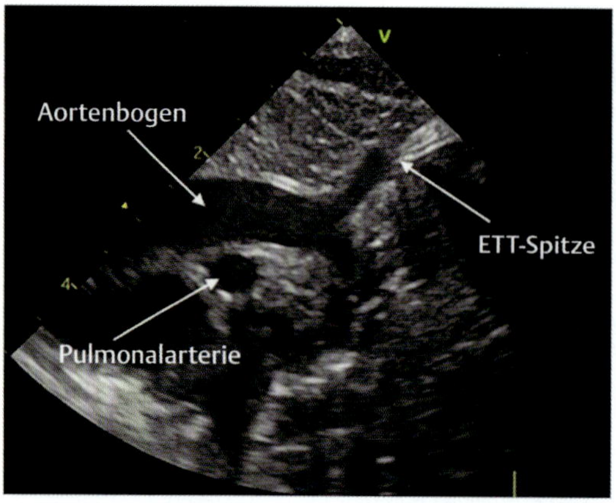

Abb. 6.13 Sonografische Darstellung der Endotrachealtubusspitze in Korrelation zum Aortenbogen und der rechten Pulmonalarterie. (Quelle: Sandig J, Bührer C, Czernik C. Ultraschallgestützte Lagekontrolle des Endotrachealtubus bei Neugeborenen. ZGN - Zeitschrift für Geburtshilfe und Neonatologie 2022; 226(03): 160–166. doi:10.1055/a-1732-7867)

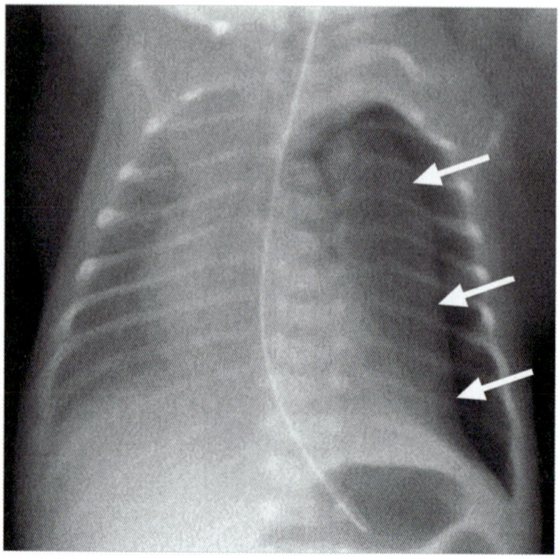

Abb. 6.14 Spannungspneumothorax links mit komprimierter Lunge sowie Verlagerung des Mediastinums nach rechts. Pfeile zeigen auf die Lungengrenze.

6.3.2 Röntgen

Die Röntgen-Thoraxaufnahme gehört auf der Intensivstation bei beatmeten Neugeborenen oder Kindern zu den am häufigsten durchgeführten Untersuchungen. Sie sollte aber immer kritisch hinterfragt werden, ob andere bildgebende Verfahren wie z. B. die Lungensonografie sie ersetzen oder unterstützen kann. Häufig gestellte Fragen beziehen sich auf

- die Tubuslage,
- den Pneumothorax inkl. Lage von Pleuradrainagen und zentralvenösen Kathetern sowie
- die Bewertung des Schweregrads von Belüftungsstörungen und Erkennen eines Barotraumas.

Tubuslage

Siehe auch Kap. 6.1.3 zur Tubuslagekontrolle.

Die korrekte Lage der Tubusspitze im Röntgenbild befindet sich ca. auf Höhe des Wirbelkörpers Th 1–Th 2, jedoch sind Veränderungen der Trachealänge während der In- und Exspiration zu berücksichtigen. Entscheidend dabei ist, dass die Tubusspitze zwischen Sternoklavikulargelenk und oberhalb der Karina platziert wird, sodass es weder zur Dislokation noch zur einseitigen Belüftung kommt.

Pneumothorax

Beim Pneumothorax spielt die Differenzierung zwischen Spannungspneumothorax und unkompliziertem z. B. ventral gelegenem Pneumothorax eine entscheidende Rolle:

- Ein Spannungspneumothorax führt, durch die Verdrängung der Lunge und die Verlagerung des Mediastinums zur gesunden Seite, zu einer Notfallsituation (► Abb. 6.14).
- Beim ventralen Pneumothorax ohne Spannung können die Reduktion der Beatmungsparameter (PIP und PEEP) sowie die Hochlagerung zur kontralateralen Seite eine therapeutische Möglichkeit bieten.

Cave

Es besteht akute Lebensgefahr beim Spannungspneumothorax. Ein Spannungspneumothorax sollte sofort entlastet werden.

Belüftungsstörungen und Barotrauma

Belüftungsstörungen der Lunge können sich als Verschattungen im Röntgenbild abbilden. Die Differenzierung zwischen den Diagnosen einer Atelektase, pneumonischen Infiltraten und einem Lungenödem ist jedoch nicht immer ganz einfach und erfordert häufig weiterführende Diagnostik wie z. B. laborchemische Diagnostik und echokardiografische Untersuchung. Ein Barotrauma bzw. eine Überblähung der Lunge sollte frühzeitig erkannt bzw. vermieden werden

Eine Sonderform stellt das interstitielle Lungenemphysem (ILE) dar. Das ILE entsteht aufgrund eines zu hohen transpulmonalen Druckes, der zu einer Überdehnung der Bronchioli terminalis und der Alveolen führt und eine Luftansammlung im Interstitium verursacht (▶ Abb. 6.15). Zur Reduktion des transpulmonalen Druckes werden u. a. hochfrequente Beatmungsformen wie die Hochfrequenzoszillationsbeatmung (HFOV) sowie die Hochlagerung der kontralateralen Seite empfohlen. In besonderen Situation kann sogar eine einseitige pulmonale Beatmung in Erwägung gezogen werden.

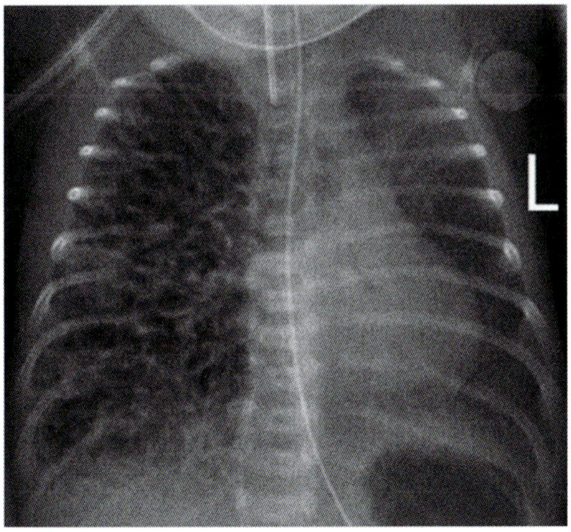

Abb. 6.15 Interstitielles Lungenemphysem (ILE). Interstitielles Lungenemphysem rechts mit typischen Zeichen von ringförmigen, perivaskulären Aufhellungen.

6.4 Maschinelle Überwachung der Beatmung

Alexander Humberg

Moderne Respiratoren ermöglichen die grafische Darstellung der wichtigen Variablen Druck, Volumen und Fluss (Flow) in Kurven gegen die Zeit aufgetragen. Schleifen (Loops) illustrieren den Zusammenhang der 3 Variablen Volumen, Druck und Fluss.

6.4.1 Atemzyklus, Resistance und Compliance

Entgegen der natürlichen Atmung erfolgt die maschinelle Beatmung in Form einer Überdruckbeatmung. Bei der maschinellen Beatmung ist während der Inspiration der intrathorakale Druck positiv. Die Exspiration erfolgt wie bei der Spontanatmung passiv.

Während des Beatmungszyklus beeinflussen die mechanischen Eigenschaften des Atemapparats, die Resistance und die Compliance, den Verlauf des Atemwegsdruckes:

- *Resistance:* Die Resistance, der Atemwegswiderstand des gesamten Atemapparats einschließlich der Beatmungseinheit, wird durch Faktoren wie Fluss im System, Tidalvolumen und Größe der extra- und intrakorporalen Atemwegskomponenten beeinflusst. Gerade die Größe des endotrachealen Tubus ist ein wichtiger Einflussfaktor auf die Resistance. Lange und im Durchmesser kleinere Endotrachealtuben erhöhen die Resistance. Bei festem Tidalvolumen wird durch das Beatmungsgerät in solchen Fällen ein erhöhter Flow zum Erreichen des Tidalvolumens abgegeben. Je höher die Resistance in den Atemwegen, desto höher muss der aufzuwendende Druck sein, um einen adäquaten Fluss in den Atemwegen zu produzieren.
- *Compliance:* Der Begriff der Compliance beschreibt grob die Dehnbarkeit des gesamten respiratorischen Systems. Bei niedriger Compliance der Atemwege muss bei gleicher Volumenabgabe ein höherer Druck aufgewendet werden.

6.4.2 Zeitlicher Verlauf

Druck-Zeit-Kurve

In der Druck-Zeit-Kurve ist der verwendete Beatmungsdruck gegen die Zeit pro Atemhub aufgetragen. Beeinflusst wird die Darstellung der Kurve durch die Atemmechanik des Patienten und durch die gewählte Beatmungsform (volumen- versus druckkontrollierte Beatmung). Die Exspiration erfolgt immer passiv. Es wird lediglich das endexspiratorische Druckniveau (PEEP) durch das Beatmungsgerät gesteuert.

Volumenkontrollierte Beatmung

Das Druck-Zeit-Diagrammbietet bei festgesetztem Tidalvolumen die Interpretation der folgenden Variablen:

- PIP
- Plateaudruck
- Compliance
- Resistance
- Inspirations- und Exspirationsdauer
- Höhe des PEEP
- Veränderungen des Flow

Im Folgenden wird der zeitliche Ablauf der Kurve eines Atemzyklus besprochen: Zu Beginn der Inspiration kommt es zu einem schnellen Anstieg des Druckes in den Atemwegen bis zum Erreichen des PIP. Der PIP ist bei der volumenkontrollierten Beatmung abhängig von Resistance und Compliance der Atemwege. Ein hoher PIP bei dieser Beatmungsform kann eine hohe Resistance oder eine niedrige Compliance der Lunge widerspiegeln (z. B. bei Bronchokonstriktion, ARDS [acute respiratory Distress Syndrome]). Nach Erreichen des PIP verteilt sich die inspirierte Luft in der Peripherie der Lunge, und der Druck in den Atemwegen fällt. Diese Phase wird „Pausenphase“ genannt, der erreichte Druck „Plateaudruck“. Aufgrund der charakteristischen Verteilung in der Lunge reflektiert der Plateaudruck die Compliance der Lunge. Eine Abnahme der Compliance führt zu einem Anstieg des Plateaudrucks. Je nach Dauer der Inspirationszeit kommt es zur Öffnung des Exspirationsventils, und der Druck im Beatmungssystem fällt auf einen definierten endexspiratorischen Druck zurück. Die Exspiration erfolgt passiv und ist abhängig vom zuvor benötigten inspiratorischen Druck, von der Resistance und von der Compliance.

Resistance und Compliance spiegeln sich in den einzelnen Druckniveaus wider (▶ Abb. 6.16):

- *Resistance:* Je größer die Differenz zwischen PIP und Plateaudruck ist, desto größer wird die Resistance, da bei erhöhter Resistance ein höherer Widerstand dem inspiratorischen Druck entgegenwirkt (z. B. bei Atemwegsobstruktion, Abknicken des Tubus, Bronchospasmus). Der Plateaudruck verändert sich in diesem Fall nicht, ausschließlich der PIP steigt. Differenzialdiagnostisch würde bei einer obstruktiven Erkrankung der Gebrauch von Bronchodilatatoren in einem solchen Fall den PIP senken können.

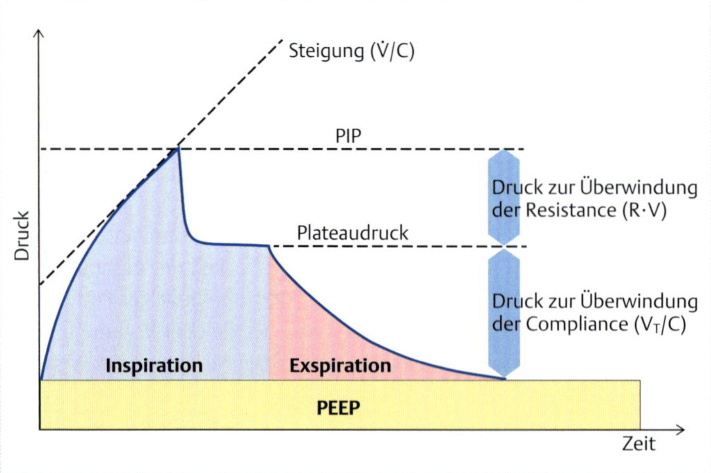

Abb. 6.16 Darstellung von Resistance und Compliance im Druck-Zeit-Diagramm. C = Compliance, PEEP = positiv-endexspiratorischer Druck, PIP = Peak Inflation Pressure, R = Resistance, V = Volumen, V_T = Atemzugvolumen

- *Compliance:* Die Differenz zwischen Plateau und endexspiratorischem Druck gilt als Maß für die Compliance. Faktoren, die die Compliance, also die Dehnbarkeit der Lunge, reduzieren, wie z. B. beim ARDS, beim Lungenödem oder bei abdominaler Ausdehnung, erhöhen den Plateaudruck und den PIP und somit die Differenz zwischen endexspiratorischem und Plateaudruck. Sind also PIP und Plateaudruck hoch, kann in diesem Fall der Verdacht auf das Vorliegen einer reduzierten Compliance der Lunge gestellt werden.

Merke

M!

Sind PIP und Plateaudruck hoch, weist dies auf eine geringe Compliance der Lunge hin, z. B. beim ARDS, Ödem oder abdominaler Thoraxkompression. Liegt jedoch ein hoher PIP vor und bleibt der Plateaudruck auf gleichem Niveau, ist das ein Zeichen für eine niedrige Resistance der Lunge, z. B. bei Atemwegsobstruktion.

Die Fläche unterhalb der Druck-Zeit-Kurve stellt im Wesentlichen den MAP dar. Der MAP ist vor allem von den Faktoren PIP, Inspirations- und Exspirationsdauer, Atemfrequenz, Form der Druck-Zeit-Kurve und PEEP abhängig. Er ist der entscheidende Parameter für hämodynamische Auswirkungen (venöser Rückfluss) der Beatmung und dem Maß der Oxygenierung. Je mehr die Druck-Zeit-Kurve der Form eines Vierecks gleicht, desto höher ist der MAP.

Als Maß für die Geschwindigkeit, mit der das Atemgas in die Lunge gelangt, dient der inspiratorische Fluss. Eine Reduzierung des inspiratorischen Flusses zeigt sich in einer Reduktion des PIP und einer abgeflachten Druck-Zeit-Kurve (▶ Abb. 6.17). Dabei verändert sich das applizierte Volumen nicht. Trotz vermindertem PIP bleibt der MAP gleich. Bei gleichbleibendem Verhältnis von Inspiration zu Exspiration resultiert daraus eine Reduktion der Plateauphase. Im Gegenzug steigt bei Erhöhung des Inspirationsflusses der PIP. Es kommt bei gleichbleibendem Volumen und gleichbleibendem Verhältnis von Inspiration zu Exspiration zu einer Verlängerung der Pausenphase.

Druckkontrollierte Beatmung

Das Druck-Zeit-Diagramm bei der druckkontrollierten Beatmung (▶ Abb. 6.18) unterscheidet sich von der grafischen Darstellung der volumenkontrollierten Beatmung (▶ Abb. 6.17). Da der Inspirationsdruck konstant vorgegeben ist, bietet die Kurve weniger Interpretationsmöglichkeiten. Während der Inspiration steigt der Druck vom Ausgangsniveau schnell an und bleibt für die Dauer der Inspiration konstant.

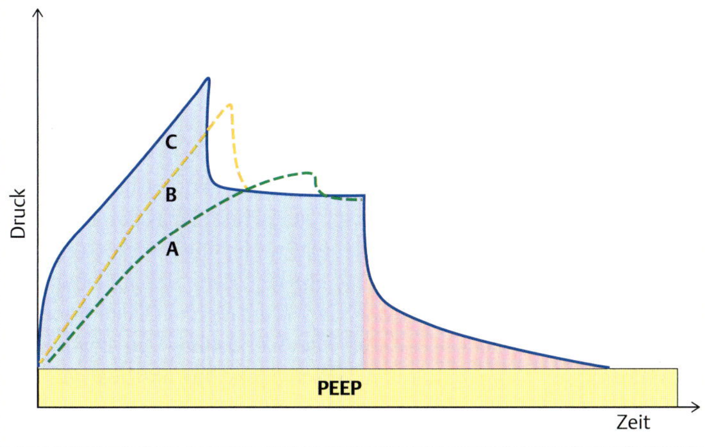

Abb. 6.17 Druck-Zeit-Kurve bei volumenkontrollierter Beatmung. Auswirkungen des inspiratorischen Flow. (A = niedriger Flow, B = mittlerer Flow, C = hoher Flow, PEEP = positiv-endexspiratorischer Druck)

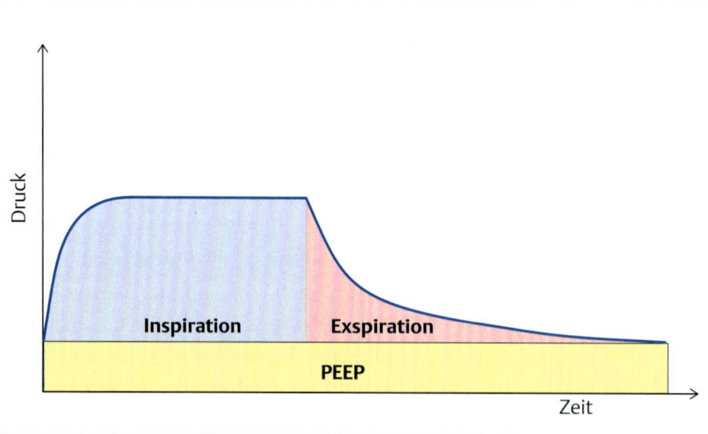

Abb. 6.18 Druck-Zeit-Kurve bei druckkontrollierter Beatmung. PEEP = positiv-endexspiratorischer Druck

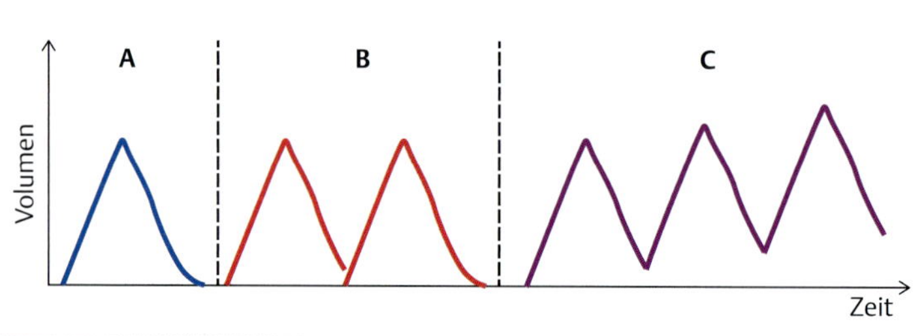

Abb. 6.19 Volumen-Zeit-Kurve. (A = normale Volumen-Zeit-Kurve, B = Leckage, C = Hyperventilation)

Volumen-Zeit-Kurve

Das in- und das exspiratorische Volumen werden in der Volumen-Zeit-Kurve dargestellt. In- und exspiratorischer Schenkel im Diagramm sollten annähernd gleich lang sein. Erreicht der exspiratorische Schenkel die Grundlinie (Beginn der Inspiration) nicht, so ist ein Teil der Exspirationsluft auf dem Weg zur Beatmungseinheit entwichen, z. B. infolge eines Lecks oder einer bronchopleuralen Fistel (▶ Abb. 6.19B). Durch Hyperinflation von Luft kann es zum Air Trapping kommen. Pathophysiologisch wird nur ein Teil des inspiratorischen Tidalvolumens wieder abgeatmet und der Kurvenverlauf zeigt einen Aufwärtstrend der Volumenkurve (▶ Abb. 6.19C). Hohe Resistance der Atemwege und kurze Exspirationszeit können diesen Effekt verstärken, sodass Patienten mit obstruktiven Lungenerkrankungen besonders gefährdet sind und bei ihnen besonders auf die Exspiration geachtet werden sollte.

Patienten mit Hyperinflation und Beatmungsunterstützung bei spontaner Atemaktivität sind zudem gefährdet, asynchron beatmet zu werden. Sollte infolge des erhöhten endexspiratorischen Volumens kein effektiver Atemzug mehr generiert werden können, so führt dies unweigerlich zu einer gesteigerten, aber ineffektiven Atemtätigkeit mit asynchroner Beatmung.

Aus der Volumen-Zeit-Kurve lassen sich folgende Informationen gewinnen:

- Tidalvolumen (auf der y-Achse)
- Air Trapping und Hyperinflation
- patientengesteuerte Exhalation (durch negativen Kurvenverlauf)
- Luftleck (Kurve erreicht y-Achse nicht)
- Patienten-Ventilator-Asynchronie

Fluss-Zeit-Kurve

Die Fluss-Zeit-Kurve stellt den zeitlichen Verlauf von in- und exspiratorischem Fluss dar. Ein positiver Kurvenverlauf zeigt den Fluss in die Atemwege an (Inspiration), ein negativer Verlauf beschreibt den Fluss aus den Atemwegen (Exspiration). Je nach Gerätetyp oder Einstellung am Beatmungsgerät können verschiedene inspiratorische Flow-Muster erzeugt werden (▶ Abb. 6.20).

Das exspiratorische Flow-Muster kann Rückschlüsse auf Resistance und Compliance der Atem-

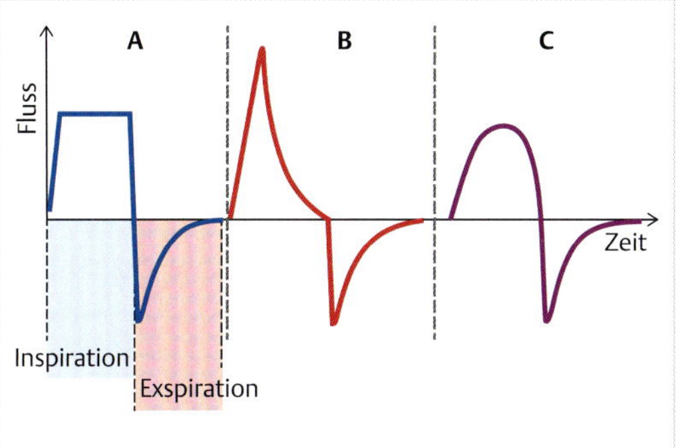

Abb. 6.20 Fluss-Zeit-Kurve. (A = konstanter Fluss (volumenkontrollierte Beatmung), B = dezelerierender Fluss (druckkontrollierte und druckunterstützte Beatmung), C = sinusförmiger Fluss (Spontanatmung oder druckunterstützte Beatmung)

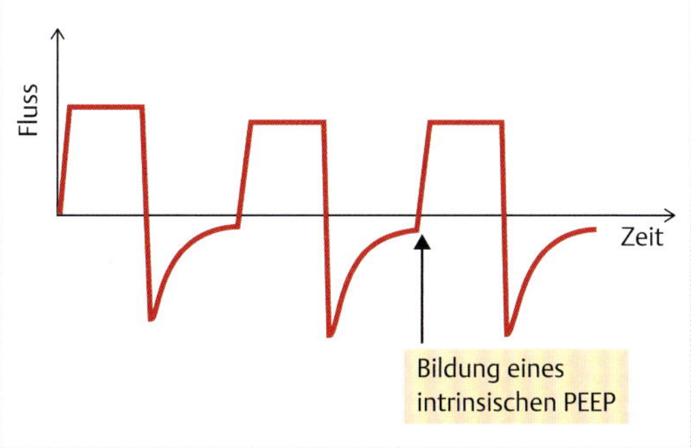

Abb. 6.21 Nachweis einer Hyperinflation mit Bildung eines intrinsischen PEEP in der Fluss-Zeit-Kurve. (PEEP = positiv-endexspiratorischer Druck)

wege ermöglichen. So führt eine Abnahme der Compliance zu einer Erhöhung des exspiratorischen Spitzenflusses und zu einer steiler verlaufenden exspiratorischen Flow-Kurve. Die Zunahme der Resistance des respiratorischen Systems dagegen bewirkt eine Reduktion des exspiratorischen Spitzenflusses und eine flacher verlaufende exspiratorische Flow-Kurve.

Bei der Interpretation der exspiratorischen Flusskurve sollte unbedingt darauf geachtet werden, dass die Kurve die Nulllinie (y-Achse) vor Beginn der nächsten Inspiration erreicht. Sollte dies nicht geschehen, so zeigt die Kurve eine dynamische Hyperinflation mit der Gefahr des sog. Air Trapping und die Bildung eines intrinsischen PEEP an (▶ Abb. 6.21). Spätestens jetzt sollte die Inspirationszeit reduziert oder die Exspirationszeit verlängert werden, ggf. durch Reduktion der Atemfrequenz.

6.4.3 Schleifen

Beatmungsgeräte bieten die grafische Darstellung von Schleifen an. Im Allgemeinen werden 2 verschiedene Darstellungstypen verwendet:

- In der Druck-Volumen-Schleife wird der Beatmungsdruck (x-Achse) gegen das Volumen (y-Achse) aufgetragen.
- In der Fluss-Volumen-Schleife wird das Volumen (x-Achse) gegen den Gasfluss (y-Achse) dargestellt.

Druck-Volumen-Schleife

Die idealisierte Darstellung der Druck-Volumen-Schleife eines Beatmungszyklus beginnt am Nullpunkt der Achsen (ohne PEEP) mit der Inflation und wird gegen den Uhrzeigersinn fortgeführt. Mit Erreichen des PIP (x-Achse) und des Tidalvolumens (y-Achse) kommt es zum Umschlag der Kurve. Die sich anschließende Exspirationsphase wird durch die abfallende Kurve dargestellt, die am Ende der Exspiration zum Startpunkt der Kurve gelangt (▶ Abb. 6.22; s. auch (▶ Abb. 3.4).

Grundsätzlich wird zur Ermittlung der Druck-Volumen-Schleife zwischen statischen und dynamischen Verfahren unterschieden:

- *Statische Verfahren:* Bei diesen Verfahren wird bei einem Atemgasfluss von 0 l/min das Druck-Volumen-Verhältnis an verschiedenen Messpunkten ermittelt. Der in der Kurve darstellbare untere Umschlagspunkt (lower Inflection Point) und der obere Umschlagspunkt (upper Inflection Point) markieren den Alveolaröffnungsdruck bzw. die Grenze der Dehnbarkeit. Der Bereich zwischen beiden Punkten zeichnet das Optimum, in der eine Zunahme des Lungenvolumens durch eine geringe Druckzunahme erfolgt.
- *Dynamische Verfahren:* Die Verwendung statischer Verfahren ist bei einem benötigten Atemgasfluss von 0 l/min in der klinischen Praxis kaum durchführbar. Es kommen vielmehr sog. dynamische Verfahren zur Anwendung, bei de-

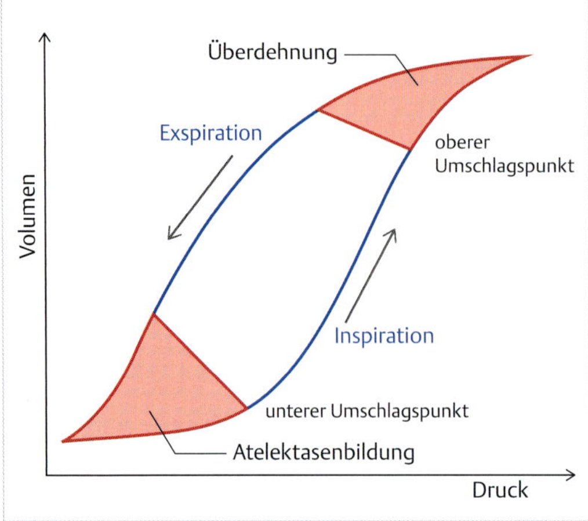

Abb. 6.22 Statisch ermittelte Druck-Volumen-Schleife.

nen die Darstellung der Grafen mithilfe technischer und mathematischer Verfahren während der einzelnen Beatmungshübe durchgeführt wird.

Limitationen

Die Darstellung von Kurven am Patientenbett erfolgt im Rahmen von dynamischen Messverfahren während der Beatmung. Mittlerweile bieten fast alle Hersteller von Beatmungsgeräten diese Analysemöglichkeiten an. Auch wenn das Interesse an einer adäquaten Analyse der respiratorischen Mechanik und den damit verbundenen Möglichkeiten der Optimierung der Beatmung groß ist, können die Überlegungen anhand von statischen Druck-Volumen-Kurven nicht unreflektiert auf dynamische Kurven übertragen werden.

Bei der Interpretation statisch gewonnener Druck-Volumen-Schleifen wird angenommen, dass der Bereich zwischen dem oberen und dem unteren Umschlagspunkt die Zone optimaler Compliance der Lunge darstellt. Bezogen auf diese statischen Verhältnisse entstand die Vorstellung, Kurven unter dynamischen Bedingungen ähnlich interpretieren zu können. Empfehlungen, die Beatmungsdrücke PEEP und PIP oberhalb des unteren und unterhalb des oberen Umschlagspunkt zu halten, sollten das Risiko für Atelektrauma und Volutrauma bzw. Hyperinflation der Lunge minimieren.

Diese Idee gründet auf der Annahme, dass der Atemzyklus der dynamischen Schleife demjenigen der statischen gleicht. Experimentelle Untersuchungen konnten allerdings zeigen, dass der dynamisch gemessene Atemzyklus immer oberhalb der statischen Druck-Volumen-Schleife liegt, dass die Füllung der Alveolen entlang der gesamten Druck-Volumen-Schleife stattfindet und dass der untere Umschlagspunkt der statischen Druck-Volumen-Kurve nicht in Beziehung zum Alveolaröffnungsdruck steht. Außerdem erfolgt die Druckmessung für die Darstellung der Druck-Volumen-Schleife innerhalb des Respirators und wird von der Resistance des gesamten Atemwegs und dabei vor allem von der Resistance des Endotrachealtubus beeinflusst. Tracheale Druckmessungen konnten zeigen, dass Druck-Volumen-Schleifen, die mithilfe tracheal liegender Sonden ermittelt wurden, sich deutlich von im Respirator ermittelten Druck-Volumen-Schleifen unterscheiden. Artefakte, wie Reibung (vor allem in den künstlichen Atemwegen), Elastizität, Trägheit und Dichtigkeit des Systems, aber auch die Verteilung und Resorption von Gasen in den Lungen, beeinflussen den inspiratorischen Flow und schränken die Interpretationsmöglichkeiten einer (dynamisch gewonnenen) Druck-Volumen-Schleife in der klinischen Praxis erheblich ein.

Cave

Druck-Volumen-Schleifen werden in der klinischen Praxis dynamisch ermittelt und können nicht mit statisch ermittelten Kurven verglichen werden!

Praktische Möglichkeiten

Trotz der o. g. Limitationen kann dem Kliniker die Druck-Volumen-Kurve nützlich sein. Mit ihrer Hilfe lassen sich eine Hyperexpansion der Lunge und Spontanatmungsversuche erkennen.

Hinweis

Die Analyse der Druck-Volumen-Schleife kann dem Kliniker Hinweise auf eine Hyperexpansion der Lunge und auf asynchrone Beatmung geben.

Ist das Volumenlimit der Lunge erreicht, so drohen beatmungsassoziierte Komplikationen durch Überblähung. Vor allem bei hohen Atemfrequenzen oder hoher Resistance der Atemwege besteht die Gefahr der Hyperexpansion durch unzureichende Exhalation, was grundsätzlich zu vermeiden ist.

Durch Überblähung der Lungen erhöht sich das Risiko für ein Baro- und Volutrauma der Lunge und es kann zur Bildung eines intrinsischen PEEP mit den Folgen der Reduktion des venösen Rückflusses, der Vorlast und des kardialen Ausflusses kommen. Vor allem unter den Bedingungen eines erhöhten PEEP kann dieser Effekt bei gleichbleibenden Tidalvolumina dramatische Auswirkungen haben.

Eine Hyperexpansion der Lunge zeigt sich in einer deutlichen Reduktion der Compliance während des terminalen Beatmungshubs. Die Druck-Volumen-Schleife flacht endinspiratorisch ab und zeigt einen schnabelförmigen Verlauf (▶ Abb. 6.23). Numerisch lässt sich diese Form durch den C_{20}/C-Quotienten berechnen, der das Verhältnis der Compliance der letzten 20 % (C_{20}) während eines inspiratorischen Beatmungshubs im Verhältnis zur Gesamt-Compliance (C) beschreibt. Sollte ein solches Abflachen der Kurve beobachtet werden, so sollte der PIP oder das Tidalvolumen reduziert werden. Überblähung ist bei einem C_{20}/C-Quotient von kleiner 1 definiert.

Merke

Liegt der C_{20}/C-Quotient unter 1, so sollte der PIP oder das Tidalvolumen reduziert werden. Zu beachten ist, dass der C_{20}/C-Quotient nur bei Neonaten validiert ist und für die pädiatrische Population andere Berechnungen vorgeschlagen wurden.

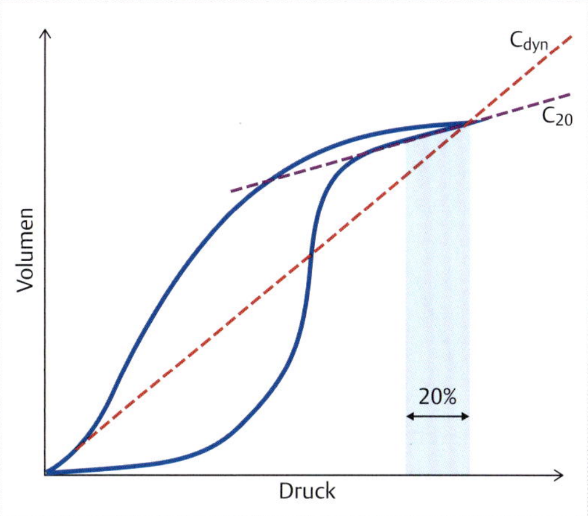

Abb. 6.23 Hyperexpansion der Lunge. Infolge der deutlich verminderten Compliance zeigt sich eine Reduktion der Volumenzunahme trotz Druckzunahme in der terminalen Phase der Inspiration. (C_{dyn} = dynamische Compliance, C_{20} = Compliance der letzten 20 % während eines inspiratorischen Beatmungshubs)

Bei allen kontrollierten und assistierten Beatmungsverfahren können Atemversuche des Patienten innerhalb des Atemzyklus zu frustranen Inspirationen und erheblichem Patientendiskomfort führen. Stressreaktionen und unerwünschte kardiovaskuläre Reaktionen sind die Folge. Zudem kann es durch Bildung hoher Drücke in den Atemwegen zu einem Barotrauma der Lunge kommen und schlimmstenfalls durch Inspirationsbemühungen gegen geschlossene Ventile zu einer Ausbildung eines Lungenödems.

Asynchrone Beatmung zeigt sich in der Druck-Volumen-Schleife durch Bildung einer Schleife in negativen Druck- und Volumenbereichen (▶ Abb. 6.24). Darauf sollte bei der Analyse der Kurve geachtet werden.

Fluss-Volumen-Schleife

Im Fluss-Volumen-Diagramm (Flow-Volume Loop) wird der Fluss auf der y-Achse gegen das Volumen auf der x-Achse aufgezeichnet. Abhängig vom Gerätetyp erfolgt die Darstellung der Inspiration häufig oberhalb und die Exspiration unterhalb der x-Achse (▶ Abb. 6.25).

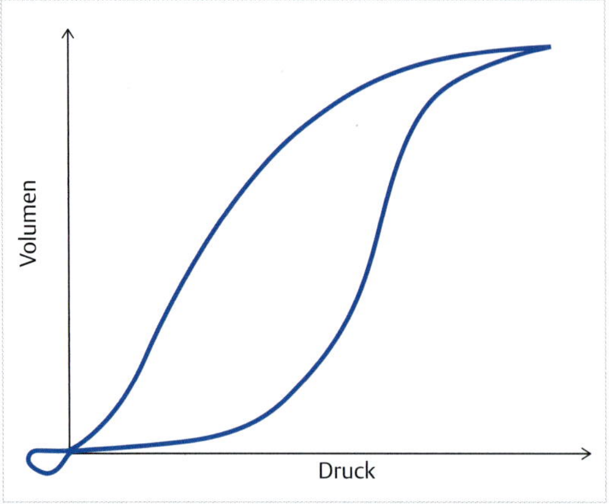

Abb. 6.24 Asynchrone Beatmung in der Druck-Volumen-Schleife. Auffällig ist die kleine Schleife im negativen Druck- und Volumenbereich. Je größer diese Schleife ist, desto größer ist die Atemarbeit des Patienten.

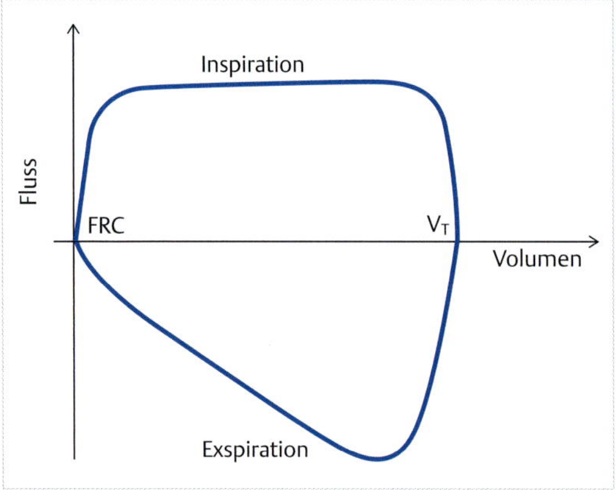

Abb. 6.25 Fluss-Volumen-Kurve unter physiologischer Beatmung. (FRC = funktionelle Residualkapazität, V_T = Tidalvolumen)

Fluss-Volumen-Schleifen können Hinweise auf folgende Umstände während der Beatmung geben:

- zugrunde liegende Beatmungsform (druck- versus volumenkontrolliert)
- dynamische Hyperinflation
- Leck im Beatmungssystem
- pulmonale Erkrankung (obstruktiv versus restriktiv)

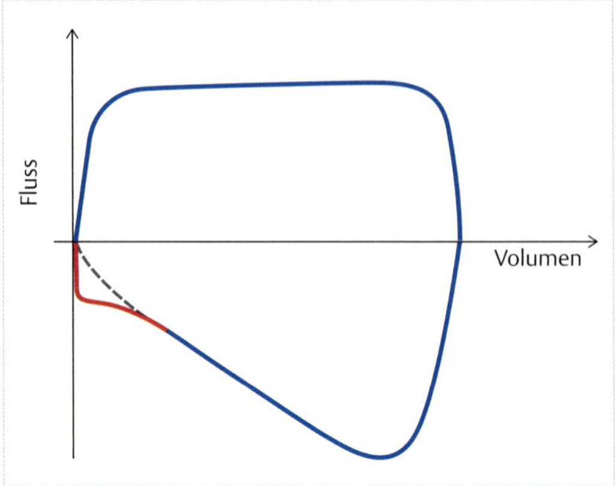

Abb. 6.26 Fluss-Volumen-Kurve unter dynamischer Hyperinflation. Kurvenverlauf unter Hyperinflation (rote Linie) im Vergleich mit physiologischer Beatmung (gestrichelte Linie).

Veränderung unter dynamischer Hyperinflation

Dynamische Hyperinflation kann in Fluss-Volumen-Schleifen im exspiratorischen Schenkel dargestellt werden. Die Grundlinie am Ende der Exspiration wird dann nicht erreicht (▶ Abb. 6.26).

Veränderung bei Leck

Sollte ein Leck im System bestehen, so stellt sich dieses in der Fluss-Volumen-Schleife durch Nichterreichen des Nullpunkts in der Exspirationsschleife dar (▶ Abb. 6.27).

Veränderung bei Obstruktion

Eine Obstruktion der mittleren und kleinen Atemwege erhöht die Gefahr des Air Trapping unter Beatmung. Charakteristischerweise verändert sich unter Obstruktion der exspiratorische Schenkel der Fluss-Volumen-Schleife im Sinne einer Flussreduzierung im exspiratorischen Schenkel, kleineren Tidalvolumina und dem typischen Zeichen einer konkaven Kurvenform in der Exspiration (▶ Abb. 6.28).

Der Effekt einer therapeutischen Intervention lässt sich oftmals durch Vergleich von Kurven vor und nach Therapie (z. B. durch Bronchodilatatoren) darstellen.

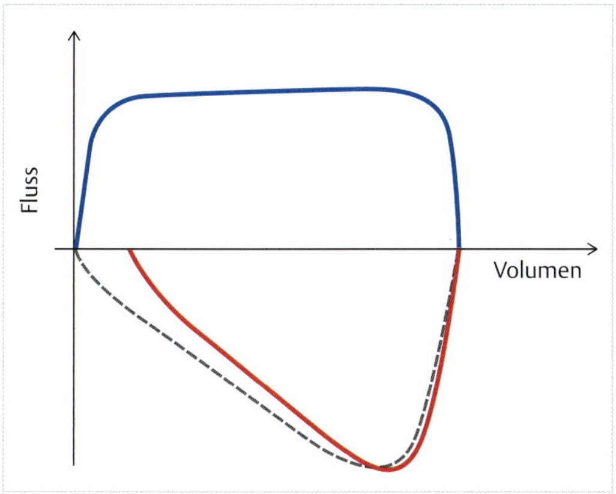

Abb. 6.27 Fluss-Volumen-Kurve bei Leck im Beatmungssystem. Die Exspirationsschleife erreicht nicht den Nullpunkt (funktionelle Residualkapazität). Kurvenverlauf bei Leck im Beatmungssystem (rote Linie) im Vergleich mit physiologischer Beatmung (gestrichelte Linie).

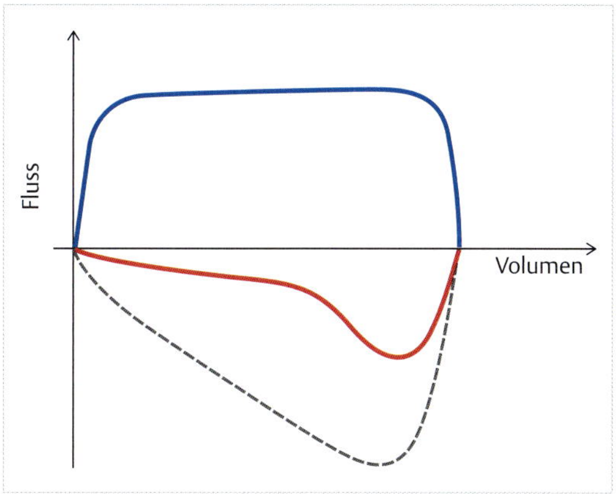

Abb. 6.28 Fluss-Volumen-Kurve bei schwerer bronchialer Obstruktion unter druckkontrollierter Beatmung. Beschreibung s. Text. Kurvenverlauf bei schwerer Obstruktion (rote Linie) im Vergleich mit physiologischer Beatmung (gestrichelte Linie).

Zeigt sich ein Abflachen des in- und exspiratorischen Schenkels, kann möglicherweise ein einliegender Fremdkörper, eine Trachealstenose unterhalb des Endotrachealtubus oder ein Abknicken des Endotrachealtubus ursächlich sein.

6.5 Literatur

[101] Albaiceta GM, Blanch L, Lucangelo U. Static pressure-volume curves of the respiratory system: Were they just a passing fad? Curr Opin Crit Care 2008; 14: 80–86

[102] Barber DC, Brown BH. Applied potential tomography. J Phys E Sci Instruments 2000; 17: 723

[103] Becker DE, Casabianca AB. Respiratory monitoring: physiological and technical considerations. Anesth Prog 2009; 56: 14–22

[104] Blank D, Rich W, Leone T et al. Pedi-cap color change precedes a significant increase in heart rate during neonatal resuscitation. Resuscitation 2014; 85 (11):1568–72.

[105] Blayney MP, Logan DR. First thoracic vertebral body as reference for endotracheal tube placement. Arch Dis Child-Fetal Neonatal Ed 1994; 71: F32–F35

[106] Bouhemad B, Brisson H, Le-Guen M et al. Bedside ultrasound assessment of positive end-expiratory pressure-induced lung recruitment. Am J Respir Crit Care Med 2011; 183: 341–347

[107] Branson R. Understanding and implementing advances in ventilator capabilities. Curr Opin Crit Care 2004; 10: 23–32

[108] Burg PS van der, Jongh FH de, Miedema M et al. Effect of minimally invasive surfactant therapy on lung volume and ventilation in preterm infants. J Pediatrics 2016; 170: 67–72

[109] Burg PS van der, Miedema M, Jongh FH de et al. Changes in lung volume and ventilation following transition from invasive to noninvasive respiratory support and prone positioning in preterm infants. Pediatr Res 2014; 77: 484–488

[110] Burg PS van der, Miedema M, Jongh FH de et al. Unilateral atelectasis in a preterm infant monitored with electrical impedance tomography: a case report. Eur J Pediatr 2014; 173: 1715–1717

[111] Burg PS, Miedema M, Jongh Fh et al. Cross-sectional changes in lung volume measured by electrical impedance tomography are representative for the whole lung in ventilated preterm infants. Crit Care Med 2014; 42: 1524–1530

[112] Carpenter T. Novel approaches in conventional mechanical ventilation for paediatric acute lung injury. Paediatr Respir Rev 2004; 5: 231–237

[113] Chalak LF, Kaiser JR, Arrington RW. Resolution of pulmonary interstitial emphysema following selective left main stem intubation in a premature newborn: an old procedure revisited. Paediatr Anaesth 2007; 17, 2: 183–186

[114] Chowdhry R, Dangman B, Pinheiro JMB. The concordance of ultrasound technique versus X-ray to confirm endotracheal tube position in neonates. J Perinatol 2015; 35: 481–484

[115] Cizmeci MN, Akin K, Kanburoglu MK, Akelma AZ, Andan H, Erbukucu O, Tatli MM. The utility of special radiological signs on routinely obtained supine anteroposterior chest radiographs for the early recognition of neonatal pneumothorax. Neonatology 2013;104: 305–11

[116] Coates BM, Chaize R, Goodman DM et al. Performance of capnometry in non-intubated infants in the pediatric care units. BMC Pediatr 2014; 14: 163

[117] Costa EL, Lima RG, Amato MB. Electrical impedance tomography. Curr Opin Crit Care 2009; 15: 18–24

[118] de Lange C. Radiology in paediatric non-traumatic thoracic emergencies. Insights Imaging 2011;2: 585–598

[119] Dennington D, Vali P, Finer NN et al. Ultrasound Confirmation of Endotracheal Tube Position in Neonates. Neonatology 2012; 102: 185–189

[120] Dhand R. Ventilator graphics and respiratory mechanics in the patient with obstructive lung disease. Respir Care 2005; 50: 246–261

[121] Dueck R. Alveolar recruitment versus hyperinflation: a balancing act. Curr Opin Anaesthesiol 2006; 19: 650–654
[122] Eberhard P. The design, use, and results of transcutaneous carbon dioxide analysis: current and future directions. Anesth Analg 2007; 105: 48–52
[123] Eipe N, Doherty DR. A review of pediatric capnography. J Clin Monit Comput 2010; 24: 261–268
[124] Escolar JD, Escolar A. Lung hysteresis: a morphological view. Histol Histopathol 2004; 19: 159–166
[125] Escolar JD, Escolar MA, Guzman J et al. Pressure volume curve and alveolar recruitment/derecruitment: a morphometric model of the respiratory cycle. Histol Histopathol 2002; 17: 383–392
[126] Fisher JB, Mammel MC, Coleman JM et al. Identifying lung overdistention during mechanical ventilation by using volume-pressure loops. Pediatr Pulmonol 1988; 5: 10–14
[127] Frerichs I, Amato M, Kaam Ah et al. Chest electrical impedance tomography examination, data analysis, terminology, clinical use and recommendations: consensus statement of the TRanslational EIT developmeNt stuDy group. Thorax 2017; 72: 83
[128] Frerichs I, Becher T. Chest electrical impedance tomography measures in neonatology and paediatrics—a survey on clinical usefulness. Physiol Meas 2019; 40: 054001
[129] Frerichs I, Dargaville PA, Dudykevych T et al. Electrical impedance tomography: a method for monitoring regional lung aeration and tidal volume distribution? Intensive Care Med 2003; 29: 2312–2316
[130] Gaertner VD, Minocchieri S, Waldmann AD et al. Prophylactic surfactant nebulisation for the early aeration of the preterm lung: a randomised clinical trial. Archives Dis Child - Fetal Neonatal Ed 2022; fetalneonatal-2022–324519
[131] Gaertner VD, Restin T, Bassler D et al. Case report: Intrapulmonary tidal volumes in a preterm infant with chest wall rigidity. Frontiers Pediatrics 2022; 10: 979763
[132] Garey DM, Ward R, Rich W et al. Tidal volume threshold for colorimetric carbon dioxide detectors available for use in neonates. Pediatrics 2008; 121: e1524–e1527
[133] Grinnan DC, Truwit J. Clinical review: respiratory mechanics in spontaneous and assisted ventilation. Critical Care 2005; 9: 472
[134] Hammer J. Ventilator strategies – what monitoring is helpful? Paediatr Respir Rev 2006; 7: 183–185
[135] Harris RS. Pressure-volume curves of the respiratory system. Respir Care 2005; 50: 78–99
[136] Heinrich S, Schiffmann H, Frerichs A et al. Body and head position effects on regional lung ventilation in infants: an electrical impedance tomography study. Intens Care Med 2006; 32: 1392–1398
[137] Hermle G, Mols G, Zugel A et al. Intratidal compliance-volume curve as an alternative basis to adjust positive end-expiratory pressure: a study in isolated perfused rabbit lungs. Crit Care Med 2002; 30: 1589–1597
[138] Hickling KG. Best compliance during a decremental, but not incremental, positive end-expiratory pressure trial is related to open-lung positive end-expiratory pressure: a mathematical model of acute respiratory distress syndrome lungs. Am J Respir Crit Care Med 2001; 163: 69–78
[139] Jaeel P, Sheth M, Nguyen J. Ultrasonography for endotracheal tube position in infants and children. Eur J Pediatr 2017; 176: 293–300
[140] Karason S, Sondergaard S, Lundin S et al. Evaluation of pressure/volume loops based on intratracheal pressure measurements during dynamic conditions. Acta Anaesthesiol Scand 2000; 44: 571–577
[141] Kock SH de, Otto SF, Joubert G. The feasibility of determining the position of an endotracheal tube in neonates by using bedside ultrasonography compared with chest radiographs. South Afr J Child Health 2015; 9: 3–5
[142] Kumar AY, Bhavani-Shankar K, Moseley HL et al. Inspiratory valve malfunction in a circle system: pitfalls in capnography. Can J Anaesth 1992; 39: 997–999
[143] Lange M, Jonat S, Nikischin W. Detection and correction of endotracheal-tube position in premature neonates. Pediatr Pulmonol 2002; 34: 455–461
[144] Larsen R, Ziegenfuss T. Beatmung. 5. Aufl. Berlin: Springer; 2013
[145] Lichtenstein D, Mezière G, Biderman P et al. The „lung point": an ultrasound sign specific to pneumothorax. Intensive Care Med 2000; 26: 1434–1440
[146] Lichtenstein DA, Menu Y. A bedside ultrasound sign ruling out pneumothorax in the critically ill. Lung sliding. Chest 1995; 108: 1345–1348
[147] Lionheart WRB. EIT reconstruction algorithms: pitfalls, challenges and recent developments. Physiol Meas 2004; 25: 125–142
[148] Lucangelo U, Pelosi P, Zin WA et al. Respiratory system and artificial ventilation. Mailand: Springer; 2008
[149] Maggiore SM, Richard JC, Brochard L. What has been learnt from P/V curves in patients with acute lung injury/acute respiratory distress syndrome. Eur Respir J Suppl 2003; 42: 22–26
[150] Mammel MC, Donn SM. Real-time pulmonary graphics. Semin Fetal Neonatal Med 2015; 20: 181–191
[151] Mariano ER, Ramamoorthy C, Chu LF et al. A comparison of three methods for estimating appropriate tracheal tube depth in children. Paediatr Anaesth 2005;15: 846–51.
[152] McDonald MJ, Montgomery VL, Cerrito PB et al. Comparison of end-tidal CO_2 and P_aCO_2 in children receiving mechanical ventilation. Pediatr Crit Care Med 2002; 3: 244–249
[153] Mehta H, Kashyap R, Trivedi S. Correlation of end tidal and arterial carbon dioxide levels in critically ill neonates and children. Indian J Crit Care Med 2014; 18: 348
[154] Miedema M, Adler A, McCall KE et al. Electrical impedance tomography identifies a distinct change in regional phase angle delay pattern in ventilation filling immediately prior to a spontaneous pneumothorax. J Appl Physiol 2019; 127: 707–712
[155] Miedema M, Burg PS van der, Beuger S et al. Effect of nasal continuous and biphasic positive airway pressure on lung volume in preterm infants. J Pediatrics 2013; 162: 691–697
[156] Miedema M, Jongh FH de, Frerichs I et al. Changes in lung volume and ventilation during surfactant treatment in ventilated preterm infants. Am J Resp Crit Care 2011; 184: 100–105
[157] Molloy EJ, Deakins K. Are carbon dioxide detectors useful in neonates? Arch Dis Child Fetal Neonatal Ed 2006; 91: 295–298
[158] Najib K, Pishva N, Amoozegar H et al. Ultrasonographic confirmation of endotracheal tube position in neonates. Indian Pediatr 2016; 53: 886–888
[159] Nève V, de la Roque ED, Leclerc F et al. Ventilator-induced overdistension in children – dynamic versus low-flow inflation volume-pressure curves. Am J Respir Crit Care Med 2000; 162: 139–147
[160] Nève V, Leclerc F, de la Roque ED et al. Overdistension in ventilated children. Critical Care 2001; 5: 196–203

[161] Oczenski W, Andel H, Werba A. Atmen – Atemhilfen. 9. Aufl. Stuttgart: Thieme; 2012

[162] Plastina L, Gaertner VD, Waldmann AD et al. The DELUX study: development of lung volumes during extubation of preterm infants. Pediatr Res 2021; 1–7

[163] Rabbani KS, Kabir AMBH. Studies on the effect of the third dimension on a two-dimensional electrical impedance tomography system. Clin Phys Physiol M 1991; 12: 393–402

[164] Rahtu M, Frerichs I, Waldmann AD et al. Early recognition of pneumothorax in neonatal respiratory distress syndrome with electrical impedance tomography. Am J Resp Crit Care 2019; 200: 1060–1061

[165] Raimondi F, Rodriguez Fanjul J, Aversa S et al. Lung ultrasound for diagnosing pneumothorax in the critically ill neonate. J Pediatr 2016; 175: 74–78

[166] Rimensberger PC, Bryan AC. Measurement of functional residual capacity in the critically ill: relevance for the assessment of respiratory mechanics during mechanical ventilation. Intensive Care Med 1999; 25: 540–542

[167] Rimensberger PC, ed. Pediatric and neonatal mechanical ventilation: from basics to clinical practice. Heidelberg: Springer; 2014

[168] Rimensberger PC, Heulitt MJ, Meliones J et al. Mechanical ventilation in the pediatric cardiac intensive care unit: the essentials. World J Pediatr Congenit Heart Surg 2011; 2: 609–619

[169] Rossi F de S, Yagui ACZ, Haddad LB et al. Electrical impedance tomography to evaluate air distribution prior to extubation in very-low-birth-weight infants: a feasibility study. Clinics 2013; 68: 345–350

[170] Rost JR, Frush DP, Auten RL. Effect of neck position on endotracheal tube location in low birth weight infants. Pediatr Pulmonol 1999; 27: 199–202

[171] Rozycki HJ, Sysyn GD, Marshall MK et al. Mainstream end-tidal carbon dioxide monitoring in the neonatal intensive care unit. Pediatrics 1998; 101: 648–653

[172] Salvadori S, Nardo D, Frigo AC et al. Ultrasound for Endotracheal Tube Tip Position in Term and Preterm Infants. Neonatology 2021; 118: 569–577

[173] Sameshima YT, Lourenço de Almeida JF, Silva MM et al. Ultrasound-guided lung recruitment in a 3-month-old infant with acute respiratory distress syndrome. Ultrasound Q 2014; 30: 301–305

[174] Sandberg KL, Brynjarsson H, Hjalmarson O. Transcutaneous blood gas monitoring during neonatal intensive care. Acta Paediatr 2011; 100: 676–679

[175] Sandig J, Bührer C, Czernik C. Lung Ultrasound in Neonatology to diagnose a Pneumothorax (part two): A guideline. Z Geburtshilfe Neonatol 2021;225: 105–110

[176] Sandig J, Bührer C, Czernik C. Evaluation of the endotracheal tube by ultrasound in neonates. Z Geburtshilfe Neonatol 2022;226: 160–166

[177] Sankaran D, Zeinali L, Iqbal S et al. Non-invasive carbon dioxide monitoring in neonates: methods, benefits, and pitfalls. J Perinatol 2021;41 (11): 2580–2589. Erratum in: J Perinatol 2021 Sep 14

[178] Schmölzer GM, OReilly M, Davis PG et al. Confirmation of correct tracheal tube placement in newborn infants. Resuscitation 2013; 84: 731–737

[179] Schmölzer GM, Roehr CC. Techniques to ascertain correct endotracheal tube placement in neonates. Cochrane Database Syst Rev 2014, 9: CD010221

[180] Sethi A, Nimbalkar A, Patel D et al. Point of care ultrasonography for position of tip of endotracheal tube in neonates. Indian Pediatr 2014; 51: 119–121

[181] Sheth M, Jaeel P, Nguyen J. Ultrasonography for verification of endotracheal tube position in neonates and infants. Am J Perinatol 2017; 34: 627–632

[182] Singh Y, Tissot C, Fraga MV, Yousef N, Cortes RG, Lopez J et al. International evidence-based guidelines on Point of Care Ultrasound (POCUS) for critically ill neonates and children issued by the POCUS Working Group of the European Society of Paediatric and Neonatal Intensive Care (ESPNIC). Crit Care 2020; 24:65

[183] Sivan Y, Eldadah MK, Cheah TE et al. Estimation of arterial carbon dioxide by end-tidal and transcutaneous pCO_2 measurements in ventilated children. Pediatr Pulmonol 1992; 12: 153–157

[184] Sophocleous L, Frerichs I, Miedema M et al. Clinical performance of a novel textile interface for neonatal chest electrical impedance tomography. Physiol Meas 2018; 39: 044004

[185] Sørensen LC, Brage-Andersen L, Greisen G. Effects of the transcutaneous electrode temperature on the accuracy of transcutaneous carbon dioxide tension. Scand J Clin Lab Invest 2011; 71: 548–552

[186] Stahl CA, Moller K, Schumann S et al. Dynamic versus static respiratory mechanics in acute lung injury and acute respiratory distress syndrome. Crit Care Med 2006; 34: 2090–2098

[187] Steinmann D, Engehausen M, Stiller B et al. EIT and paediatric tracheal intubation. Acta Anaesth Scand 2013; 57: 881–887

[188] Suarez-Sipmann F, Bohm SH, Tusman G et al. Use of dynamic compliance for open lung positive end-expiratory pressure titration in an experimental study. Crit Care Med 2007; 35: 214–221

[189] Thayyil S, Nagakumar P, Gowers H et al. Optimal endotracheal tube tip position in extremely premature infants. Am J Perinatol 2008; 25: 13–16

[190] Thompson JE, Jaffe MB. Capnographic waveforms in the mechanically ventilated patient. Respir Care 2005; 50: 100–109

[191] Tingay DG, Farrell O, Thomson J et al. Imaging the Respiratory Transition at Birth: Unraveling the Complexities of the First Breaths of Life. Am J Resp Crit Care 2021; 204: 82–91

[192] Tobias JD, Meyer DJ. Noninvasive monitoring of carbon dioxide during respiratory failure in toddlers and infants: end-tidal versus transcutaneous carbon dioxide. Anesth Analg 1997; 85: 55–58

[193] Via G, Storti E, Gulati G et al. Lung ultrasound in the ICU: from diagnostic instrument to respiratory monitoring tool. Minerva Anestesiol 2012;78: 1282–96

[194] Volpicelli G, Elbarbary M, Blavias M et al. International evidence-based recommendations for point-of-care lung ultrasound. Intensive Care Med 2012; 38: 577–591

Kapitel 7

Pflegerische Aspekte der Beatmung des Kindes

7 Pflegerische Aspekte der Beatmung des Kindes

Christoph Härtel, Regina Thoma, Pia Paul

7.1 Einleitung

Die künstliche Beatmung des Kindes dient der kurzfristigen Überbrückung bei Ausfall von respiratorischen Funktionen von vormals gesunden Kindern oder ist Teil eines Behandlungskonzepts bei chronisch kranken Kindern, deren lebenswichtige Funktionen dauerhaft unterstützt werden müssen, z. B. durch Heimbeatmung bei neuromuskulären Erkrankungen. Für die verschiedenen Beteiligten – Kind, Familie und medizinisches Personal – geht die Beatmung mit bestimmten Herausforderungen einher.

Für das **akut erkrankte Kind**, das sich auf der Intensivstation befindet, bedeutet der Umstand der Beatmung in einer ungewohnten, sehr technisch orientierten Umgebung mit häufig wechselnden Bezugspersonen eine hohe Belastung. Die Bedürfnisse des beatmeten Kindes können durch die Pflegefachkräfte wie folgt unterstützt werden:

- Vorstellung beim Kind als Pflegeperson bei Schichtbeginn und Verabschiedung bei Schichtende, auch bei einem Kind mit eingeschränkter Bewusstseinslage
- verständliche altersgerechte Sprache
- familienorientierte Pflege mit Gewährleistung von viel Elternkontakt
- Tag-Nacht-Rhythmus einhalten durch entsprechende Hinweise, die Kinder bei der zeitlichen und örtlichen Orientierung unterstützen
- Schutz vor unangenehmen Einflüssen (Lärm, Helligkeit, Wärme/Kälte, schmerzhafte Maßnahmen)
- sensible Übergaben, d. h. Vermeidung von Gesprächen über das Kind in dessen Beisein

Für die **Familie eines beatmeten Kindes**, insbesondere für die Eltern, geht die Wahrnehmung einer lebensbedrohlichen Situation mit Hilflosigkeit, Zukunftsangst und Schuldgefühlen einher. Daher ist eine kompetente Begleitung durch das medizinische Personal und einen psychosozialen Dienst unerlässlich.

Die Eltern können mittels unterschiedlicher Maßnahmen durch Pflegefachkräfte unterstützt werden:

- als Ansprechpartner, Berater und Zuhörer zur Verfügung stehen
- Stärkung elterlicher Kompetenzen
- Motivation und Anleitung zur Übernahme von Pflegetätigkeiten und Kommunikation mit ihrem Kind
- (dauerhafte) Anwesenheit der Eltern unterstützen, auch Auszeiten ermöglichen
- regelmäßige Gesprächsangebote (fester Ansprechpartner)
- Vermittlung von Kontakten zu anderen Berufsgruppen (psychosozialer Dienst, Seelsorge) und anderen Eltern (Selbsthilfe, Patientenorganisationen)
- strukturierte Entlassungsplanung
- frühzeitige Einbindung der sozialmedizinischen Nachsorge

Vom **medizinischen Personal** wird für die pflegerische Begleitung komplexer, teils unübersichtlicher Behandlungssituationen ein hohes Maß an fachlicher Kompetenz vorausgesetzt. Dies beinhaltet Erfahrung in der pflegerischen Einschätzung der Situation des beatmeten Kindes, entsprechend aktualisiertes Fachwissen in der Handhabung von Medizinprodukten sowie zum Einsatz von Medikamenten und Empathie für die besondere Situation der Familie. Daher muss gewährleistet sein, dass das Pflegepersonal regelmäßig geschult wird für Beatmungstherapie, das Monitoring und Fehlermanagement. Bezüglich angemessener Fehlerkultur sind standardisierte Verfahrensanweisungen (Standard Operating Procedures, SOP), Checklisten und entsprechende Berichtsysteme (critical Incident Reporting Systems, CIRS) verfügbar.

Zudem bedeuten teilweise schwerwiegende Verläufe im Kindesalter eine psychische Belastung des Pflegepersonals, die durch Supervision, interprofessionelle Trainings, gegenseitige Wertschätzung und faire Aufgabenverteilung innerhalb einer Schicht je nach Berufserfahrung günstig beeinflusst werden kann.

7.2 Pflegerische Überwachung eines Kindes mit künstlicher Beatmung

7.2.1 Klinische Überwachung

Die klinische Überwachung beruht auf der pflegerischen Einschätzung eines kritisch kranken Kindes mit den eigenen Sinnen.

Zur klinisch-pflegerischen Einschätzung gehören:

- Inspektion des Kindes (Sehen)
  - Atmung: atmet das Kind mit, wie atmet das Kind mit?
  - Dyspnoezeichen (Nasenflügeln, Schaukelatmung, Einziehungen)
  - Toleranz des Tubus
  - Sedierungstiefe, Hautkolorit blass, zyanotisch, marmoriert
  - Thoraxexkursionen: hebt sich der Thorax, seitengleich?
- Auskultation (Hören)
  - Atemgeräusche
  - Obstruktion?
  - Sekret
  - Rasselgeräusche fein, mittel oder grobblasig
  - Lungenbelüftung seitengleich
- Perkussion und Tastsinn (Hören und Fühlen)
  - Temperatur
  - Hautemphysem (knisternde Haut)
  - Überprüfung der Rekapillarisierungszeit

Die visuelle Beobachtung dient der Beurteilung von Haut, Schleimhäuten, Pupillen, Atemexkursionen und korrekter Anwendung von Medizinprodukten (z. B. Beatmungstubus, Gefäßkatheter, aktive Befeuchtung). Des Weiteren sind regelmäßige Perkussion und Auskultation (Atmung, Herzaktion, Darmgeräusche) des Kindes erforderlich. Die klinische Beurteilung wird durch Apparate unterstützt einschließlich Elektrokardiografie (EKG), Pulsoxymetrie, Beurteilung der Atemfrequenz, Blutdruck, transkutaner CO_2-Partialdruck ($tcpCO_2$), transkutaner Sauerstoffpartialdruck ($tcpO_2$) und Körpertemperatur. Moderne Überwachungsplätze können je nach Zustand des Patienten ergänzt werden, z. B. zentraler Venendruck, amplitudenintegriertes EEG, NIRS, intrakranielle Druckmessung.

> **Merke**
>
> Die klinische Beobachtung des beatmeten Kindes ist eine verantwortungsvolle Aufgabe, um sich anbahnende lebensbedrohliche Situationen frühzeitig zu erkennen und auch Fehlalarme der apparativen Diagnostik entsprechend zu interpretieren.

In ▶ Abb. 7.1 ist ein Patientenplatz für ein Kind mit Beatmungsbedarf dargestellt. Entsprechende Checklisten (s. u.) erleichtern die Vorbereitung eines solchen Platzes.

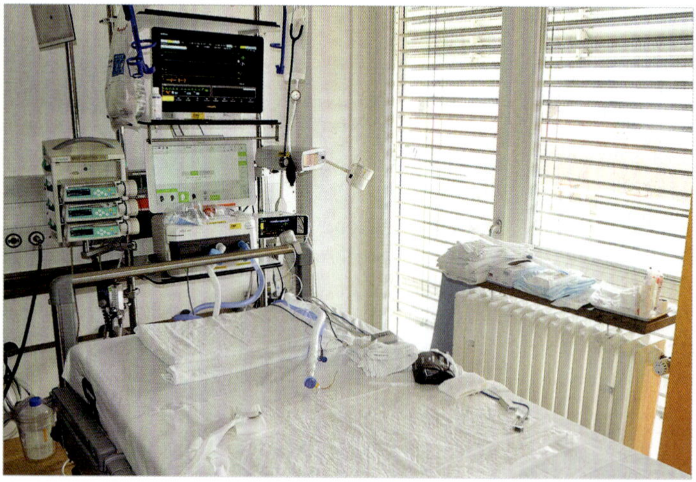

Abb. 7.1 Vorbereitetes Intensivbett. Intensivbett mit vorbereiteten Apparaten zur Aufnahme eines beatmeten Kindes.

Hinweis

Intensivstationen sind häufig komplex und unübersichtlich. Ein strukturiert vorbereiteter und geordneter Patientenplatz erleichtert die medizinischen und pflegerischen Maßnahmen und verschafft einen schnellen Überblick. Das Notfallequipment sollte geprüft, funktionstüchtig, vollständig und immer griffbereit sein.

Ausstattungsutensilien für einen pädiatrischen Patientenplatz

- geeignetes Patienten- oder Intensivbett
- Respirator inkl. Befeuchtung
- je nach Herstellerangaben Gerätefilter in der Ein- und Ausatmung
- gewichtsadaptierte Schlauchsysteme (< 8 kgKG kleine Schläuche, > 8 kgKG große Schläuche)
- geeignete Beatmungsbeutel, die an die Sauerstoffinsufflation angeschlossen sind (verschiedene Größen, ▶ Abb. 7.2a)
- passende Maskengrößen (▶ Abb. 7.2b)
- Absauggeräte eingestellt auf 0,2 bar Sog mit geeignetem Absaugkatheter bei geblocktem Endotrachealtubus
- Cuffdruckmesser mit 2-ml-Spritze zum Entblocken
- Stethoskop, Pupillenleuchte, Medikamente und Infusionen nach ärztlicher Anordnung, ggf. Notfallmedikamente
- ausreichende Anzahl an Infusomaten und Perfusoren
- Inhalationszubehör und Medikamente
- Fixationsmanschettenlagerungshilfsmittel
- Händedesinfektionsmittel
- Pflegeartikel (Hautpflege, Mundpflege, Augenpflege)
- Dokumentationsbögen mit Beatmungsprotokoll

7.2.2 Monitoring des beatmeten Kindes

Die apparative Überwachung des beatmeten Kindes basiert auf nicht-invasiven und invasiven Messparametern, die in angeordneten Zeitabständen in der Patientenkurve dokumentiert werden oder im elektronischen Patientendatenmanagementsystem gespeichert werden.

Merke

M!

Das Monitoring des beatmeten Kindes richtet sich nach dem klinischen Zustand, dem Schweregrad der Erkrankung und möglichen Risikofaktoren.

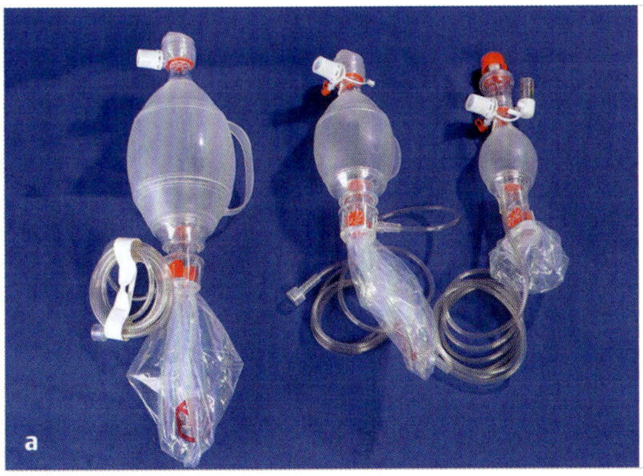

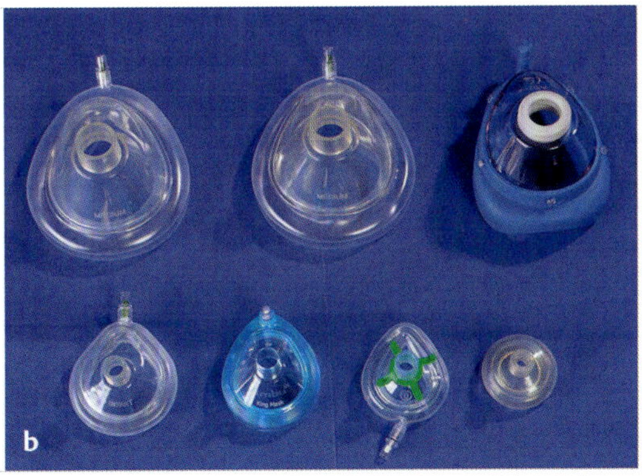

Abb. 7.2 Beatmungsbeutel und Masken.
a Größen verschiedener Beatmungsbeutel: Babybeutel für Säuglinge < 7 kgKG, Kinderbeutel 7–30 kgKG, Erwachsenenbeutel über 30 kgKG.
b Masken in verschiedenen Größen.

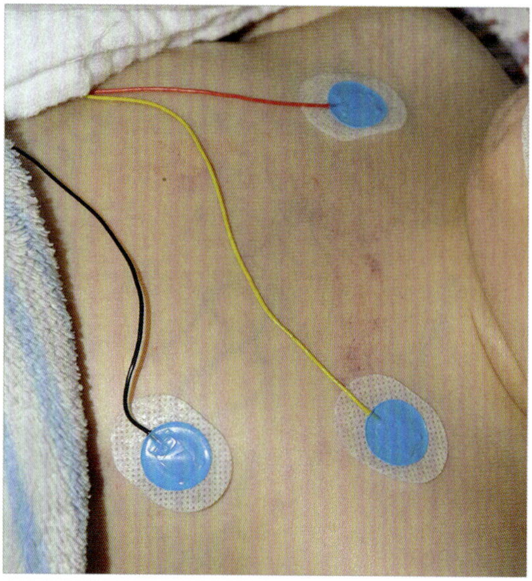

Abb. 7.3 Platzierung der EKG-Elektroden. Platzierung der Elektroden für das EKG: rot – unter der rechten Clavicula, gelb – unterhalb der linken Klavikula, schwarz-grün – oberhalb des linken Rippenbogens. Die Haut vor Applikation reinigen, trocknen und ggf. entfetten. Zur Hautschonung bei Frühgeborenen röntgendurchlässige Elektroden verwenden, auf Fehlerquellen achten (Unruhe, Kontaktverlust, defektes Kabel, Alarmgrenzen).

Elektrokardiografie (EKG)

Das EKG dient der Beurteilung der Herzfrequenz, des Herzrhythmus sowie des Einflusses von Medikamenten (z. B. Katecholamine) bzw. Störungen der Homöostase (z. B. Elektrolytprobleme, u. a. Hypokaliämie).

Eine akustische Überwachung ist durch die Einstellung des QRS-Tons bei Interventionen möglich. Die Klebeelektroden sind größen- bzw. gewichtsadaptiert zu verwenden (▶ Abb. 7.3).

Pulsoxymetrie

Die Überwachung der Sauerstoffsättigung erfolgt mittels Pulsoxymetrie, welche den Farbgehalt des Hämoglobins mittels Rot- und Infrarotlicht bestimmt. Je sauerstoffreicher das Hämoglobin ist, desto weniger Infrarotlicht wird absorbiert, wobei der Sensor die Pulswelle registrieren muss. Geeignete Messstellen sind Finger, Zehen, Ohrläppchen sowie Handteller oder Mittelfuß (▶ Abb. 7.4).

Cave

Bei der Pulsoxymetrie wird nicht zwischen oxygeniertem Hämoglobin, Methämoglobin und CO-Hb z. B. bei Rauchgasvergiftung oder HbF (fetales Hämoglobin) unterschieden, sodass es zu falsch hohen Werten kommen kann.

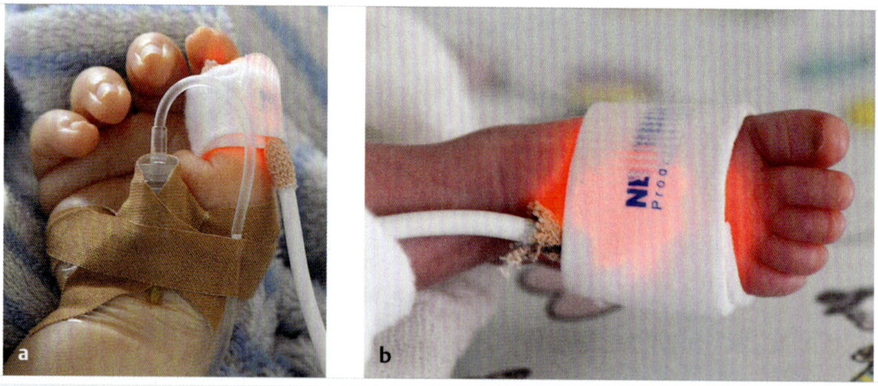

Abb. 7.4 Pulsoxymetrische Sättigungsmessung. Der Sensor ist so zu befestigen, dass sich Diode und Detektor gegenüberliegen. Der Sensor sollte bei jeder Pflegerunde an einer anderen Messstelle befestigt werden, und die äußere Fixierung sollte nicht zirkulär sein. Bewegungsartefakte, Lichteinfall, periphere Vasokonstriktion können die Messergebnisse beeinflussen.

a Beim Kleinkind.

b Beim Frühgeborenen.

Bei der Verabreichung von Sauerstoff über den Respirator sollte die Zufuhr entsprechend der in der Visite festgelegten Zielbereiche der Pulsoxymetrie (Alarmierungsgrenzen im Monitor) bzw. Blutgasanalyse erfolgen. Hypoxische Ereignisse und auch hyperoxische Ereignisse beeinträchtigen die langfristige Gesundheit und sind zu vermeiden. Automatisierte Zufuhrsysteme von Sauerstoff sind in der klinischen Erprobung.

Atemfrequenz und -muster

Die Überwachung der Atmung umfasst die Atemfrequenz und die Feststellung von Apnoen. Sie erfolgt durch Impedanzmessung, wobei Veränderungen des transthorakalen Widerstandes gemessen werden. Die Sensibilität des Sensors wird so eingestellt, dass sowohl tiefe als auch flache Atemzüge abgeleitet werden.

M!

Merke

Die pflegerische Beobachtung ist zwingend erforderlich, da die Monitorwerte keine Auskunft über Atemqualität oder Atemnot geben.

Blutdruck

Die Messung kann nicht-invasiv erfolgen mittels passender Manschetten am Oberarm, Ober- und Unterschenkel

Manschettengröße: 2/3 der Oberarmlänge bzw. des Oberarmumfangs in cm × 0,6–1,2

Bei regelmäßiger automatischer Messung ggf. Anlage eines faltenfreien Schlauchverbands unter der Manschette.

Invasive arterielle Blutdruckmessung ist indiziert bei Patienten unter medikamentöser Katecholamintherapie, bei hypertensiven Krisen, bei instabilen Vitalparametern oder auch bei größeren Operationen. Der arterielle Druck wird über eine Flüssigkeitssäule auf die Drucksensormembran übertragen, wobei der Druckdom in Herzhöhe positioniert wird. Ein Nullabgleich sollte einmal pro Schicht durchgeführt werden. Die Alarmgrenzen sind nach ärztlicher Maßgabe zu wählen, wobei als Referenzperzentile die Daten der Studie zur Gesundheit von Kindern und Jugendlichen KIGGS zu Rate gezogen werden können (▶ Tab. 7.1).

Tab. 7.1 Altersentsprechende Referenzwerte für Herzfrequenz, Atemfrequenz, Blutdruck (die Referenzwerte entstammen der KIGGS-Studie am Robert Koch-Institut sowie Meyburg et al.; Grundlagen für die Behandlung von Notfällen im Kindesalter. Dtsch Ärztebl Int 2009; 106: 739–48).

Alter	Herzfrequenz/min	Atemfrequenz/min	RR_{sys} (mmHg)	RR_{dia} (mmHg)
Neugeborenes	80–180	30–50	50–70	35–45
Säugling < 12 Monate	80–160	20–40	75–85	55–60
1–2	80–150	20–30	85–95	55–60
3–5	80–140	20–30	95–100	58–61
6–7	80–130	16–24	97–103	60–62
8–9	75–110	16–24	99–106	61–64
10–11	75–110	16–24	102–110	63–66
12–13	75–110	16–24	106–115	65–68
14–15	50–100	12–20	110–121	67–70
16–17	50–100	12–20	112–125	69–73

Bestimmung des Kohlendioxidpartialdruckes

Die Bestimmung des p_aCO_2 ist ein wichtiger Indikator für eine effektive Beatmung. Der Normalbereich liegt bei 35–45 mmHg.

Bei Anstieg des p_aCO_2 ist an Tubusobstruktion, Verlegung der Atemwege, versehentliche Extubation bzw. Pneumothorax zu denken. Ursachen für Hyperventilation können neben der Beatmung auch angstbedingte Tachypnoe, respiratorische Kompensation einer metabolischen Azidose, Wasser im System bzw. zu niedrig gewählte Autotrigger sein. Die Messung des p_aCO_2 kann über eine Blutgasanalyse oder transkutan erfolgen. Die transkutane Messung sollte mit einer BGA-Messung in zeitlich vorbestimmten Intervallen abgeglichen werden. Die transkutane Messung erfolgt durch eine Hyperämisierung der Haut (Temperatur der Sonde 43–44 °C). Sauerstoff und CO_2 diffundieren durch die überwärmte gut durchblutete Haut und werden an der Elektrode durch chemische Reaktion mit einem verwendeten Kontaktgel gemessen. Es sollte regelmäßig eine Kalibrierung erfolgen und die Messstelle nach einem Intervall von 4–6 h gewechselt werden.

Unter Kapnometrie versteht man die photometrische Messung des CO_2-Partialdrucks, als Kapnografie wird die Darstellung im zeitlichen Verlauf innerhalb eines Atemzyklus als Kurve bezeichnet. Bei der endexspiratorischen CO_2-Messung entspricht das Messprinzip der Infrarotspektroskopie im Hauptstromverfahren (▶ Abb. 7.5). Die Messkammer befindet sich zwischen Endotrachealtubus und Y-Stück; nachteilig sind das hohe Gewicht und der Zug am Tubus, während die Messung durch Patientennähe genauere Werte liefert. Alternativ ist das Seitenstromverfahren mit Zuleitung zwischen Tubus und Y-Stück möglich (▶ Abb. 7.5), Nachteile sind die verzögerte Messung und fehleranfälligeres Atemzugvolumen, vorteilhaft sind geringeres Gewicht und weniger Totraum.

Bei Frühgeborenen wird vor allem die transkutane Messung bevorzugt, aufgrund des erhöhten Risikos für Hautverbrennung ist ein regelmäßiger Wechsel der Transkapnoden erforderlich. Bei der endexspiratorischen p_aCO_2-Messung ist der Totraum relativ groß. Die Kapnografie wird bei älteren Säuglingen, Kindern und Jugendlichen eingesetzt.

Cave

Bei rotem Alarm am Beatmungsgerät und tiefem S_pO_2-Abfall mit CO_2 Anstieg liegt ein akuter Beatmungsnotfall vor. Es muss nach dem DOPE-Prinzip nach einer Ursache gesucht und nach dem HAND-Prinzip vorgegangen werden (▶ Abb. 7.6).

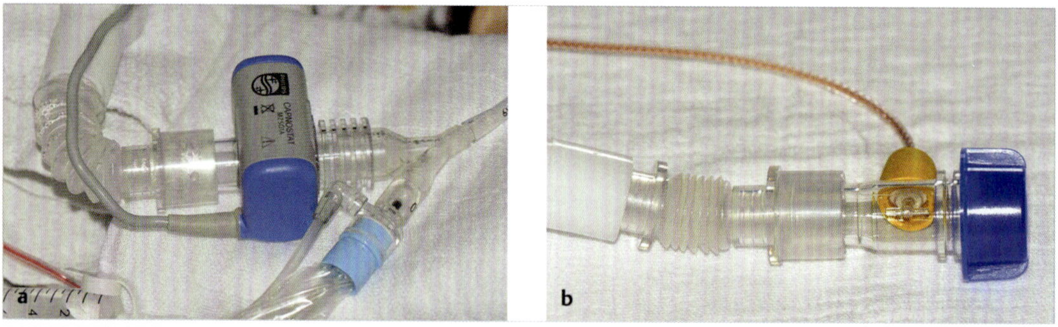

Abb. 7.5 Photometrische Messung des CO_2-Partialdrucks (p_aCO_2).
a p_aCO_2-Messung im Hauptstromverfahren.
b p_aCO_2-Messung im Seitenstromverfahren.

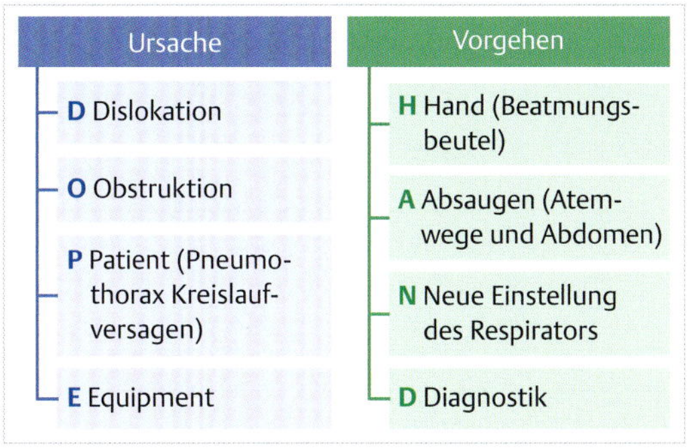

Abb. 7.6 Akuter Beatmungsnotfall. Vorgehen nach dem HAND-Prinzip.

Körpertemperatur

Der Normbereich der Körpertemperatur liegt bei 36,5–37,5 °C, bei Frühgeborenen 36,7–37,3 °C, eine Ausnahme bildet die gezielte therapeutische Hypothermiebehandlung von Neugeborenen bei perinataler Asphyxie (33,5–34,0 °C). Eine Hypothermie kann mit einer Verminderung des Tidalvolumens, vermehrten Apnoen und Surfactant-Inaktivierung einhergehen. Bei einer Hyperthermie tritt ein erhöhter Sauerstoffverbrauch und vermehrt Tachypnoe und Apnoen auf.

Die Temperaturmessung erfolgt regelmäßig in Versorgungsrunden, ggf. auch kontinuierlich mittels Messung über einliegenden Blasenkatheter oder rektaler Temperatursonde. Bei Frühgeborenen sollte die Hauttemperatur abdominell oberhalb der Leber oder unterhalb der Schulterblätter gemessen werden, die Hauttemperatursonde sollte um Druckstellen zu vermeiden regelmäßig gewechselt werden.

Messwerte der Beatmung, Alarme und Alarmeinstellungen

Die Alarmeinstellungen orientieren sich an den Sicherheitskriterien zur Vermeidung von (a) Beatmungsschäden und (b) Sauerstoffmangel bzw. Hyperoxie sowie den altersentsprechenden Perzentilen. Die Aktivierung der Alarme, Alarmgrenzen und Sensibilität der Alarme sollte durch das Pflegepersonal erfolgen und regelmäßig geprüft werden.

Die regelmäßige Kontrolle der metabolischen Situation (pH-Wert, Basenüberschuss, Bicarbonat, Laktat) und der respiratorischen Situation (p_aCO_2, pO_2) mittels Blutgasanalyse ist für die Therapiesteuerung des beatmeten Kindes essenziell. Dabei ist ein restriktives Blutmanagement zu berücksichtigen, und die Blutentnahmen sind auf das Nötigste zu begrenzen. Eine Anpassung der Alarmgrenzen ist nach interprofessioneller Absprache unter bestimmten Gesichtspunkten erforderlich, z. B. eine permissive Hyperkapnie bei chronischer Lungenerkrankung oder veränderte Sauerstoffgrenzwerte bei einem Vitium mit Rechts-links-Shunt.

7.3 Pflegerische Intensivbehandlung des beatmeten Kindes

7.3.1 Aufnahme eines beatmeten Kindes

Nachdem die Vorbereitung des altersentsprechenden Patientenplatzes erfolgt ist, sollte basierend auf den Vorinformationen das Beatmungsgerät eingestellt werden einschließlich der aktiven Befeuchtung der Beatmungsschläuche. Die Anamnese des Kindes ist für die weitere medizinische Versorgung essenziell, sodass wichtige Informationen durch den Rettungsdienst oder die Eltern übermittelt werden sollten. ► Abb. 7.7 zeigt ein exemplarisches Übergabeprotokoll mit dem Beispiel einer postoperativen Übernahme.

Es kann hilfreich sein, ein Übergabeschema wie z. B. ISBAR (► Tab. 7.2) für eine möglichst optimale interprofessionelle Kommunikation zu verwenden. Für das Umlagern der Patienten ist eine ausreichende Analgosedierung und eine strukturierte Umlagerung (z. B. Rollbrett, Laken als Umlagerungstuch) unter ständiger Sicht auf den Thorax und den Endotrachealtubus möglich. Taktgeber bei der Umlagerung ist die Person am Kopf/am Endotrachealtubus. Anschließend erfolgen Sichtkontrolle des Thorax, Auskultation, apparative Überwachung und Positionierung des Kindes.

Übernahme-/Aufnahmeprotokoll Datum, Uhrzeit: ______________

Identification Name/Geb.: ______________________ Gewicht: ______________ kg

Situation Diagnose: ______________________
Eingriff: ______________________

Background Vorerkrankungen: ______________________
Allergien: ______________________
Medikamente: ______________________
Erregernachweis: ______________________

Assessment

Airway	Cormack: ☐ I ☐ II ☐ III ☐ IV Tubus: Größe ______ mm ID/fix ______ cm ☐ Naseneing. ☐ Mundwinkel ☐ Zahnreihe
Breathing	☐ spontanatmend ☐ nicht-invasiv: ______________ ☐ invasiv SpO_2: ______ % FiO_2: ______ / ______ l/min zusätzlich O_2 über ______________ AF: ______ /min CO_2: ______ mmHg, gemessen ☐ et ☐ tc ☐ BGA PIP: ______ mbar PEEP: ______ mbar VT: ______ ml Atemgeräusch: ☐ seitengleich ☐ seitendifferent Thoraxexkursion: ☐ seitengleich ☐ seitendifferent
Circulation	HF: ______ /min RR (MAD): ________ (_____) mmHg ☐ invasiv ☐ nicht-invasiv Rekapillarisierungszeit: ______ sec Hautkolorit: ______ Blutprodukte zuletzt ☐ EK: ______ ml ☐ FFP: ______ ml ☐ Humanalbumin: ______ ml Ausscheidung: ______ ml letzter Hb-Wert: ______ g/dl ☐ ZVK: __________ ☐ PVK: __________ ☐ Arterie: __________ ☐ i. o.: __________ ☐ Port/Hickman
Disability	Bewusstsein? ☐ wach ☐ sediert ☐ komatös Pupillen? ☐ isocor, eng, LR bds.prompt ☐ __________
Everything else	letzter BZ-Wert: ________ g/dl Temperatur: ________ °C Ernährung: ☐ Magensonde ☐ PEG ☐ Nahrung: ______________ Pupillen? ☐ DK ☐ Shunt/Rickham ☐ Haut: ______________

Recommendation

Medikamente:
- Hauptinfusion: __________ auf ________ ml/h
- Fentanyl: __________ µg (zuletzt vor _____ Min)
- Relaxans: __________ mg (zuletzt vor _____ Min)
- Propofol: __________ mg/kg/h
- Katecholamine: __________ µg/kg/min ☐ Noradrenalin ☐ Dobutamin ☐ Adrenalin

Procedere
- Wachwerden: ☐ ja ☐ nein
- Drainage: ☐ nicht vorhanden Sog: ☐ voll/☐ halb
- Lagerung: ☐ flach ☐ achsengerecht ☐ __________ ☐ Mobilisation mgl.
- PAP (Prophylaxe): ______________ Dexamethason: ______________

Einschätzung: ☐ stabil ☐ potentiell kritisch ☐ kritisch ☐ palliativ

Abb. 7.7 Postoperatives Übergabeprotokoll Anästhesiologie – Kinderintensivstation.

Tab. 7.2 Übergabe des beatmeten Kindes mittels ISBAR-Schema.

Akronym		Inhalte
I	Identification	Name, Alter, Geschlecht des Patienten
S	Situation	Erkrankung, Leitsymptome, Intervention, Grund für die Aufnahme
B	Background	relevante Anamnese, Medikation, Zustand, Allergien
A	Assessment	aktueller Patientenzustand nach ABCDE (Airway, Breathing, Circulation, Disability, Exposure), relevante Laborwerte und Befunde sowie Zugänge, Tubus etc.
R	Recommendation	Untersuchungen, empfohlene Intervention und Maßnahmen

Entsprechend erfolgt nach Übernahme und Umlagerung die Kontrolle des Patientenzustandes einschließlich einer pflegerischen Einschätzung zu Allgemeinzustand, Vigilanz, körperlichen Zustand, Lagerung, Fixierung, Sitz von Atemhilfe, Beatmung sowie der Kontrolle der invasiven Therapiemaßnahmen (Checkliste ▶ Tab. 7.3).

7

Tab. 7.3 Checkliste zur Überprüfung der Intensivmaßnahmen.

Parameter	Überprüfung
Bett Inkubator	Temperatur Temperatur, Feuchte, O_2 Lagerungshilfsmittel Bettgitter
Monitoring	Auf wirklich notwendige Parameter reduziert! Alarmgrenzen sinnvoll einstellen: Jeder Alarm bedarf einer Intervention! EKG, S_pO_2, AF, KT, RR (NIBP), $tCO_2 + tO_2$ (restliche Messungszeit), $etCO_2$, Arterielle Druckmessung (IBP), ZVD, ICP ggf. weitere Patientenalarme im Monitor schalten
Beatmung	vgl. Beatmungsprotokoll (Modus, F_iO_2, p_{insp}, PiP, PEEP, Flow, Frequenz, $T_{insp/exp}$, I:E, $VTi_{insp/exp}$, $MV_{insp/exp}$, Temperatur) Alarmgrenzen (sinnvoll), Alarmlautstärke Befeuchtung (Aquaflasche), Heizungstemperatur Cuff-Druck-Messer, Entblockungsspritze Auskultation der Lunge (Belüftung, Atemgeräusche) ggf. passender Tubus, Ersatzkanüle
Beatmungsbeutel	an Sauerstoffinsufflation angeschlossen passende Größe Dichtigkeit und Funktion (Füllung des Reservoirbeutels, Druckaufbau, Druckanzeige, Öffnen des Überdruckventils, PEEP-Ventil) passende Maske (ggf. zusätzlich größere/kleinere)
Absaugung	Sog auf −0,2 bar einstellen adäquate Absaugkathetergrößen in ausreichender Stückzahl (oral, nasal, tracheal) Sekretauffangbehälter und Aquaflasche ggf. NaCl 0,9 % zum Anspülen

AF = Atemfrequenz; $etCO_2$ = endtidales Kohlendioxid; I:E = Atemzeitverhältnis (Verhältnis zwischen Inspirations- und Exspirationsdauer); IBP = invasive Blutdruckmessung; KT = Körpertemperatur; $MV_{insp/exp}$ = Minutenvolumen inspiratorisch/expiratorisch; P_{insp} = inspiratorische Beatmungsdruck; tCO_2 = transkutane Kohlendioxid; $T_{insp/exp}$ = Inspirationsdauer/Exspirationsdauer; tO_2 = transkutaner Sauerstoff; $VTi_{insp/exp}$ = Tidalvolumen inspiratorisch/expiratorisch

Der Beginn der Beatmung beinhaltet auch das Festlegen und die Kontrolle der routinemäßigen Wechselintervalle der Beatmungsschläuche einschließlich Filter in In- und Exspiration sowie der Leerung von vorhandenen Wasserfallen (s. Kap. 5.5 zur Vermeidung einer ventilatorassoziierten Pneumonie).

7.3.2 Spezielle pflegerische Maßnahmen beim beatmeten Kind

Unterstützung bei der Intubation

Indikationen zur Intubation sind:

- respiratorische Insuffizienz
- Beatmung vor, während und nach Operationen
- Wiederbelebung
- Unfälle, z. B. Schädel-Hirn-Trauma
- andere Ursachen von Organversagen

Bei der Intubation ist es pflegerische Aufgabe, das erforderliche Material (Tubus verschiedener Größen entsprechend Patientenalter, ▶ Tab. 7.4, Laryngoskop, Magill-Zange, Führungsstab, Masken, Beutel, ggf. Videolaryngoskopie) bereitzustellen, auf seine Funktionstüchtigkeit zu prüfen und für die zügige Intubation anzureichen. Die Intubation erfolgt entweder oral oder nasal. Nachteil der oralen Intubation sind die eingeschränkten Möglichkeiten zur Mundpflege und die schlechtere Toleranz des Tubus durch das Kind. Die nasotracheale Intubation ist technisch schwieriger und geht mit einem erhöhten Risiko für eine Sinusitis einher und möglicher Drucknekrosen im Bereich der Nasenflügel sowie Verletzungen der Nasenmuschel. Vorteile sind die bessere Fixierung und Mundpflege.

Hinweis

Als Faustformel gilt ab dem Alter von 2 Jahren:
$\frac{\text{Alter}}{4}+4=$
Tubusgröße (mm Innendurchmesser)

Ausnahmen: schwer obere Atemwegsobstruktion, z. B. Infektkrupp.

Nach erfolgter Intubation wird der Tubus oral/nasal fixiert. Es sollten eine Kontrolle durch Thorax-Röntgen vorgenommen und die Tubusgröße und -lage für das gesamte Behandlungsteam nachvollziehbar aufgezeichnet/dokumentiert werden.

Die Eltern sind dahingehend aufzuklären, dass der Endotrachealtubus die Stimmbänder blockiert, demzufolge während der Beatmung keine Sprache möglich ist, das Kind aber nach Extubation wieder sprechen kann.

Tab. 7.4 Tubusgrößen gemäß Patientenalter und Größen des Absaugkatheters (jeweils Innendurchmesser in mm).

Alter	Tubus ohne Cuff	Tubus mit Cuff	Absaugkatheter
FG < 500 g	2,0		Charr. 5
FG 500–1500 g	2,5		Charr. 5
FG 1500–2500 g	3,0		Charr. 6
NG und Säugling bis 6 Monate	3,0–4,0		Charr. 8
6–12 Monate	4,0–4,5	3,0	Charr. 8
1–2 Jahre	4,5–5	3,5	Charr. 8–10
2–6 Jahre	5–6	4–4,5	Charr. 8–10
6–18 Jahre		5,0–7,5	Charr. 10–12

FG = Frühgeborenes
NG = Neugeborenes

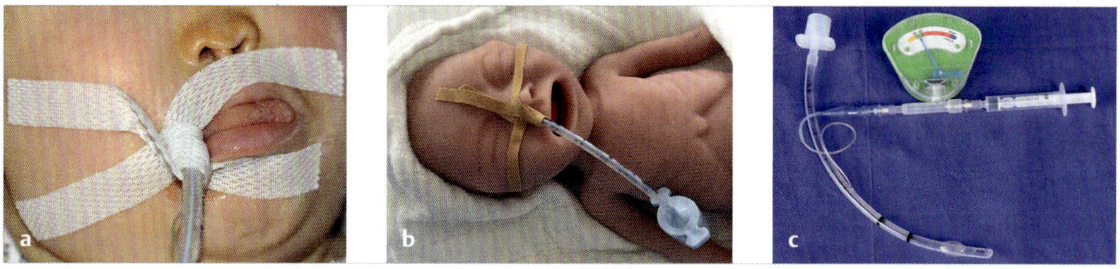

Abb. 7.8 Tubusfixierung.

a Fixation eines oralen Tubus: Der erste Pflasterstreifen wird auf die Wange (unterer Bereich) geklebt und kreisförmig über den Tubus geklebt, um anschließend auf der Oberlippe fixiert zu werden. Ein zweiter Pflasterstreifen wird auf die Wange (oberer Bereich) und um den Tubus herum auf die Oberlippe geklebt

b Fixierung eines nasalen Tubus: Ein schmaler Pflasterstreifen wird über den Nasenflügel kreisförmig um den Tubus geführt und über die Nasenspitze auf die Nasenwurzel geklebt. Ein zweiter Pflasterstreifen wird ebenfalls über den Nasenflügel geklebt (ggf. auf den 1. Streifen). Der 2. Streifen wird kreisförmig über die andere Seite des Tubus geführt und auf der noch freien Nasenseite über die Nasenspitze geklebt. Bei bereits geröteter Nasenspitze kann alternativ der 1. Pflasterstreifen auf der Oberlippe fixiert werden und kreisförmig über den Tubus auf der anderen Seite der Oberlippe geklebt werden.

c Tubus mit angeschlossenem Manometer und Spritze zum Blocken.

Ein Wechsel der Tubusfixation erfolgt nur bei Bedarf (Sitz der Fixierung, Hautzustand) und wird von 2 Pflegekräften durchgeführt. Geeignete Fixierungsmittel sind Pflasterstreifen. Bei allen Methoden der Fixierung ist darauf zu achten, dass die Pflaster faltenfrei angelegt werden. Es dürfen keine Hautfalten entstehen und kein Zug oder Druck auf die Haut ausgeübt werden (▶ Abb. 7.8 a, b). Zur Entfernung der Pflaster können bei Säuglingen, Kleinkindern und Kindern Lösungen auf Silikonbasis verwendet werden.

Ab dem älteren Säuglingsalter können Endotrachealtuben mit Cuff verwendet werden, die nahe der Tubusspitze einen Ballon aufweisen, der mithilfe einer 2-mm-Spritze mit Luft gefüllt wird (▶ Abb. 7.8 c). Dieser dient der Vermeidung von Nebenluft durch Abdichtung des Zwischenraums zwischen Tubus und Trachealwand und der Aspirationsprophylaxe.

Der Cuff-Druck entspricht dem Druck, der auf die Trachealschleimhaut wirkt, sollte 25 mmHg nicht überschreiten und einmal pro Pflegerunde entlastet und erneut positioniert werden. Der Cuff sollte immer leicht gefüllt sein, da ein leerer Cuff Falten wirft und die Trachealwand verletzen kann.

Endotracheales Absaugen

Da infolge der Intubation der Kehldeckel kontinuierlich geöffnet bleibt und somit kein effektiver Hustenstoß möglich ist, müssen künstlich beatmete Kinder regelmäßig abgesaugt werden. Eltern und Kind sind über die Maßnahme im Vorfeld zu informieren.

Bei der Auswahl des Absaugkatheters gilt: *So groß wie nötig, so klein wie möglich.* Der Sog des Absaugkatheters ist auf 0,2 bar einzustellen. Die Katheter sind nur einmal zu verwenden, der Hustenreflex ist zu dokumentieren. Wichtig ist, dass eine apparative Überwachung während des Absaugens erfolgt, da der Reiz des N. vagus unter anderem zu Bradykardien führen kann. Vor dem Absaugen wird daher der Systolenton am EKG-Monitor laut gestellt, sodass Veränderungen der Herzfrequenz sofort offenkundig werden. Während des Absaugens können Neugeborene komfortabel positioniert werden (facilitated Tucking), bei größeren Kindern können die Eltern die Hand halten, langzeitbeatmete Kinder geben häufig selbst an, ob sie abgesaugt werden müssen.

Das Absaugen sollte mit zwei Pflegekräften unter sterilen Bedingungen erfolgen, ggf. wird mit 0,1–0,2 ml Spülflüssigkeit pro kgKG „angespült“. Die Hersteller bieten konventionelle Katheter an, die ohne Sog eingeführt werden sollen, bzw. atraumatische Absaugkatheter, bei denen sich durch eine zusätzliche kleine Öffnung ein Luftpolster bildet, die ein Festsaugen an der Schleimhaut damit Verletzen verhindern soll. Atraumatische Katheter können entsprechend mit Sog eingeführt werden. Nach Erreichen der korrekten Position soll der Absaugkatheter mit leicht drehenden Bewegungen zügig zurückgezogen werden. Sollten Nebenwirkungen auftreten, z. B. Abfall der Sauerstoffsättigung, wird das Kind zunächst stabilisiert und ggf. ein zweiter Absaugvorgang durchgeführt. Als Beobachtungskriterien gelten Menge, Aussehen und Konsistenz des Absaugsekrets sowie Veränderung in der Atemarbeit und Thoraxexkursion vor und nach dem Absaugen. Auch der Mund-Nasen- und Rachenraum sollte abgesaugt werden.

Neben dem herkömmlichen, offenen Absaugen besteht die Möglichkeit des geschlossenen Absaugsystems. Diese Systeme verfügen über eine geschlossene Schutzhülle um den Absaugkatheter, die vor Verunreinigung schützt und somit mehrfach benutzt werden kann. Vorteilhaft sind die geringere Gefahr der Kontamination, die fehlende Notwendigkeit der Diskonnektion der Beatmungsschläuche, Materialersparnis und Durchführung des endotrachealen Absaugens durch eine Pflegekraft.

Sekretmobilisation

Bei der Sekretmobilisation ist es wichtig, bestimmte Kontraindikationen für die Positionierung zu berücksichtigen, z. B. keine Kopftieflage bei Schädel-Hirn-Trauma. Die atemerleichternden Positionierungen müssen bequem und schmerzfrei sein. Je nach Grunderkrankung können auch Hustenassistenten (Cuff-Assist, z. B. neuromuskuläre Erkrankung) sowie kinästhetische Maßnahmen eingesetzt werden.

M!

Merke

Atemtherapeutische Maßnahmen sollten nur nach vorheriger Anleitung und Schulung durch Physiotherapeut*innen durchgeführt werden. Mithilfe der taktilen Stimulation kann die Pflegekraft Reize setzen, um eine Sekretlockerung zu erreichen. Eine Möglichkeit ist die Kontaktatmung; dabei wird die Hand flach aufgelegt und bei der Inspiration ein leichter Gegendruck erzeugt, der bei Exspiration leicht verstärkt wird. Dadurch wird die Exspiration verlängert, was zu einer Vertiefung der Atmung und einer besseren Sekretlockerung führt, ggf. mit leichter Vibration.

Atemgasklimatisierung

Bei der künstlichen Beatmung wird die physiologische Funktion der Nase für Anfeuchtung und Erwärmung der Atemluft durch Atemgasklimatisierung ersetzt. Wird dies nicht ermöglicht, führt dies zu Sekretstau und Austrocknung des Flimmerepithels mit der Gefahr der Atelektasenbildung oder einem erhöhten Infektionsrisiko.

Zwei Methoden der Atemgasklimatisierung werden unterschieden:

- Passive Klimatisierung mittels Wärme und Flüssigkeitsaustauscher („künstliche Nase“; Heat and Moist-Exchanger HME)
- Aktive Atemgasklimatisierung, hierbei misst das Gerät die Atemgastemperatur patientennah. Angestrebt werden eine Temperatur von 37 °C und eine relative Feuchtigkeit von 100 %. Es wird empfohlen, das Beatmungsschlauchsystem alle 7 Tage zu wechseln (siehe auch Vermeidung beatmungsassoziierte Pneumonie).

Mundpflege

Die pflegerische Mundpflege ist eine wichtige Maßnahme zur Vermeidung der beatmungsassoziierten Pneumonie. Nach Information von Kind und Angehörigen über die bevorstehende Maßnahme sollten zunächst Mund-Nasen- und Rachenraum abgesaugt werden. Der Cuffdruck wird kontrolliert

(Aspirationsprophylaxe), und durch Lösung der Tubusfixierung wird die Mundhöhle frei zugänglich gemacht. Anschließend wird die Mundhöhle mittels Taschenlampe und Spatel inspiziert. Die Inspektion erfolgt nach BRUSHED-Kriterien, d. h. Bleeding (Blutung), Redness (Rötung, Entzündung), Ulzeration (Geschwür), Saliva (Speichel) Halitosis (Mundgeruch), External Factors (Rhagaden, Brackets), Debris (Beläge).

Die Reinigung der Mundhöhle, der Wangentaschen, der Zunge/unter der Zunge, der Wangeninnenflächen und des Gaumens sollte unter Verwendung eines Mundpflegesets erfolgen. Die Zähne werden mit Einweg- oder Patientenbürste gesäubert. Anschließend soll immer endotracheal abgesaugt werden. Die Lippen sind einzucremen und auf Druckstellen durch den Tubus zu achten. Die komplette Mundpflege sollte 2–3 × täglich durchgeführt werden.

Augenpflege

Durch den fehlenden Lidschlag des beatmeten Kindes besteht auch die Gefahr der Austrocknung und Ulzeration der Augen, sodass auch die Augenpflege 3 × täglich erforderlich ist einschließlich Lösen von Verkrustungen mit physiologischer Kochsalzlösung.

Inhalationstherapie

Die Inhalationstherapie dient der Sekretolyse oder der Gabe von Medikamenten, die bronchienerweiternd, z. B. Salbutamol, antientzündlich, z. B. Steroide, bzw. antiinfektiv wie Antibiotika wirken. Inhalationen können unter Spontanatmung oder künstlich eingesetzt werden, wobei der Vernebler mit einem Adapterstück und einem Verbindungsschlauch in das Beatmungsschlauchsystem integriert wird. Im Verneblertopf wird das Inhalat eingeführt, der Verbindungsschlauch wird am Respirator oder an einen externen Gasfluss angeschlossen. Je nach Verneblerset und Medikament kann es notwendig sein, einen Filter in die Exspiration einzubauen, damit kein Inhalat in den Respirator gelangt. Entsprechend ist die Frequenz des endotrachealen Absaugens anzupassen.

Positionierung des beatmeten Kindes

Die Wahl der Positionierung des Kindes und ein regelmäßiger Lagewechsel sind Teil des Behandlungskonzepts. Vorteile des Wechsels sind Druckentlastung (Dekubitusprophylaxe), Förderung der Körperwahrnehmung und Wohlbefinden des Kindes, Optimierung der Lungenventilation und Sekretdrainage sowie Vermeidung von Atelektasen. Letzteres ist vor allem durch eine Störung des Ventilations-Perfusions-Verhältnisses (untere Lungenanteile sind stärker durchblutet, aber weniger gut belüftet; obere Lungenanteile besser belüftet, aber weniger gut durchblutet) bedingt. Lagerungswechsel sind zu zweit durchzuführen. Dabei gelten die Grundregeln der Kinästhetik und basalen Stimulation. Alle Zu- und Ableitungen (Katheter, Tubus) sind zug- und druckfrei zu lagern und zu sichern. Eine Nahrungsgabe sollte erst nach der Positionierung erfolgen. Zumeist ist nach Positionswechsel eine tracheale Absaugung nötig.

Als mögliche Lagerung kommen die Oberkörperhochlagerung (30–45°), die Rückenlagerung und die sogenannte VATI-Lagerung in Betracht. Letztere darf wegen der erhöhten Dekubitusgefahr nicht länger als 20 Minuten angewendet werden. Je nach Dehnung der einzelnen Bereiche wird die Belüftung der entsprechenden Lungenabschnitte gefördert:

- V-Lagerung: untere und seitliche Lungenareale
- A-Lagerung: obere Lungenabschnitte
- T-Lagerung: Mediastinalbereich
- I-Lagerung: Belüftung aller Lungenabschnitte.

Die Seitenlage dient der Verbesserung des Gasaustauschs und der Sekretmobilisation. Durch eine Streckung des Arms kann eine Dehnlagerung erfolgen, wobei die oben liegenden Lungenareale besser belüftet werden. Die Bauchlage dient ebenfalls der Verbesserung des Gasaustauschs, die dorsalen Lungenabschnitte werden besser belüftet. Es ist auch eine 135°-Lage möglich.

Analgosedierung

Für die Sedierung und Analgesie des beatmeten Kindes ist es wichtig, eine Balance zwischen erhaltener Wahrnehmung der Umgebung und guter Toleranz der Beatmung und therapeutischen Maßnahmen zu erreichen. Eine zu tiefe Sedierung kann zu einer verlängerten Beatmungsdauer und Beeinträchtigung des neurologischen Langzeitoutcomes führen. Eine zu flache Sedierung erhöht das Risiko für Stress, ungeplante Extubation und Selbstentfernung von Zugängen. Entsprechende Scoringsysteme für die Sedierungstiefe sind

- bei Früh- und Neugeborenen Neonatal Pain, Agitation and Sedation scale (N-PASS) oder COMFORT Neoscale,
- bei Kindern SOS-PD oder WRT 1.

Die pflegerische Beobachtung beinhaltet auch eine Interpretation der Verhaltensweisen des Kindes, um zwischen Delirium, Entzugssymptomatik, Schmerzen bzw. unzureichender Sedierung zu unterscheiden. Zudem sind beatmete Kinder auf der Intensivstation einer Vielzahl von Prozeduren ausgesetzt, die zum Teil schmerzhaft sind. Bei der Erhebung des Schmerzempfindens sollten Faktoren wie der Gesichtsausdruck, Weinen, Motorik, Apathie, Unruhe, Aktivität und Körperhaltung berücksichtigt werden; s. z. B. COMFORT B-Skala oder Werner Schmerzscore für Neugeborene. Die Schmerztherapie sollte individuell auf das Kind abgestimmt sein und nicht-pharmakologische Maßnahmen zur Schmerzreduktion beinhalten, z. B. orale Dextrose/Glukose, Stillen, Halt geben, Förderung der Selbstregulation, und pharmakologische Maßnahmen einschließlich peripherer und zentral wirksamer Analgetika.

7.3.3 Extubation

Für die Entfernung des Endotrachealtubus muss zunächst Schritt für Schritt die maschinelle Unterstützung reduziert werden (Weaning), was auch mit einer Reduktion der sedierenden Maßnahmen einhergeht. Voraussetzungen für die Extubation sind ausreichende Spontanatmung und intakte Schutzreflexe.

Vorbereitende Maßnahmen schließen die Verfügbarkeit sämtlicher Materialien für die Reintubation ein und sollten unter geplanten Bedingungen möglichst tagsüber erfolgen, damit auch die Eltern das frisch extubierte Kind emotional unterstützen können. Zum Zeitpunkt der Extubation sollte das Kind nüchtern sein und noch einmal endotracheal abgesaugt werden. Die Tubusfixierung wird vorsichtig gelöst, der Cuff wird restlos entblockt und das verständige Kind aufgefordert, tief einzuatmen, damit sich die Stimmbänder für den Zug des Tubus öffnen. Anschließend werden nach ärztlicher Maßgabe ggf. Nasentropfen verabreicht oder eine Inhalation durchgeführt und das Kind mit Sauerstoffbrille oder CPAP/Highflow versorgt (▶ Abb. 7.9).

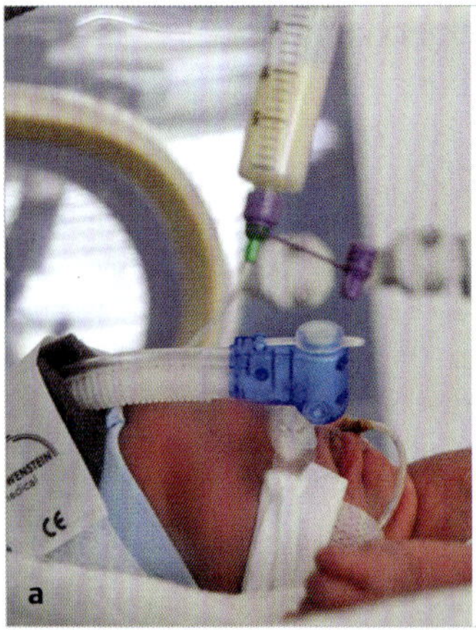
a

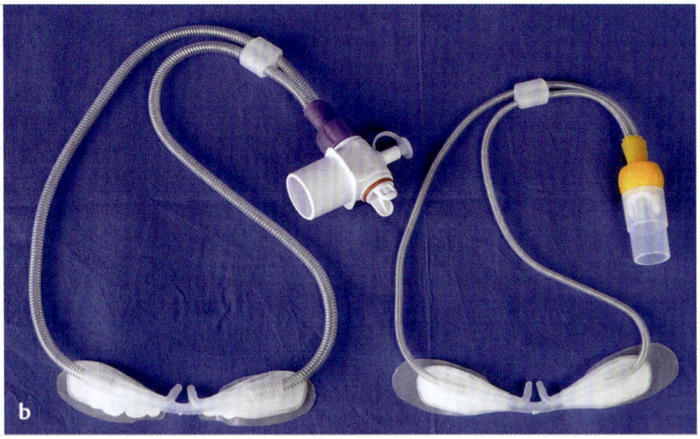
b

Abb. 7.9 Nicht-invasive Beatmung.
a Continuous positive Airway Pressure (CPAP).
b High-Flow.

Pflegerische Betreuung bei nicht-invasiver Beatmung

Die nicht-invasive Beatmung erfolgt über CPAP oder HFNC (▸ Abb. 7.9). Die CPAP-Beatmung kann mit mehreren Generatoren durchgeführt werden, es kommen mononasale Tubustechnik sowie binasale Masken oder Prong-Technik zur Anwendung. Für die Pflege bei der CPAP-Therapie ist entscheidend, das System adäquat zu positionieren (richtige Position der Mütze, mittige Befestigung von Maske/Prongs mit Vermeidung von Druck an Schädel, Nase und Augen).

Die Überwachung und Pflege erfolgt wie beim beatmeten Kind. Um Druckabfall bei geöffnetem Mund zu vermeiden, kann das Kinn unterpolstert werden bzw. ein Schnuller oder ein mit Muttermilch getränktes Stäbchen angeboten werden. Auch hierbei sind die Temperatur und Befeuchtung des Systems zu überwachen. Der Hautschutz wird durch Druckvermeidung mit ggf. Unterpolsterung der Mütze und regelmäßige Druckpunktverlagerung gewährleistet.

Weitere wichtige Pflegekriterien sind Lärmschutz und Ermöglichen von Ernährung durch gleichzeitige Anlage einer großlumigen orogastralen Magensonde. Ein nicht-nutritives Saugen an der Brust ist auch unter CPAP möglich.

Die Alternative zur CPAP-Therapie ist die Highflow-Atemhilfe durch humidified Highflow nasal Canula. Dabei wird angefeuchtete und erwärmte Luft über eine Nasenkanüle appliziert und durch die Flussgeschwindigkeit ein kontinuierlicher positiver Druck aufgebaut. Je nach Patientenalter sind Flussraten bis 60 l/min möglich. Als vorteilhaft aus pflegerischer Sicht sind die einfache Fixierung und Handhabung, die Steigerung des Patientenkomforts, der geringere Absaugbedarf und das reduzierte Risiko für Verletzungen im Nasenbereich anzusehen. Nachteilhaft ist die fehlende exakte Einstellbarkeit des Peaks. Für die Platzierung der Nasenkanüle ist die Wahl der richtigen Größe bedeutsam, die Säuberung und Trockenheit der Haut, die Vorbereitung des Highflow-Gerätes einschließlich Sauerstoff sowie die Anbringung der Nasenkanüle waagerecht über dem Gesicht mit Anheftung an der Wange.

> **Cave**
>
> Bei Frühgeborenen sollte eine Flussrate von 8 l/min nicht überschritten werden.

Kinder besitzen im Vergleich zu Erwachsenen geringere respiratorische Reserven, die für die Anwendung von nicht-invasiven Beatmungstherapien wichtig sind. Eine kontinuierliche klinische Überwachung durch ein erfahrenes pflegerisches Team ist unerlässlich. Wichtig ist, dass der Patient die nicht-invasive Therapie akzeptiert und entsprechende Erfolgskriterien (Abnahme der Dyspnoe, Verbesserung der Vigilanz, Erleichterung der Atemarbeit) festgelegt und dokumentiert werden. Diskonnektionen sind zu vermeiden, da hierdurch die Atelektasenbildung verstärkt wird. Unwohlzustände des Kindes unter nicht-invasiver Behandlung sind oft Anzeichen von Atemnot oder eine unzureichende Synchronisierung der nicht-invasiven Beatmung.

Nachteile und Komplikationen nicht-invasiver Beatmung aus pflegerischer Sicht sind dahingehend, dass es sich häufig schwierig gestaltet, auf die individuellen Patientengrößen die passende Maske und Halterungsvorrichtung zu finden. Es sind Maskengrößen und Formen vorzuhalten, damit eine dichte und komfortabel sitzende Maske gewählt werden kann. Auf diese Weise kann Leckage vermieden werden, und auch das Risiko einer Konjunktivitis durch entweichende Luft in Richtung Auge sowie Druckstellen können durch Unterpolsterung, Hydrokolloidpflaster und Pausen von der nicht-invasiven Beatmung vermieden werden. Eine offene Magensonde kann hilfreich sein, um das Aspirationsrisiko zu verringern.

> **Merke**
>
> Aus pflegerischer Sicht sind Kommunikation mit dem Kind, qualitativ hochwertige Anbringung der Maske, Patientenbeobachtung und Positionierung des Kindes entscheidende Maßnahmen für den Erfolg der Behandlung.

Tracheostomapflege

Die Tracheotomie ist eine operative Öffnung der Trachea. Durch die direkte Verbindung von der Trachea nach außen kann eine Trachealkanüle eingeführt werden, über die das Kind spontan oder künstlich beatmet werden kann. Indikationen für eine Trachealkanüle sind angeborene Fehlbildungen, Stenosierungen in der Trachea, Stimmbandparesen, neuromuskuläre Erkrankungen oder pulmonale Erkrankungen, die eine Langzeitbeatmung erforderlich machen. Durch die Anlage einer Trachealkanüle wird im Vergleich zur invasiven Beatmung der Totraum verhindert, größerer Comfort für das Kind erreicht, und bei älteren Kindern werden das Sprechen, Essen und Trinken ermöglicht. Bei Dislokation ist es leichter möglich, eine Trachealkanüle neu zu legen als einen Tubus.

Für die Tracheostomapflege ist die Vorabinformation des Kindes und ggf. Positionierung mit kleiner Schulterrolle wichtig. Die Pflege erfolgt 1 × /Tag (ggf. häufiger bei Verschmutzung) unter antiseptischen Bedingungen: Lösung des Fixierungsbandes, während die 2. Pflegekraft die Trachealkanüle fixiert und den Kopf des Kindes hält, Inspektion, Reinigung mit sterilen Kompressen, Kochsalzlösung oder Hautdesinfektionsmitteln, bei starker Sekretabsonderung Anwendung einer besonders saugfähigen geschlitzten Wundauflage, z. B. Polyurethanschaum. Nach Reinigung erneute Fixierung der Kanülenplatte (▶ Abb. 7.10).

Die Angaben der Hersteller sollten berücksichtigt werden. Der erste Wechsel nach Anlage sollte zumindest unter ärztlicher Aufsicht dann im Verlauf durch Pflegepersonal möglichst mit 2 Pflegepersonen erfolgen.

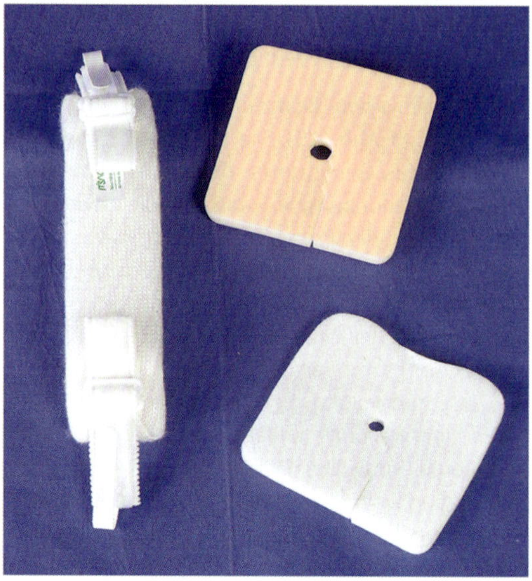

Abb. 7.10 Tracheostomafixierung.

7.4 Transport des beatmeten Kindes

Erfordert die Versorgung eines beatmeten Kindes einen Ortswechsel, z. B. bei Verlegung eines Kindes in eine Klinik höherer Versorgungsstufe, gilt es, sich der unterschiedlichen Herausforderungen bewusst zu sein. Neben der technischen Sicherstellung des gesamten Equipments für den Transport eines beatmeten Kindes ist die Zusammenarbeit der beteiligten Teams auf gute Kommunikation und Einhaltung von Standards angewiesen.

7.4.1 Belastungen des Kindes und seiner Familie

Hervorzuheben ist uneingeschränkt die Belastung des Kindes und der Familie, vor allem da ein medizinischer Transport oft mit einer kurzfristigen Trennung während der Transportzeit verbunden ist. Diese Trennung stellt eine psychische Herausforderung, oftmals sogar Traumatisierung dar, die durch ein empathisches und strukturiertes Vorgehen des Transportteams abgemildert werden kann.

Es ist unerlässlich, dass sich das Transportteam bei Kind und Familie vorstellt und alle notwendigen Informationen über das Transportziel anspricht. Kontaktdaten sollten gegenseitig ausgetauscht werden, sodass nicht nur Eltern wissen, wohin sie sich wenden dürfen, sondern sichergestellt ist, dass auch das begleitende medizinische Team sich jederzeit an die Eltern wenden kann. Hierfür hilft es, wenn neben den Pflege- und Untersuchungsutensilien stets auch Visitenkarten mit allen Kontaktinformationen der Zielklinik vorgehalten werden.

Wenn möglich, sollte vor Abfahrt und Trennung der Eltern Körperkontakt zu ihrem Kind ermöglicht werden, je nach Indikation bzw. Schweregrad der Erkrankung zumindest Handkontakt oder Ermöglichung vertrauter Worte von Eltern an ihr Kind gerichtet ungeachtet des Bewusstseinszustandes des Kindes. Vor Abfahrt sollten die Eltern und Angehörigen zudem erläutert bekommen, dass dem Transportfahrzeug nicht unmittelbar zu folgen ist, und gezielt darauf hingewiesen werden, dass auch vermeintlich erschreckende Details (Einschalten des Blaulichts oder Martinhorns bei Abfahrt) nicht einer Verschlechterung des Gesundheitszustand des Kindes entsprechen.

Darüber hinaus ist es oftmals Teil des Arzt-Eltern-Gespräches, die Identität des zu transportierenden Kindes zu prüfen und die Indikation des Transportes kurz zu erklären. Vor Abfahrt sollten aktiv offene Fragen angesprochen und ein Ausblick gegeben werden, wie eine mögliche Begleitaufnahme oder Elternwohnung ermöglicht werden kann.

7.4.2 Dokumentation

Die Durchführung des Transportes bei einem beatmeten Kind erfordert eine klare Struktur, und es empfiehlt sich, ein standardisiertes Protokoll einzusetzen, in dem Teamnamen, Zeitpunkte der Alarmierung, Abfahrt zum und Ankunft beim Patienten, Maßnahmen vor Transportbeginn und Transportende notiert werden können.

Es sollten stets der Zustand des Patienten, Vitalparameter und Parameter der Beatmung erfasst, wenn nötig verändert und letztlich dokumentiert werden, nicht zuletzt, um auch einem Informationsverlust entgegenzuwirken bei Wechsel des Behandlungsortes und der Teams.

7.4.3 Organisation

Es obliegt den Zuweisern, den Zustand des Kindes so einzuschätzen, dass das bestmögliche Transportmittel ausgewählt wird. Handelt es sich um einen ungeplanten Notfalleinsatz, muss neben der Anfahrtlogistik mit Fragen zum Transportmitttel auch die Frage des Materialtransports geklärt sein. Oft werden ärztliches und pflegerisches Personal im Rendezvous-Verfahren zum Einsatzort gebracht, und Equipment wie der Transportinkubator müssen logistisch folgen.

7.4.4 Anforderung an die Ausstattung

Neben einer verkehrssicheren Lagerung des Kindes mit vor allem Schutz des Kopfes und Beatmungssystems stellt die Mindestanforderung an das Monitoring eine Pulsoxymetrie und Temperaturüberwachung dar. Pflegerische Maßnahmen einer schonenden, die Beatmungstherapie auch beim Transport unterstützenden Lagerung sollten mit dem ärztlichen Personal abgestimmt werden und eventuell fehlende Devices wie z. B. eine Magensonde zur Entlastung des Magens oder Temperatursonde zur Überprüfung der Körpertemperatur angelegt werden. Wenn möglich, sollte das Transportfahrzeug selbst bereits gezielt temperiert werden (Erfordernis des Patienten hinsichtlich Hypothermie oder Normothermie vorher abklären) und Anschlüsse für medizinischen Sauerstoff und Druckluft in ausreichender Dosis für die voraussichtliche Fahrzeit unter maximaler Eskalation (F_iO_2 0,21–1,0) vorgehalten sein.

Insbesondere gut erreichbar während des Transportes sollten Beatmungsbeutel und passende Maske, aber auch das Monitorbedienfeld und das Absauggerät platziert sein. Erwärmung und Befeuchtung des Atemgases sollten bei jedem Transport gewährleistet sein ungeachtet der Transportdauer.

Eine oft angewendete Praxis, bereits aufgezogener Spritzen mit Medikamenten in einer Nierenschale lose mitzuführen, kann problematisch sein; sie sollten sturzsicher und doch rasch erreichbar gelagert werden.

Hinweis

Invasiv beatmete Kinder unter 5 kgKG sind bevorzugt im Inkubator zu transportieren, auch bei nicht-invasiver Beatmung erscheint der oft verwendete verkehrssichere Kindersitz ungeeignet, da Thorax und Abdomen in Beugehaltung ungünstig komprimiert werden.

7.4.5 Anforderung an das Personal

Eine Grundbedingung beim Transport eines beatmeten Kindes sollte die Teamzusammensetzung aus einer in Beatmung geübten Pflegekraft und erfahrenem ärztlichen Personal sein. Eine Einweisung auf alle während des Transports vorgehaltenen Geräte sollte regelmäßig erfolgen.

7.4.6 Belastung durch Transportmittel

Vibration, Lärm, Beschleunigungs- und Abbremsvorgänge sind Herausforderungen, die mit dem Transport einhergehen. Fällt die Wahl auf einen luftgebundenen Transport, sind nicht nur Turbulenzen möglich, sondern es ist zudem der Einfluss des Luftdrucks zu beachten. Ein Abfall des Luftdrucks kann die Ausdehnung von Luft in Hohlkörpern beeinflussen (Pneumothoraxgefahr). Ungeachtet des Transportmittels, ob boden- oder luftgebunden, muss das Team vorbereitet sein, auf gefährdende Änderungen der Vitalparameter jederzeit eingreifen zu können. Ein Stopp während Fahrt oder Flug ist unmittelbar bei Gefährdung und Interventionsbedarf zu erwägen.

Während eines bodengebundenen Transportes ist auf die Einschaltung der hydraulischen Liege zur Federung zu achten. Während eines luftgebundenen Transportes sollte auch beim sedierten Kind immer ein Lärmschutz mittels Hilfsmittel gewährleistet sein.

7.4.7 Anforderung an den Zeitpunkt

Erfolgt der Transport des beatmeten Kindes in eine Einrichtung höherer Versorgungsstufe, handelt es sich oftmals um kritische Gesundheitszustände. Entscheidend ist es, die risikoadaptierte rechtzeitige Verlegung gut mit dem Team der Zuweiser abzusprechen. Nach Übernahme vor Abfahrt muss pflegerisch ein Augenmerk auf den Zustand des Kindes unmittelbar beeinflussende Faktoren liegen (Energiezufuhr, medikamentöse Therapie, Hypothermiebehandlung o. Ä.).

Des Weiteren spielen die Uhrzeit der Verlegung eine relevante Rolle, z. B. in Bezug auf Nachtflug, Pausenzeiten der Transportteams etc.).

Ärztlich und pflegerisch muss vor Beginn der Fahrt Konsens herrschen, dass alle Maßnahmen zur Stabilisierung des beatmeten Kindes getroffen wurden, damit die Beatmung während der Fahrtzeit zum Zielort beherrschbar erscheint.

7.5 Übergang in die häusliche Beatmung aus pflegerischer Sicht

Am Ende des Klinikaufenthaltes ist es wichtig, einen gelungenen Übergang in die häusliche Versorgung zu gewährleisten. Die Beatmung im häuslichen Umfeld ist häufig mit Schwierigkeiten verbunden. Die Kinder sind in ihrer Kooperation und Kommunikation eingeschränkt, und die Technik ist nicht auf die kleinen Patienten ausgelegt.

Die Beatmungstherapie kann im außerklinischen Feld durch invasive Beatmung nach Tracheotomie und durch nicht-invasiver Atemunterstützung mit Highflow und CPAP-Therapie bzw. NIV-Therapie fortgeführt werden. Es ist zu beachten, dass Kinder bei vorliegender Muskelschwäche ggf. die Respiratoren nicht selbst triggern können. Außerdem variiert der Beatmungsbedarf je nach Wachzustand. Infektionen können den Bedarf stark erhöhen. Bei der Verwendung von Masken sollte auf Individualmasken zurückgegriffen werden, diese müssen dem Wachstum des Kindes angepasst werden.

▶ **Vorbereitung des Kindes.** Alle erforderlichen medizinischen Geräte und Verbrauchsmaterialien müssen verordnet sein und in ausreichender Menge zur Verfügung gestellt werden. Das Kind muss vor der Entlassung mit einem Heimbeatmungs- und Heimmonitorsystem versorgt werden. Die klinische Stabilität auch an der Heimbeatmung muss gewährleistet sein. Bei Verwendung einer Individualmaske muss diese rechtzeitig angepasst und angefertigt werden. Es muss eine Hilfsmittelliste über alle pflegerisch benötigten Materialien erstellt werden. Anhand dieser Liste können diese Hilfsmittel und Materialien durch den Stationsarzt bzw. die Stationsärztin verordnet werden.

► **Pflegedienst.** Vor der Entlassung muss die häusliche Versorgung sichergestellt sein. Grundlage für die Versorgung durch den ambulanten Pflegedienst ist die „Verordnung für die häusliche Krankenpflege“. Der Pflegedienst muss rechtzeitig organisiert werden und bei Bedarf das Kind und seine Angehörigen auf der Station besuchen, um den Pflegebedarf besser einschätzen und erste Fragen der Eltern beantworten zu können.

► **Vorbereitung der Eltern.** Wenn die Entlassung aus der Klinik beschlossen ist, müssen die Eltern/Angehörigen in die tägliche Pflege einbezogen sein. Es sollte die Möglichkeit bestehen, dass die Eltern für eine gewisse Zeit mit auf der Station aufgenommen werden und lernen, das Kind rund um die Uhr selbst zu versorgen. Eine Pflegekraft sollte in dieser Zeit immer erreichbar sein und die Eltern bei Fragen und Problemen unterstützen. Eine adäquate Anleitung und Schulung in allen pflegerischen Bereichen wie Trachealtoilette, Tracheostomapflege, Magensondenversorgung etc. ist obligatorisch.

M!

Merke

Die Eltern müssen in ihrer Kompetenz soweit gestärkt werden, dass sie die Beatmung selbstständig durchführen, überwachen und Komplikationen erkennen können.

Für den Umgang mit den medizinischen Gräten benötigen die Eltern eine Herstellereinweisung, da nach dem Medizinproduktegesetz nur eingewiesene Personen das Heimbeatmungsgerät bedienen dürfen. Es wird ebenfalls empfohlen, dass die Eltern vor Entlassung eine Reanimationsschulung erhalten, damit sie im Notfall richtig handeln können.

Eine Heimbeatmung stellt für die Eltern einen großen Einschnitt in den Familienalltag dar. Es müssen zum Teil aufwendige Therapien in den Familienalltag integriert werden. Ein gut strukturiertes Entlassungs- und Überleitungsmanagement kann den Eltern den Übergang nach Hause erleichtert. Gegebenenfalls ist eine Anbindung an eine Selbsthilfeorganisation, einen Hospizdienst oder ein anderes Nachsorgeangebot wie z. B. den „Bunten Kreis“ möglich. Dies ist im Einzelfall zu prüfen und den Eltern als Unterstützungsmöglichkeit anzubieten.

7.6 Literatur

[195] Deutsche Gesellschaft für Anästhesiologie und Intensivmedizin. S 3-Leitlinie Analgesie, Sedierung und Delirmanagement in der Intensivmedizin (DAS-Leitlinie 2020); 2020. Verfügbar unter https://register.awmf.org/assets/guidelines/001-012l_S 3_Analgesie-Sedierung-Delirmanagement-in-der-Intensivmedizin-DAS_2021-08.pdf

[196] Deutsche Gesellschaft für Pneumologie und Beatmungsmedizin. S 2k-Leitlinie Nichtinvasive Beatmung als Therapie der akuten respiratorischen Insuffizienz; 2023. Verfügbar unter https://register.awmf.org/assets/guidelines/020-004l_Nicht-invasive-Beatmung-Therapie-akute-respiratorische-Insuffizienz_2024-01.pdf

[197] Deutsche Gesellschaft für Pneumologie und Beatmungsmedizin. S 2k-Leitlinie Nichtinvasive und invasive Beatmung als Therapie der chronischen respiratorischen Insuffizienz. Revision 2017; 2017. Verfügbar unter: https://www.thieme-connect.de/products/ejournals/pdf/10.1055/s-0043-118040.pdf

[198] Dossow V, Zwißler B. Empfehlung der Deutschen Gesellschaft für Anästhesiologie und Intensivmedizin: Strukturierte Patientenübergabe in der perioperativen Phase – das SBAR-Konzept. Die strukturierte Patientenübergabe - Implementierung in den klinischen Alltag; 2022. Verfügbar unter: https://www.dgai.de/alle-docman-dokumente/entschliessungen-vereinbarungen/1908-strukturierte-patientenuebergabe-in-der-perioperativen-phase-das-sbar-konzept/file.html

[199] Harris J, Ramelet A-S, van Dijk M et al. Clinical recommendations for pain, sedation, withdrawal and delirium assessment in critically ill infants and children: an ESPNIC position statement for healthcare professionals. Intensive Care Med 2016; 42: 972–986. doi:10.1007/s00134–016–4344–1

[200] Jakisch J, Rettkowski R. SOP Endotracheales Absaugen – unter Beteiligung der Hygiene. Krankenhaushygiene up2date 2017; 12: 9–13. doi:10.1055/s-0043–102858

[201] Lang H. Beatmung für Einsteiger: Theorie und Praxis für die Gesundheits- und Krankenpflege. Berlin: Springer; 2020

[202] Larsen R. Anästhesie und Intensivmedizin für die Fachpflege. 9. Aufl. Berlin: Springer; 2016

[203] Messall A, Stein U, Löscher D, Hrsg. Fachpflege neonatologische und pädiatrische Intensivpflege. 3. Aufl. München: Elsevier; 2017

[204] Reichert J, Rüdiger M, Hrsg. Psychologie in der Neonatologie. Psychologisch-sozialmedizinische Versorgung von Familien Frühgeborener. Göttingen: Hogrefe; 2013

[205] Schäfer S, Kirsch F, Scheuermann G et al. Fachpflege Beatmung. Fachpflege. 8. Aufl. München: Elsevier; 2019

[206] Steier J, Teschler H, van Gestel AJR. Physiotherapie bei chronischen Atemwegs- und Lungenerkrankungen. Evidenzbasierte Praxis. Physiotherapie. Berlin: Springer; 2010

[207] Toensfeuerborn H. Neonatologische und pädiatrische Intensiv- und Anästhesiepflege. 7. Aufl. Berlin: Springer; 2021

Kapitel 8

Prinzipien der Beatmung

8 Prinzipien der Beatmung

8.1 Einleitung

Alexander Humberg

Die invasive Beatmung ist weiterhin ein wichtiger Baustein der respiratorischen Therapie auf neonatologischen und pädiatrischen Intensivstationen. Auch wenn die invasive Beatmung lebensgefährliche Situationen beherrschbarer gemacht hat, so bringt sie dennoch Gefahren mit sich. Insbesondere die sehr vulnerablen Patienten auf den neonatologischen Intensivstationen profitieren von dem Ziel, invasive Beatmung zu reduzieren bzw. zu meiden. Das Verständnis von Beatmung und deren optimale Anwendung im individuellen Fall sind Voraussetzung für eine möglichst schonende Behandlung und bestmöglichen Entwicklung der Lunge dieser vulnerablen Patientengruppe.

Die in der Polioepidemie in der Mitte des 20. Jahrhunderts gewonnene Erkenntnis der Wirksamkeit invasiver Überdruckbeatmung führte zur Ablösung einer zuvor praktizierten Unterdruckbeatmung und Entwicklung der ersten invasiven Überdruckbeatmungsgeräte. Entgegen dem Prinzip der Unterdruckbeatmung, wo der Körper des Patienten in eine mehr oder weniger luftdichte Kammer gebracht wurde, der Kopf herausragte und der Thorax durch Unterdruck bewegt wurde, benötigte die Überdruckbeatmung eine Maskenbeatmung, Intubation oder Tracheotomie.

Die ersten Beatmungsgeräte für die invasive Überdruckbeatmung konnten zunächst nur eine volumenkontrollierte Beatmung ermöglichen. Bei den Beatmungsgeräten der 1. Generation war eine patientengetriggerte Beatmung ebenfalls noch nicht möglich. Es existierten keine Monitore, Alarme oder spezielle Überwachungsmöglichkeiten, Beatmung sicherer zu steuern und zu überwachen.

Durch die Weiterentwicklung der Beatmungsgeräte konnten seit den 1970-er Jahren deutliche Fortschritte hinsichtlich Patientensicherheit und Patientensteuerung erreicht werden. Einfache Patientenmonitore wurden in das Beatmungsgerät integriert, dadurch konnten das Tidalvolumen und die Atemfrequenz überwacht werden. Neu war ebenfalls die Möglichkeit, eine vom Patienten ausgelöste Inspiration zur Synchronisierung der Beatmung zu nutzen.

Mit der Weiterentwicklung mikroprozessorgesteuerter Beatmungsgeräte war es möglich, die Vorteile einer Flow-Triggerung zu nutzen. Die Atemarbeit wurde deutlich verbessert, und Möglichkeiten zur Druckunterstützung, Druckregelung und Volumenlimitierung brachten erweiterten die Möglichkeiten in der Beatmungsmedizin. Alarm- und Überwachungsfunktionen wurden weiterentwickelt, und Wellenformen von Druck, Fluss und Volumen ließen sich nun anzeigen und analysieren.

Eine wichtige Schlüsselvariable in der Entwicklung von Traumata des respiratorischen Trakts durch Beatmung ist die Anwendung und Abgabe zu hoher Tidalvolumina. Die Gefahr der Entwicklung eines sogenannten Volutraumas bedingt die Sicherheit und das Outcome von beatmeten Patienten signifikant. Studien an Blasmusikern konnten eindrucksvoll zeigen, dass der Atemwegsdruck eine weitaus untergeordnete Rolle in der Entwicklung von Lungentraumata spielt. Diese Erkenntnis führte zur Entwicklung von Strategien zur Reduktion und Neuentwicklung bzw. Weiterentwicklung von Beatmungsmodi mit einem auf den Atemwegsdruck ausgerichteten Ansatz und Kontrollmöglichkeit der verabreichten Volumina.

Komplexe Modi, wie die adaptive Unterstützungsbeatmung, wurden mittlerweile entwickelt, diesem Umstand gerecht zu werden. Hier wird zum Beispiel versucht, ein Beatmungsmuster basierend auf einem Atemarbeitsmodell zu erstellen. Der Kliniker gibt Informationen wie ideales Körpergewicht des Patienten, gewünschtes Minutenvolumen, maximaler Atemwegsdruck und das angestrebte endtidale pCO_2 an. Das Beatmungsgerät bestimmt die Kombination aus Atemfrequenz und Tidalvolumen, die zu der geringsten Atemarbeit führen soll. Andere Beatmungsformen können ebenfalls das Druckunterstützungsniveau automatisch anpassen, um eine vordefinierte Atemfrequenz, ein vordefiniertes Tidalvolumen und einen endexspiratorischen pCO_2 mit separaten Algorithmen zu erreichen.

8

Cave

Aber bei all den bislang existierenden Techniken gilt, dass insbesondere in der Pädiatrie und Neonatologie solche Verfahren nicht klinisch ausreichend getestet sind und diese bei Anwendung (wie alle anderen Modi und Verfahren auch) einer kritischen und sorgfältigen Beobachtung unterliegen müssen.

Ein deutlicher Unterschied zu den heutzutage verwendeten Geräten war, dass die ersten Beatmungsgeräte noch keinen PEEP (positiv-endexspiratorischer Druck) verabreichen konnten. Erst nach den Beobachtungen von Ashbaugh und Kolleg*innen wurde PEEP zu einer Standardtherapie während der Beatmung. In den ersten Geräten wurde der Exspirationsschenkel des Kreislaufs in einer Tiefe gleich dem gewünschten Druck unter Wasser gehalten und dadurch der PEEP gesteuert.

Die Entwicklung moderner nicht-invasiver Beatmungsverfahren (non-invasive Ventilation, NIV) lässt sich auf eine Reihe von Fallstudien zurückführen, die darauf hindeuteten, dass NIV zur Atemunterstützung von Patienten bei Exazerbation einer chronischen Lungenerkrankung oder neurodegenerativen Erkrankungen eingesetzt werden kann. Auch bei diesen Geräten war zunächst nur eine volumengesteuerte Atemunterstützung möglich. Im Zuge der Weiterentwicklung der Beatmungsgeräte und des Erkenntnisgewinns auf dem Feld der nicht-invasiven Beatmung setzten sich im Verlauf speziell für die NIV entwickelte druckgesteuerte Beatmungsgeräte durch und bilden heute den Standard der nicht-invasiven Beatmung.

Neben den direkten Wirkungen von Beatmung auf das kardiorespiratorische System stellen biologische Folgen im Zusammenhang mit mechanischer Beatmung, welche nicht unmittelbar an der Lunge zu messen sind, eine Gefahr durch Beatmung dar. Bei dem sog. Biotrauma kann die mechanische Beatmung potenzieller Trigger einer Translokation von Mediatoren, Bakterien oder Endotoxinen in den systemischen Kreislauf zu Endorganfunktionsstörungen distal der Lunge (z. B. Nieren) führen. Dieser Mechanismus wird sogar als mögliche Todesursache von Patienten mit ARDS diskutiert, da diese nicht an Hypoxämie, sondern vielmehr an Multiorganversagen versterben.

Insbesondere bei Frühgeborenen scheinen die Effekte inflammatorischer Kaskaden eine wichtige Rolle bei der Entwicklung zerebraler Schäden zu spielen. Höhere Konzentrationen entzündungsfördernder Zytokine führen zu einer Aktivierung von Mikroglia in der unreifen weißen Substanz und erhöhen das Risiko empfindlicher Schädigungen am Gehirn. Frühgeborene zeigen eine hohe Empfindlichkeit gegenüber oxidativem Stress durch unzureichende Mechanismen antioxidativer Faktoren. Therapeutische Versuche, diese Reaktionen abzumildern (z. B. Melatonin, Allopurinol), konnten bislang keine Erfolge zeigen, sodass vielmehr die Vermeidung oxidativer Stresssituationen angestrebt werden muss. In Modellen zur Beatmung konnten Marker einer höheren Inflammationsreaktion im Gehirn unter Beatmung gemessen werden. Mehrere Studien konnten zeigen, dass bereits nach zweistündiger Beatmung oder Verwendung hoher Tidalvolumina > 6 ml/kgKG ein Anstieg der proinflammatorischen Zytokine von Interleukin (IL)-8, IL-1β und TNF-α und ein Abfall der entzündungshemmenden IL-10-Zytokine zu beobachten ist.

Merke

Gerade vor diesen Hintergründen bleibt die mechanische Beatmung eine streng zu indizierende und überwachende medizinische Anwendung, die regelmäßig hinterfragt und kontrolliert werden muss.

Viele der Verbesserungen im Bereich der Beatmungsmedizin haben zu einer vereinfachten und sicheren Anwendung geführt und die Versorgung kritisch kranker Patienten zum Teil erst möglich gemacht. Dennoch ist der große Fortschritt in der mechanischen Beatmung nicht von diesen Verbesserungen unbedingt abhängig. Vielmehr ist das bessere Verständnis der Wirkung von Beatmung auf die Physiologie mit einer verbesserten Anwendung von Beatmung verbunden. Aktuelle therapeutische Ansätze der Beatmungsmedizin beruhen auf individualisierten Ansätzen in Kombination zum Teil komplexer Algorithmen und sensibler Sensortechnik (Flowsensoren, Elektroimpedanz, NAVA). Inwiefern diese Modi Vorteile gegenüber den „alten" Beatmungsmodi haben, bleibt abzuwarten. Sie sind allerdings im Ansatz sehr vielversprechend.

8.2 Beatmungsmodi

Alexander Humberg

Prinzipiell existieren 3 invasive Modi der Beatmung von Kindern (neben einigen historischen Verfahren):
- die volumenkontrollierten Verfahren,
- die druckkontrollierten Verfahren sowie
- die Hochfrequenzbeatmung (HFOV).

Bezüglich der Steuerung des Atemzyklus wird zwischen zeit-, flow- und zwerchfellgesteuerten Verfahren unterschieden:
- *Zeitgesteuerter Modus:* In diesem Modus wird nach einer festgesetzten Inspirationszeit das Exspirationsventil geöffnet. Aufgrund der Retraktionskräfte exhaliert der Patient die in der Lunge befindliche Luft.
- *Flowgesteuerter Modus:* Bei dieser Variante erkennt der Respirator einen abfallenden inspiratorischen Fluss und beendet diesen bei Erreichen eines prozentualen Anteils. Anschließend erfolgt der Übergang in die Exspiration. Das flowgesteuerte Verfahren wird hauptsächlich in der Neonatologie verwendet. Dabei besteht die Möglichkeit, über Inspirationszeit und Inspirationszeitpunkt selbst zu entscheiden, wodurch die Inspirations- und Exspirationssynchronizität verbessert werden.
- *Zwerchfellgesteuerter Modus (neurally adjusted Ventilation Assist, NAVA):* Bei dieser Synchronisationstechnik wird über eine Messelektrode in der Magensonde das Elektromyogramm des Zwerchfells übernommen und mit der Beatmungsmaschine synchronisiert.

8.2.1 Nomenklatur der Beatmungsmodi

In den folgenden Unterkapiteln wird versucht, eine Übersicht über die zurzeit gängigen Beatmungsformen zu geben, die in ▶ Tab. 8.1 zusammengefasst sind. Insgesamt sind bis zu 170 verschiedene Begriffe zu Beatmungsmodi bekannt. Aufgrund fehlender normativer Vorgaben oder gesetzlicher Regelungen existierte bis zum Jahr 2020 keine einheitliche Nomenklatur der Beatmungsformen und -modi, weshalb oftmals die Bezeichnungen gängiger Hersteller übernommen worden sind. Seit 2021 existiert zumindest der Versuch, die Bezeichnungen zu harmonisieren und zu klassifizieren. Hierzu wurde die neue Norm DIN ISO 19223:2021 eingeführt. Aufgrund ihrer Unpraktikabilität ist es fraglich, ob diese Norm eine klinische Rolle spielen wird. Das Dokument postuliert als Hauptziel „soweit wie möglich bestehende Begriffe zu verwenden, ihre Bedeutung zu klären und das Potenzial einer Fehlanwendung durch genauere Festlegung zu begrenzen".

Grundsätzlich werden in der neuen Norm Beatmungsmodi in 4 Schritten klassifiziert. Die Reihenfolge der Sprachblöcke ist durch ein Präfix, den mandatorischen Anteil, den Anteil der Spontanatmung und mögliche Variationen der Beatmung charakterisiert (▶ Abb. 8.1).

Die Präfixe „CMV" (continuous mandatory Ventilation) und „IMV" (intermittent mandatory Ventilation) werden ausschließlich bei mandatorisch eingestellter Atemfrequenz ohne Synchronisation angewendet, wobei unter „IMV" jedoch uneingeschränkte Atemaktivitäten in den Exspirationsphasen möglich sind. Bei getriggerten Verfahren wird das Präfix „A/C" (Assist/Control Ventilation) verwendet. „SIMV" (synchronized intermittent mandatory Ventilation) in der neuen DIN-Norm steht für die Möglichkeit, durch Triggerung die eingestellten mandatorischen Atemzüge auszulösen und dazwischen frei spontan zu atmen (z. B. mit Atemunterstützung). Beatmungsmodi mit fest eingestelltem Mindestspontanatemminutenvolumen ohne fest eingestellte mandatorische Atemfrequenzen werden mit der Vorsilbe „MMV" (mandatory Minute Volume) bezeichnet.

Präfix		
CMV	continuous mandatory ventilation	kontrollierte Beatmung
IMV	intermittent mandatory ventilation	kontrollierte Beatmung
A/C	assist/control ventilation	kontrollierte Beatmung mit Triggeroption
SIMV	synchronized intermittent mandatory ventilation	augmentierende Beatmung mit vorgegebenem mandatorischen Anteil (f)
MMV	minimum minute volume	augmentierende Beatmung mit mandatorischem Anteil in Abhängigkeit des spontan erzielten Minutenvolumens (f•VT oder f•(ΔP•C)
CSV	continuous spontaneous ventilation	Spontanatmung

MMV – VC \ PS (*q*)

Mandatorischer Anteil	
PC	druckkontrolliert
VC	volumenkontrolliert
VtPC	druckkontrolliert mit Volumengarantie
	assured constant airway pressure

Anteil der Spontanatmung	
PS	Druckunterstützung
vtPS	Druckunterstützung mit Volumengarantie
es	proportionale Druckunterstützung
	Spontanatmung auf PEEP-Niveau
TC	Tubuskompensation

Varianten	
[*p*Lim]	Volumenkontrollierte Modi mit Druckbegrenzung
[s]	Druckunterstützung mit synchronisierter Beendigung
(*q*)	Beendigung der Inspirationsphase eines druckkontrollierten Beatmungsmodus durch Exspirationstrigger
(*v*)	Beendigung der Inspirationsphase eines druckkontrollierten Beatmungsmodus durch Erreichen eines eingestellten Inspirationsvolumen
[*v*]	proportionale Druckunterstützung auf Basis des inspiratorischen Volumen
[*q*]	proportionale Druckunterstützung auf Basis des Flow
[*q*+*v*]	proportionale Druckunterstützung auf des Flow und des inspiratorischen Volumens
[EMG]	proportionale Druckunterstützung auf Basis elektromyographischer Aktivität der Membran und der Zwischenrippenmuskeln

S/T – PS \ PC (*q*)

Präfix		
S/T	spontaneous/timed ventilation	augmentierende Beatmung mit mandatorischem Anteil in Abhängigkeit von der Spontanatemaktivität innerhalb der Zykluszeit (60/f)

Abb. 8.1 Die neue Nomenklatur. Struktur und Syntax. (Quelle: Kremeier P, Böhm SH, Woll C et al. Intensivbeatmung – neue Norm legt einheitliche Nomenklatur für Beatmungsmodi fest. Anaesthesiologie. 2022;71(6):475-482. DOI: 10.1007/s00101-021-01081-9)

Weitere Bezeichnungen und Kombinationen sowie eine detaillierte Erläuterung zu den neuen Sprachregelungen finden sich in einschlägigen Publikationen. Ob und in welchem Maß diese Nomenklatur Einzug in die Beatmungsmedizin hält, ist davon abhängig, wann eine verpflichtende Einführung geregelt wird und ob die teilweise sehr komplizierte Namensgebung im praktischen Alltag die aktuelle Namensgebung ersetzen kann. Es ist nämlich anzumerken, dass selbst die Klammersetzung (eckig versus rund) verschiedene Varianten der Beatmung bezeichnen soll.

In der folgenden Übersicht von Beatmungsformen und der herstellerspezifischen Nomenklatur von Beatmungsmodi ist der Versuch einer Darstellung der neuen Nomenklatur nach DIN ISO 19223:2021 mitgegeben (▶ Tab. 8.1 und ▶ Abb. 8.1). Im anschließenden Teil über Beatmungsmodi (siehe Kap. 8.2.2, Kap. 8.2.3) wird auf die Darstellung der neuen Nomenklatur verzichtet. Zudem soll der folgende Teil nur eine Übersicht über die Beatmungsformen geben. Aufgrund herstellerspezifischer Einstellungen und Möglichkeiten existiert eine extreme Variabilität an Beatmungsmodi, welche im Rahmen dieses Buches nicht im Detail dargestellt werden können.

Tab. 8.1 Beatmungsformen in der Übersicht (zur Bedeutung der einzelnen Akronyme s. Text der folgenden Unterkapitel).

Beatmungsformen	Eigenschaften	Mögliche Bezeichnungen	Neue Nomenklatur (nur Beispiele)
volumenkontrollierte Beatmungsformen (Kap. 8.2.2)			
klassische volumenkontrollierte Beatmung	–	CMV, VC-CMV	CMV-VC
intermittierende mandatorische Ventilation	Möglichkeit der spontanen Atemaktivität zwischen 2 Beatmungshüben	IMV, IPPV, TCPLV	IMV-VC
synchronisierte intermittierende mandatorische Ventilation	Möglichkeit der spontanen Atemaktivität zwischen 2 Beatmungshüben und Triggerung der Inspiration durch den Patienten	SIMV, VC-SIMV	SIMV-VC
volumenkontrollierte mandatorische Minutenbeatmung	Möglichkeit der spontanen Atemaktivität mit Sicherung des Atemminutenvolumens	MMV, VC-MMV	MMV-VC
volumenkontrollierte Beatmung mit Backup-Frequenz	Beatmung mit zusätzlicher Backup-Frequenz bei fehlender Eigenatmung	VC-AC, AMV, SCMV, A/C, S-IPPV, IPPV-assist	A/C-VC
druckkontrollierte Beatmungsformen (Kap. 8.2.3)			
klassische druckkontrollierte Beatmung	–	PC-CMV, PCV	IMV-PC
druckkontrollierte synchronisierte, intermittierende mandatorische Ventilation	Möglichkeit der spontanen Atemaktivität zwischen 2 Beatmungshüben und Triggerung der Inspiration durch den Patienten	PC-SIMV	SIMV-PC
druckkontrollierte mandatorische Minutenbeatmung	Möglichkeit der spontanen Atemaktivität mit Sicherung des Atemminutenvolumens	PC-MMV	MMV-PC
druckkontrollierte Beatmung mit Backup-Frequenz	Beatmung mit zusätzlicher Backup-Frequenz bei fehlender Eigenatmung	PC-AC, PC-Ass./Cont., $BIPAP_{assist}$, $PCV+_{assist}$	A/C-PC

Tab. 8.1 Fortsetzung

Beatmungsformen	Eigenschaften	Mögliche Bezeichnungen	Neue Nomenklatur (nur Beispiele)
biphasischer positiver Atemwegsdruck	in- und exspiratorisch synchronisierte Beatmung mit der Möglichkeit, während des gesamten Atemzyklus spontan zu atmen	BIPAP, PC-BIPAP, Bi-Vent, DuoPAP, Bi-Level, BiPhasic	SIMV-PC/PS (q)
Airway Pressure Release Ventilation	umgekehrtes Verhältnis von Inspiration zu Exspiration	APRV, PC-APRV, IRV, IRV-BIPAP	
druckunterstützende Beatmung	Druckunterstützung von spontaner Atemaktivität	PSV, PC-PSV, ASB, PS, IPS, IFA, IHS, DU	CSV-PC/PS [q]
volumenunterstützte Beatmung	Druckunterstützung von spontaner Atemaktivität mit fest definiertem Tidalvolumen	VS, VAPS, CSV-VA, SPN-CPAP/VS	CSV-VC/PS
proportional assistierte Beatmung	Druckunterstützung von spontaner Atemaktivität mit proportionaler Unterstützung der Eigenatmung	PAV, PPS, SPN-PPS	CSV-PC/es

8.2.2 Volumenkontrollierte Beatmungsformen

Klassische volumenkontrollierte Beatmung

Bezeichnungen:

- *CMV:* continuous mandatory Ventilation
- *VC-CMV:* Volume Control – continuous mandatory Ventilation

Hinweis

Bei der klassischen CMV handelt es sich um eine volumenkontrollierte, zeitgesteuerte, maschinengetriggerte Beatmungsform mit konstantem Inspirationsfluss.

Bei der Beatmung im reinen volumenkontrollierten Modus wird ein festgesetztes Tidalvolumen bei konstantem Gasfluss verabreicht. Damit stellt der Inspirationsdruck die abhängige Variable dar und wird durch Compliance und Resistance der Atemwege mitbestimmt. Eine reduzierte Compliance der Lunge bei festgesetztem Tidalvolumen führt zu einem höheren Inspirationsdruck.

Wichtige Einstellgrößen für die CMV am Respirator sind das Tidalvolumen, die Atemfrequenz und der inspiratorische Gasfluss. Durch die Wahl des inspiratorischen Gasflusses werden die Dauer des inspiratorischen Atemzugs und die Geschwindigkeit des Anflutens der inspiratorischen Luft gesteuert. Sollte der inspiratorische Fluss so hoch sein, dass schon vor Ablauf der eingestellten Inspirationszeit das zu applizierende Gasvolumen erreicht wurde, entsteht eine inspiratorische Pause und es kommt zu einer No-Flow-Phase, in der im Druck-Zeit-Diagramm die Ausbildung einer Plateauphase sichtbar wird. Es kann zu einer inhomogenen Verteilung der Gase und möglicherweise zur Überblähung von einzelnen Lungenkompartimenten kommen. Der inspiratorische Fluss sollte also so gewählt werden, dass keine inspiratorische Pause entsteht und die gewünschten Zugvolumina noch erreicht werden.

CMV wird in der Neonatologie kaum verwendet. Führender Grund dafür ist die Gefahr unkontrollierbarer Atemzugvolumina durch den Gebrauch ungecuffter Endotrachealtuben mit der Entstehung variabler Lecks um den Tubus und Abgabe einer unzureichenden Gasmenge. Zudem kann sich die Lungen-Compliance bei Neugeborenen schnell ändern und die Gefahr intrapulmonaler Pendelatmung und das Risiko eines Barotraumas erhöhen.

Die CMV findet stattdessen häufiger in der Notfallversorgung oder im operativen Setting Anwendung. Dabei kann durch stetige Kontrolle die Gefahr eines Barotraumas der Lunge reduziert werden. Weitere Verwendung findet die CMV im Bereich der nicht invasiven Beatmung. Ähnlich der N-IPPV, also der nasalen intermittierenden druckpositiven Beatmung, kann unter CPAP mithilfe von CMV bei nicht ausreichender Eigenatmung diese unterstützt und die Kohlendioxidabatmung verbessert werden.

Intermittierende mandatorische Ventilation

Bezeichnungen:

- *IMV:* intermittent mandatory Ventilation
- *IPPV:* intermittent positive Pressure Ventilation
- *TCPLV:* Time-cycled, Pressure-limited Ventilation

Hinweis

Die IMV ist eine volumenkontrollierte, zeitgesteuerte, maschinengetriggerte Beatmungsform mit konstantem Inspirationsfluss und der Möglichkeit, zwischen den Beatmungshüben auf PEEP-Niveau spontan zu atmen.

Die IMV gleicht der CMV, lässt dem Patienten zwischen den Beatmungshüben aber die Möglichkeit spontaner Atemzüge. Die Atemhübe werden nicht unterstützt und entstehen auf dem unteren Druckniveau (PEEP). Da die Beatmungsparameter für Volumen und Atemfrequenz festgesetzt werden, hat der Patient keine Möglichkeit, auf diese Parameter Einfluss zu nehmen (Gefahr der asynchronen Beatmung).

Diese Beatmungsform wird, abgesehen von kurzzeitiger Anwendung, z. B. während eines Transports, mittlerweile kaum mehr eingesetzt. Vielmehr finden synchronisierte Formen der IMV (s. u.) in der Klinik Anwendung.

Synchronisierte intermittierende mandatorische Ventilation

Bezeichnungen:

- *SIMV:* synchronized intermittent mandatory Ventilation
- *VC-SIMV:* Volume Control – synchronized intermittent mandatory Ventilation

Hinweis

Die SIMV entspricht einer volumenkontrollierten, zeitgesteuerten, maschinen- oder patientengetriggerten Beatmungsform mit konstantem Inspirationsfluss und der Möglichkeit, zwischen den Beatmungshüben spontan zu atmen (meist auf PEEP-Niveau).

Bei der SIMV besteht im Gegensatz zur reinen IMV für die Patienten die Möglichkeit, in einem festgelegten Zeitraum während des Atemzyklus (Triggerfenster) die Inspiration selbst zu steuern (▶ Abb. 8.2). Der vom Beatmungsgerät verabreichte Atemhub erfolgt maschinell nach Triggerung durch den Patienten (Flow- oder Drucktrigger) entsprechend den voreingestellten Parametern (Tidalvolumen, Flow). Sollte während des Triggerfensters keine Spontanatmung erkannt werden, erfolgt am Ende dieses Zeitintervalls die mandatorische Inspiration. Je nach Einstellung der mandatorischen Atemfrequenz kann unter SIMV demnach das Spektrum der vollständigen Beatmung bis hin zur Spontanatmung bedient werden. Durch nachlässig eingestellte Alarmgrenzen oder ungenügende Überwachung der Patienten kann jedoch eine Hyper- oder Hypoventilation den Patienten gefährden.

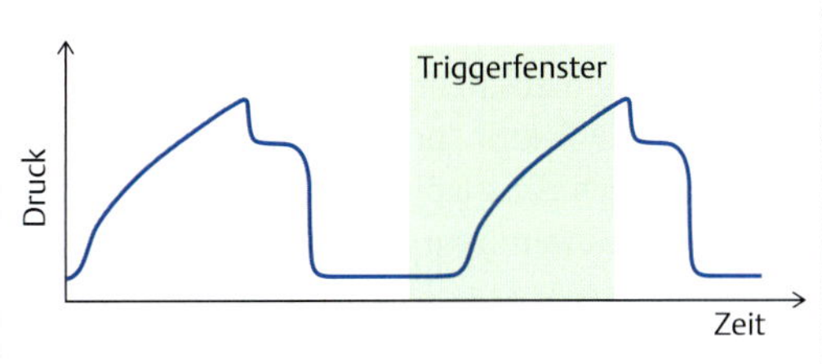

Abb. 8.2 SIMV. Darstellung des Triggerfensters.

Probleme bei der Beatmung von Neugeborenen können sich aus den höheren Atemfrequenzen ergeben. Aufgrund der Dichte von aufeinander folgenden Inspirationen kann eine große Anzahl von patientengetriggerten Inspirationen nicht beantwortet werden. Das Atemmuster wird folglich asynchron und die Atemarbeit der Kinder erhöht sich.

Für die Pädiatrie können die volumenkontrollierte Beatmung mit Backup-Frequenz sowie die druckunterstützende Beatmung bessere Möglichkeiten bieten.

Volumenkontrollierte mandatorische Minutenbeatmung

Bezeichnungen:

- *MMV:* mandatory Minute Volume
- *VC-MMV:* Volume Control – mandatory Minute Volume

Hinweis

Unter „MMV“ ist eine volumenkontrollierte, zeitgesteuerte, maschinen- oder patientengetriggerte Beatmungsform mit Sicherung des durch den Respirator vorgegebenen (mandatorischen) Minutenvolumens zu verstehen. Es bietet zudem die Möglichkeit, zwischen den Beatmungshüben spontan zu atmen (meist auf PEEP-Niveau).

Bei dem volumenkontrollierten MMV wird das Minutenvolumen festgelegt. Der Respirator vergleicht pro eingestelltem Atemzyklus den Ist-Wert mit dem Soll-Wert und gibt entweder einen benötigten Atemhub ab oder pausiert die mandatorische Abgabe. Kann der Patient durch seine Spontanatmung das geforderte Minutenvolumen nicht erreichen, werden zusätzliche Hübe verabreicht. Der entscheidende Faktor für die Abgabe eines Atemhubs ist folglich das inspirierte Volumen und nicht der durch die Atemfrequenz definierte Zeitpunkt, wie es bei der SIMV der Fall ist.

Cave

Da jeder Spontanatemzug in das Minutenvolumen eingerechnet wird, kann trotz bei der Messung ausreichend erscheinendem Atemminutenvolumen (z. B. bei Tachypnoe) eine zu geringe alveoläre Ventilation mit konsekutiver Hypoventilation erfolgen. Die Grenzen der Hechelüberwachung (Atemfrequenz, Atemzugvolumen, Triggerschwelle) müssen deshalb sehr eng gestellt und überwacht werden.

Volumenkontrollierte Beatmung mit Backup-Frequenz

Bezeichnungen:

- *VC-AC:* Volume Control – Assist Control
- *AMV:* assisted mechanical Ventilation
- *SCMV:* synchronized continuous mandatory Ventilation
- *A/C:* Assist/Control Ventilation
- *S-IPPV:* synchronized intermittent positive Pressure Ventilation
- *IPPV-assist:* intermittent positive Pressure Ventilation – Assist

Hinweis

Unter „volumenkontrollierter Beatmung mit Backup-Frequenz“ ist eine volumenkontrollierte, zeitgesteuerte, maschinen- oder patientengetriggerte Beatmungsform mit festem Inspirationsfluss und Backup-Frequenz zu verstehen.

Bei der volumenkontrollierten Beatmung mit Backup-Frequenz wird der Patient wie unter VC-CMV volumenkontrolliert mit fester Atemfrequenz beatmet. Zusätzlich kann er bei Eigenatmung einen maschinellen Atemhub auslösen, wenn er einen festgelegten Triggerschwellenwert (Druck- oder Flow-Trigger) innerhalb eines Triggerfensters erreicht. Bei dieser Beatmungsform ergeben sich wie bei den anderen volumenkontrollierten Formen ähnliche Probleme: Sollte bei zu hoher Triggerschwelle die Atemanstrengung des Patienten nicht beantwortet werden, kann die Applikation der festgesetzten Atemhübe zu asynchroner Beatmung, Zunahme des Air Trapping und schlechter Toleranz durch die Patienten führen. Zudem ist das Atemzugvolumen festgesetzt und entspricht evtl. nicht dem Volumenbedürfnis des Patienten.

Das Weaning-Protokoll während der A/C-Beatmung unterscheidet sich vom Weaning unter SIMV. Wird bei der SIMV die mandatorische Atemfrequenz reduziert, hat dies auf die A/C-Beatmung keine Auswirkung. Bei Letzterer muss primär das Atemzugvolumen reduziert werden.

Druckregulierte volumenkonstante Beatmung

Bezeichnungen:

- PLV: Pressure-Limited Ventilation
- *PRVC:* Pressure-Regulated Volume Control
- *APV:* adaptive Pressure Ventilation
- *VG:* Volumengarantie
- *Bi-Level VG*
- *AutoFlow*

Hinweis

Die PLV ist eine volumenkontrollierte Beatmung mit Begrenzung des maximalen Beatmungsdrucks.

Im Rahmen einer volumenkontrollierten Beatmung bieten Respiratoren mittlerweile die Möglichkeit, bei Erreichen eines definierten inspiratorischen Druckes den Flow so weit zu reduzieren, dass der Inspirationsdruck nicht überschritten werden kann (▸Abb. 8.3). Diese Beatmungseinstellung erlaubt es, in volumenkontrollierten Beatmungsmodi das Tidalvolumen mit dem minimal notwendigen Druck zu applizieren.

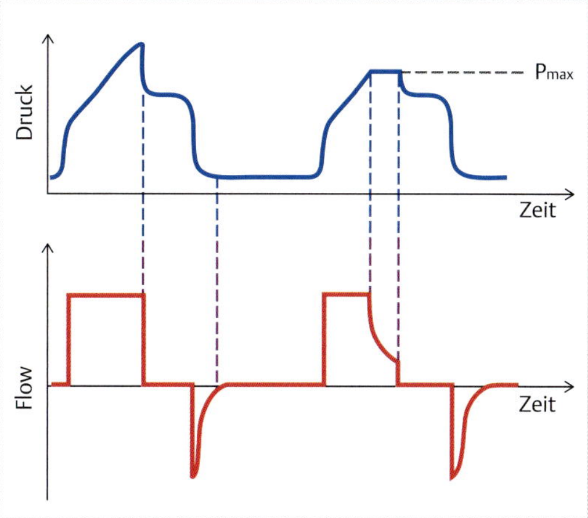

Abb. 8.3 PLV (Pressure limited Ventilation). Reduktion des Flow zur Drucklimitierung (p_{max} = maximaler Beatmungsdruck)

8

Merke

M!

Wie bei der druckkontrollierten Beatmung besteht bei dieser Beatmungsform die Gefahr, nicht ausreichende Tidalvolumina zu applizieren. Enge Alarmgrenzen und Vigilanz des Personals sind für die Garantie ausreichender Volumina daher von großer Bedeutung.

Der große Vorteil der PLV ist die Kombination von Tidalvolumengarantie mit einem druckreduzierenden Effekt. Eine unbeabsichtigte Überblähung infolge von zu hohen Tidalvolumina kann dadurch vermieden werden. Demgegenüber besteht jedoch die Gefahr des späten Erkennens von pathologischen Veränderungen der Atemmechanik bei allzu hoch eingestellten PIP-Werten oder hoch eingestellten Alarmgrenzen.

Adaptive Support Ventilation

Die ASV (Adaptive Support Ventilation) ist ausschließlich bei Geräten der Firma Hamilton auszuwählen. Es handelt sich dabei um eine Beatmungsform, bei der der Anwender das idealisierte Körpergewicht des Patienten, das prozentuale Minutenvolumen und den maximalen Atemwegsdruck auswählt. Aus den eingegebenen Parametern werden die erforderliche Atemfrequenz und das Tidalvolumen berechnet. Das Beatmungsgerät garantiert ein festgesetztes Minutenvolumen und passt sich den Erfordernissen des Patienten an: Atmet dieser spontan, erfolgen keine mandatorischen Atemhübe, wird die Atmung insuffizient, unterstützt die Maschine den Patienten.

In der Pädiatrie konnte sich diese Beatmungsmethode aufgrund fehlender Daten und Expertise bislang nicht etablieren.

8.2.3 Druckkontrollierte Beatmungsformen

Druckkontrollierte Beatmung

Bezeichnungen:

- PC-CMV: Pressure Control – continuous mandatory Ventilation
- *PCV:* Pressure controlled Ventilation

Hinweis

Die PCV stellt eine druckkontrollierte, zeitgesteuerte, maschinengetriggerte Beatmungsform mit dezelerierendem Inspirationsfluss dar.

Bei der PCV entsteht Beatmung durch den Wechsel zwischen 2 Druckniveaus. Ausgehend von einem unteren Druck (PEEP) erfolgt die Inspiration auf ein oberes Druckniveau (Inspirationsdruck). Die Exspiration erfolgt passiv durch das Öffnen eines Exspirationsventils und durch Abfall des Druckes im Beatmungssystem. Der Inspirationsdruck wird durch einen rasch anflutenden Gasfluss erreicht und bleibt bis zum Ende der Inspirationszeit konstant. Die Inspirationszeit ist fix, einzig der inspiratorische Fluss ist variabel. Durch Resistance und Compliance der Lunge entsteht ein dezelerierendes Flow-Muster. Die Größe des Druckunterschieds und die Lungenmechanik des Patienten bestimmen das Tidalvolumen.

Merke

Bei PCV kann das Minutenvolumen stark variieren. Enge Alarmgrenzen lassen frühzeitig Hyper- oder Hypoventilation erkennen.

Mithilfe der Einstellung „Rampe“ können die Geschwindigkeit des Druckanstiegs bzw. die Steilheit der Druckkurve gesteuert werden. Sollte es bei zu hoher Rampeneinstellung in der Druckkurve zu einer Kerbe kommen, zeigt dies einen kurzzeitigen Überdruck an. Durch Reduktion der Rampeneinstellung oder der Flow-Geschwindigkeit kann in diesem Fall gegengesteuert werden. Ein nicht adäquater Anstieg der Druckkurve sollte zu einer Flow- oder Rampenerhöhung führen. Bei Beatmungsgeräten in der Neonatologie wird dies oftmals über die Flow-Einstellung geregelt.

Die PCV wird in der Intensivmedizin in der Erwartung einer gleichmäßigeren Belüftung der Alveolen bevorzugt. Da somit vermehrt Zeit für eine alveoläre Rekrutierung gewonnen wird, erzielt die Methode eine wünschenswerte lungenschonende Beatmung. Gleichzeitig wird durch die Limitierung des inspiratorischen Druckes eine Überdehnung und Schädigung der Lunge vermieden. Das stellt sich als Vorteil gegenüber der VC-CMV dar. Besteht ein Leck im System, kann das Druckniveau innerhalb gewisser Grenzen dennoch gehalten werden. Nachteilig ist eine hohe Variabilität der Tidalvolumina mit der Gefahr der Abgabe inadäquat hoher und niedriger Volumina. Das kann zu Hypoventilation oder Volutrauma der Lunge führen.

Druckkontrollierte, synchronisierte, intermittierende mandatorische Ventilation

Bezeichnung:

- *PC-SIMV:* Pressure Control – synchronized intermittent mandatory Ventilation

Hinweis

Bei der PC-SIMV handelt es sich um eine druckkontrollierte, zeitgesteuerte, maschinen- oder patientengetriggerte Beatmungsform mit dezelerierendem Inspirationsfluss und der Möglichkeit, zwischen den Beatmungshüben spontan zu atmen (meist auf PEEP-Niveau).

Bei dieser Form der Beatmung kann der Patient wie bei der VC-SIMV spontan atmen und erhält mandatorische Atemhübe, wenn die geforderte Atemfrequenz nicht erreicht wird. Die Spontanatmung kann ebenso innerhalb eines Triggerfensters mit dem Respirator synchronisiert werden. Zwischen den Triggerfenstern kann der Patient auf PEEP-Niveau spontan atmen. Je nach Einstellung können die Atemhübe druckunterstützt werden.

Druckkontrollierte mandatorische Minutenbeatmung

Bezeichnung:
- *PC-MMV:* Pressure Control – mandatory Minute Volume

Hinweis

Das PC-MMV stellt eine druckkontrollierte, zeitgesteuerte, maschinen- oder patientengetriggerte Beatmungsform mit Sicherung des durch den Respirator vorgegebenen (mandatorischen) Minutenvolumens und der Möglichkeit dar, zwischen den Beatmungshüben spontan zu atmen (meist auf PEEP-Niveau).

Das PC-MMV entspricht einer Zusammenführung der PSV und der SIMV. Bei dieser Methode wird ein zu erreichendes minimales Atemminutenvolumen definiert, das vom Patienten mithilfe der PSV erreicht werden muss. Erreicht der Patient trotz Hilfe der PSV dieses Atemminutenvolumen nicht, werden wie im SIMV-Modus Beatmungshübe abgegeben. PC-MMV garantiert, dass der Patient immer mindestens das eingestellte Minutenvolumen erhält.

Druckkontrollierte Beatmung mit Backup-Frequenz

Bezeichnungen:
- *PC-AC:* Pressure Control – Assist Control
- *PC-Ass./Cont.*
- *BIPAP$_{assist}$:* biphasic positive Airway Pressure – Assist
- *PCV+ $_{assist}$*

Hinweis

PC-AC ist eine druckkontrollierte, zeitgesteuerte, maschinen- oder patientengetriggerte Beatmungsform mit dezelerierendem Inspirationsfluss und Backup-Frequenz.

Bei der PC-AC kann der Patient Zeitpunkt und Anzahl der Beatmungshübe selbst wählen (► Abb. 8.4). Es wird eine Sperrzeit definiert, in der kein Atemhub vom Respirator abgegeben werden kann. Wird ein Atemversuch außerhalb dieser Zeit registriert, wird ein Atemhub ausgelöst (Backup-Frequenz). Ist eine Inspiration erfolgt, kann während eines Atemzyklus (Inspirations- und Exspirationszeit) kein erneuter Atemhub getriggert werden. Triggerempfindlichkeit, Backup-Frequenz, inspiratorischer Druck, Inspirationszeit und Rampe müssen vom Bediener eingestellt werden. Wie bei

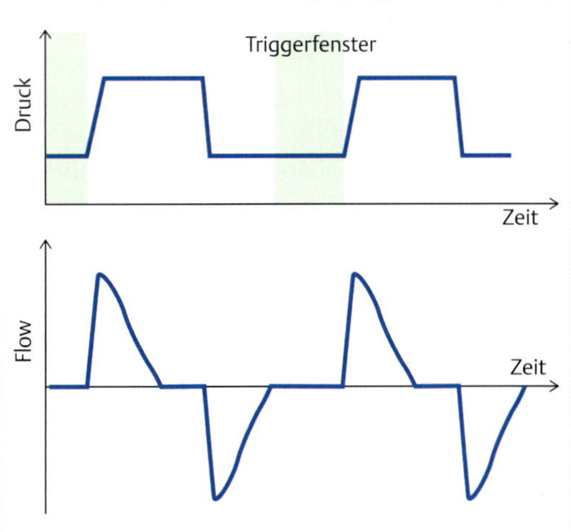

Abb. 8.4 PC-AC (Pressure Control – Assist Control). Darstellung des Triggerfensters.

allen druckkontrollierten Verfahren ist das Tidalvolumen von der Lungenmechanik abhängig und kann deutlich variieren.

Biphasischer positiver Atemwegsdruck

Bezeichnungen:

- *BIPAP:* biphasic positive Airway Pressure
- *PC-BIPAP:* Pressure Control – biphasic positive Airway Pressure
- *Bi-Vent*
- *DuoPAP*
- *Bi-Level*
- *BiPhasic*

Hinweis

Als „BIPAP" wird die druckkontrollierte, zeitgesteuerte, maschinen- oder patientengetriggerte, biphasisch (in- und exspiratorisch) synchronisierte Beatmung mit der Möglichkeit der Spontanatmung während des gesamten Atemzyklus bezeichnet.

BIPAP ist eine Beatmungsform, bei der ein Wechsel zwischen 2 individuell einstellbaren Druckniveaus stattfindet. Im Gegensatz zu anderen Beatmungsformen ist dabei während des gesamten Atemzyklus sowohl das in- als auch das exspiratorische Ventil geöffnet. Dadurch wird dem Patienten während des gesamten Atemzyklus eine spontane Atemaktivität ermöglicht. Die Anzahl der mandatorischen Atemzüge ist vorgegeben, diese werden allerdings mit der Atemaktivität des Patienten in- und exspiratorisch synchronisiert (▶ Abb. 8.5).

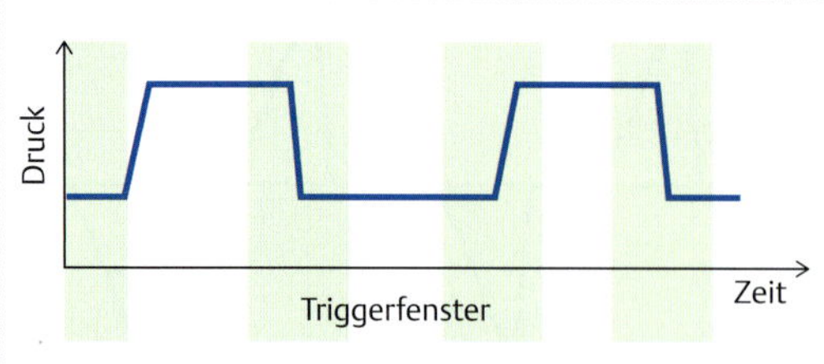

Abb. 8.5 BIPAP (biphasic positive Airway Pressure). Darstellung der Triggerfenster für Inspiration und Exspiration.

Die Synchronisation erfolgt innerhalb von Triggerfenstern sowohl für die Inspiration als auch für die Exspiration. Wird innerhalb des inspiratorischen Triggerfensters keine Spontanatemaktivität festgestellt, wird ein mandatorischer Atemhub abgegeben. Erfolgt eine Spontanatemtätigkeit außerhalb der Triggerfenster auf dem unteren Druckniveau, wird diese nicht beantwortet. Die Spontanatmung kann allerdings auf dem unteren Druckniveau druckunterstützt werden.

BIPAP kann als universelle Beatmungsform verstanden werden, auf der verschiedenste Beatmungsformen aufbauen:

- PCV
- APRV
- CPAP-Beatmung

Die Nomenklatur der BIPAP-Beatmung ist verwirrend und unübersichtlich. Die von den Geräteherstellern zusätzlich eingeführten Bezeichnungen und die Vielzahl an möglichen Einstellungen von kontrollierter Beatmung bis hin zur Spontanatmung sind dafür verantwortlich. ▶ Tab. 8.2 soll eine kurze Übersicht der verschiedenen BIPAP-Formen geben.

Cave

Die Beatmungsform BiPAP darf nicht mit der BIPAP-Beatmung verwechselt werden. Dabei handelt es sich um eine geräteherstellerspezifische Bezeichnung einer nicht-invasiven Beatmungsform im Heimbeatmungsbereich.

Merke

Die Verbesserung der Oxygenierung unter BIPAP entsteht durch Erhöhung der F_iO_2, durch parallele Erhöhung der beiden Druckniveaus und durch Erhöhung der Zeit des hohen Druckniveaus mit gleichzeitiger Reduktion der Dauer des niedrigen Druckniveaus bzw. einer Erhöhung der Dauer des hohen Druckniveaus bei gleichbleibender Atemfrequenz. Gegebenenfalls kann die Verlängerung der Inspirationszeit die Oxygenierung ebenfalls verbessern.

Tab. 8.2 Nomenklatur der BIPAP-Beatmung.

BIPAP-Formen		Eigenschaften
Akronym	**Beschreibung**	
IMV-BIPAP	intermittent mandatory Ventilation – biphasic positive Airway Pressure	Spontanatmung auf dem unteren Druckniveau
PCV-BIPAP	Pressure controlled Ventilation – biphasic positive Airway Pressure	Patient hat keine eigene Atemanstrengung, Beatmung gleicht PC-CMV
BIPAP + PSV (ggf. + ATC)	biphasic positive Airway Pressure + Pressure Support Ventilation (ggf. + automatic Tube Compensation)	Spontanatmung wird auf unterem Druckniveau druckunterstützt; zusätzlich kann ATC hinzugewählt werden (Cave: Beatmung kann dann unübersichtlich werden.)
BIPAP-ASB (ggf. + ATC)	biphasic positive Airway Pressure – assisted spontaneous Breathing (ggf. + automatic Tube Compensation)	
PS-BIPAP (ggf. + ATC)	Pressure Support – biphasic positive Airway Pressure (ggf. + automatic Tube Compensation)	
IRV-BIPAP	Inverse Ratio Ventilation – biphasic positive Airway Pressure	entspricht APRV; Beatmung mit umgekehrtem Verhältnis von Inspiration zu Exspiration
PC-BIPAP	Pressure Control – biphasic positive Airway Pressure	entspricht der BIPAP-Beatmung (neue Bezeichnung durch Hersteller)
echter oder originärer BIPAP	echter oder originäre biphasic positive Airway Pressure	Spontanatmung auf beiden Druckniveaus: Ein Absenken des oberen Niveaus oder das Verkürzen der Inspirationszeit auf dem oberen Niveau erhöht den Spontanatmungsanteil, ein Anheben des Inspirationsdrucks auf dem oberen Druckniveau oder ein Verlängern der Inspirationszeit auf dem oberen Niveau reduziert die Spontanatmungsaktivität
IMPRV	intermittent mandatory Pressure Release Ventilation	jeder spontane Atemzug auf beiden Druckniveaus wird druckunterstützt

APRV = Airway Pressure Release Ventilation
PC-CMV = Pressure Control – continuous mandatory Ventilation

Airway Pressure Release Ventilation

Bezeichnungen:

- *IRV:* Inverse Ratio Ventilation
- *APRV:* Airway Pressure Release Ventilation
- *PC-APRV:* Pressure Control – Airway Pressure Release Ventilation
- *IRV-BIPAP:* Inverse Ratio Ventilation – biphasic positive Airway Pressure

Hinweis

Die APRV ist eine druckkontrollierte, zeitgesteuerte, maschinengetriggerte Beatmungsform auf hohem Druckniveau mit kurzzeitiger Druckentlastung (Umkehrung des Zeitverhältnisses von Inspiration und Exspiration) und der Möglichkeit kontinuierlicher Spontanatmung.

8

Unter der Vorstellung, dass durch Verlängerung der inspiratorischen Zeit eine Reduktion des intrapulmonalen Shunts durch Öffnung atelektatischer Areale erreicht werden könne, wurde in den 1980er-Jahren die APRV entwickelt. Prinzipiell lässt sich die Beatmungsform mit der Applikation eines hohen kontinuierlichen Druckes beschreiben, unter dem der Patient spontan atmen kann. Kurzzeitige Pausen mit Abfall des Druckes zur tiefen Exspiration und Kohlendioxidauswaschung unterbrechen diese langen inspiratorischen Phasen. Das Verhältnis von Inspiration zu Exspiration kehrt sich um.

Die Gefahr von zu starkem Air Trapping sowie eines Volu- und Barotrauma ist unter dieser Form der Beatmung enorm.

Eine generelle Überlegenheit dieses Beatmungsverfahrens gegenüber anderen Verfahren konnte bislang nicht gezeigt werden. Eine Umkehrung des Verhältnisses von Inspiration zu Exspiration birgt schwere Risiken und sollte heutzutage durch andere Verfahren ersetzt werden.

Druckunterstützende Beatmung

Bezeichnungen:

- *PSV:* Pressure Support Ventilation
- *PC-PSV:* Pressure Control – Pressure Support Ventilation
- *ASB:* assisted spontaneous Breathing
- *PS:* Pressure Support
- *IPS:* inspiratory Pressure Support
- *IFA:* inspiratory Flow Assistance
- *IHS:* inspiratory Help System
- *DU:* Druckunterstützung

Hinweis

Unter „PSV“ ist eine druckkontrollierte, Flow-gesteuerte, patientengetriggerte Beatmungsform mit der Möglichkeit der Spontanatmung und Druckunterstützung und, je nach Modus, mit Backup-Frequenz (dann maschinengetriggert) zu verstehen.

Bei PSV wird die Spontanatemtätigkeit des Patienten druck- oder (meistens) flowsensorgesteuert unterstützt. Der Patient kann spontan Beginn und Ende der Inspiration bestimmen. PSV kann bei Patienten mit ausreichendem Atemantrieb, aber auch in Kombination mit anderen Beatmungsformen zur Apnoeverhinderung angewandt werden. Im Unterschied zur A/C-Beatmung, bei der eine fixierte inspiratorische Zeit existiert, ist die inspiratorische Zeit bei PSV abhängig vom inspiratorischen Flow des Patienten. Fällt der inspiratorische Flow auf ein vordefiniertes Level, wird die Einatmung beendet. Die Dauer der Inspiration ist vom Gerätehersteller und von der Lungenmechanik abhängig. Jeder Spontanatemzug kann druckunterstützt oder ohne Unterstützung auf PEEP-Niveau erfolgen. Erreicht der Patient eine geforderte Atemfrequenz nicht, so wird unter reiner PSV kein Backup-Atemhub verabreicht. Deshalb sollte bei Geräten ohne Backup-Frequenz eine Backup-Beatmung wie SIMV oder MMV hinterlegt werden. Es erfolgen dann mandatorische Atemhübe mit dem eingestellten inspiratorischen Druck. Ein Vorteil der PSV ist, dass der Patient Atemrhythmus, Atemzyklus und Inspirationsdauer weitestgehend selbst bestimmen kann.

Merke

M!

Eine günstige Einstellung der PSV-Parameter lässt sich vor allem klinisch durch die Kontrolle des Zieltidalvolumens (6–8 ml/kgKG Körpergewicht) sowie durch die Beobachtung der Muskelarbeit und der Atemfrequenz ermitteln. Hechelatmung sollte vermieden werden.

Wird die Rampe zu flach gewählt, kann das gewünschte Druckniveau ggf. gar nicht erreicht werden. Dies führt zu erhöhter Atemarbeit. Zudem kann eine flache Rampe eine Verkürzung der Exspiration und somit die Bildung eines intrinsischen PEEP zur Folge haben. Ist die Rampe steil, muss der Patient weniger Atemarbeit leisten.

PSV verabreicht einen variablen inspiratorischen Fluss, der proportional zur Patientenkapazität ist. Sie stellt daher eine gute Beatmungsmöglichkeit für Neugeborene dar, die aufgrund des kleinen Durchmessers von Endotrachealtuben einen hohen Widerstand überwinden müssen. Ein Problem der PSV ist, dass das Tidalvolumen variabel und von der Patientenanstrengung abhängig ist.

Druckunterstützende, nicht-invasive Beatmung

Bezeichnungen:

- *CPAP/ASB:* continuous positive Airway Pressure + assisted spontaneous Breathing
- *SPN-CPAP/PS:* spontaneous continuous positive Airway Pressure + Pressure Support

PSV ist bei der nicht-invasiven Beatmung mittels nasaler oder Gesichtsmaske die führende Beatmungsform. In der Erwachsenenbeatmung konnte gezeigt werden, dass PSV mit nicht-invasiver Beatmung Vorteile bietet und eine Alternative zur endotrachealen Intubation darstellt.

Es gibt wenige Daten zum Gebrauch von PSV bei nicht-invasiver Beatmung in der Pädiatrie. In einigen Untersuchungen konnte PSV unter nicht-invasiver Beatmung die Rate an endotrachealen Intubationen reduzieren und die Oxygenierung sowie die Atemmechanik der Patienten verbessern.

Volumenunterstützte Beatmung

Bezeichnungen:

- *VS:* Volume Support
- *VAPS:* Volume-assured Pressure Support
- *CSV-VA:* continuous spontaneous Ventilation – tidal Volume assured
- *SPN-CPAP/VS:* spontaneous continuous positive Airway Pressure + Volume Support

Hinweis

Der VAPS stellt eine druckkontrollierte, Flow-gesteuerte, patientengetriggerte Sonderform der PSV dar, mit der Möglichkeit der Spontanatmung und Druckunterstützung und je nach Modus mit Backup-Frequenz (dann maschinengetriggert). Es wird dabei ein definiertes Tidalvolumen abgegeben.

Der VAPS ist eine PSV, bei der das Tidalvolumen durch den Behandler vorgegeben wird. Der Respirator verabreicht dieses Volumen und wählt dementsprechend die notwendigen Druckverhältnisse. Dadurch wird Volumenkonstanz ermöglicht. Der Patient triggert eine variable Druckunterstützung mit jedem Atemzug. Unter nicht-invasiver Beatmung (SPN-CPAP/VS; s. o.) atmet der Patient auf einem bestimmten PEEP-Niveau, und es kann eine volumenkontrollierte Atemunterstützung hinzugewählt werden.

Proportional assistierte Beatmung

Bezeichnungen:

- *PAV:* proportional Assist Ventilation
- *PPS:* proportional Pressure Support Ventilation
- *SPN-PPS:* spontaneous proportional Pressure Support Ventilation

Ähnlich wie bei der PSV kann der Patient unter PAV spontan atmen und zu jeder Zeit während des Atemzyklus die Inspiration triggern. Im Gegensatz zur PSV wird jedoch ein variabler Atemhub je nach Stärke der Einatembemühungen abgegeben. Je höher die Einatemaktivität ist, desto höher ist auch die Druckunterstützung. Es wird somit kein fester Druck wie bei der PSV abgegeben, sondern ein dem Volumen und dem Flow des Atemzugs proportionaler Hub. Die Idee dieser Beatmungsform ist, den eigenen Atemantrieb des Patienten zu erhalten und pathologische Veränderungen der Compliance und Resistance der Lunge zu überwinden.

Drei grundsätzliche Einstellungen müssen durch den Kliniker vorgenommen werden:

- PEEP
- VA (Volume Assist)
- FA (Flow Assist)

Die Elastizität der Lungen wird durch die Einstellung „VA“ überwunden, die Resistance der erkrankten Lunge und des Endotrachealtubus durch die Einstellung „FA“. Praktischerweise atmet der Patient zur Einstellung der Parameter zunächst in Spontanatmung auf PEEP-Niveau. Anschließend wird VA bis zum Erreichen adäquater klinischer Kriterien (Atemmuster, Tidalvolumen, Atemrhythmus) gesteigert (Zielkriterien: Kinder unter 1000 g: ca. 1 cmH_2O/ml [0,1 kPa/ml], größere Kinder: etwas weniger). Über die FA-Einstellung wird vor allem die durch den Endotrachealtubus entstehende Resistance kompensiert. Dazu wird ein Zielbereich von 20–30 cmH_2O/l/s) (2,0–3,0 kPa/[l × s]) bei einem Endotrachealtubus mit einem Innendurchmesser von 2,5 mm angestrebt. Durch den FA wird die Exspirationszeit konstant verkürzt. So wird verhindert, dass ein intrinsischer PEEP entwickelt wird.

Mithilfe der PAV treten deutlich weniger Fehltriggerungen auf. Der Patient muss jedoch für diese Beatmung wach sein, da kein Backup-Modus zur Unterstützung der Beatmung existiert. Ein weiteres Problem sind die beiden Unbekannten Resistance und Compliance der Atemwege, sodass FA und VA größtenteils abgeschätzt werden müssen. Insbesondere für die Pädiatrie gibt es sehr wenige Studien, in denen diese Beatmungsform untersucht worden ist.

8.2.4 Automatische Tubuskompensation

Bezeichnungen:
- *ATC:* automatic Tube Compensation
- *TRC:* Tube Resistance Compensation

Hinweis

Die ATC beinhaltet eine Druckunterstützung im Spontanatmungsmodus mit Kompensation erhöhter Atemarbeit durch Endotrachealtubus oder Trachealkanüle.

Durch Einlage eines Endotrachealtubus oder einer Trachealkanüle steigt die erforderliche Atemarbeit in Abhängigkeit von der Tubus-Resistance. Da bei höheren Flussraten stärkere Turbulenzen im Tubus entstehen und den Atemwegswiderstand weiter erhöhen, ist die Atemarbeit nicht linear vom Atemgasfluss abhängig. Zur Kompensation dieser physikalischen Eigenschaft wurde die ATC entwickelt, bei der das Beatmungsgerät den Atemwegsdruck nicht linear, sondern proportional zum Fluss in der Inspiration verabreicht. Der verwendete Flow wird vom Respirator nach Angaben zu Tubusgröße (Innendurchmesser), Tubusart bzw. Tubuslänge (Endotrachealtubus oder Trachealkanüle) und Ausmaß der gewünschten Kompensation berechnet.

8.3 Trigger

Alexander Humberg

Beatmungsmodi, bei denen der Patient die Inspiration selbstständig auslösen kann, benötigen eine optimale Einstellung der Triggerfunktion. Nur so kann garantiert werden, dass vom Patienten keine unnötige Atemarbeit geleistet werden muss. Zudem dürfen die Einstellungen auch nicht zu sensibel sein, um eine „Autotriggerung“ zu vermeiden.

Es gibt 4 Arten von Triggermechanismen:
- Impedanztrigger
- Drucktrigger
- Flow-Trigger
- nervale Trigger

Während der Impedanztrigger nur noch historische Bedeutung hat, wird neben dem Drucktrigger derzeit am häufigsten der Flow-Trigger verwendet, vor allem in der Neonatologie. Dieser benötigt weniger Atemarbeit des Patienten für die Triggerung und misst Veränderungen des Gasflusses. Aufgrund ihrer hohen Sensitivität können Flow-Sensoren Flussänderungen von 0,1–0,2 l/min messen. Dadurch steigt gleichzeitig die Gefahr des Auto-Cycling. Das ist ein Phänomen, das oft unter Flow-Triggerung zu beobachten ist. Leckagen im System (vor allem um den Endotrachealtubus) oder Kondenswasser in den Beatmungsschläuchen können einen inspiratorischen Atemhub imitieren und eine Inspiration auslösen. Wichtig ist die Unterscheidung zwischen Tachypnoe und Auto-Cycling: Grafisches Hauptkriterium für Auto-Cycling ist eine regelmäßig und in der Form gleich verlaufende Kurve aller Inspirationen. Bei reiner Tachypnoe sind die Atemmuster dagegen meist divergent.

Eine neuere Methode, mechanische Ventilation zu triggern, ist die Triggerung durch neurale Reize mithilfe der NAVA-Technologie; das Akronym steht für neurally adjusted Ventilatory Assist.

Tab. 8.3 Typen asynchroner Beatmung und ihre Ursachen.

Asynchronien	Ursachen
Triggerasynchronie	
Trigger-Delay	unzureichende Triggersensitivität
fehlender Trigger	Auto-PEEP
Autotrigger	unzureichende Triggersensitivität, Leck, hyperdynamischer kardialer Auswurf, Kondenswasser im Beatmungsschlauchsystem
Doppeltrigger	gewünschtes Tidalvolumen ist größer als verabreichtes oder gewünschte inspiratorische Zeit ist größer als durch das Gerät vorgegeben
andere Asynchronien	
Flow-Asynchronie	Inspirationsfluss des Patienten übersteigt abgegebenen Fluss des Respirators
Zyklusasynchronie	divergierende Inspirationszeiten von Patient und Respirator
Modusasynchronie	Asynchronie allein durch ausgewählten Beatmungsmodus

PEEP = positiv-endexspiratorischer Druck

Durch Gebrauch des nervalen Impulses für das Zwerchfell können der Trigger-Delay und die Gefahr des Auto-Cycling theoretisch reduziert werden.

Eine wichtige Eigenschaft bei der Verwendung einer getriggerten Beatmungsform ist die Verzögerungszeit vom Inspirationsbeginn des Patienten bis zur Auslösung der Respiratorantwort (Trigger-Delay). Längere Verzögerungszeiten können die Atemarbeit deutlich erhöhen und das Risiko für asynchrone Beatmung, besonders bei kleinen Kindern mit hohen Atemfrequenzen, vergrößern. Mit Verbesserung der Technik ist seit den 1990er-Jahren auch in der Neonatologie eine getriggerte Beatmung möglich.

Asynchrone Beatmung führt oft zu einer erschwerten Atemarbeit, zur Entwicklung eines Missverhältnisses zwischen Ventilation und Perfusion und zu einer dynamischen Hyperinflation. ▶ Tab. 8.3 zeigt 4 verschiedene Typen von Asynchronie.

M!

Merke

Einstellung der Triggersensitivität:

- Gestartet wird mit einem geringen Triggervolumen (hohe Sensitivität).
- Sollte unter diesen Bedingungen Autotriggerung stattfinden, kann das Triggervolumen erhöht werden. Zu beachten ist, dass ein höheres Triggervolumen mit einer erhöhten Atemarbeit einhergeht.

8.4 Inspirationszeiten

Alexander Humberg

Risikofaktoren einer Lungenschädigung unter Beatmung sind vor allem das Volutrauma und eine heterogene Lungenbelüftung mit Überblähung einzelner Bereiche der Lunge. Nach dem Laplaceschen Gesetz dehnt sich Atemgas in Lungenbereichen mit höherer Compliance eher aus, als in atelektatischen Bereichen. Modellversuche bei Frühgeborenen zeigen, dass lange Inspirationszeiten von 0,8 s zu einem fast vollständigen Druckausgleich zwischen Kompartimenten niedriger und hoher Compliance führen, mit der Gefahr einer Überblähung und Verletzung von Lungengewebe in den Bereichen niedriger Compliance. Kürzere Inspirationszeiten führten zu niedrigeren Spitzendrücken in beiden Kompartimenten, wobei die Spitzendrücke in Bereichen mit hoher Compliance stärker als in niedrig-Compliance-Bereichen zu beobachten waren. Mit steigenden Tidalvolumina wurden die Unterschiede größer, sodass ultrakurze Inspirationszeiten im Modell die Druckniveaus und die Verteilung der Atemluft zwischen den Lungenkompartimenten mit unterschiedlicher Compliance beeinflussen können. Ultrakurze Inspirationszeiten senken den Druck und das Volumen im Kompartiment mit hoher Compliance, behalten jedoch einen höheren Druck und ein höheres Volumen im Kompartiment mit niedriger Compliance. Dieser Effekt ist für verschiedene pathophysiologische Zustände zu beachten. So profitieren Frühgeborene aufgrund ihrer niedrigen Compliance bzw. inhomogene Verteilung von Bereichen verschiedener Compliance aber auch Patienten mit Erkrankungen, die zu einer niedrigen Compliance der Lunge führen (z. B. ARDS) von kürzeren Inspirationszeiten, welche der jeweiligen Situation (bis zu 0,2 Sekunden bei Frühgeborenen) angepasst werden müssen.

8.5 Hochfrequenzoszillationsbeatmung (HFOV)

Benjamin W. Ackermann, Ulrich H. Thome

Die Hochfrequenzoszillationsbeatmung (High-Frequency oscillatory Ventilation, HFOV) wird seit mehr als 40 Jahren als Beatmungsmodus klinisch eingesetzt [213]. Besondere Erfolge zeigte die HFOV in der Beatmung pulmonal schwer erkrankter Neugeborener und Frühgeborener mit Atemnotsyndrom [281], [290]. Kennzeichnend für die HFOV sind kleine Tidalvolumina in der Größenordnung oder kleiner als der anatomische Totraum. Sowohl tierexperimentelle als auch klinische Studien haben gezeigt, dass HFOV die Lungenfunktion effektiv wiederherstellen kann und das Potenzial hat, beatmungsbedingte Lungenschäden zu begrenzen.

Insbesondere bei der HFO-Beatmung ist Wissen über eine optimale und sichere Anwendung entscheidend, um das Potenzial der Beatmungsform auszuschöpfen und Nebenwirkungen zu minimieren. Nach einer generellen Beschreibung der Funktionsweise der HFOV werden im Folgenden mögliche kardiorespiratorische Interaktionen, die Anwendung der HFOV in der täglichen klinischen Praxis sowie exemplarische Studienergebnisse vorgestellt.

Die Hochfrequenzoszillationsbeatmung (HFOV) unterscheidet sich fundamental von der konventionellen Beatmung.

> **Merke**
>
> Die Beatmungsfrequenz liegt bei HFOV mit 5–15 Hz deutlich über physiologischen Atemfrequenzen, die bewegten Volumina liegen in der Größenordnung des respiratorischen Totraumvolumens.

Unter konventioneller Beatmung sind überproportional große Lungenschädigungen durch unphysiologisch tiefe Atemzüge (Volutrauma) nachgewiesen. Auch die Beatmung einer nicht vollständig eröffneten, d. h. einer teilatelektatischen Lunge geht mit zusätzlicher Schädigung des Lungengewebes einher. Den mit (nicht-)invasiver Beatmung einhergehenden Lungenschaden (engl. Ventilator induced Lung Injury = VILI) zu minimieren, ist eines der Hauptziele guter Beatmung [245].

In Tierexperimenten und klinischen Studien konnte eine Reduktion des Beatmungstraumas durch Atemzugvolumina mit ca. 5–6 ml/kgKG im Vergleich zu tieferen Atemzügen gezeigt werden [268], [237], [208]. Diese Beobachtung bestätigte sich u. a. klinisch in der ARDS-Network-Studie [208], die sowohl eine reduzierte Mortalität als auch Morbidität in der Gruppe mit kleineren Tidalvolumina zeigte.

Eine zu geringe Gasfüllung der Lunge, z. B. durch einen zu niedrigen mittleren Atemwegsdruck (MAP), führt zu Atelektasenbildung und damit einem erhöhten relativen Volutrauma für die noch belüfteten Areale. In der Folge kommt es zu einer inhomogenen Belüftungssituation und Atemmechanik. Ebenfalls schädlich für das Lungengewebe ist das zyklische Öffnen und Schließen der Alveolen und die damit einhergehenden vergrößerten Scherkräfte.

Für das Ziel, die Lungenschäden zu minimieren, ergeben sich somit die Konsequenzen, dass neben angepassten Tidalvolumina die Lunge eröffnet und offengehalten werden muss, d. h. ein hoher Anteil der verfügbaren Alveolen muss rekrutiert werden, ohne diese zu überdehnen. In der englischsprachigen Fachliteratur wird hierfür der von B. Lachmann entwickelte Begriff des Open-Lung-Konzepts verwendet [254].

Die HFO-Beatmung verspricht, durch einen konstanten MAP den Alveolarkollaps zu vermeiden und damit nah am Ideal des Open-Lung-Modells zu operieren. Zudem ist es Ziel der HFOV, durch die Verwendung sehr kleiner Atemzugsvolumina die beatmungsassoziierten Lungenschäden zu reduzieren.

Ein weiterer Vorteil der HFOV insbesondere für die Versorgung kritisch kranker Kinder ist, dass nur 4 Beatmungsparameter adaptiert werden können und müssen. Damit sind sowohl Optimierung als auch Fehlersuche übersichtlicher als unter konventioneller Beatmung. Zudem ist die Oxygenierung fast ausschließlich vom gewählten MAP und dem I:E-Verhältnis abhängig, die Ventilation wird vorwiegend durch Amplitude und Frequenz beeinflusst. Damit lassen sich diese Aspekte gezielt adressieren, ohne komplexe Interaktionen der Beatmungsparameter wie unter konventioneller Beatmung berücksichtigen zu müssen.

M!

Merke

Die HFO-Beatmung erlaubt die unabhängige und gezielte Therapie eines ventilatorischen oder Oxygenierungsversagens:

- Oxygenierungsversagen: Rekrutierung mittels MAP-Optimierung,
- Ventilationsversagen: Frequenz und Amplitude der Oszillationen.

8.5.1 Gasaustausch

Mindestens 8 verschiedene Mechanismen sorgen dafür, dass trotz Tidalvolumina kleiner als der Totraum ein effektiver Gasaustausch stattfindet. Eine schematische Darstellung befindet sich in ▶ Abb. 8.6 (für eine ausführliche Beschreibung des Gasaustauschs unter HFOV empfehlen wir „High-frequency oscillatory ventilation: mechanisms of gas exchange and lung mechanics“ von J.J. Pillow [266]). Die wichtigsten Mechanismen sind turbulente Verwirbelungen in den großen Atemwegen, direkte Ventilation bronchiennaher Alveolen, der Diffusionsgradient sowohl innerhalb der Bronchiolen als auch im Querschnitt der Bronchiolen, kardiogene Mischung und ein Ausgleich entlang von Diffusionsgradienten auf Bronchial- und Alveolarebene [266], [280].

Insbesondere an Bifurkationen wie z. B. der Carina entstehen Verwirbelungen [274]. In diesen Bereichen kommt es zu einer Durchmischung des sauerstoffreichen inspiratorischen Gases mit dem CO_2-reichen exspiratorischen Gas. In Arealen laminarer Strömung zeigen sich unterschiedliche Beschleunigungsprofile in Exspiration (langsamer) und Inspiration (schneller). Hierdurch kommt es an den wandnahen Bereichen der Bronchiolen zu einer etwas höheren CO_2-Konzentration, im Zentrum der Bronchiolen zu einer höheren O_2-Konzentration. Diese Konzentrationsgefälle unterstützen die weitere Durchmischung des Atemgases auch im Bereich der Bronchiolen.

8.5.2 Mittlerer Atemwegsdruck

Unter konventioneller Beatmung resultiert der mittlere Atemwegsdruck (MAP) u. a. aus den gewählten inspiratorischen und exspiratorischen Drücken und Zeiten. Im Gegensatz dazu ist der MAP unter HFO-Beatmung direkt wählbar und konstant. Synonym zum MAP wird unter Hochfrequenzoszillationsbeatmung häufig der Begriff kontinuierlicher Distensionsdruck (engl.: continuous distending Pressure, CDP) verwendet. Äquivalent zur konventionellen Beatmung verhindert ein ausreichender MAP einen Alveolarkollaps und sichert damit die Austauschfläche für den Gasaustausch. Traditionell wird der MAP an der Hochfrequenz-

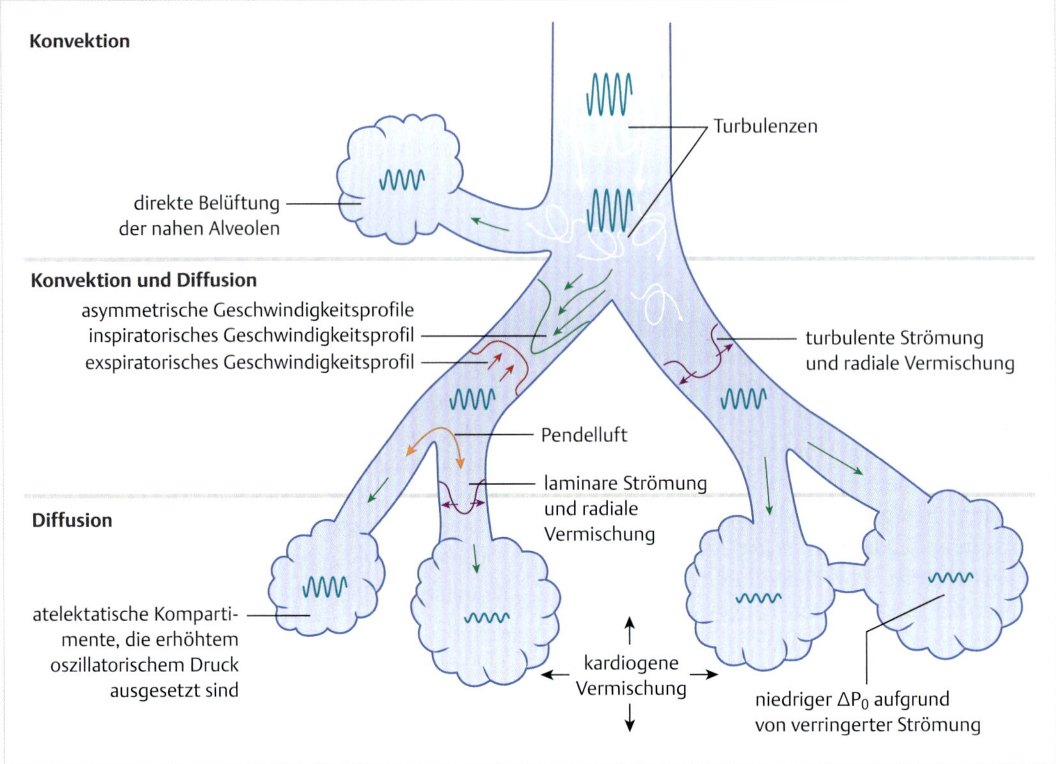

Abb. 8.6 In der Trachea und den Hauptbronchien erfolgt der Gastransport durch Turbulenzen, direkte Belüftung bronchialnaher Alveolen (Massenkonvektion) und asymmetrische Geschwindigkeitsprofile in Inspiration und Exspiration. In den kleineren Bronchien und Alveolen überwiegen die Effekte von Taylor-Dispersion in Bereichen laminarer Strömung und molekularer Diffusion, hinzu kommen Pendelluft zwischen Alveolen und kardiogene Durchmischung. Die Amplitude des oszillierenden Druckes wird durch die Lungenmechanik, aber auch durch die Trägheit des Atemgases gedämpft. Atelektatische Alveolen sind weniger dehnbar und damit im Vergleich zu belüfteten Alveolen höheren Amplituden ausgesetzt ([266], [280]).

oszillation initial ca. 2 mbar höher gewählt als an der konventionellen Beatmung.

Das von B. Lachmann entwickelte Rekrutierungsmanöver, das die Beatmung einer offenen Lunge ermöglicht, wurde für die HFO-Beatmung adaptiert und zeigte sich in klinischen Studien an Frühgeborenen mit RDS erfolgreich [220], [221].

Zur Eröffnung einer kollabierten Alveole (z. B. direkt nach der Geburt) wird ein hoher Druck benötigt. Der Druck, bei dessen Unterschreitung es dann wieder zu einem Kollaps der Alveole kommt, liegt deutlich niedriger. Dieser Effekt ist u. a. Folge der Oberflächenspannung der Alveolarflüssigkeit, die einen Alveolarkollaps begünstigt.

In ▸ Abb. 8.7 ist das exemplarische Verhältnis zwischen Druck und dem Radius einer einzelnen Alveole dargestellt. Für eine einzelne Alveole ergibt sich damit kein lineares Druck-Volumen-Verhältnis, sondern ein saltatorisches/sprunghaftes Verhalten. Insbesondere bei inhomogenen Lungenerkrankungen, aber auch bei Lungengesunden unterscheiden sich die Öffnungs- und Verschlussdrücke der Alveolen innerhalb verschiedener Lungenbereiche.

In ▸ Abb. 8.8 ist daher eine aus der Gesamtheit aller Alveolen resultierende Druck-Volumen-Kurve zu sehen. Die untere Linie beschreibt hierbei die Situation einer primär total-atelektatischen Lunge, mit steigendem Druck öffnen sich zunehmend mehr Alveolen. Die obere Kurve beschreibt das Verhalten einer vollständig eröffneten Lunge, eine Druckreduktion führt hier zu einer schrittweisen

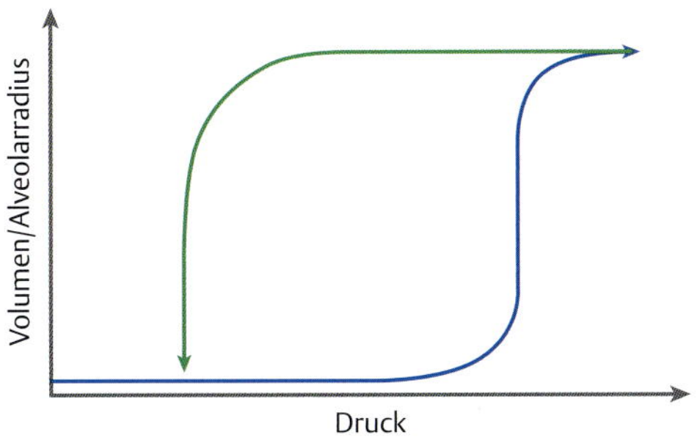

Abb. 8.7 Volumenveränderung einer einzelnen, idealisierten Alvole unter variablem Beatmungsdruck. Ausgehend von einer kollabierten Alveole (blau) kommt es bei einer Überschreitung der Oberflächenspannung zu einer sprunghaften Volumenvergrößerung. Diese nun eröffnete Alveole kollabiert jedoch erst bei deutlich niedrigeren Drücken wieder (grün).

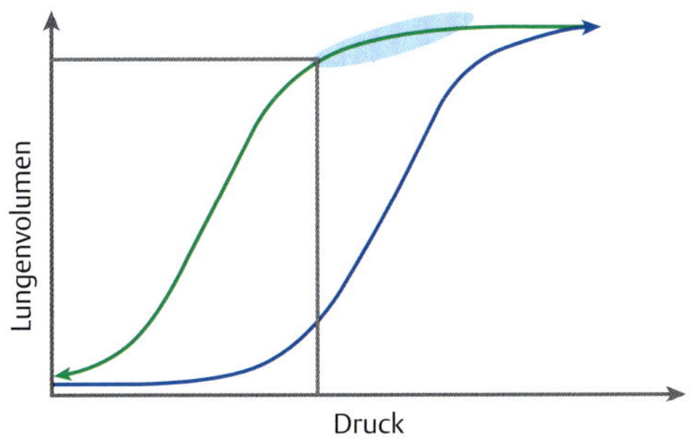

Abb. 8.8 Druck-Volumen Verhältnis in Abhängigkeit vom Ausgangszustand (Hysterese). Ausgehend von einer nichtbelüfteten Lunge (blau) öffnen sich mit steigendem Druck zunächst nur wenige Lungenareale. Am Ende flacht die V/P Kurve ab, die Lunge ist weitgehend belüftet. Unter Druckreduktion (grün) fängt die Mehrzahl der Alveolen erst bei relativ niedrigen Drücken an zu kollabieren. Dies ergibt das Phänomen, dass bei gleichen Druckwerten (graue Linien) in Abhängigkeit vom vorherigen Zustand die Lunge entweder weitgehend kollabiert oder belüftet sein kann.

Derekrutierung. Die unterschiedlichen Drücke für Eröffnung und Verschluss resultieren nun in dem als Hysterese bekannten Phänomen. Konkret ist das Verhältnis von Druck und Volumen abhängig davon, ob die Alveole/Lunge zuvor eröffnet oder geschlossen war.

Der ideale MAP, d. h. der Druck, bei dem nahezu alle rekrutierbaren Alveolen geöffnet sind und gleichzeitig keine Überblähung auftritt, lässt sich sowohl unter konventioneller, aber auch insbesondere mithilfe der Hochfrequenzoszillation eruieren.

Cave

Nur bei Vorliegen einer rekrutierbaren Lungenerkrankung soll eine Rekrutierung atelektatischer Lungenabschnitte versucht werden. Eine nicht-rekrutierbare Lungenerkrankung, insbesondere eine Lungenhypoplasie, kann durch eine MAP-Erhöhung nicht verbessert werden, vielmehr erleidet die Lunge dann ein Volutrauma. In der Folge kann es zu einer Verschlechterung der Oxygenierung durch Überblähung kommen oder sich ein pulmonales interstitielles Emphysem bilden oder weiter verschlechtern.

Das im Folgenden beschriebene Rekrutierungsmanöver macht sich die gerade beschriebenen physikalischen Eigenschaften zunutze. Der zeitliche Ablauf ist in ▶ Abb. 8.9 illustriert. Ausgangslage ist eine nicht vollständig oder sogar weitgehend atelektatische Lunge. Der MAP wird initial bei ca. 8–9 mbar gewählt, es folgen MAP-Erhöhungen in Schritten von 1–2 mbar. Parallel wird die Oxygenierung beobachtet, sprich Pulsoxymetrie und F_iO_2. An Neugeborenen und Säuglingen mit guten Hautverhältnissen kann mittels einer auf 42°–43 °C geheizten transkutanen Sonde auch eine valide Abschätzung des O_2-Partialdruckes gelingen. Bei chronisch lungenkranken Kindern kann mit einem initialen MAP von 11–12 mbar gestartet werden, auch sind häufig größere Schritte der MAP-Erhöhung notwendig [259].

Mit der Erhöhung des MAP werden nun schrittweise rekrutierbare Lungenbereiche/Alveolen eröffnet. Durch die Vergrößerung der Austauschfläche verbessert sich die Oxygenierung, d. h. die Sauerstoffsättigung steigt, bzw. unter Verwendung eines Closed-Loop-O_2-Controllers sinkt die F_iO_2.

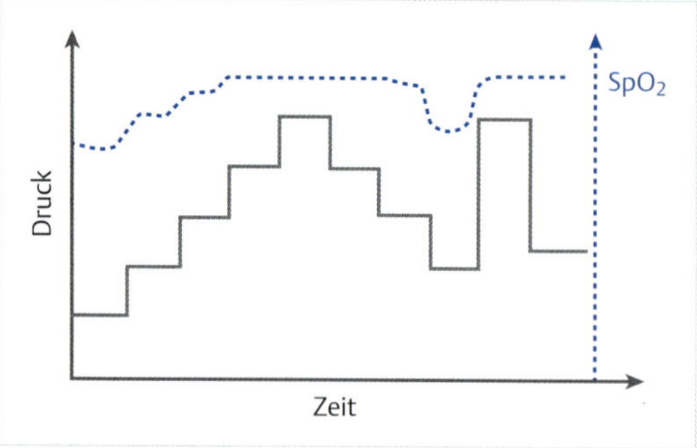

Abb. 8.9 Zeitlicher Ablauf eines Rekrutierungsmanövers. Ausgehend von einer teilweise nichtbelüfteten Lunge wird der MAP schrittweise erhöht. Die Oxygenierung wird sich parallel mit den sich öffnenden Lungenarealen verbessern. Steigt die Oxygenierung nach einer Druckerhöhung nicht weiter an, ist die Lunge weitgehend belüftet, es droht eine Überblähung. Daher wird nun der MAP schrittweise reduziert, bis die Oxygenierung als Zeichen des einsetzenden Alveolarkollapses sinkt. Um die nun teilweise kollabierte Lunge wieder zu öffnen, wird für 1–3 min der MAP wieder auf den Öffnungsdruck erhöht. Im Anschluss verringert man den MAP auf ca. 1mbar oberhalb des Kollapsdrucks (graue Linie: MAP, gepunktete blaue Linie: Sauerstoffsättigung).

8

Sobald alle rekrutierbaren Lungenbereiche geöffnet sind, kann sich die Oxygenierung nicht weiter verbessern, das Verhältnis von zugeführtem Sauerstoff zum Sauerstoffpartialdruck im Blut ist patientenindividuell idealisiert. Ab diesem Moment führt eine weitere Druckerhöhung zu klinisch signifikanter Überblähung. Um Überblähung und ein pulmonales interstitielles Emphysem zu vermeiden, wird nun der MAP gesucht, bei dem ein relevanter Anteil an Alveolen beginnt zu kollabieren. In ebenfalls 1–2 mbar großen Reduktionsschritten wird weiter die Oxygenierung beobachtet. Kommt es zu einem S_pO_2-Abfall bzw. einem steigenden F_iO_2, ist der Kollapsdruck gefunden.

Da nun bereits einige Alveolen wieder kollabiert sind, wird für wenige Minuten der MAP wieder auf den zuvor festgestellten MAP der maximalen Oxygenierung erhöht. Der MAP wird nun auf ca. 1 mbar über dem Verschlussdruck reduziert. Dieses Manöver kann und sollte in allen Fällen wiederholt werden, in denen klinische Hinweise auf eine nicht vollständig eröffnete Lunge vorliegen oder der Verdacht auf eine Überblähung besteht.

Eine randomisierte Studie verglich Rekrutierungsmanöver bei klinischer Indikation mit Rekrutierungsmanövern mit festem, 12-stündigem Abstand. Es konnten keine klinisch relevanten Unterschiede beobachtet werden. Da jedoch in der Kontroll- und Interventionsgruppe ähnlich viele Rekrutierungsmanöver mit vergleichbaren Parametern durchgeführt wurden, scheint ein ca. 12-stündiger Abstand sinnvoll. Insbesondere ein Sauerstoffbedarf mit einem $F_iO_2 > 0{,}6$ bei extrem unreifen Frühgeborenen scheint ein möglicher Indikator für eine rekrutierbare Beatmungssituation zu sein [293].

Mit diesem Manöver kann das Ziel der Beatmung einer offenen Lunge rasch und zuverlässig erreicht werden.

Sowohl mathematische Modelle als auch Tierexperimente konnten zeigen, dass die Beatmung im Deflationsabschnitt der Druck-Volumen-Kurve die Compliance optimieren und damit auch potenziell das Beatmungstrauma reduzieren kann. Damit können potenziell beatmungsassoziierte Lungenschäden im Vergleich zu einer Beatmung im aufsteigenden Bereich der Druck-Volumen-Hysteresekurve reduziert werden [240], [284].

8.5.3 Oszillationsamplitude

Zu Beginn einer HFO-Beatmung sollte die Oszillationsamplitude nach klinischen Parametern gewählt werden. Als Faustregeln kann eine gut sichtbare Thoraxbewegung ohne zu starke Bewegungen des Unterbauchs angestrebt werden, häufig entspricht dies Oszillationsvolumina (V_O) von 1–2 ml/kgKG bei einer Frequenz von 10–12 Hz (= 600–720/min). Gerade bei kritisch kranken Kindern und Patient*innen mit inhomogenen Lungenerkrankungen können diese Werte aber erheblich abweichen. Veränderungen der Atemmechanik verändern nicht nur den optimalen MAP (s. o.), sondern auch die resultierende Ventilation. Eine Verschlechterung von Compliance oder insbesondere Resistance kann zu einer geringeren Gasauswaschung führen, aber auch eine Verbesserung der Atemmechanik und eine damit einhergehende Überblähung können die CO_2-Abatmung reduzieren.

HFO-Beatmung ist häufig effizienter in der CO_2-Elimination als eine konventionelle Beatmung. So kann eine überschießend gewählte Oszillationsamplitude zu einer raschen und erheblichen Reduktion des p_aCO_2 führen. Die bekannte Assoziation aus Hyperventilation – Hypokapnie – zerebraler Hypoperfusion muss beachtet und die Hypokapnie vermieden werden [286].

Eine kontinuierliche Überwachung der CO_2-Auswaschung mittels eines transkutanen (Neonaten) oder exspiratorischen CO_2-Monitorings ist notwendig. Änderungen der Ventilation können auch genähert über den Diffusionskoeffizienten abgeschätzt werden [215], [242]:

$$\text{Diffusionskoeffizient } DCO_2 \approx V_O^2 \cdot f$$

Es empfiehlt sich, die Ventilation leicht unter den Bedürfnissen unserer Patient*innen zu wählen, auf diese Weise bleiben Atemantrieb und Zwerchfelltonus erhalten. Mit diesem Vorgehen sinkt sowohl das Risiko für eine Überbeatmung einhergehend mit Hypokapnie sowie eine Zwerchfelldysfunktion/Atrophie.

8.5.4 Frequenz

Namensgebend für die Hochfrequenzoszillationsbeatmung ist die Verwendung von Frequenzen im Bereich von 5–15 Hz (300–900/min). Aufgrund der hohen Beatmungsfrequenzen spielt während HFO-Beatmung neben Compliance und Resistance auch die Trägheit der Gas- und Thoraxbewegungen eine relevante Rolle (sog. Inertance). Alle 3 Faktoren, aber insbesondere die Resistance beeinflussen die Dämpfung der Oszillationsamplitude entlang des Bronchialbaums bis auf Alveolarebene [236]. Der Zusammenhang zwischen Änderungen der Frequenz und der resultierenden Ventilation ist komplex, und insbesondere bei inhomogenen Lungenerkrankungen erfordert eine Frequenzänderung eine engmaschige klinische Erfolgskontrolle.

Die Dämpfung der gewählten Druckamplitude vom Y-Stück bis hin zu den Alveolen ist umgekehrt proportional zur Frequenz, d. h. eine Frequenzsteigerung geht mit kleineren Oszillationsamplituden in den Bronchiolen und Alveolen und damit bewegten Gasvolumina einher. Die Ventilation über die Zeit, z. B. angegeben als Atemminutenvolumen, lässt sich als Produkt aus Frequenz und Volumen berechnen. Dies gilt auch für die HFO-Beatmung, jedoch überwiegt hier der geschilderte Dämpfungseffekt, eine Frequenzerhöhung führt so zu einer reduzierten Ventilation [231]. Einige Beatmungsgeräte erlauben eine volumenkontrollierte HFO-Beatmung. Da hier die Volumina konstant gehalten werden und die Oszillationsamplitude variabel adaptiert wird, führt nun eine Frequenzsteigerung wie unter konventioneller Beatmung zu einer Ventilationssteigerung.

Der Einsatz höherer Frequenzen führt zu geringerem alveolarem Stress und ist damit potenziell lungenschonender. Dieser Zusammenhang gilt bis zur sogenannten Grenzfrequenz: Ab dieser Frequenz steigt der zur Ventilation benötigte Oszillationsdruck und die damit einhergehende Arbeitsbelastung (engl. Work of Breathing) an. Die Grenzfrequenz kann abgeschätzt werden mit

$$f_G = \frac{1}{2\pi CR}$$

- Compliance in ml/mbar
- Resistance in mbar/l/s

Cave

Im Gegensatz zur konventionellen Beatmung führt eine Frequenzerhöhung bei HFOV nicht zu einer vermehrten CO_2-Auswaschung, sondern zu einer geringeren Ventilation.

Merke

Erkrankungen mit erniedrigter Compliance (RDS) profitieren eher von höheren Frequenzen, Erkrankungen mit erhöhter Resistance können von niedrigeren Frequenzen profitieren.

8.5.5 I:E-Verhältnis

An vielen Beatmungsgeräten kann das I:E-Verhältnis nur mit ganzzahligen Verhältnissen, in der Regel 1:1 und 1:2, gewählt werden. Andere Beatmungsgeräte erlauben eine differenziertere Steuerung. Eine im Verhältnis längere Inspirationszeit führt zu größeren Oszillationsvolumina und damit einer verstärkten CO_2-Auswaschung. Das I:E-Verhältnis beeinflusst auch den MAP auf Alveolarebene, dies gilt insbesondere bei größeren Druckamplituden und höheren Frequenzen. Diese Veränderungen des tatsächlich auf Alveolarebene ankommenden MAP lässt sich nicht durch Druckmessungen am Y-Stück erkennen. Ein I:E-Verhältnis von 1:2 führt zu einem Absinken des effektiv anliegenden MAP. Ein I:E-Verhältnis von 1:1 führt zu einem unkontrollierten Anstieg des MAP und erhöht damit das Risiko von Überblähung, pulmonalem interstitiellen Emphysem und Pneumothorax [267], [288].

In eigenen Messungen schien ein I:E-Verhältnis von 45 % (43–47 %) Inspirations- zu 55 % (53–57 %) Exspirationsdauer die geringsten Abweichungen des eingestellten und tatsächlich anliegenden MAP zu erzeugen [233]. Während des Ausatmens verkleinert sich der Durchmesser der kleinen Atemwege. Dies kann zu einer Flusslimitierung in der Exspiration führen. Mögliche Folgen sind Air Trapping und damit eine Erhöhung des alveolären mittleren Atemwegsdruckes, wenn das I:E-Verhältnis zu groß ist. Auch kann es zu einer relevanten und ungewollten CO_2-Retention kommen. Dieser Effekt kann dynamisch in partiellen Lungenbereichen auftreten, was zu einer regionalen Hyperinflation führt (d. h. regionales Emphysem). Auch hier ist eine Verlängerung des Exspirationsanteils sinnvoll, ein 1:1-Verhältnis sollte dann vermieden werden.

8.5.6 Beatmungstechnik

HFOV ist gekennzeichnet durch eine aktive Inspiration und eine aktive, durch negative Drücke forcierte Exspiration. Diese Druckoszillationen können mit einer Kolbenpumpe, einer elektromagnetisch angetriebenen Lautsprechermembran oder positiven und negativen Druckquellen im Beatmungsgerät erzeugt werden.

Die meisten modernen (Hybrid-)Beatmungsgeräte bieten die Möglichkeit der gleichzeitigen Abgabe von CMV und HFOV, wodurch die Anwendung periodischer Seufzer während der HFOV ermöglicht wird, was die Rekrutierung des Lungenvolumens unterstützen kann. Wenn jedoch konventionelle Seufzer erforderlich sind, um das optimale Lungenvolumen während der HFOV aufrechtzuerhalten, deutet dies darauf hin, dass der gewählte MAP wahrscheinlich zu niedrig eingestellt ist.

Moderne Hybridbeatmungsgeräte bieten eine V_O-Messung am Y-Stück, hierdurch wird die Berechnung von DCO_2 und volumengesteuerte HFOV ermöglicht. Während der volumengesteuerten HFOV wird die klinisch eingestellte V_O trotz unterschiedlicher Lungencompliance durch automatische Anpassungen des Δp_O stabilisiert.

Mehrere Studien haben gezeigt, dass HFO-Beatmungsgeräte in ihrer Leistung differieren [285]. Insbesondere gibt es signifikante Unterschiede zwischen dem eingestellten und dem tatsächlichen Δp_O und damit dem entstehenden V_O bei verschiedenen Frequenzen und Bedingungen der Lunge. Diese Diskrepanzen sind relevant für die klinische Anwendung der HFOV.

Schließlich ist eine angemessene Befeuchtung unerlässlich. Sowohl unter Membranoszillation als auch an Hybridbeatmungsgeräten benötigt die HFOV eine hohe Gasflussrate. Durch die hohen Gasflüsse müssen die Anfeuchtersysteme unter HFOV häufig nahe an ihrer maximalen Leistungsgrenze betrieben werden [276], [275].

8.5.7 Volumengesteuerte HFO-Beatmung

Einige Beatmungsgeräte erlauben eine volumengesteuerte HFO-Beatmung. Wie bei der konventionellen Beatmung wird damit das eingestellte Volumen zur Zielgröße, der Druck (bzw. die Druckamplitude) variabel. In tierexperimentellen, aber auch ersten klinischen Studien zeigt eine volumengesteuerte HFO-Beatmung geringere Schwankungen in Ventilation bzw. CO_2-Elimination.

Cave

Unter volumengesteuerter HFO-Beatmung wird eine stärkere Dämpfung durch eine Amplitudenerhöhung ausgeglichen. Damit ist der Einfluss von Frequenzänderungen auf die CO_2-Auswaschung wie bei der konventionellen Beatmung proportional, d. h. eine Frequenzerhöhung führt zu einer stärkeren CO_2-Auswaschung.

8.6 Beatmung mit inhalativem Stickstoffmonoxid

Alexander Humberg

Aus vielerlei Gründen kann die postnatale Umstellung des fetalen Kreislaufs gestört werden. Am Ende der Kette von Ereignissen steht die persistierende pulmonale Hypertension durch fehlenden Abfall des pulmonalen Widerstands und daraus resultierendem großem Rechts-links-Shunt auf atrialer und duktaler Ebene. Die Ursachen sind vielfältig: Neben maternalen Faktoren, wie Diabetes, Asthma, Adipositas und Einnahme bestimmter Medikamente in der Schwangerschaft (Azetylsalizylsäure, Serotoninwiederaufnahmehemmer), spielen kindliche Faktoren, wie z. B. Asphyxie, Pneumonie, Mekoniumaspiration, Infektionen (vor allem durch Gruppe-B-Streptokokken) oder kongenitale Zwerchfellhernie und andere Fehlbildungen an der Lunge, eine bedeutende Rolle bei der Entwicklung einer pulmonalen Hypertension.

Neugeborene mit persistierender pulmonaler Hypertonie sind aufgrund des Rechts-links-Shunt oft zyanotisch, zudem lässt sich eine Differenz der prä- und postduktalen Sauerstoffsättigung von mehr als 5–10 % beobachten. Allerdings kann bei Neugeborenen mit geschlossenem Ductus arteriosus Botalli eine Differenz der Extremitätensättigungen auch fehlen.

Pathophysiologie und Beatmungsstrategien bei pulmonaler Hypertension werden in Kap. 3.4 und Kap. 14.3.11 genauer dargestellt. Die Therapie der pulmonalen Hypertension besteht aus der Kombination verschiedener Therapieoptionen. Im Folgenden wird ausschließlich auf die Therapie mit inhalativem Stickstoffmonoxid eingegangen.

8.6.1 Wirkmechanismus

In der Behandlung der pulmonalen Hypertension spielt das farb- und geruchlose Stickstoffmonoxid eine bedeutende Rolle. Als schnell wirkender und potent selektiver Vasodilatator der pulmonalen Arteriolen in belüfteten Bereichen der Lunge kann Stickstoffmonoxid inhalativ während der Beatmung verabreicht werden, ohne den systemischen Druck zu reduzieren. Durch seine zügige Wirkung (innerhalb von 30–60 min nach Beginn der Anwendung) senkt inhalatives Stickstoffmonoxid den Oxygenierungsindex um durchschnittlich 15 und verringert die Notwendigkeit einer Anwendung von extrakorporaler Membranoxygenierung deutlich (Number needed to treat: 5). Die Reduktion des pulmonal-vaskulären Widerstands führt zur Reduktion der rechtsventrikulären Nachlast.

Stickstoffmonoxid, inhalativ verabreicht, diffundiert frei über das Endothel in die glatte Muskelzelle des Gefäßes. Durch Aktivierung der Guanylatcyclase wird der intrazelluläre Spiegel von cGMP (zyklischem Guanosinmonophosphat) erhöht. Es kommt zu einer Hemmung des Kalziumeinstroms in die Zelle und zur Aktivierung einer cGMP-abhängigen Proteinkinase. Daraus resultiert eine Relaxierung der glatten Muskulatur in der Gefäßwand. Die Aktivierung von Kaliumkanälen führt durch eine Hyperpolarisation der Zelle ebenfalls zu einer Relaxation des Muskels.

8.6.2 Praktische Anwendung

Eine frühzeitige Anwendung von inhalativem Stickstoffmonoxid bei persistierender pulmonaler Hypertonie des Neugeborenen verringert das Risiko eines fortschreitenden respiratorischen Versagens. Der richtige Zeitpunkt des Beginns einer Therapie mit inhalativem Stickstoffmonoxid sollte dabei den Oxygenierungsindex sowie die kardiale Symptomatik der persistierenden pulmonalen Hypertonie des Neugeborenen (Echokardiografie) berücksichtigen. Verschiedene Autoren empfehlen den Beginn mit einem Oxygenierungsindex von

15–25 bei gleichzeitigem echokardiografischem Nachweis einer persistierenden pulmonalen Hypertonie des Neugeborenen oder bei einem höheren Oxygenierungsindex mit oder ohne Nachweis eines Rechts-links-Shunt.

Inhalatives Stickstoffmonoxid wird meist in Konzentrationen von 5–20 ppm eingesetzt. In besonderen Situationen können auch Konzentrationen von bis zu 40 ppm notwendig sein.

Merke

M!

Die Kombination von HFOV und inhalativem Stickstoffmonoxid ist hoch effektiv. Durch die Anwendung von HFOV kann zusätzliches Lungenvolumen rekrutiert werden. Dies verbessert die Wirkung der Therapie mit inhalativem Stickstoffmonoxid.

Steigt trotz adäquater Anwendung von inhalativem Stickstoffmonoxid der Oxygenierungsindex, so sollte frühzeitig die Anwendung einer Therapie mittels extrakorporaler Membranoxygenierung in einem Therapiezentrum diskutiert werden.

8.6.3 Wechselwirkungen

Inhalatives Stickstoffmonoxid reagiert aufgrund seiner Radikalität mit anderen freien Radikalen und kann zelluläre Funktionen beeinflussen.

Durch die gemeinsame Verabreichung mit Sauerstoff, wie sie oftmals klinisch vorkommt, kann Stickstoffmonoxid mit Sauerstoff Stickstoffdioxid bilden. Dieses wirkt nach weiteren biochemischen Reaktionen zytotoxisch und kann eine reduzierte Surfactant-Produktion bedingen. Deshalb sollte Stickstoffmonoxid mit der minimalst möglichen F_iO_2 verabreicht werden und der Stickstoffdioxidgehalt sollte mit Messsonden überwacht werden.

Stickstoffmonoxid reagiert leicht mit oxygeniertem Hämoglobin, wodurch Hämoglobin zu Methämoglobin oxidiert wird. Methämoglobin ist unfähig, Sauerstoff zu transportieren, und verlagert die Sauerstoffbindungskurve nach links. Bei Konzentrationen bis 15 % sind die meisten Patienten asymptomatisch, eine Azidose lässt sich ab ca. 20 % beobachten und Konzentrationen über 50 % wirken letal. Gerade bei Neugeborenen, die aufgrund der Anwesenheit von fetalem Hämoglobin eine höhere oxidative Fähigkeit besitzen, Methämoglobin zu produzieren, sollten regelmäßig Spiegelbestimmungen von Methämoglobin erfolgen. Neugeborene sind zudem durch eine reduzierte Funktion der Methämoglobinreduktase in den Erythrozyten gefährdet, höhere Methämoglobinkonzentrationen zu entwickeln. Eine exzessive Akkumulation von Methämoglobin kann nur durch Reduktion oder Beenden der Stickstoffmonoxidtherapie gestoppt werden.

Das Risiko der Entwicklung hoher Konzentrationen von Stickstoffdioxid und Methämoglobin ist unter der Therapie mit Stickstoffmonoxid in einer Konzentration von 20 ppm gering. Erst bei höheren Konzentrationen des inhalativen Stickstoffmonoxids von 80 ppm wurden toxische Stickstoffdioxid- und Methämoglobinspiegel beobachtet.

Durch die Wirkung von Stickstoffmonoxid auf die cGMP der Thrombozyten besteht das theoretische Risiko verstärkter Blutungen unter Stickstoffmonoxidtherapie. Bislang konnte jedoch kein erhöhtes Risiko von Blutungen (auch von Hirnblutungen) bei Neugeborenen beobachtet werden.

8.6.4 Weaning

Durch die Bindung mit verschiedensten Molekülen kann es zu einer Herunterregulation der körpereigenen Stickstoffmonoxidsynthese kommen. Dieser Effekt erklärt die Notwendigkeit, die Stickstoffmonoxidkonzentration im Anschluss an die Therapie langsam zu reduzieren. Andernfalls würde eine Rebound-Hypertension der pulmonalen Gefäße resultieren und eine erneute Stickstoffmonoxidtherapie notwendig machen.

Das Weaning sollte bei erhöhter F_iO_2 mit der Reduktion dieser inspiratorischen Sauerstoffkonzentration beginnen. Ab einer F_iO_2 von 0,5 und bei stabilem Patienten kann mit einer langsamen Reduktion der Konzentration des inhalativen Stickstoffmonoxids um 2–4 ppm alle 2–4 h begonnen werden. Nach Erreichen einer Stickstoffmonoxidkonzentration von 5 ppm sollte alle 4 h inhalatives Stickstoffmonoxid um 1 ppm reduziert werden. Gegebenenfalls kann eine medikamentöse Unterstützung (Sildenafil, inhalatives Iloprost) das Risiko einer pulmonalen Rebound-Hypertension verringern.

8.6.5 Kontraindikationen

Inhalatives Stickstoffmonoxid sollte bei Kindern mit kongenitalem Herzfehler und Abhängigkeit eines Rechts-links-Shunt nicht verabreicht werden. Bei Patienten mit linksventrikulärer Herzinsuffizienz besteht die Gefahr eines pulmonalen Ödems durch Verabreichung inhalativen Stickstoffmonoxids. Zum Ausschluss dieser Erkrankungen sollte vor Anwendung einer Therapie mit inhalativem Stickstoffmonoxid ein Echokardiogramm angefertigt werden.

8.7 Beatmungsformen während des Weaningprozesses in der Neonatologie und Pädiatrie

Alexander Humberg

Die Weaningphase, also die Transition von Atemunterstützung zu Spontanatmung unter Wahrung eines effektiven Gasaustauschs, kann vor allem in der Neonatologie bis zu 40 % der gesamten Beatmungsphase in Anspruch nehmen. Die Extubation ist das physikalische Ende des Weanings, wobei ein erfolgreiches Weaning über die Extubation hinausgeht. Aufgrund einer ungenauen wissenschaftlichen Grundlage für die Bestimmung der Extubationsbereitschaft ist die Entscheidung zur Extubation oftmals von klinischer Beurteilung und Erfahrung dominiert. Eine vorzeitige Extubation allerdings ist mit einer erhöhten Morbidität assoziiert und oftmals durch eine erhöhte Aspirationsgefahr sowie Komplikationen der Reintubation und damit einem erhöhten Pneumonierisiko verbunden. Dem entgegen stehen die Gefahren einer verlängerten mechanischen Beatmung mit erhöhter Sterblichkeit und neurologischen Komplikationen.

Die Annahme, dass Patienten nach „langer" Beatmungsunterstützung aufgrund von Muskelatrophie eine schrittweise Entwöhnung von Beatmung benötigen, um die Atemmuskulatur zu trainieren, ist nicht gänzlich geklärt. Zwar zeigten Patienten mit mehrfach frustranen Entwöhnungsversuchen einen reduzierten maximalen transdiaphragmatischen Druck gegenüber denjenigen, die nach einer Rehabilitationsphase erfolgreich entwöhnt werden konnten, allerdings existieren widersprüchliche Angaben, ob ein Trainieren der Zwerchfellmuskulatur die Dauer der mechanischen Beatmung verkürzen kann.

Seit den 1990-er Jahren zeigen klinische Studien immer wieder, dass Kriterien zur Extubation eher auf Basis klinischer „Tests" zu wählen sind als auf Basis der Dauer der Beatmung. Weaning in der Erwachsenenmedizin ist vor allem an der 2001 veröffentlichten Richtlinie des American College of Chest Physicians, der American Association for Respiratory Care und des American College of Critical Care Medicine [258] orientiert, welche die Behebung aller Ursachen, die zur Beatmungsabhängigkeit beitragen, erfordert. Dazu gehören die Therapie neurologischer und neuromuskulärer Erkrankungen, kardialer Ursachen (z. B. kardiales Lungenödem), die Verhinderung einer Übersedierung und Flüssigkeitsüberlastung sowie die Optimierung des Ernährungszustands. Sind diese Ursachen behoben, muss der Patient eine ausreichende Oxygenierung und hämodynamische Stabilität nachweisen. Bei Erwachsenen hat sich der Spontanatmungsversuch (SBT) in vielen Studien zur Beatmungsentwöhnung durchgesetzt. Erwachsene, die SBTs für 30–120 min tolerieren, werden häufiger erfolgreich extubiert, wobei eine heterogene Definition von „Erfolg" die Interpretation erschwert. Kriterien eines ausreichenden SBT sind vielfältig und beziehen sich oftmals auf einen angemessenen Gasaustausch, das Atemmuster, die hämodynamische Stabilität, den Stress, Tidalvolumina, p_aCO_2 oder Blutdruck.

8

Hinweis

In der Beatmungsmedizin von Neonaten und Kindern existieren keine evidenzbasierten oder übereinstimmenden Richtlinien zur Entwöhnung der mechanischen Beatmung, und es ist fraglich, ob Kriterien zum Weaning aus dem Erwachsenenbereich für alle Altersgruppen angemessen sind. Spontanatmungsversuche am ET-CPAP bei Frühgeborenen unter 28 Schwangerschaftswochen erhöhen sogar die Gefahr für klinische Komplikationen und zeigen eine schlechte prädiktive Aussagekraft für den Extubationserfolg (Sensitivität 51 %–100 % und Spezifität 0 %–72 %).

Die Entwöhnung scheint am besten durch getriggerte Techniken, die jeden spontanen Atemzug unterstützen, erfolgreich zu sein.

Dabei scheint nach Daten aus dem PALISI-Netzwerk (Pediatric Acute Lung Injury and Sepsis Investigators Network) die grundsätzliche Wahl der Atemunterstützung irrelevant zu sein (untersucht wurden ein Druckunterstützungsprotokoll, Volumenunterstützungsprotokoll oder die Mischung aus SIMV, SIMV/Druckunterstützung und alleiniger Druckunterstützung). Ergebnisse randomisierter Studien deuten allerdings darauf hin, dass die Entwöhnung am besten erreicht wird, wenn alle spontanen Atemzüge bei Frühgeborenen und Neugeborenen unterstützt werden und das Druckniveau sukzessive reduziert wird und die Extubation von einem „niedrigen" Unterstützungsniveau aus erfolgt.

Wichtig ist zu bedenken, dass ein Hinzufügen von 36 h optimierter Beatmung vor der ersten Extubation (alveoläres Derecruitment) die Rate einer erfolgreichen Extubation nicht verbessert. Zudem ist ein aktives Sedierungsmanagement und konservatives Flüssigkeitsmanagement mit Vermeidung einer positiven Flüssigkeitsbilanz von immenser Bedeutung für ein erfolgreiches Weaning. Die zusätzliche Gabe von Koffein mit 20 mg/kgKG zeigte in einer Metaanalyse eine signifikante Reduktion des Extubationsversagens innerhalb von einer Woche nach Extubation (relatives Risiko 0,47; NNT3,7), vor allem bei Frühgeborenen < 1000 g [239].

Ein Extubationsversagen bei Früh- und Neugeborenen ist hauptsächlich auf eine Instabilität der oberen Atemwege, schlechten Atemantrieb sowie Atelektasen zurückzuführen.

Merke

M!

Daher reduziert nasales CPAP nach Extubation signifikant die Inzidenz unerwünschter klinischer Zwischenfälle wie Apnoen, respiratorische Azidose und erhöhten Sauerstoffbedarf. Wichtig hierbei ist, auf einen ausreichend hohen Fluss bei der Verwendung von CPAP zu achten.

8.8 Literatur

[208] Acute Respiratory Distress Syndrome Network, Brower RG, Matthay MA et al. Ventilation with lower tidal volumes as compared with traditional tidal volumes for acute lung injury and the acute respiratory distress syndrome. N Engl J Med 2000; 342: 1301–1308. doi:10.1056/NEJM200005043421801

[209] Baumgartner J et al. Ultrashort inspiratory times homogenize ventilation distribution in an inhomogeneous two-compartment model of the neonatal lung. Pediat Pulmonol 2021; 56: 418–423

[210] Bendapudi P, Barr S. Diagnosis and management of pulmonary hypertension of the newborn. Paediatr Child Health 2014; 24: 12–16

[211] Bendapudi P, Rao GG, Greenough A. Paediatric respiratory reviews. Paediatr Respir Rev 2015; 16: 157–161

[212] Bhatraju P, Crawford J, Hall M et al. Inhaled nitric oxide: current clinical concepts. Nitric Oxide 2015; 50: 114–128

[213] Bohn DJ, Miyasaka K, Marchak BE et al. Ventilation by high-frequency oscillation. J Appl Physiol 1980; 48: 710–716. doi:10.1152/jappl.1980.48.4.710

[214] Bouhuys A. Physiology and musical instruments. Nature. 1969; 221(5187): 1199–1204

[215] Boynton BR, Hammond MD, Fredberg JJ et al. Gas exchange in healthy rabbits during high-frequency oscillatory ventilation. J Appl Physiol Bethesda Md 1985 1989; 66: 1343–1351. doi:10.1152/jappl.1989.66.3.1343

[216] Brunner JX, Iotti GA. Adaptive support ventilation (ASV). Minerva Anestesiol 2002; 68: 365–368

[217] Cannavò L, Rulli I, Falsaperla R et al. Ventilation, oxidative stress and risk of brain injury in preterm newborn. Ital J Pediatr 2020; 46(1): 100

[218] Carlucci A, Ceriana P, Prinianakis G et al. Determinants of weaning success in patients with prolonged mechanical ventilation. Crit Care 2009; 13(3): R97

[219] Cools F, Offringa M, Askie LM. Elective high frequency oscillatory ventilation versus conventional ventilation for acute

pulmonary dysfunction in preterm infants. Cochrane Database Syst Rev 2015; CD000104. doi:10.1002/14651858.CD000104.pub4
[220] De Jaegere A, van Veenendaal MB, Michiels A et al. lung recruitment using oxygenation during open lung high-frequency ventilation in preterm infants. Am J Respir Crit Care Med 2006; 174: 639–645. doi:10.1164/rccm.200603-351OC
[221] De Jaegere AP, Deurloo EE, van Rijn RR et al. Individualized lung recruitment during high-frequency ventilation in preterm infants is not associated with lung hyperinflation and air leaks. Eur J Pediatr 2016; 175: 1085–1090. doi:10.1007/s00431-016-2744-4
[222] de Waal K, Evans N, van der Lee J, et al. Effect of lung recruitment on pulmonary, systemic, and ductal blood flow in preterm infants. J Pediatr 2009; 154: 651–655. doi:10.1016/j.jpeds.2009.01.012
[223] Donn SM, Sinha SK. Newer modes of mechanical ventilation for the neonate. Curr Opin Pediatr 2001; 13: 99–103
[224] Donn SM, Sinha SK, Schulze A. Ventilatory modes and modalities. In: Donn SM, Sinha SK, eds. Manual of neonatal respiratory care. 2nd ed. Philadelphia: Springer Science & Business Media; 2006: 195–221
[225] Donn SM. Neonatal ventilators: How do they differ? J Perinatol 2009; 29 (Suppl. 2): S 73–S 78
[226] Donn SM, Boon W. Mechanical ventilation of the neonate: Should we target volume or pressure? Respir Care 2009; 54: 1236–1243
[227] Duval ELI, Markhorst DG, van Vught AJ. High frequency oscillatory ventilation in children: an overview. Respir Med 2009; 2: 155–161
[228] Eden K. Beatmungsmodi in der Intensivmedizin. Markkleeberg: Drägerwerk AG & Co. KGaA; 2011
[229] Fernández J, Miguelena D, Mulett H et al. Adaptive support ventilation: state of the art review. Ind J Crit Care Med 2013; 17: 16–22
[230] Foland JA, Martin J, Novotny T et al. Airway pressure release ventilation with a short release time in a child with acute respiratory distress syndrome. Respir Care 2001; 46: 1019–1023
[231] Fredberg JJ, Glass GM, Boynton BR et al. Factors influencing mechanical performance of neonatal high-frequency ventilators. J Appl Physiol Bethesda Md 1985 1987; 62: 2485–2490. doi:10.1152/jappl.1987.62.6.2485
[232] Gizzi C, Moretti C, Agostino R. Weaning from mechanical ventilation. J Matern Fetal Neonatal Med 2011 Oct; 24 Suppl 1: 61–3
[233] Gräf A, Thome UH, Ackermann BW. Abstracts. 48. Jahrestagung der Gesellschaft für Neonatologie und Pädiatrische Intensivmedizin/Gesellschaft für Neonatologie und Pädiatrische Intensivmedizin e. V.: A021
[234] Greenough A, Dimitriou G, Prendergast M et al. Synchronized mechanical ventilation for respiratory support in newborn infants. Cochrane Database Syst Rev 2008 Jan 23; (1): CD000456. Update in: Cochrane Database Syst Rev 2016; 8: CD000456
[235] Gupta S, Joshi V, Joshi P et al. Airway pressure release ventilation: a neonatal case series and review of current practice. Canad Respir J 2013; 20: e86–e91
[236] Gerstmann DR, Fouke JM, Winter DC et al. Proximal, tracheal, and alveolar pressures during high-frequency oscillatory ventilation in a normal rabbit model. Pediatr Res 1990; 28: 367–373. doi:10.1203/00006450-199010000-00013
[237] Greenough A, Rossor TE, Sundaresan A et al. Synchronized mechanical ventilation for respiratory support in newborn infants. Cochrane Database Syst Rev 2016; 9: CD000456. doi:10.1002/14651858.CD000456.pub5
[238] Hasan A. Understanding mechanical ventilation. London: Springer; 2010
[239] Henderson-Smart DJ, Davis PG. Prophylactic methylxanthines for endotracheal extubation in preterm infants. Cochrane Database Syst Rev. 2010; (12):CD000139. doi: 10.1002/14651858.CD000139.pub2.
[240] Hickling KG. Best compliance during a decremental, but not incremental, positive end-expiratory pressure trial is related to open-lung positive end-expiratory pressure. Am J Respir Crit Care Med 2001; 163: 69–78. doi:10.1164/ajrccm.163.19905084
[241] High-frequency oscillatory ventilation compared with conventional mechanical ventilation in the treatment of respiratory failure in preterm infants. The HIFI Study Group. N Engl J Med 1989; 320: 88–93. doi:10.1056/NEJM198901123200204
[242] Hochwald O, Borenstein-Levin L, Dinur G et al. Continuous noninvasive carbon dioxide monitoring in neonates: from theory to standard of care. Pediatrics 2019; 144. doi:10.1542/peds.2018-3640
[243] Hummler H, Schulze A. New and alternative modes of mechanical ventilation in neonates. Semin Fet Neonat Med 2009; 14: 42–48
[244] Jain A, McNamara PJ. Persistent pulmonary hypertension of the newborn: advances in diagnosis and treatment. Semin Fet Neonat Med 2015; 20: 262–271
[245] Jobe AH, Bancalari E. Bronchopulmonary Dysplasia. Am J Respir Crit Care Med 2001; 163: 1723–1729. doi:10.1164/ajrccm.163.72011060
[246] Jouvet P, Eddington A, Payen V et al. A pilot prospective study on closed loop controlled ventilation and oxygenation in ventilated children during the weaning phase. Critic Care 2012; 16: R85
[247] Kacmarek RM, Pirrone M, Berra L. Assisted mechanical ventilation: The future is now! BMC Anesthesiology 2015; 15: 110
[248] Kamath SS, Super DM, Mhanna MJ. Effects of airway pressure release ventilation on blood pressure and urine output in children. Pediatr Pulmonol 2010; 45: 48–54
[249] Kawaguchi A, Guerra GG, Duff JP et al. Hemodynamic changes in child acute respiratory distress syndrome with airway pressure release ventilation: a case series. Clin Respir J 2014; 9: 423–429
[250] Klingenberg C, Wheeler KI, McCallion N et al. Volume-targeted versus pressure-limited ventilation in neonates. Cochrane Database Syst Rev 2017 Oct 17; 10(10): CD003666
[251] König K, Stock EL, Jarvis M. Noise levels of neonatal high-flow nasal cannula devices – an in-vitro study. Neonatology 2013; 103: 264–267
[252] Kremeier P, Böhm SH, Woll C et al. Intensivbeatmung – neue Norm legt einheitliche Nomenklatur für Beatmungsmodi fest. Anaesthesiologie 2022; 71(6): 475–482
[253] Krishnan J, Morrison W. Airway pressure release ventilation: a pediatric case series. Pediatr Pulmonol 2007; 42: 83–88
[254] Lachmann B. Open up the lung and keep the lung open. Intensive Care Med 1992; 18: 319–321. doi:10.1007/BF01694358
[255] Lakshminrusimha S, Mathew B, Leach CL. Pharmacologic strategies in neonatal pulmonary hypertension other than nitric oxide. Semin Perinatol 2016, doi: 10.1053/j.semperi.2015.12.004
[256] Larsen R, Ziegenfuss T. Beatmung. 5. Aufl. Berlin: Springer; 2013

[257] Lellouche F, Brochard L. Advanced closed loops during mechanical ventilation (PAV, NAVA, ASV, SmartCare). Best Pract Res Clin Anaesthesiol 2009; 23 (1): 81–93
[258] MacIntyre NR, Cook DJ, Ely EW Jr et al. Evidence-based guidelines for weaning and discontinuing ventilatory support: a collective task force facilitated by the American College of Chest Physicians; the American Association for Respiratory Care; and the American College of Critical Care Medicine. Chest 2001 Dec; 120(6 Suppl): 375S-95S
[259] Miedema M, de Jongh FH, Frerichs I et al. Regional respiratory time constants during lung recruitment in high-frequency oscillatory ventilated preterm infants. Intensive Care Med 2012; 38: 294–299. doi:10.1007/s00134-011-2410-2
[260] Moriette G, Paris-Llado J, Walti H, et al. Prospective randomized multicenter comparison of high-frequency oscillatory ventilation and conventional ventilation in preterm infants of less than 30 weeks with respiratory distress syndrome. Pediatrics 2001; 107: 363–372
[261] Nair J, Lakshminrusimha S. Update on PPHN: mechanisms and treatment. Ysper 2014; 38: 78–91
[262] Newth CJ, Venkataraman S, Willson DF et al. Weaning and extubation readiness in pediatric patients. Pediatr Crit Care Med 2009 Jan; 10(1): 1–11
[263] Oczenski W, Andel H, Werba A. Atmen – Atemhilfen. 9. Aufl. Stuttgart: Thieme; 2012
[264] Patel DS, Rafferty GF, Lee S et al. Work of breathing during SIMV with and without pressure support. Arch Dis Child 2009 Jun; 94(6): 434–6
[265] Perlman JM, Goodman S, Kreusser KL et al. Reduction in Iintraventricular hemorrhage by elimination of fluctuating cerebral blood-flow velocity in preterm infants with respiratory distress syndrome. New Engl J Med 1985; 312: 1353–1357
[266] Pillow JJ. High-frequency oscillatory ventilation: mechanisms of gas exchange and lung mechanics. Crit Care Med 2005; 33: S 135–141
[267] Pillow JJ, Neil H, Wilkinson MH et al. Effect of I/E ratio on mean alveolar pressure during high-frequency oscillatory ventilation. J Appl Physiol Bethesda Md 1985 1999; 87: 407–414. doi:10.1152/jappl.1999.87.1.407
[268] Pohlandt F, Saule H, Schröder H et al. Decreased incidence of extra-alveolar air leakage or death prior to air leakage in high versus low rate positive pressure ventilation: results of a randomised seven-centre trial in preterm infants. Eur J Pediatr 1992; 151: 904–909
[269] Priebe GP, Arnold JH. High-frequency oscillatory ventilation in pediatric patients. Respir Care Clin North Am 2001; 7: 633–645
[270] Randolph AG, Wypij D, Venkataraman ST et al. Effect of mechanical ventilator weaning protocols on respiratory outcomes in infants and children: a randomized controlled trial. JAMA 2002 Nov 27; 288(20): 2561–8
[271] Rathgeber J, Hrsg. Grundlagen der maschinellen Beatmung. 2. Aufl. Stuttgart: Thieme; 2010
[272] Rimensberger PC. Pediatric and neonatal mechanical ventilation. Berlin: Springer; 2015
[273] Romero-Ávila P, Márquez-Espinós C, Cabrera Afonso JR. Historical development of the anesthetic machine: from Morton to the integration of the mechanical ventilator. Braz J Anesthesiol 2021; 71(2): 148–161
[274] Roth CJ, Förster KM, Hilgendorff A et al. Gas exchange mechanisms in preterm infants on HFOV – a computational approach. Sci Rep 2018; 8: 13008. doi:10.1038/s41598-018-30830-x
[275] Schiffmann H, Singer S, Singer D et al. Determination of airway humidification in high-frequency oscillatory ventilation using an artificial neonatal lung model. Comparison of a heated humidifier and a heat and moisture exchanger. Intensive Care Med 1999; 25: 997–1002. doi:10.1007/s001340050995
[276] Schulze A. Respiratory gas conditioning and humidification. Clin Perinatol 2007; 34: 19–33, v. doi:10.1016/j.clp.2006.12.009
[277] Shalish W, Kanbar L, Kovacs L et al. The Impact of Time Interval between Extubation and Reintubation on Death or Bronchopulmonary Dysplasia in Extremely Preterm Infants. J Pediatr 2019 Feb; 205: 70–76.e2
[278] Schultz TR, Costarino AT Jr., Durning SM et al. Airway pressure release ventilation in pediatrics. Pediatr Critic Care Med 2001; 2: 243–246
[279] Slutsky AS. History of mechanical ventilation. From vesalius to ventilator-induced lung injury. Am J Respir Crit Care Med 2015; 191(10): 1106–1115. doi: 10.1164/rccm.201503-0421PP
[280] Slutsky AS, Drazen JM. Ventilation with small tidal volumes. N Engl J Med 2002; 347: 630–631. doi:10.1056/NEJMp020082
[281] Soll RF, Edwards EM, Badger GJ et al. Obstetric and neonatal care practices for infants 501 to 1500 g from 2000 to 2009. Pediatrics 2013; 132: 222–228. doi:10.1542/peds.2013-0501
[282] Sparrow NA, Anwar F, Covarrubias AE et al. IL-6 Inhibition Reduces Neuronal Injury in a Murine Model of Ventilator-induced Lung Injury. Am J Respir Cell Mol Biol 2021; 65(4): 403–412
[283] Suzuki K, Takatori F. Development of Neonatal Flow Sensor for Neonatal Resuscitation. Annu Int Conf IEEE Eng Med Biol Soc 2022; 2022: 4987–4990
[284] Tingay DG, Mills JF, Morley CJ et al. The deflation limb of the pressure-volume relationship in infants during high-frequency ventilation. Am J Respir Crit Care Med 2006; 173: 414–420. doi:10.1164/rccm.200502-299OC
[285] Tingay DG, John J, Harcourt ER et al. Are All Oscillators Created Equal? In vitro Performance Characteristics of Eight High-Frequency Oscillatory Ventilators. Neonatology 2015;108:220-228. doi: 10.1159/000431216
[286] Thome UH, Genzel-Boroviczeny O, Bohnhorst B et al. Permissive hypercapnia in extremely low birthweight infants (PHELBI): a randomised controlled multicentre trial. Lancet Respir Med 2015; 3: 534–543. doi:10.1016/S2213-2600(15)00204-0
[287] Thome U, Kössel H, Lipowsky G, et al. Randomized comparison of high-frequency ventilation with high-rate intermittent positive pressure ventilation in preterm infants with respiratory failure. The Journal of pediatrics 1999; 135: 39–46
[288] Thome U, Pohlandt F. Effect of the TI/TE ratio on mean intratracheal pressure in high-frequency oscillatory ventilation. J Appl Physiol Bethesda Md 1985 1998; 84: 1520–1527. doi:10.1152/jappl.1998.84.5.1520
[289] Traverse JH, Korvenranta H, Adams EM, et al. Impairment of hemodynamics with increasing mean airway pressure during high-frequency oscillatory ventilation. Pediatr Res 1988; 23: 628–631. doi:10.1203/00006450-198806000-00020
[290] van Kaam AH, Rimensberger PC, Borensztajn D et al. Ventilation practices in the neonatal intensive care unit: a cross-sectional study. J Pediatr 2010; 157: 767–771.e1-3. doi:10.1016/j.jpeds.2010.05.043

[291] van Velzen A, De Jaegere A, van der Lee J, et al. Feasibility of weaning and direct extubation from open lung high-frequency ventilation in preterm infants. Pediatr Crit Care Med 2009; 10: 71–75. doi:10.1097/PCC.0b013e3181936fbe

[292] von Hintzenstern U, Obermayer A, Köhnlein T et al. Ventilationsformen. In: von Hintzenstern U, Bein T, Hrsg. Praxisbuch Beatmung. 5. Aufl. München: Elsevier; 2012: 39–72

[293] Werther T, Kueng E, Aichhorn L et al. Regular lung recruitment maneuvers during high-frequency oscillatory ventilation in extremely preterm infants: a randomized controlled trial. BMC Pediatr 2022; 22, 710. doi:10.1186/s12887-022-03780-7

[294] Wheeler KI, Schmölzer GM, Morley CJ et al. High-frequency ventilation with the Dräger Babylog 8000plus: measuring the delivered frequency. Acta Paediatr 2011; 100: 67–70

[295] Willson DF, Thomas NJ, Tamburro R et al. The relationship of fluid administration to outcome in the pediatric calfactant in acute respiratory distress syndrome trial. Pediatr Crit Care Med 2013 Sep; 14(7): 666–72

[296] Wolf GK, Arnold JH. High-frequency oscillation in paediatric respiratory failure. Paediatr Child Health 2007; 17: 77–81

[297] Yehya N, Topjian AA, Lin R et al. High frequency oscillation and airway pressure release ventilation in pediatric respiratory failure. Pediatr Pulmonol 2013; 49: 707–715

[298] Zannin E, Doni D, Ventura ML, et al. Relationship between Mean Airways Pressure, Lung Mechanics, and Right Ventricular Output during High-Frequency Oscillatory Ventilation in Infants. The Journal of Pediatrics 2017; 180: 110–115. doi:10.1016/j.jpeds.2016.09.015

Kapitel 9

Beatmung von Frühgeborenen

9 Beatmung von Frühgeborenen

9.1 Surfactant-Therapie beim Frühgeborenen

Roland Hentschel

Neben der pränatalen Kortikoidprophylaxe und der nicht-invasiven Beatmung hat keine Therapie die Neonatologie so revolutioniert wie die Substitution des fehlenden eigenen Surfactants in der Frühgeborenenlunge mit exogenem Surfactant [357]. Diese Maßnahme verbessert nicht nur den Gasaustausch, sondern ist auch in der Lage, diverse typische Folgeschäden nach Frühgeburtlichkeit, insbesondere bei sehr unreifen Frühgeborenen, weitgehend zu verhindern und damit die Mortalität zu senken.

9.1.1 Surfactant-Präparate

Präparationen tierischer Herkunft, entweder aus zerkleinerten Lungen oder durch Lavage gewonnene Surfactant-Mixturen, markieren den Beginn dieser Therapie, stellten sich doch initiale künstliche Mischungen, die lediglich aus den Lipidkomponenten bestanden, als wenig wirksam heraus. Die richtige Mischung aus 90% Lipiden und 10% Proteinen ist essenziell für die Bildung eines einschichtigen Films (Monolayer) auf der Lungenoberfläche an der Gas-Wasser-Grenze, gleichzeitig bedarf es sowohl hydrophiler als auch hydrophober Eigenschaften. Die zurzeit in Deutschland vertriebenen Präparate sind Surfactant-Mixturen aus Schweine- oder Rinderlungen. Seitdem es möglich ist, durch rekombinante Verfahren Proteine herzustellen, wird wieder vermehrt an der Entwicklung künstlicher Surfactant-Gemische gearbeitet.

9.1.2 Eigenschaften und Wirkungen

Die unreife Frühgeborenenlunge besteht unmittelbar nach der Geburt aus einem Nebeneinander von flüssigkeitsgefüllten, nicht-eröffneten Alveolen sowie aus mehr oder minder stark belüfteten Alveolen, die deshalb einen unterschiedlichen Durchmesser aufweisen. Die wesentliche Wirkung des Surfactant-Gemischs besteht in der Senkung des „Eröffnungsdrucks“ kleiner Alveolen in der unreifen Lunge, wodurch eine ineffektive „Seitwärts“-Belüftung zwischen Alveolen unterschiedlicher Größe und damit der Kollaps der kleinsten Alveolen verhindert wird (▶ Abb. 9.1).

In ihrer dynamischen Funktion, verbunden mit der einzigartigen Struktur des Surfactant-Gemischs, resultiert aus seiner höheren Dichte (Kompression) an der Grenzfläche bei abnehmendem

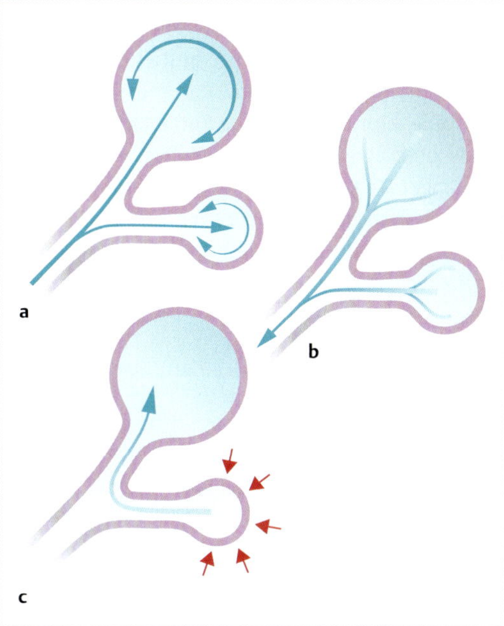

Abb. 9.1 Biophysikalisch bedingte Instabilität bei miteinander verbundenen Alveolen von unterschiedlicher Größe. (Quelle: Herting E. Physiologie des Surfactant-Systems. In: Hentschel R, Jorch G, Hrsg. Fetoneonatale Lunge. 1. Auflage. Stuttgart: Thieme; 2016. doi:10.1055/b-003-129 349)

a Inspiration.
b Beginn der Exspiration.
c Zum Ende der Exspiration entleert sich die kleinere Alveole in die größere und neigt zum Kollaps, es sei denn, durch einen positiven endexspiratorischen Druck (PEEP) oder durch „Stöhnen“ des Neugeborenen wird sie offen gehalten. Stabil ist die kleinere Alveole nur durch einen ausreichenden Surfactantfilm bei einer Oberflächenspannung nahe Null (Gesetz von Laplace).

Alveolenradius ein weiterer Abfall der Oberflächenspannung. Daraus ergibt sich:

- eine Erhöhung der Lungendehnbarkeit (Compliance), die zu einer geringeren Druckdifferenz und entsprechend geringerer Atemarbeit während der Inspiration führt;
- die Verhinderung des Kollapses der Alveolen am Ende der Ausatmung.

9.1.3 Indikation

Mit der zunehmenden Anwendung nicht-invasiver Beatmungsformen als Initialbehandlung des RDS (Respiratory Distress Syndrome, Atemnotsyndrom des Frühgeborenen) – allen voran CPAP, aber auch HFNC – und angesichts einer gestiegenen Rate an pränataler Kortikoidprophylaxe muss die früher empfohlene prophylaktische Surfactant-Gabe heute als obsolet gelten [403]. Studien haben schon vor langer Zeit einen Trend in Richtung höherer BPD-Raten oder Sterblichkeit bei prophylaktischer Surfactant-Behandlung aufgezeigt, vor allem in Kollektiven mit hohen Raten an Kortikoidprophylaxe.

> **Merke** M!
>
> Die Erstmaßnahme gegen das respiratorische Versagen des Frühgeborenen sollte, von besonderen Einzelfällen abgesehen, immer die sofortige Anwendung von CPAP nach Geburt mit einem Druck von mindestens 6 mbar sein [415].

Die Indikation zur Surfactant-Behandlung kommt stets erst an 2. Stelle. Diese sollte berücksichtigen:

- das Gestationsalter,
- das (vermutete) Geburtsgewicht,
- den Geburtsmodus,
- Wehen vor Geburt,
- pränatale Kortikoidprophylaxe,
- klinische Besonderheiten (z. B. eine vermutete Neugeboreneninfektion),
- die F_iO_2,
- klinische Eindrücke, wie Ausmaß der Dyspnoe/Tachypnoe,
- apparative Diagnostik wie Röntgenbild und/oder Lungensonografie.

> **Merke** M!
>
> Die Notwendigkeit einer Intubation bei einem Frühgeborenen < 30 SSW sollte immer auch zu einer Surfactant-Anwendung führen.

Ein weiterer, vielfach verwendeter grober Anhaltspunkt für die Behandlung mit Surfactant von Frühgeborenen < 32 SSW, nämlich eine F_iO_2 von > 0,3 unter CPAP mit einem Druck von > 6 mbar, bestätigte sich in einer größeren retrospektiven Analyse: Für den Zeitraum von 3–4 h nach Geburt hat die F_iO_2 die höchste Aussagekraft und kann dabei helfen, sowohl unnötige Surfactant-Behandlungen als auch eine zu späte Anwendung mit der Folge einer notwendigen Intubation, dem Risiko extraalveolärer Luft und verlängerter Beatmungsdauer zu vermeiden [332].

Besteht eine Indikation, so sollte Surfactant so früh wie möglich gegeben werden. Eine oder zwei Folgedosen können bei persistierenden Zeichen des RDS erforderlich sein, wobei keine klaren Empfehlungen für die Zeitintervalle existieren, bezogen auf einen Zeitraum von wenigen Tagen ist aber auch eine Höchstdosis zu beachten. Für Poractant alfa (Curosurf) reduzierte sich die Wahrscheinlichkeit für eine notwendige Folgedosis, wenn initial 200 mg/kgKG gegeben wurden [415].

9.1.4 Applikationsmethoden

Konventionelles Verfahren

Surfactant wird bei beatmeten Frühgeborenen über den liegenden Endotrachealtubus verabreicht. Anders als vermutet, begünstigt die bolusartige Gabe, im Gegensatz zur langsamen Infusion, z. B. über einen Tubus-Sideport, eine homogene Verteilung. Je nach zu applizierendem Volumen ist es jedoch oftmals sinnvoll, die Gesamtdosis fraktioniert in mehreren Teilportionen zu instillieren und zwischenzeitlich die Lunge wieder zu entfalten, um eine meist zu beobachtende rapide Verschlechterung des Gasaustauschs aufzufangen.

Unkonventionelle Verfahren: InSurE, MIST, LISA

Um die Folgenschäden der mechanischen Beatmung zu vermeiden, wurde schon vor etwa 30 Jahren von Verder et al. die frühzeitige Extubation nach Anwendung von Surfactant im Rahmen der Erstversorgung nach Geburt propagiert. Dies führte zum Prinzip des INSURE-Verfahrens (INtubate-SURfactant-Extubate), bei dem für die Gabe des Surfactants kurzfristig intubiert wird, um danach möglichst schnell wieder zu extubieren. Der optimale Zeitpunkt für die Extubation ist jedoch nie systematisch untersucht worden [422].

Im Vergleich zur alleinigen Anwendung von CPAP konnte dadurch die Beatmungsbedürftigkeit verringert werden, zugleich ergab sich ein, allerdings nur geringer, Effekt auf die Rate an bronchopulmonaler Dysplasie (BPD) und extraalveolärer Luft. Bei sehr unreifen Frühgeborenen, Patienten mit niedrigem APGAR-Wert, vor allem aber bei einer $F_iO_2 > 0{,}5$, ist eine sofortige Extubation oftmals nicht möglich, es kommt zu einer längeren Beatmungsdauer.

Dieses InSurE-Versagen sowie die Erkenntnis, dass der Misserfolg von CPAP als Erstversorgungsmaßnahme in vergleichenden Studien vielfach auf das Fehlen der indizierten Surfactant-Substitution zurückgeführt werden muss, führte zur Entwicklung alternativer Anwendungstechniken, die als MIST (minimally invasive Surfactant Therapy) oder LISA (less invasive Surfactant Administration) bezeichnet werden: Dabei wird auf die Intubation gänzlich verzichtet und so jegliche Lungenschädigung durch mechanische Beatmung, und sei sie auch noch so kurz, ausgeschlossen. Möglich wird dies durch die Instillation des Surfactants über einen dünnen Katheter (LISA) oder ein spezielles Einführinstrument (MIST) in die Trachea unter Zuhilfenahme eines (Video-)Laryngoskops. Durch die Arbeiten von Angela Kribs und Ko-Autoren wurde diese Technik vor allem in Deutschland schnell populär und dominiert hier inzwischen die Frühgeborenen-Erstversorgung [372]. Durch die Anwendung von LISA sank die Zahl von Frühgeborenen, die mit 72 h noch beatmet wurden, im Vergleich zu beatmeten Kontrollpatienten mit Surfactant-Therapie unter Beatmung [347].

Publizierte Nachuntersuchungsdaten von Göpel et al. und Kribs et al. bestätigen für die LISA-Methode im Vergleich zur konventionellen Beatmungsgruppe keinen Nachteil beim Entwicklungstest Bayley II mit 24 Monaten [359]. Auch die Häufigkeit einer pathologischen Verminderung der Ein-Sekunden-Kapazität (FEV_1) als wichtigstem Lungenfunktionsparamter bei obstruktiven Atemwegserkrankungen war im frühen Schulalter in beiden Gruppen gleich [346].

Aber auch von internationalen Autoren kommt inzwischen Unterstützung für die LISA-Technik anstelle sowohl des konventionellen Vorgehens als auch des InSurE-Verfahrens [362].

Für InSurE, mehr aber noch für das LISA-Verfahren, ist viel Erfahrung und Fingerspitzengefühl erforderlich; wer selten diese Techniken anwendet, ist mit der altbewährten Methode der Intubation, Gabe von Surfactant und der anschließenden maschinellen Beatmung möglicherweise erfolgreicher [401].

Ob alternative Applikationsmethoden, wie die Gabe über eine Larynxmaske unter Einsatz eines Endoskops oder die Vernebelung des Surfactants, gegenüber der LISA-Methode irgendwelche Vorteile – unter gleichzeitiger Berücksichtigung der Kosten – bieten, bleibt abzuwarten. Die einfach durchzuführende Instillation von Surfactant in den Rachen zeigt jedenfalls keinen Effekt [415].

9.1.5 Begleitmedikationen bei unkonventionellen Verfahren

Für eine klare Empfehlung hinsichtlich des Nutzens möglicher Begleitmedikationen während der LISA-Prozedur fehlen gegenwärtig noch solide Daten, ebenso aber auch für die Intubation des Frühgeborenen überhaupt. Beim Einsatz von diversen Analgetika und/oder Sedativa gilt es, das Wechselspiel zwischen einer Verbesserung von Schmerz- oder Komfort-Scores bzw. der Chancen für einen möglichst schnellen Erfolg des Eingriffs auf der einen Seite und das Risiko für Apnoen, Entsättigungen oder sogar eine notwendige Intubation auf der anderen Seite im Blick zu haben. Dasselbe gilt für den Einsatz von Atropin oder einem anderen Parasympatholytikum; die Abwägung zwischen den möglichen Vorteilen einer schnelleren Durchführung des Eingriffs durch das Ausbleiben von Bradykardien gegenüber potenziellen Nachteilen des entsprechenden Medikaments kann nur individuell getroffen werden – für den einzelnen Anwender, aber auch für den einzelnen Patienten. Dabei sollten das Gestationsalter, die klinische Situation, der Atemantrieb, das Aktivitätsniveau und die Anfälligkeit für Stressreaktionen bei dem jeweiligen Patienten berücksichtigt werden.

9.1.6 Beatmung nach Surfactant-Gabe

Für eine volle Wirkung von Surfacant unmittelbar nach Geburt müssen unbedingt zuvor alle Alveolen eröffnet werden. Bei schlechter Eigenatmung und/oder schlecht belüfteter Peripherie kann durch sanfte, atemsynchrone Beutelbeatmung die Lunge eröffnet werden, um dann bei sich bessernder Spontanatmung und auskultatorisch erkennbarer, guter Belüftung auf einen statischen „distending Pressure“ (CPAP oder HFNC), der 6–8 mbar nicht unterschreiten sollte, umzustellen. Auch bei invasiver maschineller Beatmung erreicht der applizierte Surfactant kollabierte oder mit Material angefüllte Alveolen nicht. Dies ist häufig die Ursache für ein irreguläres Belüftungsmuster mit teils überblähten, teils atelektatischen Bezirken, aus dem ein pulmonal-interstitielles Emphysem (PIE) und schließlich ein Pneumothorax entstehen kann.

Da bei der Dekonnektierung des Tubus für die Surfactant-Gabe Alveolen relativ schnell kollabieren, kann es sinnvoll sein, nach der Instillation des Surfactants (eventuell auch bereits nach einer Teildosis) die Lunge vorsichtig mit einem Beutel statisch zu blähen, d.h. einen distending Pressure aufzubauen, der zu einer erkennbaren leichten Inspirationsstellung des Thorax führt; dies fördert die gleichmäßige Verteilung in der Peripherie.

Die nachfolgende Beatmung erfordert zunächst einen erhöhten PIP, um zumindest eine minimale Ventilation in dieser Phase der Verteilung des Surfactants in der Peripherie zu erzielen oder um eine echte bronchiale Obstruktion nach Surfactant zu überwinden [358]. Anders als beim initialen, unbehandelten Atemnotsyndrom, bei dem sehr kurze Ein- und Ausatemzeiten sinnvoll sind, ist nach Surfactant-Gabe für einige Stunden sowohl eine längere Ein- als auch Ausatemzeit wegen einer hohen Zeitkonstante erforderlich; diese ist bedingt durch eine langsam ansteigende Compliance bei gleichzeitig hoher und nur langsam abfallender Resistance (▶ Abb. 9.9).

Die meist innerhalb kurzer Zeit nach Surfactant-Gabe bereits erkennbare Verbesserung der Oxygenierung ist zunächst nur das Resultat einer ansteigenden funktionellen Residualkapazität der Lunge. Die Dynamik, mit der die Verbesserung der Compliance eintritt – der eigentliche Effekt des Surfactants –, kann nur schwer abgeschätzt werden. Da die Lunge jedoch innerhalb kürzester Zeit von einer Minderbelüftung in eine gefährliche Überblähung übergehen kann, ist die dauerhafte Präsenz am Patientenplatz in dieser Situation erforderlich. Die plötzlich auftretenden stärkeren Thoraxexkursionen, die eine sofortige Reduktion von PIP und PEEP erfordern, sinnvollerweise verknüpft mit einer Reduktion von Ein- und Ausatemzeit und damit der Rückkehr zu einer physiologischeren, höheren Beatmungsfrequenz, werden sonst nicht rechtzeitig erkannt. Für diese vorhersehbare, gravierende Änderung der Lungenmechanik wird deshalb eine Beatmung mit Volumengarantie empfohlen (z.B. AC/VG = assist control volume guarantee) [425].

9.1.7 Hämodynamische und extrapulmonale Effekte

Sowohl im Tierexperiment als auch beim Menschen kommt es unter der Surfactant-Gabe zu einer raschen Veränderung der Hämodynamik, möglicherweise ausgelöst durch einen „pharmakologischen“ Effekt. Eventuell handelt es sich um eine Vasodilatation, die zu einem dosis-abhängigen Blutdruckabfall führt, der teilweise durch einen Anstieg des Herzzeitvolumens kompensiert werden kann. Unklar ist die Wirkung auf die zerebrale und die pumonale Hämodynamik: der regelhaft zu beobachtende Anstieg des pCO_2 unter Surfactant-Gabe führt einerseits zu einer zerebralen Vasodilatation, andererseits zu einer Abnahme des Links-rechts-Shunts über den PDA durch den Anstieg des Lungengefäßwiderstands. Zuverlässige Daten zu den Flussgeschwindigkeiten im zerebralen und pulmonalen Gefäßsystem zu erheben ist nicht einfach, das Gleiche gilt für Messungen der zerebralen Oxygenierung und des Drucks im Pulmonalkreislauf. Damit ist auch die Summe aller Einzeleffekte lokal und systemisch schwer abzuschätzen.

Widersprüchliche Ergebnisse aus verschiedenen Studien zu dieser Fragestellung sind vor dem Hintergrund von Unterschieden in der Surfactant-Dosis, im Zeitfenster der Messung, in der Begleitmedikation, vor allem aber in Abhängigkeit vom Grad der Ductuspersistenz und damit von Richtung und Größe des Shunts über den PDA leicht zu erklären.

Auffälligkeiten in der Hämodynamik, die ca. 20–30 min nach Surfactant-Gabe auftreten, sind oftmals das Resultat einer massiven Lungenüberblähung; wenn der entscheidende Zeitpunkt, an dem die Lunge „aufgeht" und PIP und PEEP unbedingt reduziert werden müssen, verpasst wird, kommt es zu einer Beeinträchtigung des venösen Rückflusses in den rechten Vorhof und dadurch zu einer arteriellen Hypotonie. Brechen der Kreislauf und die periphere Zirkulation sogar komplett ein, so muss unverzüglich ein Pneumothorax ausgeschlossen werden.

9.1.8 Alternative Indikationen

Mekoniumaspiration, Pneumonie, Lungenblutung

Das **Mekoniumaspirationssyndrom** (**MAS**) betrifft häufiger reife Neugeborene, seltener Frühgeborene. Die Ursache ist meistens eine akute oder chronische Sauerstoffunterversorgung, oft liegt auch begleitend ein SGA-Status oder eine Neugeboreneninfektion vor. In der Asphyxie ist schnelles und zielgerichtetes Handeln gefordert, in der Reanimationssituation ist die Verbesserung der Sauerstoffversorgung mitentscheidend für den Therapieerfolg. Da der bereits vorhandene Surfactant durch Mekonium inaktiviert wird, ist die Substitution mit exogenem Surfactant bei einem MAS naheliegend. Die mechanische Komponente des gestörten Gasaustauschs, die in einer Verlegung peripherer Atemwege durch partikuläre Bestandteile besteht, lässt sich in vielen Fällen durch eine Lavage, bei der möglichst viel Mekonium aus der Lunge herausgespült wird, verbessern. Dennoch ist die bisher vorliegende Literatur hierzu nicht überzeugend [352], [335].

> **Hinweis**
>
> Wird jedoch eine Lavage mit NaCl oder verdünntem Surfactant durchgeführt, so sollte der ausgewaschene endogene Surfactant-Bestand unbedingt durch eine abschließende Gabe von exogenem Surfactant substituiert werden.

Die experimentell und klinisch nachgewiesene Inaktivierung von Surfactant im Rahmen einer **Pneumonie** führt zu den gleichen Überlegungen wie beim MAS. Klinische Fallserien klingen vielversprechend [333], kontrollierte Studien hierzu fehlen allerdings noch immer.

Auch für die Anwendung von Surfactant bei einer **Lungenblutung** ist die Datenlage bisher nicht überzeugend [305], es fehlt auch zu dieser Fragestellung eine kontrollierte Studie. Erschwert wird die Entscheidung zu einem Behandlungsversuch dadurch, dass auch die Instillation von Surfactant selbst eine pulmonale Hämorrhagie auslösen kann.

Besondere Surfactant-Präparationen

Die schnelle Ausbreitung von exogenem Surfactant bis tief in die kleinsten Atemwege und die Alveolen macht diesen zu einem hervorragenden Vehikel für Medikamente, die topisch in der Lunge wirken sollen.

Hyaluronan (früher als Hyaluronsäure bezeichnet) kann, wie auch **Dextran**, die „large Aggregates (LA)" von Surfactant aus den „small Aggregates (SA)" zurückgewinnen. Erstere sind für die Verringerung der Oberflächenspannung entscheidend; Surfactant-SA sind lediglich eine Vorstufe für die Rezirkulation des Surfactants [357]. Die Anwendung der anionischen Polymere Dextran und Hyaluronan ist auch deshalb von Interesse, da sie in Kombination mit Surfactant dessen Inaktivierung durch Mekonium, Cholesterin (aus Gallenflüssigkeit) oder Serum abschwächen können (s. o.). Für Erkrankungen, die mit einer Surfactant-Inaktivierung einhergehen, wie ein ARDS, eine Lungenblutung oder eine Magensaftaspiration, sind diese Substanzen möglicherweise hilfreich, allerdings sind die Untersuchungen hierzu bisher noch weit von einer klinischen Anwendung entfernt [357].

Budesonid, das als Alternative zu systemischen Steroiden als Inhalationsmedikament beim Asthma erfolgreich eingesetzt wird, konnte im Tierexperiment in einer Mischung mit natürlichem, tierischem Surfactant seine antiinflammatorischen Eigenschaften in der Lunge unter Beweis stellen. Yeh et al. konnten mit diesem Ansatz in einer Pilotstudie an Frühgeborenen eine deutliche Reduktion der Beatmungsparameter in den ersten Tagen nach Behandlung, eine frühere Extubation, sowie eine niedrigere Rate für den kombinierten Endpunkt Tod oder BPD nachweisen. Dauerhafte neurologische Folgeschäden traten nicht gehäuft auf [427]. Eine große randomisierte Studie dazu ist allerdings gerade erst angelaufen [384].

9.2 Invasive Beatmung beim Frühgeborenen

9.2.1 Konventionelle Beatmung

Roland Hentschel

Mechanische Beatmung ist die Interaktion zwischen zwei unterschiedlichen Kompartimenten, dem Beatmungsgerät mit dem Schlauchsystem auf der einen Seite und der Lunge des Patienten auf der anderen Seite. Diese beiden Kompartimente sind mit ihren jeweiligen mechanischen Eigenschaften zusammengekoppelt, sie interagieren über den Austausch mechanischer Kräfte, der Inspiration und der Exspiration, miteinander. Ihre wesentlichen mechanischen Eigenschaften sind definiert über ihr jeweiliges Volumen, ihre Compliance und ihre Resistance.

Das Ziel jeder invasiven und nicht-invasiven Beatmung ist die Entlastung des Patienten von der Atemarbeit und/oder die Verbesserung des Gasaustauschs.

> **Merke** M!
>
> Klinische Surrogatparameter für eine gute Atemunterstützung:
> - Oxygenierung ↑ (FiO_2 ↓, Sauerstoffsättigung ↑)
> - pCO_2 ↓
> - Herzfrequenz ↓
> - Atemfrequenz ↓
> - Dyspnoe-Score ↓

Interaktion Patient – Beatmungsgerät

Die Spontanatmung des Frühgeborenen ist im Gegensatz zu der des Erwachsenen mathematisch nicht zu beschreiben – sie ist stattdessen „chaotisch“, ihr Rhythmus ist nicht regelmäßig. Es gibt darüber hinaus auch längere Atempausen, und die Einatemzeit und das Tidalvolumen variieren beträchtlich. Einzelne Atemzüge sind sehr kurz, andere so lang, dass sie als „Seufzeratemzug“ bezeichnet werden. Auch die Ausatemzeit kann verkürzt sein, sodass das Frühgeborene vorzeitig wieder einatmet und deshalb auf einer erhöhten funktionellen Residualkapazität weiteratmet.

Die Möglichkeiten, dem Frühgeborenen die Steuerung des Beatmungsgeräts komplett zu „überlassen“, sind angesichts des Fehlens einer geordneten Atemstruktur gering. Die gängigen Beatmungsformen beschränken sich deshalb darauf, eine bestimmte, festzulegende Anzahl von Atemzügen des Patienten mit dem Beatmungsgerät zu synchronisieren, wie bei der SIMV. Gelegentlich wird jeder Atemzug unterstützt, wie bei der S-IPPV, häufig auch abgekürzt als A/C (assist/control). Seltener wird auch die vom Patienten angestrebte Länge der Einatmung berücksichtigt, wie bei der PSV.

Die wesentlichen Charakteristika der Adaptation des Frühgeborenen an ein gängiges, druckkontrolliertes Beatmungsgerät sind in ▶Tab. 9.1 zusammengefasst.

Tab. 9.1 Charakteristika der Interaktion von Patienten und Beatmungsgerät. In Abhängigkeit von der Beatmungsart (kontrolliert oder assistierend) und der speziellen Beatmungsform ergeben sich unterschiedliche Einflüsse auf die einzelnen Parameter der Beatmung.

Parameter		Frühgeborenes unter Spontanatmung	Beatmungsgerät	
			kontrollierte Beatmung	assistierende Beatmung
Frequenz	AF	variabel	fest vorgegeben	variabel, Minimum vorgegeben. Gefahr: ineffektive Atmung (RSB-Index)
Einatemzeit	T_i	variabel	fest vorgegeben	teils fest vorgegeben, teils variabel (PSV)
Tidalvolumen	V_T	variabel	indirekt vorgegeben, in geringem Ausmaß variabel bei bestimmten Beatmungseinstellungen[1)]	fest für die mandatorischen, variabel für die spontanen Atemzüge, übergroße Tidalvolumina möglich. Gefahr: ineffektive Atmung (RSB-Index)
Atemminutenvolumen	AMV	begrenzt variabel	indirekt vorgegeben, begrenzt variabel bei bestimmten Beatmungseinstellungen[1)]	Hyperventilation möglich

PSV = Pressure Support Ventilation
RSB-Index = Rapid-Shallow-Breathing-Index (auch Frequenz-Volumen-Atem-Index = AF/VT); ein hoher Wert gilt als Maß für eine ineffektive Atmung oder Beatmung.
S-IPPV = synchronized intermittent positive Pressure Ventilation
1) Das Tidalvolumen (und damit auch das AMV) kann sich bei Beatmung mit spitzwinkliger Druckkurve verändern, wenn sich die Compliance der Lunge ändert.

Die in der Neonatologie üblichen Beatmungsformen und der damit verbundene Grad an Unterstützung sowie das Ausmaß an „Freiheitsgraden“ für die Eigenatmung des Patienten sind in ▶ Abb. 9.2 dargestellt.

Beatmungsparameter

Beatmungsfrequenz

Die Beatmungsfrequenz wird entweder direkt am Gerät eingestellt oder sie ergibt sich aus der Einatem- und der Ausatemzeit über folgende Formel:

$$AF = \frac{60}{T_i + T_e}$$

mit

- AF = Atemfrequenz in 1/min
- T_i = Einatemzeit in s
- T_e = Ausatemzeit in s

Generell sind in der Neonatologie eher hohe Beatmungsfrequenzen mit kurzer T_i anzustreben. In einer Metaanalyse waren Frequenzen > 60/min einem „konservativen“ Ansatz mit niedrigeren Frequenzen hinsichtlich der Pneumothoraxgefahr deutlich überlegen [363]. Je höher diese sind, umso niedriger kann das Tidalvolumen sein, um noch ein ausreichendes Atemminutenvolumen zu erzielen. Diesem generellen Prinzip sind jedoch auch Grenzen gesetzt. Die Frequenz kann unter Beachtung der Flow-Kurve im „eingefrorenen“ Darstellungsmodus in folgenden Fällen gesteigert werden:

- bei jedem Nullfluss in der Inspiration durch Verkürzung der Einatemzeit
- bei sehr langem Nullfluss in der Exspiration durch Verkürzung der Ausatemzeit

Generell sollte zunächst nach obigem Muster die Einatemzeit, danach die Ausatemzeit verkürzt werden.

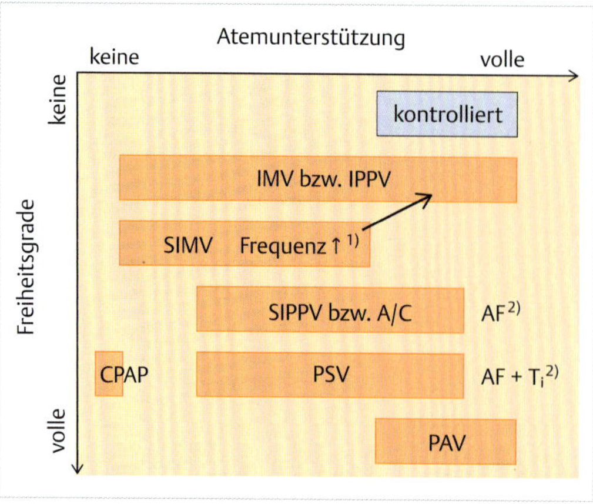

Abb. 9.2 Grad der Patientenfreiheit und Ausmaß der Atemunterstützung bei verschiedenen Beatmungsformen. Bei IMV (IPPV) und SIMV hängt der Grad der Atemunterstützung (Position auf dem waagerechten Balken) wesentlich von der eingestellten Frequenz ab. (AF = Atemfrequenz, CPAP = continuous positive Airway Pressure, IMV = intermittent mandatory Ventilation, IPPV = intermittent positive Pressure Ventilation, PAV = proportional Assist Ventilation, PSV = Pressure Support Ventilation, SIMV = synchronized intermittent mandatory Ventilation, SIPPV bzw. A/C = synchronized intermittent positive Pressure Ventilation bzw. Assist/Control Ventilation, T_i = Inspirationszeit

[1] SIMV mit starker Frequenzerhöhung geht in IMV (IPPV) im rechten Bereich des Balkens (starke Unterstützung) über.

[2] vom Patienten kontrollierbar.

> **Merke**
>
> Eine gängige Frequenz, mit der bei einem Frühgeborenen die Beatmung gestartet werden kann, liegt bei ca. 60/min. Die Einatemzeit kann bei einem Atemnotsyndrom bis auf 0,20 s verkürzt werden.

Soll der Patient kontrolliert beatmet werden, z. B. in der initialen Phase einer schweren respiratorischen Insuffizienz, bei der das Ausmaß der nötigen Atemunterstützung noch nicht abzusehen ist, kann versucht werden, die über 30 s gemittelte Spontanatemfrequenz am Beatmungsgerät einzustellen. Gelegentlich ist damit auch ohne die Umschaltung auf eine synchronisierte Beatmungsform eine Synchronisierung des Patienten mit dem Beatmungsgerät zu erreichen („Entrainment“). Manchmal ist es jedoch notwendig, die maschinelle Frequenz etwas höher als die Spontanfrequenz zu wählen. Dieses Verfahren bietet sich insbesondere bei sehr kleinen Frühgeborenen an, bei denen aus Gründen der Totraumminimierung auf die Verwendung eines Flow-Sensors zur Triggerung verzichtet werden soll; es funktioniert insbesondere in den ersten Lebenstagen bei einer noch sehr insuffizienten Eigenatmung oftmals sehr gut.

Hat das Frühgeborene einen ausreichenden Atemantrieb, so kann die Ausatemzeit auch so weit verlängert werden, dass zwischen den mandatorischen Atemhüben ein eigener Spontanatemzug möglich ist. Eine weitere Verlängerung der Ausatemzeit, sodass das Verhältnis von mandatorischen zu spontanen Atemzügen von einem 1:1-Verhältnis weiter in Richtung der spontanen Atemzüge verschoben wird (also 1:2, 1:3 usw.) sollte sorgfältig abgewogen werden: Wenn die spontanen Atemzüge nicht zusätzlich druckunterstützt werden, steigt die Atemarbeit an. Das kann schnell zur Erschöpfung des Patienten führen. Dies geschieht umso eher, je kleiner bzw. unreifer der Patient und je enger der Tubus ist.

Pragmatisch kann die Beatmungsfrequenz auch so eingestellt werden, dass das Körpergewicht mit dem notwendigen Atemminutenvolumen von 200 ml/kgKG multipliziert wird. Wird dieser Wert durch das beabsichtigte Tidalvolumen dividiert, so greift folgende Formel:

$$AF = 200 * \frac{KG}{V_T}$$

mit

- AF = Atemfrequenz in 1/min
- KG = Körpergewicht in kg
- V_T = Tidalvolumen in ml

Der größte Unsicherheitsfaktor bei dieser Methode ist das notwendige Tidalvolumen. Es ist deshalb erforderlich, sich zunächst zu vergewissern, dass visuell (Thoraxexkursion) bzw. auskultatorisch (Beatmungsgeräusch) eine effektive Beatmung stattfindet. Danach muss noch die Flow-Kurve kontrolliert werden und ggf. muss die Einatem- und die Ausatemzeit verändert werden.

M!

Merke

Der Einstieg in die maschinelle Beatmung eines soeben intubierten Frühgeborenen mit einem „frischen" Atemnotsyndrom gelingt am besten mit einer hohen Frequenz (60–80/min), einer kurzen Einatemzeit (0,2–0,3 s), einem PEEP entsprechend dem 10-Fachen der FiO_2 und (bei ausreichendem Flow) dem Heraufregeln des Spitzendrucks, bis Thoraxexkursionen sichtbar werden.

Die Flow-Kurve kann zur Optimierung des Verhältnisses von Inspiration zu Exspiration herangezogen werden, da sie z. B. eine inkomplette Ausatmung sichtbar macht. Der üblicherweise auf der y-Achse nach unten gerichtete exspiratorische Ausatemfluss bricht vor seiner Rückkehr zur Nulllinie ab und geht unmittelbar in einen Einatemfluss über (▶ Abb. 9.3). Geschieht dies mehrmals hintereinander, so kann sich ein gefährlicher sog. Inadvertent PEEP aufbauen: Da mit jeder inkompletten Ausatmung zusätzliches Gas in der Lunge verbleibt, steigt der Druck in dieser kontinuierlich an und liegt dann oberhalb des eingestellten PEEP-Wertes. Aus einem Inadvertent PEEP und dem intrapulmonalen Druckanstieg kann eine allgemeine pulmonale Überblähung mit der Folge eines pulmonal-interstitiellen Emphysems oder eines Pneumothorax entstehen. Es ist dann nicht nur der Gasaustausch gestört, sondern auch die pulmonale Zirkulation ist eingeschränkt.

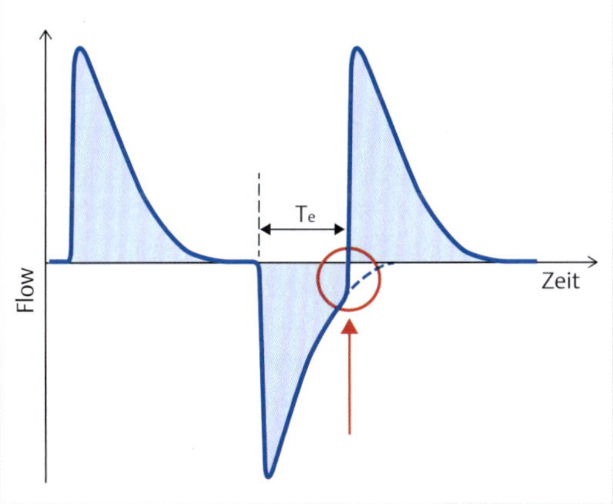

Abb. 9.3 Druck-Zeit-Diagramm bei zu kurzer Ausatemzeit. Der exspiratorische Gasfluss bricht vor dem Erreichen der Nulllinie ab und geht direkt in einen Einatemfluss über. Es besteht die Gefahr des inadvertent PEEP. Die nächste Inspiration darf nicht vor dem Ende der gestrichelten Linie beginnen, startet aber bereits zu dem mit dem Pfeil markierten Zeitpunkt. Die Einatmung kann jedoch in diesem Beispiel, falls erforderlich, zur Beibehaltung der Frequenz verkürzt werden, wie an der vorangehenden Einatmung erkennbar (T_e = Exspirationszeit).

Am inspiratorischen Anteil der Flow-Kurve kann auch abgelesen werden, ob die Inspirationszeit zu kurz ist. In diesem Fall bricht der inspiratorische Fluss kurz vor der Rückkehr zur Nulllinie plötzlich ab und geht sofort in die Ausatmung über (▶ Abb. 9.4). Das mit dem eingestellten PIP erreichbare Tidalvolumen wird nicht vollständig appliziert; durch das schnelle Einströmen des Atemgases kann ein Ergotrauma gebahnt werden. Deshalb sollte die Einatemzeit in diesem Fall verlängert werden.

Bei einer **Hyperkapnie** sollte die erste Maßnahme immer der Versuch sein, die Beatmungsfrequenz zu erhöhen. Am sichersten geht dies meistens über eine Verkürzung der Ausatemzeit. Dazu ist jedoch zunächst eine Analyse der Flow-Kurve erforderlich. Diese gestattet es nämlich auch, die maximal mögliche Beatmungsfrequenz zu ermit-

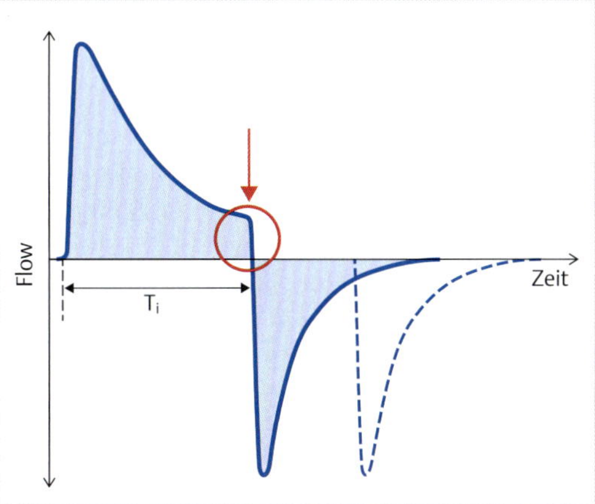

Abb. 9.4 Druck-Zeit-Diagramm bei zu kurzer Einatemzeit. Der inspiratorische Gasfluss bricht vor seiner Rückkehr zur Nulllinie ab und geht unmittelbar in einen Ausatemfluss über. Die Einatemzeit sollte verlängert werden (gestrichelte Linie).

9

teln. Die Ausatemzeit wird so weit reduziert, bis der Exspirationsfluss gerade eben die Nulllinie erreicht hat, ehe die nächste Inspiration beginnt. Ein Inadvertent PEEP ist damit aber nicht ausgeschlossen.

Hinweis

In der Frühphase des Inadvertent PEEP kann ein fehlender Abfall des exspiratorischen Flow auf die Nulllinie auffallend sein. Später kann er durch eine plötzlich eintretende und unerwartete Verminderung der Lungen-Compliance unter der Beatmung in Erscheinung treten. Es ist dann plötzlich ein hoher PIP erforderlich. Gleichzeitig verschlechtert sich infolge des erhöhten intrathorakalen Druckes der Blutdruck, die Herzfrequenz steigt plötzlich an, die Rekapillarisierungszeit verlängert sich und die Sauerstoffsättigung sinkt schlagartig. In der Trendmessung des Beatmungsgeräts fällt, ohne dass Beatmungsparameter verändert wurden, ein Abfall des Tidalvolumens auf, und der pCO_2 steigt rasant an. Wird ohne Veränderung der übrigen Beatmungsparameter in dieser Situation der PIP oder die Frequenz weiter erhöht, um den pCO_2 zu senken, so kommt es zu einem Circulus vitiosus, an dessen Ende unweigerlich ein Pneumothorax steht.

Gelegentlich ist eine weitere Verkürzung der Ausatemzeit nicht mehr möglich, oder es ist sogar eine Verlängerung erforderlich, da die Ausatmung inkomplett ist (▶ Abb. 9.3) und/oder im Röntgenbild eine partielle oder generalisierte Überblähung erkennbar wird. In dieser Situation kann geprüft werden, ob die Flow-Kurve noch eine inspiratorische Pause enthält (▶ Abb. 9.3). Ist dies der Fall, so kann die Einatemzeit so weit reduziert werden, bis der Inspirationsfluss unmittelbar in den Exspirationsfluss übergeht. Sind diese beiden Schritte vollzogen, so lässt sich die Beatmungsfrequenz zur Steigerung des Atemminutenvolumens nicht weiter erhöhen. In diesem Fall kann die eingeschränkte Ventilation mit einem erhöhten pCO_2 nur dadurch korrigiert werden, dass das Tidalvolumen erhöht wird, um die erforderliche Steigerung des Atemminutenvolumens zu erzielen. Eine Erhöhung des Tidalvolumens geht jedoch mit einer Erhöhung des PIP einher, es sei denn, der PEEP kann reduziert werden. In seltenen Fällen kann auch allein durch die Anhebung des PEEP die Ventilation verbessert werden. Dies ist aber nur möglich, wenn der Gasaustausch durch großflächige Atelektasen beeinträchtigt ist. In diesen Fällen wird immer auch ein deutlicher Sauerstoffbedarf vorliegen. Klarheit bringt allein die Anfertigung eines Röntgenbilds oder, bei entsprechender Erfahrung, die Lungensonografie.

Im Falle einer minderbelüfteten Lunge ist eine Reduzierung des PEEP nur dann sinnvoll, wenn dieser gleichzeitig in Anbetracht von Röntgenbild und Sauerstoffbedarf zu hoch erscheint. Anderenfalls ist die Erhöhung des PIP die einzige sinnvolle Änderung, um das Tidalvolumen zu vergrößern. Alternativ kann nur eine andere Beatmungsform eingesetzt werden, z. B. die HFOV.

Einatemzeit und Ausatemzeit

Niedrige Zeitkonstante

Das Verhältnis von Inspiration zu Exspiration, das in der Beatmung Erwachsener eine große Rolle spielt, bietet in der Neonatologie keine sinnvolle Information. Gerade bei einer sehr „steifen" Lunge kann eine sehr kurze Einatemzeit gewählt werden; das Verhältnis von Inspiration zu Exspiration kann ausnahmsweise auch zwischen 1:1 und 1:2 liegen, sodass Beatmungsfrequenzen von mehr als 80/min möglich sind.

Eine wichtige mechanische Größe ist dabei die Zeitkonstante, die sich als Produkt aus Compliance und Resistance errechnet. Eine kurze Einatemzeit und gleichzeitig eine kurze Ausatemzeit sind wegen der niedrigen Zeitkonstanten sinnvoll bei einer Lungenhypoplasie und einem Atemnotsyndrom. Eine niedrige inspiratorische Zeitkonstante bedeutet, dass es innerhalb kurzer Zeit zu einer Druckäquilibrierung zwischen Trachealtubus und Alveolen kommt. Eine Einatemzeit von 0,15 s kann dann ausreichend sein und ist in Kombination mit einer sehr hohen Beatmungsfrequenz und einem hohen Flow auch geeignet, ein pulmonal-interstitielles Emphysem zu „entblähen". In dieser besonderen Situation ist die Beachtung der Flow-Kurve, die ansonsten einen Anhalt für eine adäquate Ein- und Ausatemzeit bietet, nicht mehr sinnvoll. Wegen der Möglichkeit sehr hoher Beatmungsfrequenzen sind in dieser Situation niedrige Tidalvolumina möglich, ähnlich denen in der Hochfrequenzbeatmung.

Hohe Zeitkonstante

Eine hohe exspiratorische Zeitkonstante bedeutet eine langsame Druckäquilibrierung zwischen Alveole und Tubus bei der Ausatmung. Die exspiratorische Resistance ist praktisch immer höher als die inspiratorische. Deshalb sind auch die exspiratorische und die inspiratorische Zeitkonstante stets unterschiedlich. Es ist in jedem Falle sinnvoll, sich generell an der in- und exspiratorischen Flow-Kurve zu orientieren.

Anders als beim initialen, unbehandelten Atemnotsyndrom, bei dem eine sehr kurze Ein- und Ausatemzeit sinnvoll ist, muss nach Surfactant-Gabe jedoch sowohl die Ein- als auch die Ausatemzeit für einige Stunden eher hoch gewählt werden (hohe Zeitkonstante wegen ansteigender Compliance und gleichzeitig hoher Resistance), um die Entstehung von extraalveolären Luftansammlungen (pulmonal-interstitielles Emphysem, Pneumothorax) zu verhindern (► Abb. 9.9). Dasselbe gilt in der Phase der Erholung der Lunge von einem Atemnotsyndrom, wenn die Sekretproduktion einsetzt.

Die Zeitkonstante ist bei folgenden Erkrankungen ebenfalls hoch, und es sind deshalb eine lange Ein- und eine lange Ausatemzeit erforderlich:

- Pneumonie
- BPD
- Bronchospasmus
- Tracheobronchomalazie

Bei diesen Diagnosen sollte ausnahmsweise die Ausatemzeit auch einmal mehr als das Doppelte der Zeit für den messbaren Ausatemfluss betragen.

Die Interaktion der Einstellvariablen voneinander sowie die Beeinflussung durch die mechanischen Eigenschaften der Lunge (Compliance, Resistance, Zeitkonstante) sind in ► Abb. 9.5 dargestellt.

Rapid-Shallow-Breathing-Index

Der RSB-Index (Rapid-Shallow-Breathing-Index, Frequenz-Volumen-Atem-Index) errechnet sich als Quotient aus der Frequenz und dem Tidalvolumen. Ein hoher Wert gilt als Maß für eine ineffektive Atmung oder Beatmung; denn durch das niedrige Tidalvolumen wird vornehmlich das Totraumvolumen belüftet und die erhöhte Atemfrequenz erfordert gleichzeitig eine hohe Atemarbeit. Viele Beatmungsgeräte ermöglichen die automatische Berechnung und Erkennung eines hohen RSB-Index, unter Umständen auch eine Alarmierung bei bestimmten Grenzwerten.

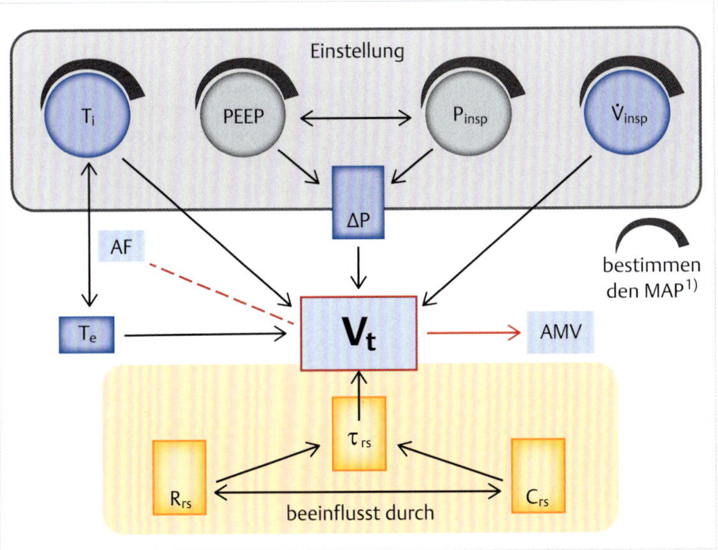

Abb. 9.5 Abhängigkeit des Tidalvolumens von den verschiedenen Einstellvariablen des Beatmungsgeräts und von den mechanischen Eigenschaften der Lunge.
AF = Atemfrequenz, AMV = Atemminutenvolumen, C_{rs} = Compliance (des respiratorischen Systems), FiO_2 = inspiratorische Sauerstofffraktion, MAP = mittlerer Atemwegsdruck, Δp = Druckänderung, PEEP = positiver endexspiratorischer Druck, P_{insp} = inspiratorischer Druck, R_{rs} = Resistance (des respiratorischen Systems), T_e = Exspirationszeit, T_i = Inspirationszeit, τ_{rs} = Zeitkonstante, V_{insp} = inspiriertes Volumen, V_T = Tidalvolumen
1) MAP und FiO_2 bestimmen die Oxygenierung.

Positiver endexspiratorischer Druck

Der optimale PEEP kann nur mithilfe eines Röntgenbilds der Lunge verifiziert werden, in dem ein Tiefstand des Zwerchfells, ein seitliches „Ausbeulen“ der Zwischenrippenräume oder eine partielle Überblähung des Lungenparenchyms als Zeichen eines zu hohen Beatmungsdrucks sichtbar werden. Es empfiehlt sich, das Röntgenbild des Thorax bei einer kontrollierten Beatmung grundsätzlich in kurzer Apnoe anzufertigen, d. h. bei einer Umstellung des Beatmungsgeräts in den CPAP-Modus. Nur so kann verhindert werden, dass eine Abbildung der Lunge zum Zeitpunkt der Anwendung des PIP einen falschen Eindruck von der Entfaltung der Lunge liefert. Ob das relativ neue Verfahren der Lungensonografie eine Hilfestellung bei der Optimierung des PEEP leisten kann, ist noch nicht abzuschätzen.

> **Merke**
>
> Um im Röntgenbild ein realistisches Bild vom Entfaltungsgrad der Lunge zu erhalten, sollte die Beatmung kurzzeitig in den CPAP-Modus umgeschaltet werden.

Auch der visuelle Eindruck der klinischen PEEP-Probe kann weiterhelfen: Wird am Ende der Exspiration sofort der Y-Konnektor vom Beatmungsschlauch entkoppelt (oder dieses Manöver aus dem kurzfristigen CPAP-Modus durchgeführt), so kann ein deutliches Zusammenfallen von Thorax und Abdomen einen Hinweis auf einen übermäßigen PEEP geben.

Als Faustregel zur Einstellung des PEEP hat in der Neonatologie die Formel „FiO_2 multipliziert mit 10“ eine gewisse Berechtigung. Dabei sind aber sowohl ein Wert über 8,0 mbar (0,80 kPa) als auch ein Wert unter 3,5 mbar (0,35 kPa) zumeist nicht sinnvoll.

Da der Inadvertent PEEP nicht durch die PEEP-Einstellung, sondern durch eine zu kurze Ausatemzeit entsteht, wird er im Unterkapitel „Atemfrequenz“ abgehandelt.

Mittlerer Atemwegsdruck

Die Erhöhung des PEEP stellt einen wesentlichen Faktor für die Erhöhung des MAP dar. Der MAP wird nicht direkt eingestellt, er ergibt sich jedoch aus den Einstellungen von Flow, PIP, Inspirations- und Exspirationszeit, Frequenz und PEEP (▶ Abb. 9.6). Er ist die maßgebliche Determinante für die Oxygenierung.

Der MAP, unter Umständen aber auch der PIP, spielt eine wesentliche Rolle bei einer kardiozirkulatorischen Kompromittierung des Patienten unter maschineller Beatmung. Je höher der MAP ist, desto niedriger ist der Rückfluss zum rechten Herz und damit die Vorlast.

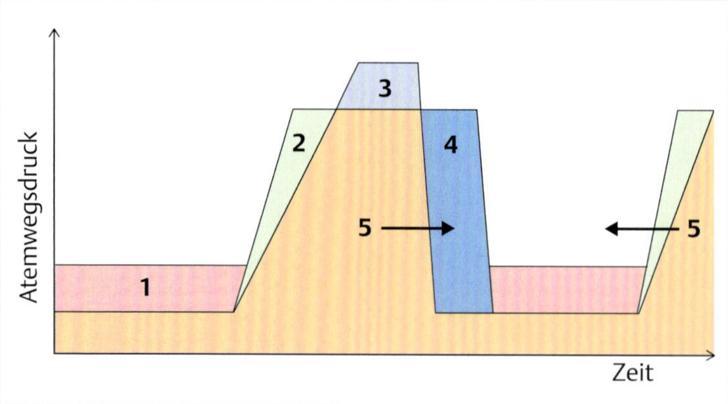

Abb. 9.6 5 Möglichkeiten, den mittleren Atemwegsdruck zu erhöhen: 1: höherer PEEP
2: steilerer Druckanstieg
3: höherer PIP
4: längere Inspirationszeit
5: kürzere Exspirationszeit = höhere Frequenz (Quelle: Thome U. Mechanische Beatmung in der Neonatologie. Neonatologie Scan 2015; 04: 335–350)

M!

Merke

Wegen der erheblichen Rückwirkungen auf Zirkulation und Blutdruck sollten gerade bei der Beatmung Frühgeborener in den ersten Lebenstagen der PIP, der PEEP und auch der MAP so niedrig wie möglich eingestellt werden. Allerdings sollte möglichst auch die Lunge optimal belüftet sein, da sonst der Sauerstoffbedarf ansteigt. Beide Vorgaben sind manchmal nicht gleichzeitig zu gewährleisten.

Ein stabiler Blutdruck und eine ungestörte Zirkulation sind wichtige Garanten für die Vermeidung einer Hirnblutung bei Frühgeborenen.

Beatmungsspitzendruck

Es ist wichtig, zwischen dem eingestellten Maximaldruck und dem tatsächlich Spitzendruck (PIP) zu unterscheiden. Nur bei einer sog. Plateaubeatmung mit einem ausreichend hohen Flow, nicht jedoch bei einer spitzwinkligen Beatmung, entspricht der eingestellte Maximaldruck tatsächlich immer dem PIP. Ansonsten ergibt sich dieser aus dem inspiratorischen Flow, der Inspirationszeit, der Lungen-Compliance und dem Leck um den Tubus.

Zu beachten ist, dass der entscheidende Parameter für eine Lungenschädigung bei Frühgeborenen nicht ein zu hoher PIP ist, sondern das damit verknüpfte zu hohe Tidalvolumen (s. u.) oder eine Überblähung durch einen Inadvertent PEEP (sog. Volutrauma). Trotzdem ist ein PIP von mehr als 30 mbar (3 kPa) bei der Beatmung Frühgeborener selbst bei einer Lunge mit extrem niedriger Compliance (z. B. bei einer hypoplastischen Lunge nach frühem vorzeitigem Blasensprung) praktisch nie erforderlich. Ein zu hoher PIP lässt sich ansonsten durch einen Wechsel auf Hochfrequenzbeatmung vermeiden. Ein PIP von weniger als 12–14 mbar (1,2–1,4 kPa) ist andererseits praktisch niemals sinnvoll, da diese Drücke insbesondere nicht ausreichen, um den frühgeborenen Patienten signifikant von seiner Atemarbeit zu entlasten, speziell bei einem sehr engen Tubus.

Besteht keine Möglichkeit zur Messung des Tidalvolumens, so muss der PIP mindestens so hoch eingestellt werden, dass mit jedem Beatmungshub eine deutlich sichtbare Thoraxexkursion entsteht.

Tidalvolumen

Bei Frühgeborenen unter 800 g Körpergewicht nimmt das als physiologisch angesehene Tidalvolumen im Verlauf der ersten 3 Wochen von 5,2 auf 6,1 ml/kgKG zu.

Das häufig genannte „optimale" Tidalvolumen von 4–6 ml/kgKG ist in der Praxis fast nie zu erreichen. Liegt ein mildes respiratorisches Versagen vor, so wird dieses heute meistens mit nicht-invasiver Beatmung oder CPAP behandelt. Bei schwerem Lungenversagen mit invasiver Beatmung ist nicht nur generell ein höheres Tidalvolumen erforderlich, dieses beträgt auch wegen des bei beatmeten Frühgeborenen überproportional hoch anzusetzenden Totraums dann meist 6–9 ml/kgKG. Eine Zielvorgabe für das Tidalvolumen sowie eine entsprechende automatische Regulierung jedes einzelnen Beatmungshubs sind in offiziellen Leitlinien empfohlen.

Das Tidalvolumen ist der eigentliche schädigende Faktor, der bei einer Frühgeborenenlunge zur BPD führt. Nach tierexperimentellen Untersuchungen kommt es insbesondere dann zu einem pulmonalen Schaden, wenn die initiale Überdruckbeatmung in eine unreife Frühgeborenenlunge vor der Gabe von Surfactant erfolgt. Ein übermäßiges Volumen (Volutrauma), nicht ein übermäßiger PIP (Barotrauma), ist der entscheidende schädigende Faktor. Dies konnte in Tierexperimenten gezeigt werden, bei denen das Thoraxskelett entfernt wurde und damit hohe Tidalvolumina angewendet werden konnten, ohne dass der PIP nennenswert angestiegen wäre.

Aber auch ein zu niedriges Tidalvolumen kann durch eine chronische Inflammationsreaktion der Lunge (Atelektrauma) diese schädigen. Ein besonders niedriges Tidalvolumen muss jedoch von Geburt an bei der Beatmung von Neugeborenen mit Lungenhypoplasie und Enterothorax wegen der in beiden Fällen fehlenden Lungenkapazität angewendet werden.

Das Tidalvolumen ergibt sich je nach Form der Beatmungsdruckkurve aus dem eingestellten PIP und dem PEEP (Plateaubeatmung) bzw. aus dem inspiratorischen Flow und der Inspirationszeit (spitzwinklige Beatmung). Bei beiden Beatmungsvarianten sind das Leck und die Lungen-Compliance zusätzlich von Bedeutung.

Atemminutenvolumen

Als Produkt aus dem Tidalvolumen und der Frequenz ergibt sich das Atemminutenvolumen. Es ist damit die maßgebliche Größe für die Ventilation, d. h. für einen ausgeglichenen pCO_2. Unter normalen metabolischen Bedingungen, also ohne erhöhten Sauerstoffverbrauch, beträgt das effektive Atemminutenvolumen ziemlich exakt 200 ml/kgKG.

Flow

Der Flow (V') muss mindestens so hoch eingestellt werden, dass innerhalb der gewählten Einatemzeit entweder, falls beabsichtigt, ein Plateaudruck erreicht wird oder bei einer spitzwinkligen Beatmung mit der gewählten Einstellung von Flow und Einatemzeit das gewünschte Tidalvolumen erreicht wird.

Mit modernen Beatmungsgeräten besteht die Möglichkeit, den Flow für jeden Atemzug entweder rechteckig, sinusförmig oder linear zu applizieren. Bei einigen Beatmungsgeräten wird der Beatmungsgasfluss bei speziellen Beatmungsformen automatisch nachgeregelt, d. h., er wird nicht mehr vorgewählt und ist dann während der gesamten Beatmungsdauer konstant. Dies hat insbesondere bei der nicht-invasiven Beatmung eine große Bedeutung.

Beatmungsdruck-Zeit-Diagramm

Formen der Beatmungsdruck-Zeit-Kurve

Die klassische Beatmungsform in der Neonatologie ist die zeitgesteuerte Beatmung mit einem Constant-Flow-Beatmungsgerät. Dabei bricht die Inspiration nach der vorgewählten Einatemzeit ab, unabhängig davon, ob ein bestimmtes Volumen oder ein festgelegter Beatmungsdruck (PIP) erreicht wurde oder nicht.

Die Beatmungsdruckkurve (Druck-Zeit-Kurve) kann prinzipiell folgende Formen aufweisen:

- rechteckig (rechteckiger Flow)
- schneller Anstieg mit anschließendem Plateau (sinusoidaler Flow)
- spitzwinklig (linear ansteigender Flow).

Rechteckige Beatmungsdruck-Zeit-Kurve

> **Merke**
>
> Ist am Beatmungsgerät eine rechteckige Druckkurve erkennbar, ist der inspiratorische Flow in jedem Fall zu hoch und sollte sofort reduziert werden, um Lungenschäden beim Neugeborenen zu vermeiden. In der Beatmung von Neugeborenen sollte diese Beatmungsform grundsätzlich nicht angewendet werden, da sie ein unnötiges Trauma für das noch sehr vulnerable Lungengewebe darstellt und nach tierexperimentellen Befunden einen inhibitorischen Hering-Breuer-Reflex auslösen kann, sodass die Spontanatmung unterdrückt wird.

Ein Beatmungstrauma wird durch dissipative Energie verursacht, die durch den Beatmungshub auf das Lungengewebe ausgeübt wird und die nicht der Überwindung von elastischen und resistiven Kräften oder der Gasbeschleunigung (Überwindung der Inertance) dient. Diese Energie bewirkt eine unphysiologische, rasche Überdehnung der luftleitenden Strukturen und kann unter Umständen der Entwicklung einer BPD Vorschub leisten.

Plateauförmige Beatmungsdruck-Zeit-Kurve

> **Merke**
>
> Auch die aus der Erwachsenenmedizin übernommene Gewohnheit, eine inspiratorische Pause und damit ein Druckplateau einzustellen, sollte in der Neugeborenenmedizin, besonders bei Frühgeborenen, möglichst vermieden werden.

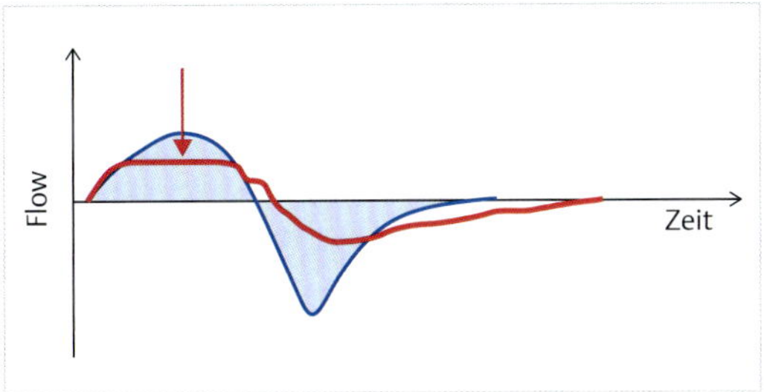

Abb. 9.7 Veränderung des Flow-Zeit-Diagramms bei engem, verlegtem oder abgeknicktem Tubus (rote Linie). Die blaue Kurve illustriert den normalen Atemhub.

Eine solche Plateaubeatmung ist in der Neonatologie nur in folgenden Fällen sinnvoll:

- schweres ARDS mit ausgeprägter Hypoxämie
- deutliches Tubusleck
- sehr kurze Einatemzeit unter ca. 0,25 s
- Beatmungsform mit Volumengarantie
- sehr hohe inspiratorische Resistance (zu enger Tubus; ▶ Abb. 9.7)

Die Begründung für eine Plateaubeatmung bei einem schweren ARDS, bei dem trotz einer FiO_2 von annähernd 1,0 eine Hypoxämie vorliegt, ergibt sich allein aus der Tatsache, dass durch einen schnellen Druckanstieg mit anschließendem langem Plateau der MAP angehoben werden kann (▶ Abb. 9.8), sodass sich unter Umständen die Oxygenierung verbessern lässt. Dies gilt aber nur, wenn zugleich eine komplette Ausatmung gewährleistet ist.

Bei einem deutlichen Tubusleck kann eine Plateaubeatmung sinnvoll sein, insbesondere dann, wenn dessen Größe variabel ist (▶ Abb. 9.8b).

Die Begründung für eine Plateaubeatmung bei sehr kurzer Inspirationszeit ergibt sich aus der Trägheit des Atemgases (Plateaubeatmung; s. u.).

Bei einer volumenkontrollierten Beatmungsform kann ein inspiratorisches Plateau dann entstehen, wenn das eingestellte Tidalvolumen schon vorzeitig erreicht wird, beispielsweise bei einer aktiven Einatmung des Patienten synchron mit der maschinellen Inspiration. In diesem Fall wird das Ausatemventil vorzeitig geringfügig so weit geöffnet, dass ein Plateau entsteht. Keinesfalls sollte aber bei einer volumenkontrollierten Beatmung eines Frühgeborenen jeder Beatmungshub mit einem inspiratorischen Plateau enden. In diesem Fall sollte der inspiratorische Flow reduziert werden (Plateaubeatmung; s. u.).

Spitzwinklige Beatmungsdruck-Zeit-Kurve

Die spitzwinklige Beatmung (linear ansteigende Flowform) als Alternative zur Plateaubeatmung führt zu einer quasi-volumenkontrollierten Beatmung und damit zumindest theoretisch zu weniger Ergotrauma (s. u.).

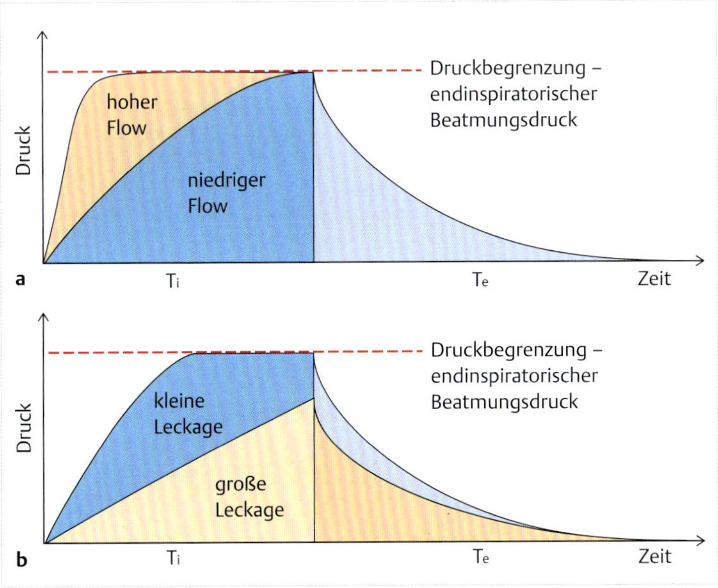

Abb. 9.8 Veränderung des Druck-Zeit-Diagramms in Abhängigkeit vom Atemgas-Flow und von der Größe des Tubuslecks. Darstellung gilt nur für volumenkonstante Beatmung bei hohem Atemgas-Flow.
T_e = Exspirationszeit
T_i = Inspirationszeit
a Einfluss der Höhe des Atemgasflusses. Die obere Kurve entspricht einem rechteckigen Beatmungsmuster, die untere Kurve einer Plateaubeatmung mit sinusoidalem Flow.
b Einfluss der Größe des Tubuslecks.

Plateaubeatmung und Ergotrauma

Die Vorstellung, dass nur in der Plateauphase ein Gasaustausch stattfindet, ist ein weit verbreiteter Irrtum. Der Gasaustausch erfolgt vielmehr zu jedem Zeitpunkt, solange ein Gradient des pO_2 bzw. des pCO_2 zwischen Alveole und Kapillare besteht. Die Plateauzeit muss als „verschenkte Zeit" angesehen werden, da zu diesem Zeitpunkt der Atemgasstrom sistiert. Das bedeutet, der konvektive Transport ist bereits beendet. Dieser ist aber die einzige Begründung für die Anwendung eines Überdrucks auf die luftleitenden Räume bis hinab zu den Alveolen. Allenfalls lässt sich argumentieren, dass bei einer sehr kurzen Einatemzeit das am Beatmungsgerät gemessene Druckplateau mit dem gleichzeitigen Sistieren des Atemgasstroms nicht die physikalischen Verhältnisse in den terminalen Atemwegen widerspiegelt, wo durchaus noch ein Gaseinstrom und ein Druckanstieg stattfinden können. Die Erklärung für diese zeitliche Dissoziation von Druck- und Flow-Verlauf zwischen Beatmungsgerät und terminalen Atemwegen ist die Inertance, d. h. die Trägheit der zu bewegenden „Gassäule". Deshalb kann als Ausnahme von der o. g. Grundregel, eine Plateaubeatmung bei Frühgeborenen zu vermeiden, auch eine sehr kurze Einatemzeit von weniger als ca. 0,25 s gelten, insbesondere, wenn der Tubus sehr eng ist.

Spitzwinklige Beatmung als quasivolumenkontrollierte Beatmung

Die Plateaubeatmung, also die Beatmung mit einer inspiratorischen Pause, ist eine druckkonstante Beatmungsform. Mithilfe einer spitzwinkligen Beatmung lässt sich im Gegensatz dazu eine quasivolumenkontrollierte Beatmung realisieren. Dies ist insbesondere dann wichtig, wenn einer der folgenden Umstände vorliegt:

- Die Anwendung eines Flow-Sensors zur Messung des Tidalvolumens ist nicht möglich oder nicht gewünscht.
- Die Compliance und/oder die Resistance der Lunge können sich kurzfristig ändern.

Je nach Beatmungsgerät kann der Flow-Sensor, der für eine volumenkontrollierte Beatmung erforderlich ist, eine mehr oder minder deutliche Vergrößerung des Totraumvolumens bewirken. Dies ist insbesondere bei der Beatmung extrem kleiner Frühgeborener von Bedeutung. Um kein unnötiges Ergotrauma durch das zusätzliche Totraumvolumen zu erzeugen, kann es dann evtl. sinnvoll sein, den Flow-Sensor zu entfernen.

Eine kurzfristige Änderung von Compliance und Resistance tritt insbesondere unmittelbar nach der Gabe von Surfactant auf. Während zunächst die Resistance ansteigt, die Compliance aber noch nicht, kommt es nach einiger Zeit zu einer Rückkehr der Resistance auf Normalwerte und zu einem gleichzeitigen Anstieg der Compliance (▶ Abb. 9.9).

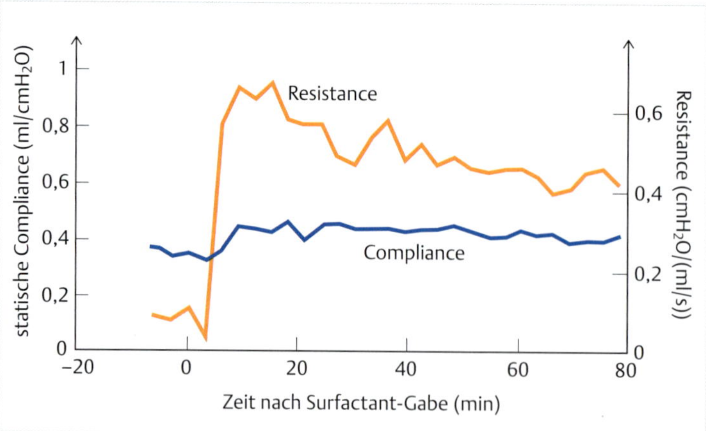

Abb. 9.9 Verlauf von Compliance und Resistance nach Gabe eines Bolus von bovinem Surfactant. Messung im Abstand von 3 min bei einem einzelnen Frühgeborenen.

Die zeitliche Abfolge und das jeweilige Ausmaß dieser beiden Effekte, die über die Zeitkonstante (Produkt aus Compliance und Resistance) insbesondere die notwendige Dauer der Exspiration bestimmen, sind nicht sicher vorherzusagen. Durch eine Änderung besonders der Compliance, aber auch der Resistance, kann das bei einer druckkonstanten Beatmung applizierte Tidalvolumen von Atemzug zu Atemzug stark variieren. Die spitzwinklige Beatmungsdruckkurve garantiert hingegen innerhalb gewisser Grenzen relativ konstante Tidalvolumina.

Tidalvolumen bei spitzwinkliger Beatmung und bei Plateaubeatmung

Die aus einerspitzwinkligen Beatmung bzw. Plateaubeatmung resultierenden Tidalvolumina errechnen sich nach unterschiedlichen Formeln. Die Formel für die Berechnung des Tidalvolumens bei einer spitzwinkligen Beatmung lautet folgendermaßen:

$$V_T = T_i * V' * \frac{C_{rs}}{C_{rs}+C_s}$$

mit

- V_T = Tidalvolumen
- T_i = Einatemzeit
- V' = Flow (erste Ableitung des Volumens)
- C_{rs} = Compliance des respiratorischen Systems
- C_s = Compliance des Schlauch-Befeuchter-Systems

Die Compliance des Schlauch-Befeuchter-Systems ist bauartbedingt immer sehr viel niedriger als die Compliance der Lunge, sie kann dem Bedienerhandbuch entnommen werden. Deshalb kann der Bruch $C_{rs}/(C_{rs}+C_s)$ pragmatisch mit 0,95 angesetzt werden.

Die Formel für die Berechnung des Tidalvolumens bei einer Plateaubeatmung ist wie folgt:

$$V_T = (\text{PIP-PEEP}) * C_{rs}$$

mit

- V_T = Tidalvolumen
- PIP = (gemessener) Spitzendruck
- PEEP = positiver endexspiratorischer Druck
- C_{rs} = Compliance des respiratorischen Systems

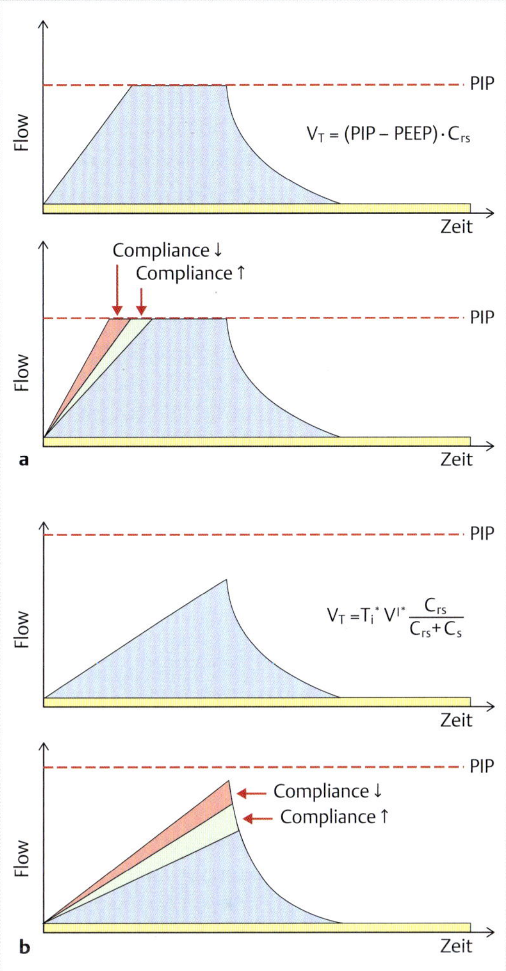

Abb. 9.10 Vergleich der Plateaubeatmung mit einer spitzwinkligen Beatmung im Druck-Zeit-Diagramm. Effekte bei hoher Compliance (↑) oder niedriger Compliance (↓) bei der Berechnung des zugehörigen Tidalvolumens.
(C_{rs} = Compliance des respiratorischen Systems, C_s = Compliance des Schlauch-Befeuchter-Systems, PEEP = positiver endexspiratorischer Druck, Pinsp = Inspirationsdruck, PIP = Spitzendruck, T_i = Einatemzeit, V_T = Tidalvolumen)
a Plateaubeatmung.
b Spitzwinklige Beatmung.

Aus den Formeln ergibt sich bereits, dass das Tidalvolumen bei der Plateaubeatmung von der Compliance-Änderung beeinflusst wird, bei der spitzwinkligen Beatmung jedoch nicht (▶ Abb. 9.10).

Triggerverfahren und Volumenmessung

Seit Langem sind neonatologische Beatmungsgeräte in der Lage, selbst kleine Tidalvolumina mit hinreichender Genauigkeit zu messen, z. B. durch die Integration des Flows über die Zeit. Gleichzeitig kann diese Messung natürlich auch zur Steuerung der Beatmung verwendet werden. Die Messsensoren sind nämlich in der Lage, einen Triggerimpuls, d. h. den Beginn einer Atemanstrengung des Patienten, zu erkennen. Bei einzelnen Beatmungsformen kann auch das Ende der Atemanstrengung des Patienten erkannt und für die Beatmung berücksichtigt werden, z. B. bei PSV.

Hinweis

Getriggerten Beatmungsformen wird zumeist der Buchstabe „S“ (für synchronisiert) vorangestellt.

Die gängigsten Methoden zur Triggerung und Volumenmessung sind das Hitzedrahtanemometer und der Pneumotachograf (Flowtrigger). Der Pneumotachograf hat etliche Vorteile gegenüber dem Hitzedrahtanemometer: Er ist technisch robuster und misst genauer, besonders bei niedrigen Flussgeschwindigkeiten. Allerdings ist er empfindlicher gegenüber Kondenswasser. Beide Methoden haben jedoch den Nachteil eines zusätzlichen Totraums.

Es gibt allerdings auch totraumfreie Methoden, die zumindest die Möglichkeit des Triggerns, nicht jedoch die der Volumenmessung, bieten. Dazu gehört die Graseby-Kapsel, die auf das Abdomen aufgeklebt wird. Bei dessen Auswärtsbewegung mit dem Beginn der Einatmung wird durch die Abflachung einer konvex gewölbten Kunststoffmembran ein pneumatisches Signal über eine luftgefüllte Druckleitung an das Beatmungsgerät weitergeleitet, mit dem der Beatmungshub gestartet wird. Die richtige Position am Abdomen zu finden, an der der Sensor optimal ableitet, ist jedoch oftmals schwierig. Auch bei einer thorakoabdominellen Asynchronie, wenn Thorax und Abdomen sich nicht idealerweise gleichzeitig nach auswärts bewegen, funktioniert diese Technik nicht sehr gut.

Bei einer neuen Sensortechnik werden die Aktionspotenziale der Zwerchfellmuskulatur über eine im Ösophagus liegende, mit Elektroden besetzte Sonde abgeleitet und zur Steuerung verwendet (NAVA-Technik). Die Sonden sind jedoch sehr teuer und bergen wegen ihrer besonderen Beschaffenheit ein höheres Verletzungsrisiko.

Auch der durch die Inspiration des Patienten ausgelöste geringfügige Druckabfall im Beatmungsschlauchsystem kann als Triggersignal genutzt werden (Drucktrigger).

Ein wichtiges weiteres Charakteristikum der verschiedenen Triggermöglichkeiten, neben dem Einfluss von Störgrößen, ist die Triggerlatenz. Dies ist die Zeit zwischen dem Beginn der spontanen Inspiration und dem Beginn des Beatmungshubs. Diese Triggerlatenz weist zwischen den unterschiedlichen Verfahren, aber auch zwischen verschiedenen Geräteherstellern für dasselbe Verfahren, erhebliche Unterschiede auf.

Geeignete Beatmungsformen für Frühgeborene

In der Vergangenheit waren die Bezeichnungen der Beatmungsformen, je nach Gerätehersteller, teilweise unterschiedlich.

Der neueste Versuch, eine einheitliche Nomenklatur zu etablieren, wird im Folgenden anhand druckkontrollierter Beatmungsformen (Präfix „PC“; Pressure Control) dargestellt (▶ Tab. 9.2); s. hierzu auch Kap. 8.2.3 (S. 150). Ist nicht der Druck, sondern das Volumen der geregelte Parameter, so wird das Präfix „PC“ durch „VC“ (Volume Control) ersetzt. Die bisherigen „maschinellen“ Beatmungsformen, deren Grundlage eigentlich die Spontanatmung ist, mit der sich dann die maschinelle Beatmung überlagert, werden nach neuer Nomenklatur unter Spontanatmung („SPN“; spontaneous) klassifiziert, sodann aber deutlich differenzierter dargestellt.

Tab. 9.2 Alte und neue Nomenklatur der Beatmungsformen. Unvollständige Liste mit Beispielen.

Formen	Alte Nomenklatur		Neue Nomenklatur	
	Akronym	Bezeichnung	Akronym	Bezeichnung
druckkontrollierte Beatmungsformen	IPPV	intermittent positive Pressure Ventilation	PC-CMV	Pressure Control – continuous mandatory Ventilation
	SIPPV	synchronized intermittent positive Pressure Ventilation	PC-AC	Pressure Control – Assist Control
	SIMV	synchronized intermittent mandatory Ventilation	PC-SIMV	Pressure Control – synchronized intermittent mandatory Ventilation
	–	–	PC-APRV	Pressure Control – Airway Pressure Release Ventilation
	PSV	Pressure Support Ventilation	PC-PSV	Pressure Control – Pressure Support Ventilation
	CPAP-HF	continuous positive Airway Pressure – high Frequency	PC-HFO	Pressure Control – high Frequency Oscillation
	–	–	PC-MMV	Pressure Control – mandatory Minute Volume
unterstützte Spontanatmungsformen	–	–	SPN-CPAP/PS	spontaneous continuous positive Airway Pressure/Pressure Support
	–	–	SPN-CPAP/VS	spontaneous continuous positive Airway Pressure/Volume Support
	–	–	SPN-PPS	spontaneous proportional Pressure Support
	CPAP	continuous positive Airway Pressure	SPN-CPAP	spontaneous continuous positive Airway Pressure

Bezüglich der speziellen Begriffe und Definitionen nach der neuen Nomenklatur der Beatmungsformen sei auf die einschlägige Literatur verwiesen.

Hinweis

Da sich die neuen Bezeichnungen bisher in der Klinik noch nicht durchgesetzt haben und auch die Beatmungsgerätehersteller die Bezeichnungen der Beatmungsformen an ihren Geräten überwiegend noch nicht geändert haben, wird in diesem Kapitel die alte Nomenklatur verwendet.

Wichtigste konventionelle Beatmungsformen in der Neonatologie:

- *kontrollierte Verfahren:*
  - druckkontrolliert, z. B. IMV, SIMV
  - volumenkontrolliert
- *assistierende Verfahren:* z. B. ASB, PSV, PAV
- *assistierend-kontrollierte Verfahren:* z. B. A/C, S-IPPV

Synchronisierte intermittierend-mandatorische Beatmung

> **Merke**
>
> SIMV ist die am weitesten verbreitete Beatmungsform für Frühgeborene in Deutschland.

Der Patient erhält bei SIMV eine fest definierte Anzahl von Beatmungshüben, und das Beatmungsgerät versucht, diese mit der Spontanatmung des Patienten zu synchronisieren. Beginnt der Patient nicht innerhalb eines bestimmten Zeitfensters einen Atemzug, so wird ein Beatmungshub mandatorisch vom Beatmungsgerät abgegeben. Die zusätzlichen eigenen Atemzüge werden nicht unterstützt.

Der Vorteil dieser Methode für Frühgeborene besteht darin, dass die Ventilation gut eingestellt werden kann, der pCO_2 also relativ gut konstant zu halten ist. Außerdem „trainiert" der Patient seine Atemmuskulatur. Die eigenen Atemzüge des Frühgeborenen haben jedoch in der Regel ein geringeres Tidalvolumen; oftmals wird kaum mehr als das Totraumvolumen ventiliert. Wird die mandatorische Frequenz über ein 1:1-Verhältnis hinaus weiter reduziert, wie in Kap. Beatmungsparameter bereits erwähnt, so erschöpft sich das Frühgeborene unter Umständen, ohne einen signifikanten Beitrag zum gesamten Atemminutenvolumen zu leisten, bzw. es hat dann beinahe die gleiche Atemarbeit zu verrichten wie bei CPAP. Der Nachteil dieser Beatmungsform ist deshalb, dass eine graduelle Steigerung der Atemarbeit des Patienten nicht möglich ist. Außerdem wird bei Frühgeborenen oftmals die Eigenrhythmik der Atmung gestört, wenn jeweils abwechselnd Atemzüge komplett unterstützt werden bzw. völlig „unbeantwortet" bleiben.

Synchronisierte intermittierende positive Druckbeatmung

Im internationalen Sprachgebrauch ist statt der Abkürzung „SIPPV" für diese Beatmungsform die Bezeichnung „A/C" (Assist-Control) üblich. Bei dieser Beatmungsform werden alle eigenen Atemzüge des Patienten druckunterstützt, sobald die Triggerschwelle erreicht wird.

Der Vorteil der Methode ist, dass auch sehr kleine und „atemschwache" Frühgeborene damit gut unterstützt werden können. Werden alle Triggerimpulse beantwortet, so sollte keine Irritation des spontanen Atemrhythmus entstehen. Der Nachteil ist, wie bei der SIMV, dass eine zunehmende Übernahme der Atemarbeit durch den Patienten schwierig zu verwirklichen ist. Theoretisch kann dazu die Triggerschwelle schrittweise erhöht werden, um dem Patienten mehr eigene Kraftanstrengung bei der Einatmung abzuverlangen. Allerdings wird ab einem bestimmten Punkt die Triggerschwelle nicht mehr vom Patienten erreicht, sodass über die hinterlegte Sicherheitsfrequenz quasi eine IMV resultiert. Ein weiterer Nachteil ist das nicht unerhebliche Risiko einer Hyperventilation, wenn Störsignale, z. B. Kondenswasser, einen Autotrigger-Effekt auslösen. Hypo- und Hyperventilation sollten durch eine enge Einstellung des AMV-Alarms rechtzeitig erkannt werden.

Bei A/C bzw. SIPPV muss immer eine Sicherheitsfrequenz als minimale Beatmungsfrequenz eingestellt werden, falls der Patient apnoisch wird. Darin liegt ein weiterer Nachteil dieser Beatmungsform begründet: Nicht selten bietet ein Frühgeborenes in bestimmten Schlafphasen auch über längere Zeit eine kaum erkennbare eigene Atemaktivität. Um in diesen Phasen eine ausreichende Ventilation zu gewährleisten, ist eine kontrollierte Beatmungsfrequenz mit einem Atemminutenvolumen von 200 ml/kgKG zu hinterlegen. Ein echtes Abtrainieren von der Beatmung ist so nicht möglich. Aber auch kurze Apnoephasen von etwa 10 s Dauer, die bei einer über längere Zeit ausreichenden Ventilation mit adäquaten pCO_2-Werten prinzipiell toleriert werden könnten, führen bei einer niedrigen Backup-Frequenz unter Umständen bereits zu einem Abfall der Sauerstoffsättigung, sodass am Herz-Atem-Monitor ein Alarm aktiviert wird. Ein Absinken der Eigenatmung kann nicht nur über die Backup-Frequenz, sondern auch über die Untergrenze des Atemminutenvolumens abgesichert werden. In diesem Fall greift dann jedoch das Beatmungsgerät nicht selbstständig mit einem Beatmungshub ein, sondern es wird ausschließlich ein Alarmsignal gegeben.

Druckunterstützte Beatmung

Je nach Gerätehersteller wird „PSV" auch als „ASB" bezeichnet. Diese Beatmungsform müsste wegen der Möglichkeit der Synchronisierung nach der gängigen Nomenklatur auch ein „S" in ihrer Bezeichnung haben, allerdings wird nicht nur der Beginn der Eigenatmung in einen Atemhub umgesetzt, sondern auch das Ende der Atemanstrengung des Patienten berücksichtigt. Dazu ist ein Flow-Sensor erforderlich, da ein Abbruchkriterium, d. h. der Beginn der Exspiration, über die inspiratorische Flow-Kurve festgelegt werden muss. Der Patient kann so unterschiedlich lange Atemzüge machen; dies kommt dem Atemrhythmus von Früh- und Neugeborenen entgegen. Die Druckanstiegsgeschwindigkeit und der maximal unterstützte Inspirationsdruck werden eingestellt, ebenso die maximal mögliche Inspirationsdauer. Spätestens dann, zumeist aber am festen Abbruchkriterium, wird das Exspirationsventil geöffnet und der Beatmungsdruck fällt auf das PEEP-Niveau ab. Damit wird verhindert, dass der Patient bei einem kurzen Atemzug gegen das noch einströmende restliche maschinelle Tidalvolumen ausatmen muss.

PSV kann je nach Beatmungsgerät sowohl mit A/C (SIPPV) als auch mit SIMV kombiniert werden. Im A/C- bzw. SIPPV-Modus werden dann alle Atemzüge über eine vom Patienten selbst bestimmte variable Einatemzeit druckunterstützt. Im SIMV-Modus werden nur diejenigen Atemzüge druckunterstützt, die über die eingestellte Frequenz hinaus gehen, während die mandatorischen nach dem SIMV-Prinzip synchronisiert appliziert werden und eine feste Inspirationszeit sowie einen festen Druck haben.

> **Cave**
>
> Die PSV-Beatmung funktioniert nicht bei einem zu hohen Tubusleck.

PSV kombiniert mit Volumengarantie führt bei Frühgeborenen zu einer deutlich besseren Atemrhythmik und deutlich niedrigeren Beatmungsdrücken [300].

Proportional assistierende Beatmung

Die sehr stark an der Physiologie der Atmung orientierte Beatmungsform PAV ist sicherlich die fortschrittlichste und differenzierteste Technik. Die Spontanatmung wird über den gesamten Atemzug kontinuierlich und „proportional" unterstützt. Dies bedeutet, dass die elastischen und resistiven Kräfte, die der Patient bei der Atmung über den engen Tubus überwinden muss, mit ihrem jeweiligen Anteil vom Beginn bis zum Ende der Einatmung gemessen und in Echtzeit kompensiert werden. Diese Kompensation kann je nach gewählter Einstellung die elastischen oder die resistiven Kräfte betreffen, sie kann in jedem dieser Anteile komplett oder partiell sein. In die Steuerung gehen dementsprechend sowohl das aktuell eingeatmete Tidalvolumen als auch die aktuelle Flussgeschwindigkeit am Tubus ein.

Die Vorteile dieser Beatmungsform liegen auf der Hand: Sie gewährt dem Patienten maximale Freiheiten, und Atemfrequenz, Atemrhythmus, Atemtiefe und Dauer der Einatmung können beliebig und von Atemzug zu Atemzug individuell variiert werden (▶ Abb. 9.2). Der Grad der Unterstützung kann theoretisch sehr exakt dosiert und an den individuellen Patienten angepasst werden. Nachteilig wirkt sich aus, dass eine Anwendung von PAV subtile Kenntnisse der Atemphysiologie voraussetzt, sodass der Schulungsaufwand dafür erheblich ist. Die Geräteeinstellung ist nicht unproblematisch, da ungewollt auch Überkompensationen auftreten können, die dem Patienten schaden. Es kann dann zu einer instabilen Beatmungssituation kommen.

Auch diese Beatmungsform setzt eine Spontanatmung voraus. In Phasen der Apnoe muss eine Backup-Frequenz aktiv werden. In diesen Phasen ist die aufwendige elektronische Regulation selbstverständlich überflüssig.

In einer kleinen Studie an Frühgeborenen < 32 SSW mit beginnender oder manifester BPD, die mit SIMV oder A/C beatmet waren, beides überwiegend mit Volumenkontrolle, verbesserten sich nach einem Wechsel auf PAV der Oxygenierungsindex und der MAP signifikant [360].

Zusammengefasst ist PAV eine exzellente, theoretisch sogar die ideale Beatmungsform. Sie ist wegen ihres hohen Anspruchs an den Anwender jedoch leider kaum verbreitet.

Einstellvariablen

Folgende Einstellungen müssen bei der Beatmung Frühgeborener individuell für jeden einzelnen Patienten am Beatmungsgerät vorgenommen werden:

- Beatmungsform
- FiO_2
- Atemgas-Flow oder inspiratorische Druckrampe (Steigung)
- PIP:
  - als Plateaudruck
  - alternativ als obere Druckbegrenzung
- PEEP
- Einatemzeit
- Frequenz:
  - Ausatemzeit oder
  - Verhältnis von Inspiration zu Exspiration

Weitere Eigenschaften können mit den unterschiedlichen Beatmungsformen verknüpft werden, z. B.:

- spezielle Flow-Formen
- unterschiedliche Flow-Geschwindigkeiten in In- und Exspiration
- Synchronisierung (Triggerung)
- Triggerlevel (Volumen-, Fluss- oder Drucktrigger)
- Volumengarantie, -kontrolle oder -limit

Alarme sind üblicherweise einzustellen für folgende Umstände:

- Apnoe
- PIP hoch bzw. niedrig
- MAP hoch bzw. niedrig
- Atemminutenvolumen hoch bzw. niedrig
- Tidalvolumen hoch bzw. niedrig
- FiO_2 hoch bzw. niedrig
- usw.

Volumenbezogene Modifikationen von Beatmungsformen

Ein adäquates Tidalvolumen für jeden Atemhub ist für Frühgeborene der wesentliche Faktor für eine lungenschonende Beatmung. Unabhängig vom Beatmungsmodus können Beatmungsgeräte, die über einen Flow-Sensor verfügen, ein individuell eingestelltes Tidalvolumen zur Steuerung des Beatmungshubs berücksichtigen.

Volumengarantie

Bei der am weitesten verbreiteten Methode, der Volumengarantie, wird aus einer bestimmten, vorgegebenen Anzahl von Atemhüben das durchschnittliche, ausgeatmete Tidalvolumen berechnet. Bis zu einer einstellbaren Obergrenze wird dann vom Gerät der PIP erhöht bzw. (ohne vorgegebene Untergrenze) erniedrigt, um nach einer gewissen Zeit den angestrebten Wert des Tidalvolumens zu erreichen. Alternativ kann auch die Einatemzeit bis zu einer eingestellten Obergrenze verlängert werden. Der Vorteil dieses Regelalgorithmus besteht darin, dass das tatsächlich in die Lunge gelangte Tidalvolumen berücksichtigt wird, da in der Exspiration Leckverluste zu vernachlässigen sind.

Tatsächlich handelt es sich um eine druckkontrollierte Beatmung mit einem definierten Volumenziel – von einer Volumengarantie ist das Verfahren weit entfernt. Bei Betrachtung des tatsächlich applizierten Tidalvolumens lässt sich feststellen, dass dieses faktisch, je nach dem Ausmaß des aktiven Mitatmens des Patienten, mehr oder weniger stark um das eingestellte Tidalvolumen fluktuiert. Da das Mitatmen von Atemzug zu Atemzug stark variieren kann, wird nur bei einem Bruchteil der Beatmungshübe tatsächlich das angestrebte Tidalvolumen erreicht. Deshalb ist eine Vielzahl der Beatmungshübe zu gering dosiert, sodass keine effektive alveoläre Ventilation erzielt wird, ein Großteil ist dagegen bei einer aktiven Mitarbeit des Patienten zu hoch dosiert, sodass ein Volutrauma entstehen kann. Abhilfe könnte zumindest teilweise ein Beatmungsmodus schaffen, bei dem Volumengarantie mit einem Volumenlimit kombiniert wird.

Volumenkontrolle

Bei manchen Beatmungsgeräten wird dieser Modus als eigene Beatmungsform mit der Abkürzung „VC" bezeichnet. Bei der Volumenkontrolle wird der Inspirationsdruck so lange gesteigert, bis das festgesetzte Tidalvolumen durch den Flow-Sensor geströmt ist.

Auch mit dieser Methode ist das Tidalvolumen nie exakt zu dosieren, da der Patient kurzzeitig am Ende der Inspiration seine Atemanstrengung noch verstärken oder unvermittelt frühzeitig in die Ausatmung übergehen kann. Ein weiterer Nachteil der Methode besteht darin, dass das inspiratorisch gemessene Tidalvolumen zu einem vorher nicht zu definierenden Anteil als Leckvolumen aus der Trachea wieder ausströmen kann. Das tatsächlich in die Lunge eingeströmte Tidalvolumen ist somit nicht bekannt.

Prinzipiell kann dieses Verfahren umgesetzt werden, indem die Flow-Charakteristik „abgeregelt" wird, d. h., es wird ein dezelerierender Flow verwendet, der zum Ende der Inspiration hin geringer wird. Das ermöglicht eine feinere Ansteuerung des Soll-Volumens. Es kann aber auch beim Erreichen des gewünschten Volumens einfach ein Ausatemventil geöffnet werden. Beide denkbaren Ansätze haben ihre Vor- und Nachteile: Der dezelerierende Flow kann unnötig hohe Gasflüsse zu Beginn des Atemhubs verursachen, während das abrupte Öffnen eines Ventils unphysiologisch kurze Einatemzeiten bewirken kann.

Auch bei der Volumenkontrolle muss eine obere Druckgrenze festgelegt werden.

Volumenlimit

Bei der Beatmung mit einem Volumenlimit wird nach dem Prinzip der Volumenkontrolle für jeden einzelnen Atemhub ein Tidalvolumen unterhalb eines eingestellten oberen Grenzwerts angestrebt. Auch dieser Modus kann nicht exakter regeln, als zuvor für die Volumenkontrolle ausgeführt. Meist wird durch das Öffnen eines Ventils der Druck ab der eingestellten Volumenobergrenze abrupt gesenkt.

Zusammenfassung

Der Maßstab für die Bewertung aller 3 Methoden zur Berücksichtigung des Tidalvolumens muss die Konstanz des angestrebten Tidalvolumens über eine gewisse Zeitspanne sein. Maßgeblich kann dabei allein das aus der Lunge ausgeatmete Tidalvolumen sein. Dieses ist jedoch unter Umständen nicht exakt zu ermitteln. Bei den Regelalgorithmen sollte der Flow nicht unphysiologisch hochgeregelt werden, und es sollte zugleich die Inspirationszeit nicht zu stark verkürzt werden.

Studienlage

Synchronisierung

Die meisten Studien an Früh- und Neugeborenen haben deutliche Vorteile durch die Synchronisierung der Beatmung mit der Eigenatmung gezeigt:

- bessere und insbesondere gleichmäßigere Ventilation mit effektiverem Gasaustausch
- geringere Rate an extraalveolärer Luft
- stabilerer Blutdruck
- weniger Atemarbeit
- kürzere Entwöhnungsphase und kürzere Beatmungsdauer

Keinen Vorteil gab es hinsichtlich der Hirnblutungsrate und der Mortalität. Für die BPD-Rate gab es ebenfalls keinen durchgehend nachweisbaren Vorteil einer Synchronisierung, obwohl eine aktuelle Metaanalyse eine geringere Beatmungsdauer im Vergleich zu nicht-synchronisierter Beatmung mit Frequenzen < 60/min fand [349]. Zumindest in Subgruppenanalysen zeigten sich auch verminderte BPD-Raten bei den unreifsten Frühgeborenen. Im Hinblick auf die BPD-Rate und die Dauer der invasiven Beatmung war in der erwähnten Metaanalyse jedoch die invasive HFOV allen synchronisierten Beatmungsformen deutlich überlegen.

Merke

M!

Synchronisierung durch adäquate Triggermethoden und die Anwendung einer Volumensteuerung sind die allgemein empfohlenen Maßnahmen für eine schonende Beatmung Frühgeborener. Viele dieser Vorteile sind jedoch nicht in allen Studien eindeutig nachgewiesen worden oder sie ergeben sich aus tierexperimentellen Daten bzw. aus Studien an Erwachsenen. Es fehlt insbesondere an Daten zu Langzeitfolgen unterschiedlicher Beatmungsformen, also z. B. die Häufigkeit respiratorischer Infekte nach Entlassung bzw. die Ergebnisse von Lungenfunktionsmessungen im Schulalter.

Volumenanpassung

Die Kombination eines Beatmungsmodus mit einer Volumengarantie von 5 ml/kgKG ist die nach den europäischen Leitlinien offiziell empfohlene Methode der Beatmung von Frühgeborenen. Es gibt jedoch keine großen randomisierten Studien, die den kurz- oder langfristigen Vorteil einer Volumenkontrolle effektiv belegen. Andererseits lassen sowohl Beobachtungsstudien als auch tierexperimentelle Daten und Studien an Erwachsenen potenzielle Vorteile vermuten, die in einer Reduktion des Volutraumas und der BPD bestehen. Nachgewiesen sind niedrigere PIP-Werte, konstantere Tidalvolumina, seltener übermäßig hohe Tidalvolumina, weniger Zytokinfreisetzung und ein besserer Entwöhnungsprozess. In einer Metaanalyse von 2017 ergaben sich für die unterschiedlichen volumenorientierten Beatmungsformen ("volume targeted ventilation") immerhin jeweils leichte Vorteile hinsichtlich des kombinierten Outcomes Tod oder BPD und für sekundäre Outcomekriterien wie Pneumothoraxrate, Dauer der Beatmung, Rate an hypokapnischen Ereignissen, Hirnblutungsgrade 3 und 4 und periventrikuläre Leukomalazie. Den zugrunde liegenden Studien wurde jedoch lediglich eine mäßige Qualität attestiert [368]. In anderen Metaanalysen fanden sich nur für Subgruppen einzelne Vorteile, oder auch speziell für ELBW-Frühgeborene gar keine Vorteile. Insbesondere ergab sich meistens keine Verbesserung der BPD-Rate als primäres Outcome.

Ausblick

Die maschinelle invasive Beatmung von Frühgeborenen wird mit der zunehmenden Anwendung der nicht-invasiven Surfactant-Gabe bei weiterhin sehr hoher Rate an pränataler Lungenreifung weiter zurückgehen. Im Gegenzug wird die nicht-invasive Beatmung vermehrt eingesetzt werden.

Wenn in Zukunft Früh- und Neugeborene maschinell beatmet werden, so wird das Beatmungsgerät vermutlich über noch mehr fakultative Regelmechanismen verfügen.

Die Berücksichtigung der Vorgabe eines Zielwerts für das Atemminutenvolumen wird eine weitere Verbreitung finden. Eine weitergehende Umsetzung über die Optimierung des Atemminutenvolumens hinaus, nämlich die Korrektur eines zu niedrigen bzw. zu hohen pCO_2 über einen Rückkoppelungsmechanismus auf Basis des nicht-invasiv gemessenen Kohlendioxidwertes, steht noch aus. Technologische Entwicklungen dieser Art müssen verständlicherweise durch Studiendaten abgesichert werden, und sie müssen einen aufwendigen Zulassungsprozess bei den Regulationsbehörden durchlaufen. Zusätzlich scheuen aber Hersteller häufig auch potenzielle Haftpflichtschäden, die sich aus technologischen Fortschritten, wie hier skizziert, ergeben können.

Alternativ sind Bestrebungen im Gange, Beatmungsgeräte mit Algorithmen für Expertenprogramme auszustatten; das Beatmungsgerät weist dann z. B. auf eine Abweichung des Kohlendioxidwertes hin und macht gleichzeitig Vorschläge für eine Änderung der Beatmungsparameter, um diese Abweichung von den Zielwerten zu korrigieren. Dann bleibt der Anwender der allein Verantwortliche, sodass sich juristische Komplikationen kaum ergeben können. Expertensysteme dieser Art können jedoch auch nur so „klug“ sein wie die Entwickler dieser Programme. Werden verschiedene Alternativen vorgeschlagen, so nutzt dies dem Anwender nur dann, wenn er durch weitere Informationen die optimale Lösung findet. Dies können Messwerte sein, die das Beatmungsgerät zur Verfügung stellt, es können aber auch Informationen aus anderen Quellen sein. Neben den weiterhin bedeutsamen einfachen klinischen Untersuchungstechniken, wie Inspektion, Palpation und Auskultation, werden auch Informationen aus anderen technischen Untersuchungen in solche Entscheidungen anhand von Expertensystemen einfließen.

Die optimale Entfaltung der Lunge wird auch zukünftig eine wichtige Rolle spielen. Die Messung der funktionellen Residualkapazität, die eine wichtige Determinante bei der Betrachtung der mechanischen Lungenfunktion darstellt, insbesondere von Compliance und Resistance, hat trotz umfangreicher Untersuchungen zu diesem Thema in den 1980er- und 1990er-Jahren nicht den Weg in die klinische Routine gefunden. Die Bedienung der Lungenfunktionsmessplätze war zu kompliziert und zu zeitaufwendig. Die Pläne, Messungen der funktionellen Residualkapazität mit unkomplizierten Gasmessmethoden, möglichst unter Verwendung bereits in der Lunge vorhandener Gase, über Beatmungsgeräte zu implementieren, wurden nicht verwirklicht.

Damit bleibt einstweilen das Röntgenbild der Lunge der Goldstandard für die Frage der optimalen Lungenentfaltung. Dies wird auch in absehbarer Zeit so bleiben, da die Röntgenmethode in den letzten Jahrzehnten sehr viel strahlungsärmer in der Anwendung geworden ist und weil sie zusätzlich weitere wichtige Informationen liefert. Leider sind jedoch die Veränderungen der Lunge im Röntgenbild, gerade in der Neonatologie, nicht sehr spezifisch, sodass eine eindeutige Diagnose alleine mithilfe des Röntgenbilds oftmals nicht gestellt werden kann. Eine Domäne der Röntgenmethode ist jedoch nach wie vor die Erkennung regionaler Unterschiede im Lungenparenchym, die der Globalparameter „funktionelle Residualkapazität“ nicht liefern kann.

In dieser Hinsicht ist jedoch die neue Technik der EIT (Elektroimpedanztomografie) der Lunge sehr vielversprechend, da sie ebenfalls regionale Belüftungsunterschiede darstellen kann und zusätzlich die Vorteile einer dynamischen Abbildungsmethode besitzt, die Bilder in Echtzeit liefern kann. Die Erfahrungen mit dieser Methode sind in der Neonatologie zurzeit jedoch noch begrenzt. Auch die notwendige Miniaturisierung, um von der Anwendung bei Erwachsenen zu der bei Neugeborenen zu kommen, ist noch nicht abgeschlossen.

Mit der Sonografie der Lunge hat jedoch in den vergangenen Jahren auch eine seit Langem in der Pädiatrie bekannte Abbildungstechnik in einer neuen Anwendung auf sich aufmerksam gemacht. Mit einer Vielzahl interessanter Studienergebnisse wurde belegt, dass dieses Verfahren mit der richtigen Geräteausstattung und in der Hand eines erfahrenen Untersuchers ein breites Spektrum an zuverlässigen klinischen Diagnosen im Bereich des Thorax und der Lunge liefern kann.

Mit den genannten Techniken wird es künftig unter Umständen möglich sein, Expertensysteme in Beatmungsgeräten mit weiteren Informationen zu „füttern“, um so zu einer Einschränkung alternativer Handlungsvorschläge und damit zu einer Verbesserung der Beatmung von Früh- und Neugeborenen zu kommen.

9.2.2 Invasive Hochfrequenzoszillationsbeatmung bei Frühgeborenen

Benjamin W. Ackermann, Ulrich H. Thome

Studienlage

Die Studienlage zum Einsatz der Hochfrequenzoszillationsbeatmung (HFOV) bei Frühgeborenen ist zwar erfreulich groß, aber für den modernen Einsatz der HFOV nur noch bedingt aussagefähig. Erste randomisiert-prospektive Studien zum Einsatz von HFOV an Frühgeborenen wurden bereits in den 1980-er Jahren initiiert. In insgesamt 19 Studien, mit 4096 untersuchten Frühgeborenen, wurde primär HFOV mit konventioneller Beatmung randomisiert, aber unverblindet verglichen. Metaanalysen zeigten eine geringe, aber signifikante Reduktion von bronchopulmonaler Dysplasie (BPD) und dem kombinierten Outcome Tod oder BPD sowie schwerer Retinopathie (Retinopathy of Prematurity, ROP) in der HFO-beatmeten Gruppe [322], [321]. Aufgrund der Heterogenität sowohl der Studienpopulation aber auch der Beatmungsprotokolle sollten die Studienergebnisse vorsichtig interpretiert werden. So ist zum

Beispiel die BPD-Rate deutlich inkonsistent zwischen den eingeschlossenen Studien: einige Studien zeigen einen Nutzen von HFOV, während neuere Studien keine oder geringe Unterschiede berichten [416], [419]. Je später die Studie durchgeführt wurde, umso kleiner sind die Unterschiede zwischen den beiden Beatmungsformen, sowohl bezogen aufs pulmonale Outcome als auch auf die Komplikationsraten [416]. Mehrere Studien berichteten auch über eine höhere Komplikationsrate unter HFOV (s. Kap. 8.5). Insbesondere intraventrikuläre Blutungen (intraventricular Hemorrhage, IVH), pulmonales interstitielles Emphysem (PIE) und Pneumothorax traten gehäuft auf [322].

Es wurden mehrere Versuche unternommen, diese Heterogenität zu erklären. Neben dem unvermeidbaren Bias der fehlenden Verblindung unterschieden sich sowohl Einschlusskriterien, supportive Therapie (insbesondere Surfactant-Gabe) als auch Outcome-Kriterien inklusive BPD-Definition teilweise erheblich [322]. Ein fundamentales Problem stellen jedoch insbesondere unterschiedliche Beatmungsstrategien sowohl für HFOV als auch CMV dar. So wurde in den frühen Studien nicht konsequent das Open-Lung-Konzept in den HFOV-Kohorten verfolgt, zudem wurden die Patienten der HFOV-Gruppe häufig sekundär noch mit CMV unterstützt [419]. Noch gravierender sind die Unterschiede in den Beatmungsprotokollen der CMV-Kontrollgruppen. In manchen Studien wurden keine Vorgaben zur konventionellen Beatmung gegeben, aber in der Mehrzahl der Studien wurden die Frühgeborenen im CMV-Arm nicht lungenprotektiv beatmet [416], [419].

Die in ▶ Abb. 9.11 gezeigten Ergebnisse unterstreichen die Bedeutung der Beatmungsstrategie sowohl während HFOV als auch CMV und die Notwendigkeit, die Beatmungsparameter in beiden Modalitäten zu optimieren.

Die Bedeutung der Studienergebnisse ist durch den vermehrten Einsatz nicht-invasiver Atemunterstützung auch bei extrem Frühgeborenen und durch weniger invasive Arten, Surfactant zu verabreichen (LISA und MIST, s. Kap. 9.1.4) reduziert worden.

Zu langfristigen Auswirkungen der HFOV auf die Lungenfunktion liegen leider bisher nur wenige Informationen vor. Zunächst verzeichnete eine Nachfolgestudie [429] der UKOS-Studie eine signifikant bessere Lungenfunktion bei ehemals HFO-beatmeten Jugendlichen, obwohl die BPD-Raten in der Primärstudie keine Unterschiede zeigte. Die HFOV-Gruppe hatte sogar bessere Ergebnisse in einigen kognitiven Teilbereichen. Eine weitere Untersuchung dieser Studienkohorte im jungen Erwachsenenalter bestätigte diese Ergebnisse jedoch nicht [354].

Komplikationen unter HFOV bei Frühgeborenen

Erste Studien wurden bereits in den 1980-er Jahren durchgeführt. In diesen frühen Studien war die Rate an intraventrikulären Hämorrhagien in der HFOV Gruppe höher als in der CMV-Kohorte. Eine mögliche Ursache ist die damals noch weitgehend fehlende Möglichkeit einer kontinuierlichen CO_2-Messung. Die effektive CO_2-Auswaschung unter HFOV könnte zu Hypokapnie gefolgt von zerebraler Minderperfusion und schlussendlich zu einem erhöhten Risiko von IVH beigetragen haben. Spätere Studien, die ein engmaschiges CO_2-Monitoring z. B. durch transkutane Messung vorsahen, zeigten keine signifikanten Unterschiede in der IVH-Häufigkeit. Ebenfalls unter HFOV erhöht zeigte sich in den Metaanalysen die Rate an extraalveolärer Luft (PIE und Pneumothorax) mit einem OR von 1,22 (1,05–1,43) [302]. Es gelten die gleichen Einschränkungen in Hinblick auf Heterogenität der Studienergebnisse.

Eine 2021 publizierte Studie untersuchte den Effekt von Surfactant-Applikation unter HFOV oder CMV, (Intubate-Surfactant-Extubate; InSurE, Kap. 9.1) [421]. Surfactant verteilt sich vorwiegend in eröffnete Alveolen. Mit dem in Kap. 8.5 beschriebenen oxygenierungsgesteuerten Rekrutierungsmanöver steht ein effektives Werkzeug zur Eröffnung einer primär rekrutierbaren Lungenerkrankung wie dem Atemnotsyndrom (ANS) zur Verfügung. Im primären Endpunkt, der Notwendigkeit einer invasiven Beatmung in den ersten 72 Lebensstunden, zeigte sich die Surfactant-Gabe unter HFOV (sog. In-Rec-Sur-E) dem konventionellen In-Sur-E überlegen, jedoch waren keine Unterschiede hinsichtlich klinisch relevanter mittelfris-

Study or subgroup	HFOV Events	HFOV Total	CMV Events	CMV Total	Weight	Peto odds ratio Peto, Fixed, 95 % CI
1.4.1 HFOV vs. low-rate CMV						
Clark	3	29	10	22	1,8 %	0,16 [0,05; 0,58]
Courtney	70	201	93	210	18,5 %	0,67 [0,45; 1,00]
Durand 2001	5	19	14	20	1,9 %	0,18 [0,05; 0,63]
Gerstmann	17	64	27	59	5,3 %	0,44 [0,21; 0,91]
Palvka	4	19	8	18	1,6 %	0,35 [0,09; 1,38]
Salvo 2012	1	39	3	39	0,7 %	0,35 [0,05; 2,61]
Sun 2014	13	173	28	166	6,8 %	0,42 [0,22; 0,80]
Vento 2005	2	19	8	18	1,4 %	0,19 [0,04; 0,79]
Subtotal (95 % CI)		**563**		**552**	**38,0 %**	**0,47 [0,36; 0,62]**
Total events	113		191			
Heterogeneity: Chi^2 = 10,16; df = 7 (P = 0,18); I^2 = 31 %						
Test for overall effect: Z = 5,41 (P < 0,00001)						
1.4.2 HFOV vs. high-rate CMV						
Dani 2005	4	11	3	10	0,9 %	1,31 [0,22; 7,73]
Johnson	165	300	16	292	27,5 %	0,97 [0,70; 1,34]
Lista 2008	2	18	3	20	0,7 %	1,12 [0,14; 8,69]
Thome	32	126	30	129	8,8 %	1,12 [0,63; 1,99]
Van Reempts	24	122	19	133	6,7 %	1,47 [0,76; 2,82]
Subtotal (95 % CI)		**577**		**584**	**44,7 %**	**1,07 [0,83; 1,38]**
Total events	227		217			
Heterogeneity: Chi^2 = 1,34; df = 4 (P = 0,85); I^2 = 0 %						
Test for overall effect: Z = 0,52 (P = 0,60)						
1.4.3 Unclear ventilatory strategies						
craft	13	19	13	21	1,7 %	1,32 [0,37; 4,78]
Moriette	24	108	30	107	7,6 %	0,74 [0,40; 1,36]
Rettwitz-Volk	0	41	0	46		Not estimable
Schreiber	43	84	34	84	7,9 %	1,54 [0,84; 2,81]
Subtotal (95 % CI)		**252**		**258**	**17,3 %**	**1,09 [0,73; 1,64]**
Total events	80		77			
Heterogeneity: Chi^2 = 2,90; df = 2 (P = 0,24); I^2 = 31 %						
Test for overall effect: Z = 0,42 (P = 0,67)						
Total (95 % CI)		**1392**		**1394**	**100,0 %**	**0,78 [0,66; 0,93]**
Total events	422		485			
Heterogeneity: Chi^2 = 36,19; df = 15 (P = 0,002); I^2 = 59 %						
Test for overall effect: Z = 2,81 (P = 0,005)						
Test for subgroup differences: Chi^2 = 21,79; df = 2 (P < 0,0001); I^2 = 90,8 %						

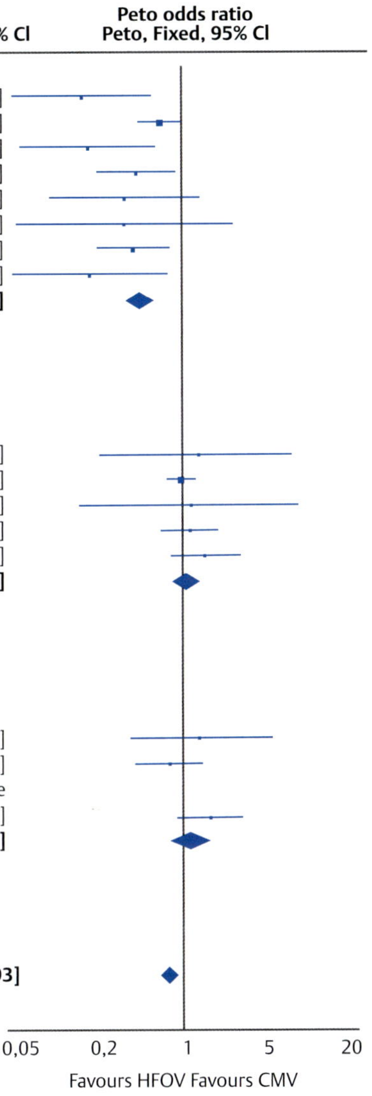

Abb. 9.11 Forest-Plot – Bedeutung der Beatmungsstrategie. Forest-Plot mit einer insgesamt niedrigeren BPD-Rate im korrigierten Alter von 36 SSW zugunsten der HFO-Beatmung (Effektgröße 0,78, Konfidenzintervall 0,66–0,93) [302]. Eine Subgruppenanalyse basierend auf verschiedenen Beatmungsstrategien [416] zeigt jedoch, dass dies nur für den Vergleich von HFOV mit nicht-lungenprotektiver konventioneller Beatmung gilt. Die Subgruppen mit vorgeschriebenen Tidalvolumina bzw. einer Beatmungsfrequenz von mindestens 60 Atemhüben/min oder einer den behandelnden Ärzten überlassenen Beatmungsführung zeigte keine Unterschiede bezogen auf die BPD-Rate.

	HFV		CMV			Peto Odds Ratio
Study or Subgroup	Events	Total	Events	Total	Weight	Peto, Fixed, 95 % CI
Clark	7	37	6	28	2,1 %	0,86 [0,25; 2,90]
Courtney	45	234	45	250	14,8 %	1,08 [0,69; 1,71]
craft	4	22	5	24	1,5 %	0,85 [0,20; 3,59]
Gerstmann	2	56	6	55	1,5 %	0,34 [0,08; 1,41]
HiFi	84	327	63	346	23,2 %	1,55 [1,07; 2,23]
Johnson	38	390	55	392	16,6 %	0,66 [0,43; 1,02]
Lista 2008	1	19	1	21	0,4 %	1,11 [0,07; 18,44]
Moriette	34	139	19	134	8,6 %	1,92 [1,06; 3,50]
Ogawa	2	46	1	46	0,6 %	1,98 [0,20; 19,49]
Plavka	0	19	1	18	0,2 %	0,13 [0,00; 6,46]
Rettwitz-Volk	5	46	2	50	1,3 %	2,73 [0,59; 12,65]
Salvo 2012	3	39	6	39	1,6 %	0,48 [0,12; 1,89]
Schreiber	18	102	14	105	5,5 %	1,39 [0,65; 2,95]
Sun 2014	30	177	27	179	9,7 %	1,15 [0,65; 2,02]
Thome	19	140	18	144	6,5 %	1,10 [0,55; 2,19]
Van Reempts	14	147	13	153	5,0 %	1,13 [0,51; 2,50]
Vento 2005	3	20	2	20	0,9 %	1,56 [0,25; 9,94]
Total (95 % CI)		**1960**		**2004**	**100,0 %**	**1,14 [0,95; 1,36]**
Total events	309		284			

Heterogeneity: $Chi^2 = 19{,}41$; df = 16 (P = 0,25); $I^2 = 18\,\%$
Test for overall effect: Z = 1,44 (P = 0,15)

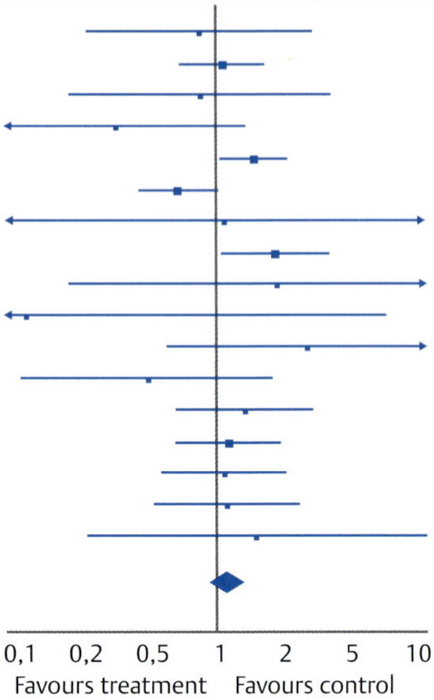

Abb. 9.12 Forest-Plot mit einem statistisch nicht signifikanten Trend einer höheren IVH-Häufigkeit in der HFOV-Gruppe im Vergleich zu konventioneller Beatmung. (HFOV = Hochfrequenzoszillationsbeatmung, IVH = intraventricular Hemorrhage)

tiger Parameter wie Überleben bis Entlassung und BPD nachweisbar.

Der primäre Endpunkt kann aber auch durch andere Faktoren des Studiendesigns beeinflusst worden sein (z. B. eine längere Zeit zwischen Analgosedierung und Extubation könnte die Reintubationsrate in der CMV-Gruppe negativ beeinflusst haben). Eine bestmögliche Lungenrekrutierung vor Surfactant-Gabe ist physiologisch nachvollziehbar, Pneumothorax und Lungenblutung waren in beiden Gruppen ähnlich häufig.

Indikation

Zumindest im deutschsprachigen Raum wird die Hochfrequenzoszillation meist nicht als primäre Beatmungsform, sondern als Therapieoption bei sonst nicht beherrschbaren Ventilations- oder Oxygenierungsversagen eingesetzt. Frühgeborenen mit Lungenhypoplasie z. B. als Folge eines länger bestehenden Fruchtwassermangels sind besonders schwierig zu beatmen. Zum einen haben diese Kinder meist einen relevanten Surfactant-Mangel und häufiger eine pulmonale Hypertension und sollten wie in ▸ Abb. 9.14 dargestellt mit kleinen und lungenschonenden Tidalvolumina beatmet werden. Das bedeutet, gerade bei diesen Kindern könnte die HFOV Vorteile bieten. Gleichzeitig haben diese Kinder durch die Verringerung ihrer Lungenkapazität eine erhöhte Gefahr, Überblähungen und damit in der Folge ein PIE zu entwickeln.

Eine Oxygenierungsstörung, die auf einer Lungenhypoplasie fußt, lässt sich nicht rekrutieren, sodass auch eine Erhöhung des mittleren Atemwegdrucks bei Lungenhypoplasie nicht mit einer Verbesserung der Oxygenierung einhergeht. Ein zu hoch gewählter MAP kann sogar zu einer Verschlechterung der Oxygenierung durch eine Verlängerung der Diffusionsstrecke sowie eine Behinderung der Lungenperfusion führen. Die HFOV bei Kindern mit Lungenhypoplasie sollte daher vorsichtig eingesetzt werden, und nach der primären Rekrutierung sollte der MAP häufig auf Reduzierbarkeit überprüft werden. Aber auch bei längerer Beatmungsdauer kann die HFOV bei Lungenhypoplasie eingesetzt werden, hier bietet die effektive CO_2-Elimination trotz kleiner Tidalvolumina lungenschonendes Potenzial.

Klinische Praxis

In der klinischen Praxis sollte die HFOV auf die zugrundeliegende Lungenerkrankung abgestimmt werden. HFOV kann sowohl für rekrutierbare als auch für nicht rekrutierbare Lungenerkrankungen verwendet werden. Eine Unterscheidung ist wichtig, da beide Erkrankungsgruppen konträre Beatmungsstrategien erfordern. Nur rekrutierbare Lungenerkrankungen profitieren von einem höheren mittleren Atemwegsdruck (mean airway pressure; MAP), eine Erhöhung des MAP bei nicht-rekrutierbaren Lungenerkrankungen geht in der Regel mit klinisch relevanter Überblähung einher, hemmt den venösen Rückstrom und schädigt das Lungenparenchym. Beispiele für rekrutierbare Lungenerkrankungen sind das Atemnotsyndrom (engl.: respiratory distress syndrome, RDS), Lungenentzündung und das Mekonium-Aspirationssyndrom. Bei nicht rekrutierbaren Lungenerkrankungen, (z. B. Lungenhypoplasie nach längerem Blasensprung oder angeborener Zwerchfelllücke), sollte die Vermeidung einer weiteren Lungenschädigung im Mittelpunkt stehen. D.h. sowohl eine Überblähung, aber auch (zu) große Tidalvolumina müssen vermieden werden, um die beatmungsassoziierten Lungenschädigungen zu minimieren.

Das gleichzeitige Vorliegen von rekrutierbaren und nicht rekrutierbaren Lungenbereichen/Alveolen ist eher die Regel als die Ausnahme. So entwickeln insbesondere schwer kranke Patientinnen und Patienten vermutlich auf Grund seltenerer Lagewechsel häufiger Dystelektasen und Atelektasen in abhängigen Lungenabschnitten. Ob und in welchem Ausmaß hier regelmäßige Rekrutierungsmanöver vorteilhaft sind, ist noch nicht ausreichend untersucht. In ▸ Abb. 9.13 ist ein Flussschema zum Vorgehen bei verschiedenen Formen von Oxygenierungsstörungen dargestellt.

Jedoch ist es wichtig, dass bei Kindern mit bekannt hypoplastischen Lungenerkrankungen, d. h. einem kleinen Lungenvolumen/kg das angestrebte Tidalvolumen/kg reduziert wird. Würde die Beatmung ungeachtet der Lungenhypoplasie auf ein Tidalvolumen von 5–6 ml/kg eingestellt werden, würden die verbleibenden 50 % Lungenvolumen ein erhebliches Volutrauma erfahren (siehe Beispiel in ▸ Abb. 9.14).

Dieses resultierende Volutrauma würde die bereits erheblich eingeschränkte pulmonale Funktion sowohl kurz- als auch langfristig verschlechtern. Im genannten Beispiel einer 50 % Lungenhypoplasie wäre eine Reduktion der Tidalvolumina auf 2,5–3 ml/kg notwendig, um eine beatmungsassoziierte Lungenschädigung zu vermeiden. Jedoch ist z. B. bei Kindern mit einer 50 %igen Reduktion des Lungenvolumens der Bedarf an Atemminutenvolumen, d. h. der CO_2-Elimination ähnlich wie bei Kindern mit normalem Lungen-

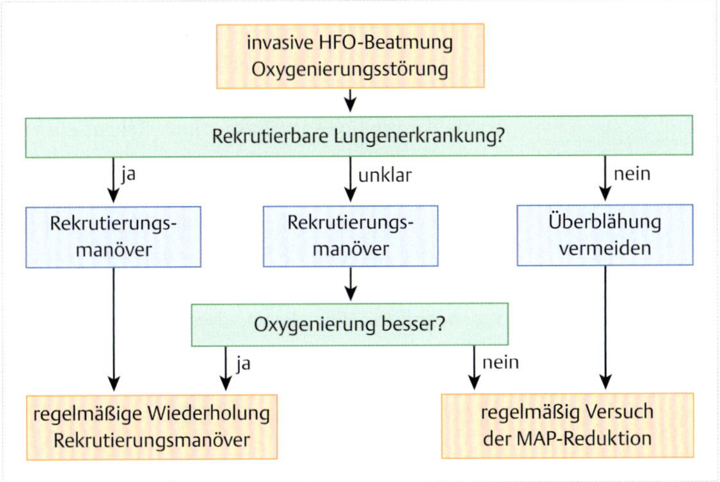

Abb. 9.13 Oxygenierungsstörung unter HFO-Beatmung. Flussschema.

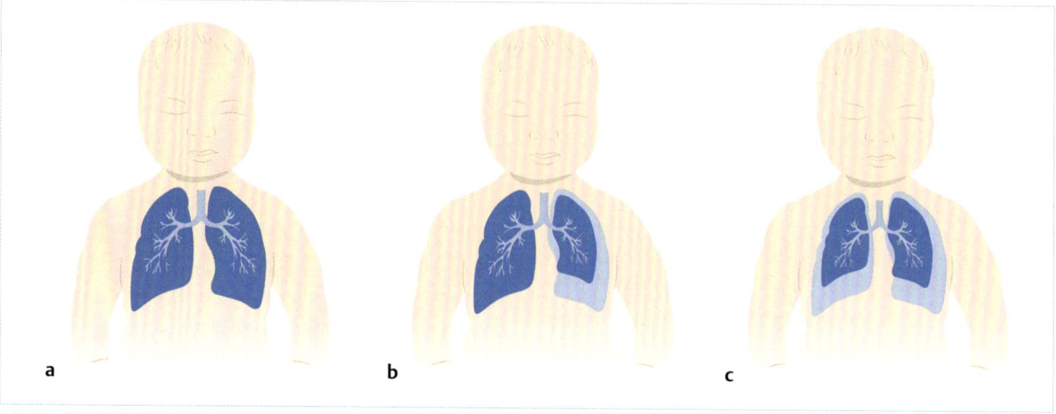

Abb. 9.14 Tidalvolumenverteilung. Schematische Darstellung.
a Tidalvolumenverteilung von 5 ml/kg bei einem Kind mit normalem Lungenvolumen.
b Kind mit einseitiger Lungenhypoplasie (z. B. Zwerchfellhernie). Ein Tidalvolumen von 5 ml/kg führt hier zu einer relativen Überbeatmung und damit Schädigung des reduzierten Lungenvolumen.
c Kind mit globaler Lungenhypoplasie (z. B. nach Oligohydramnion). Auch hier führt ein Tidalvolumen von 5 ml/kg zu einer relativen Überbeatmung und damit Schädigung des reduzierten Lungenvolumen.

volumen. Daher würde eine isolierte Reduktion der Tidalvolumina mit einer zu geringen CO_2-Auswaschung einhergehen. Um die Ziele der lungenschonenden Beatmung auch bei relevanter Lungenhypoplasie zu erreichen, stellt häufig die HFOV eine effektive Alternative zur CMV dar. Der Fokus der HFOV bei Lungenhypoplasie muss daher auf einer adäquaten CO_2-Auswaschung und nicht auf einer Verbesserung der Oxygenierung liegen. Damit hat die HFOV auch bei Lungenhypoplasie einen hohen Stellenwert, da sie auch bei sehr hypoplastischen Lungen häufig eine ausreichende CO_2-Elimination ermöglicht.

> **Merke** M!
>
> HFOV kann meist trotz der Verwendung kleiner Atemzugvolumina den Gasaustausch aufrechterhalten.

Vorgehen bei CO_2-Retention

Liegt trotz optimierter konventioneller Beatmung entweder eine relevante Hyperkapnie vor oder ist eine ausreichende CO_2-Auswaschung nur mit erheblich lungenschädigenden Beatmungsparameter erreichbar, sollte ein Therapieversuch mit HFOV erfolgen. Insbesondere bei für das Körpergewicht des Kindes zu kleinen Lungen kann mit HFOV häufig eine suffiziente CO_2-Elimination erreicht werden. Jedoch ist bei Lungenhypoplasie die Gefahr einer relevanten Überblähung besonders groß. Die CO_2-Auswaschung unter HFOV ist in erster Näherung nur von Amplitude und Frequenz abhängig, die Optimierung entsprechend einfach. Enthält die Lunge jedoch rekrutierbare Bereiche oder ist insgesamt rekrutierbar, ist es wichtig, durch Wahl eines adäquaten mittleren Atemwegsdrucks und Rekrutierungsmanöver diese Bereiche zu rekrutieren und so für den Gasaustausch verfügbar zu machen. Das verbessert nicht nur die Oxygenierung, sondern sorgt auch dafür, dass sich die Tidalvolumina auf die gesamte Lunge verteilen und es nicht zu einem Volutrauma der letzten noch belüfteten Areale kommt, wenn diese ohne Rekrutierungsmanöver das gesamte Tidalvolumen aufnehmen müssen.

HFOV kann als Primär- oder Rettungsmodus verwendet werden. HFO-Beatmung als primäre Atemunterstützung wird direkt nach der Intubation begonnen. Dies kann sowohl bei bereits vorliegender Lungenerkrankung oder zur Vermeidung einer VILI erfolgen. Dieser Ansatz zielt darauf ab, beatmungsbedingte Lungenschäden zu verhindern oder eine weitere Verschlechterung zu vermeiden.

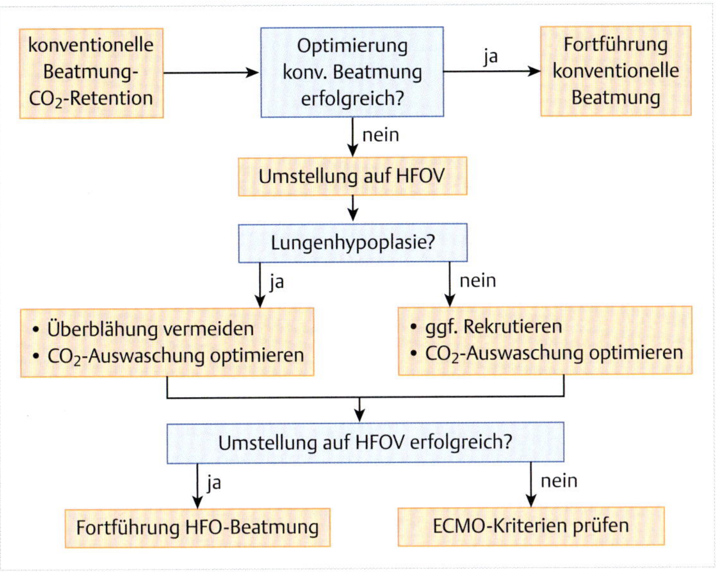

Abb. 9.15 Vorgehen bei CO_2-Retention. Flussschema.

Gerade im deutschsprachigen Raum ist der Einsatz der HFOV als Rettungsverfahren oder als Überbrückung bis zum Beginn einer extrakorporalen Membranoxygenierung (ECMO) weit verbreitet. D.h. die HFOV wird erst eingesetzt, nachdem sich bei Patientinnen und Patienten unter anderen invasiven Beatmungsmodi kein ausreichender Gasaustausch etablieren ließ, oder dies nur auf Kosten schädlicher Beatmungseinstellungen gelingt (vgl. ▸ Abb. 9.15). Bei diesen Kindern wird HFOV verwendet, um einen suffizienten Gasaustausch zu etablieren oder das Fortschreiten der Lungenschädigung zu reduzieren.

Entwöhnung und Extubation

Ähnlich wie unter konventioneller Beatmung sollte auch bei Patientinnen und Patienten in stabilem AZ unter HFOV mit Beginn der Beatmung an die Entwöhnung gedacht werden. Auch unter HFOV sollte, sobald die klinische Situation dies zulässt, eine Entwöhnung/ Umstellung auf eine nichtinvasive Atemunterstützung erfolgen. Häufig bessert sich die Lungenfunktion im Verlauf der Erkrankung, eine Senkung des MAP (insbesondere bei Fallendem F_iO_2) sollte mindestens alle 12–24 h versucht werden.

Auch hier ist wiederum das Ziel, einen MAP zu finden, bei dem die Lunge weitgehend belüftet ist und noch kein relevanter Alveolarkollaps auftritt (Methodik beschrieben unter Kap. 8.5.2). Gerade bei sich bessernder Lungenfunktion dient die wiederholte MAP/CDP Adaptation dazu, eine fortschreitende Hyperinflation zu vermeiden, die zu einer Lungenschädigung führen würde.

Mit zunehmender Eigenatmung oder Besserung der Atemmechanik kann typischerweise auch die Beatmungsamplitude reduziert werden. Durch das Vermeiden einer Überbeatmung kann zum einen eine Hypokapnie vermieden werden, zum anderen kann durch eine milde permissive Hyperkapnie die Atemanstrengung gefördert und eine Zwerchfellatrophie verhindert werden. Zudem sinkt die Gefahr eines beatmungsassoziierten Lungenschadens.

In manchen Kliniken wird zur Entwöhnung von HFOV auf konventionelle Beatmung umgestellt. In Studien konnte gezeigt werden, dass auch eine Extubation direkt aus HFOV sicher durchführbar ist [291]. Die optimalen Einstellungen, unter denen eine Extubation sicher möglich ist, sind Gegenstand laufender Forschung. Aus klinischer Erfahrung wissen wir, dass Extubationen bei Neugeborenen mit RDS in der Regel erfolgreich sind, sobald der MAP/CDP 8 mbar erreicht und der F_iO_2 unter 0,30 liegt. Extubationsparameter von Früh- und Neugeborenen mit heterogenen Lungenerkrankungen sind noch nicht ausreichend wissenschaftlich untersucht. Unsere Erfahrung ist, dass Kinder mit heterogener Lungenmechanik auch von intensiveren HFOV-Einstellungen sicher extubiert werden können.

Komplikationen

HFOV wurde mit mehreren schwerwiegenden Komplikationen in Verbindung gebracht. In ersten Studien in den 1980er Jahren wurde ein erhöhtes Risiko für intraventrikuläre Blutungen (intraventrikuläre Hämorrhagie, IVH) beobachtet. Diese Assoziation könnte an der effektiven CO_2-Elimination unter HFOV und damit einem erhöhten Risiko relevanter Hypokapnien mit zerebraler Minderperfusion liegen. In den 1980er Jahren war nicht nur die HFOV noch Neuland, auch war ein kontinuierliches CO_2-Monitoring nicht vorhanden oder unzuverlässig. Pathophysiologisch wäre aber die erhöhte Rate an IVH auch durch einen behinderten venösen Rückfluss erklärbar. Gerade unter HFOV liegt der MAP kontinuierlich an und ist typischerweise höher als unter konventioneller Beatmung. Der höhere mittlere Atemwegsdruck führt zu einer Steigerung des intrathorakalen Drucks, einem behindertem venösen Rückstrom und damit einer möglicherweise instabilen zerebralen Perfusion [241], [260]. In neueren Studien, die auch Frühgeborene an der Grenze der Lebensfähigkeit einschlossen, wurde keine höhere Rate an IVH im Vergleich zu CMV mehr beobachtet [219].

Eine weitere Komplikation, die in Meta-Analysen häufiger unter HFOV auftritt, ist das vermehrte Auftreten von Pneumothorax und pulmonalem interstitiellem Emphysem, zusammengefasst als Erkrankungen mit extra-alveolärer Luft [219], [287]. Dies kann Folge eines (zu) hohen MAP/CDP unter HFOV und der damit einhergehenden Überblähung sein. Nicht nur in der Initialphase, sondern auch gerade bei sich bessernder Atemmechanik kann es zu einer Überblähung kommen, wenn der MAP nicht senkend nachgeführt wird. Auch bei Erkrankungen mit regionalem Airtrapping (z. B. bei Mekoniumaspiration-Syndrom) ist das Risiko für das Auftreten von Rupturen der Alveolarstruktur und damit extra-alveolärer Luft erhöht.

Die Anwendung eines zu hohen MAP/CDP unter HFOV kann außerdem zu einer hämodynamischen Instabilität führen. Ein hoher MAP/CDP führt zu einem erhöhten intrathorakalen Druck, dies gilt insbesondere in Situationen mit relativ guter oder sich bessernder Compliance. Der erhöhte intrathorakale Druck behindert den venösen Rückstrom. Folge kann eine fehlende Vorlast/Ventrikelfüllung sein. Ab welcher Höhe der mittlere Atemwegsdruck die intrathorakalen zentralvenösen Gefäße komprimiert, hängt von der Compliance der Lunge, dem Zentralvenen-Druck (ZVD) und dem intravasalen Volumenstatus ab [289].

Höhere mittlere Atemwegsdrücke können insbesondere bei steifen Lungen angewendet werden, da sich der MAP dann in geringerem Ausmaß auf den ZVD auswirkt. Sind die Lungen jedoch „dehnbar“, d. h. sie haben eine weitgehend normale Compliance, führt ein zu hoch gewählter MAP zu einer Erhöhung des zentralvenösen Drucks [289].

Während des unter Kap. 8.5.2 geschilderten Rekrutierungsmanövers werden hohe MAP/CDP-Werte gewählt. Kohortenstudien bei Frühgeborenen zeigten, dass eine individualisierte Lungenrekrutierung die Hämodynamik nicht signifikant beeinträchtigt. Erst ab Überschreiten des Öffnungsdrucks (Kap. 8.5.2) wurden Auswirkungen auf das Herzzeitvolumen und den venösen Rückfluss beobachtet [222]. Eine Überdehnung reduziert jedoch den rechtsventrikulären Auswurf [298]. Ein Blutdruckabfall oder eine Herzfrequenzsteigerung nach Erhöhung des MAP/CDP sollte als schwerwiegendes Anzeichen einer Lungenüberdehnung angesehen werden.

Praxistipp

Während des Rekrutierungsmanövers soll neben der Sauerstoffsättigung und tcPO auch Herzfrequenz und ggf. Blutdruck beobachtet werden. Ein Herzfrequenzanstieg ist ein mögliches Anzeichen einer Überblähung. Während der Rekrutierung von atelektatischen Lungenbereichen kommt es häufig zu einem Herzfrequenzabfall (sinkender pulmonal-vaskulärer Widerstand und damit bessere linksatriale Füllung).

> **Cave**
>
> Ein zu hoch gewählter mittlerer Atemwegsdruck erhöht das Risiko für
> - intrazerebrale Blutungen,
> - Pneumothorax,
> - pulmonales interstitielles Emphysem sowie
> - Beeinträchtigung der Hämodynamik.

9.3 Nicht-invasive Beatmung

9.3.1 Definition, Nomenklatur und Bedeutung

Roland Hentschel

Die übliche maschinelle Beatmung, bei der mithilfe eines Beatmungsgeräts eine Übertragung des Beatmungsdrucks über einen endotrachealen Tubus auf die kranke Lunge erfolgt, wird als „invasive Beatmung" bezeichnet. Der Begriff „nicht-invasive" Beatmung (non-invasive Ventilation) ist jedoch nicht eindeutig definiert. Üblicherweise werden darunter diejenigen Verfahren zur Unterstützung der Eigenatmung des Patienten verstanden, die ohne eine endotracheale Intubation oder ein Tracheostoma auskommen. Insbesondere im angloamerikanischen Schrifttum gilt aber auch CPAP beim nicht intubierten Patienten als Form der nicht-invasiven Ventilation. Im engeren Sinne kann aber der Begriff „nicht-invasive Beatmung" auch ausschließlich für Verfahren verwendet werden, bei denen vom Beatmungsgerät oberhalb eines Distending Pressure (CPAP) intermittierend eine Druckspitze aufgebaut wird. Streng genommen ist dabei eine weitere Differenzierung in BIPAP (biphasic positive Airway Pressure) und NIPPV (nasal intermittent positive Pressure Ventilation) vorzunehmen, je nachdem, welche Frequenz, Dauer der Inspiration und Höhe des Spitzendrucks gewählt wird. Im folgenden Text soll die Begriffsdefinition verwendet werden, bei der CPAP eindeutig von allen Formen der nicht-invasiven Beatmung abgegrenzt wird. Der hier gewählte Begriff „nicht-invasive Beatmung" umfasst dann die ansonsten ebenfalls üblichen Begriffe „NIMV" (nasal intermittent mandatory Ventilation), „NIPPV" und „BIPAP", die analog zu den entsprechenden Verfahren der invasiven Beatmung häufig gewählt werden. Diese und andere Begriffe werden in diesem Beitrag statt „nicht-invasive Beatmung" und „CPAP" nur dann verwendet, wenn eine spezielle Beatmungsform im Einzelfall in einer Studie dezidiert als solche untersucht wurde.

Die Bezeichnungen „IMV" und „IPPV" entsprechen aber streng genommen ohnehin der alten Nomenklatur und sollten heute durch den einheitlichen Begriff „PC-CMV" (Pressure Control – continuous mandatory Ventilation) ersetzt werden (▸ Tab. 9.2). Zur nicht-invasiven Beatmung gehört nach dieser Definition auch die nicht-invasive HFOV (NHFOV [nasale Hochfrequenzoszillation] oder SPN-HFOV [spontane Hochfrequenzoszillation]). Verwirrend ist darüber hinaus, dass nach alter Bezeichnung in der Literatur gelegentlich das Präfix „n" (oder auch „N") für „nasal" steht, jedoch zugleich als „ni" oder „NI" „nicht-invasiv" bedeutet. Schließlich wird vielfach auch nicht eindeutig zwischen den verschiedenen Formen des Interface (s. u.) unterschieden: Verschiedene Formen der nicht-invasiven Atemunterstützung werden als „nasal" bezeichnet, unabhängig davon, ob sie über eine Maske, über Prongs oder über eine HFNC (High-Flow-Nasenkanüle) angewendet werden.

Geht man von der weit gefassten Definition nicht-invasiver Beatmung aus, so hat diese in den vergangenen Jahren sowohl in der Neonatologie als auch in der Pädiatrie einen enormen Aufschwung erfahren. In einer englischen Studie haben die Beatmungstage von Frühgeborenen der 24. und 25. Schwangerschaftswoche zwischen einer Periode von 1996–2000 und einer von 2006–2010 um ca. 70 % zugenommen, vermutlich wegen einer höheren Rate an Frühgeborenen, die die initiale Kreißsaalversorgung überlebten. Die Anwendung von CPAP hat sich in dieser Gestationsaltersgruppe im Vergleich der beiden Zeiträume aber sogar fast verdreifacht.

Die zunehmende Verbreitung nicht-invasiver Beatmungsverfahren ist einerseits durch die Erkenntnis bedingt, dass dadurch verschiedene Nebenwirkungen der maschinellen Beatmung mit endotrachealer Intubation vermieden werden können, zum anderen hat aber auch die Entwicklung neuer Formen der Atemunterstützung die Möglichkeiten einer Vermeidung der Intubation erweitert. Dazu gehört ganz wesentlich auch die zunehmende Expertise in der Anwendung weniger invasiver Formen der Surfactant-Gabe unmittelbar nach Geburt (LISA [Less Invasive Surfactant Application]; s. Kap. 9.1.4), die angesichts eindeutig belegbarer Vorteile eine schnelle Verbreitung gefunden haben. Werden Frühgeborene nicht mehr unmittelbar nach Geburt intubiert, so ist das Bestreben, sie auch in den folgenden Tagen nicht intubieren zu müssen, eine logische Konsequenz, da die normale physiologische Entwicklung eine Verbesserung der respiratorischen Insuffizienz mit jedem weiteren Tag erwarten lässt.

9.3.2 Technische Prinzipien

Roland Hentschel

Interface

Mit dem Begriff „Interface“ wird die Form der Übertragung des Beatmungsdrucks auf den Patienten, also seine Anbindung an das Beatmungsschlauchsystem, bezeichnet. Es wird zwischen der Anwendung einer Maske, eines Tubus (z. B. Rachentubus), einer Larynxmaske (LMA) oder kurzer binasaler Sonden (Prongs) bzw. einer speziellen Nasenkanüle (HFNC) unterschieden. Masken und Prongs werden in unterschiedlichen Größen, je nach Gewicht des Frühgeborenen, angeboten, sie sind aber auch von Hersteller zu Hersteller unterschiedlich bezüglich der Form des Interface, des Materials und insbesondere bezüglich der Befestigung am Kopf. Da die praktische Anwendung gerade bei den nicht-invasiven Beatmungsformen ein entscheidender Faktor für den Erfolg ist, sollte zusammen mit den Pflegekräften getestet werden, welches Interface in der eigenen Klinik im Praxistest am deutlichsten überzeugt. Da die Interfaces über Adapter auch mit Beatmungsgeräten fremder Hersteller verbunden werden können, ist es möglich, sich unabhängig vom Gerätebestand für die optimale Lösung zu entscheiden.

M!

Merke

Es muss betont werden, dass bei der Interpretation von Studienergebnissen unbedingt zwischen den unterschiedlichen Formen des Interface unterschieden werden muss, da häufig nur von „nCPAP“ (nasaler CPAP) die Rede ist. Inwieweit unterschiedliche Interfaces für den Erfolg oder Misserfolg einer nicht-invasiven Beatmung verantwortlich sind, ist jedoch bisher kaum untersucht.

Gerätetypen

Nicht-invasive Beatmung muss nach Gerätetypen unterschieden werden, je nachdem, ob ein konventionelles Beatmungsgerät, ein spezielles CPAP-Gerät oder ein spezieller Generator für die Anwendung des HFNC-Verfahrens eingesetzt wird. Ein spezielles CPAP-Gerät ist beispielsweise das Infant-Flow-SIPAP-System, über das sowohl reiner CPAP als auch ein Bi-Level-CPAP, also eine nicht-invasive Beatmung, mit oder ohne Triggerung erzeugt werden kann. Eine Spezialform zur Anwendung von nicht-invasiver Beatmung ist das Bubble-CPAP-Gerät zur NHFOV. Dieses hat wegen seiner einfachen und preiswerten Konstruktion inzwischen eine große Bedeutung erlangt, insbesondere in Ländern mit beschränkten Ressourcen im medizinischen Bereich. Seine Eignung als einfaches, nicht-invasives Beatmungsgerät ist in vielen Studien belegt worden.

Triggersensor

Ein weiteres Spezifizierungsmerkmal ist die Möglichkeit, einen Triggersensor zu verwenden, meist in Form einer Graseby-Kapsel, um eine Synchronisierung mit der Spontanatmung des Frühgeborenen zu erreichen.

Druckübertragung

Prinzipiell lassen sich nach dem verwendeten Muster der Druckübertragung 3 Verfahren unterscheiden:

- nicht-invasive, mandatorische Übertragung eines PEEP-Spitzendruckgradienten (nicht-invasive Beatmung, entspricht NIMV oder BIPAP)
- kontinuierlicher CPAP, der durch ein PEEP-Ventil am Ausatemschlauch generiert wird
- kontinuierlicher CPAP, der durch einen hohen Gasfluss (Flow) aufrechterhalten wird (HFNC)

Historisch gesehen war die erste Methode, Früh- und Neugeborene zu „beatmen", die Anwendung eines kontinuierlichen Atemwegsdruckes über den gesamten Atemzyklus in Form einer Kopfbox und eines Bubble-CPAP, also einer nicht-invasiven Technik. Die Anwendung eines CPAP als nicht-invasive Atemunterstützung über Maske, Prongs oder einen Rachentubus ist heute in Deutschland die am weitesten verbreitete Methode. In anderen Ländern ist die HFNC-Methode stärker verbreitet. Alle genannten Formen der Druckübertragung lassen sich prinzipiell mit allen Interface-Systemen auf den Patienten übertragen.

Es gab schon früh Versuche, das Prinzip der invasiven Beatmung mit 2 unterschiedlichen Druckniveaus auch nicht-invasiv anzuwenden. Dies wurde aber wegen Bedenken bezüglich etwaiger Nebenwirkungen in Form gastrointestinaler Perforationen für lange Zeit wieder verlassen.

In letzter Zeit gewinnt schließlich die Methode der NHFOV als Sonderform der nicht-invasiven Beatmung ein zunehmendes Interesse.

Atemgaskonditionierung

Für das vulnerable Epithel der Atemwege des Frühgeborenen ist die Atemgaskonditionierung essenziell. Deshalb kann, wie bei jeder Form der künstlichen Beatmung, auch bei der nicht-invasiven Beatmung nur Atemgas verwendet werden, das auf ca. 37 °C angewärmt und maximal befeuchtet ist, wenn der Nasen-Rachen-Raum umgangen wird. Maximale Befeuchtung bedeutet im Idealfall eine relative Feuchte von 100 % bei aktueller Gastemperatur. Bei der Anwendung von Masken oder Prongs sind diese Vorgaben nicht so streng zu sehen, da eine gewisse Funktion des Nasen-Rachen-Raumes zur Erwärmung und Befeuchtung des Atemgases weiterhin besteht. Diese ist jedoch wegen der hohen Flussgeschwindigkeiten des Atemgases nur teilweise wirksam, sodass dieses bereits vorher „konditioniert" werden muss. In der Praxis ist das ein Problem, da viele Beatmungsschlauchsysteme nicht beheizbar sind und deshalb patientennah häufig Kondenswasser ausfällt. Dann muss die Befeuchtung heruntergeregelt werden. Gerade beim Prinzip der HFNC mit einem sehr engen Lumen des Interface kann es zur partiellen Obstruktion durch Kondenswassertröpfchen kommen, sodass die Druckübertragung eingeschränkt ist. Ein weiteres Problem ist die Einbringung von hypotonen Kondenswassertröpfchen in die Atemwege, die zum Auftreten eines Laryngo- oder Bronchospasmus oder zu einer Veränderung der Schleimhaut mit Austrocknung und Zellschwellung führen kann. Besonders unter den hohen Flussgeschwindigkeiten der HFNC können kleinste Tröpfchen sehr weit in die tiefen Atemwege transportiert werden.

9.3.3 Wirkmechanismus

Roland Hentschel

Unabhängig vom angewendeten Beatmungsmodus sind verschiedene physikalische bzw. physiologische Effekte allen nicht-invasiven Beatmungsformen gemeinsam, wenn diese über ein pädiatrisches Beatmungsgerät oder einen HFNC-Generator angewendet werden:

- Zufuhr erhöhter Sauerstoffkonzentrationen zum Ausgleich von intrapulmonalen Shunts
- Auswascheffekt im oberen anatomischen Totraum (sog. Spüleffekt)
- erleichterte Einatmung durch den in die Trachea gerichteten Atemgasstrom
- Anwendung eines erhöhten Atemwegsdrucks mit verschiedenen Folgeeffekten:
  - Aufrechterhaltung einer funktionellen Residualkapazität unter den Bedingungen der noch unreifen Frühgeborenenlunge (anatomische Unreife, Surfactant-Mangel)
  - Eröffnung von Atelektasen durch PEEP (Verkleinerung des alveolären Totraums, Pneumonieprophylaxe)
  - Verhinderung bzw. Behandlung von Apnoen oder periodischem Atmen bei Frühgeborenen

  - Stabilisierung des noch sehr weichen Thorax:
    - Erweiterung der Atemwege
    - Synchronisierung der thorakalen und abdominalen Atemexkursion

Moderne Beatmungsgeräte können dabei heute sowohl einen kontinuierlichen als auch einen variablen Flow liefern; Letzteres, um in jeder Atemphase einen annähernd konstanten Druck zu gewährleisten.

Bei der nicht-invasiven Beatmung ergänzt die zyklische Distension der Alveolen die o. g. Effekte. Dadurch kann der Gasaustausch während der mandatorischen Beatmungszyklen theoretisch verbessert und die Surfactant-Freisetzung gefördert werden.

9.3.4 Vergleich mit invasiver Beatmung

Roland Hentschel

Vorteile

Die wesentlichen Vorteile, die mit der Anwendung nicht-invasiver Beatmungsformen verknüpft sind, liegen auf der Hand. Durch den Verzicht auf die bei Frühgeborenen besonders schwierige Intubation entfallen die dafür notwendige Analgosedierung und alle mit diesem Eingriff verknüpften Nebenwirkungen:

- Auslösung eines Vagusreflexes
- Blutdruckschwankungen, die zu Hirnblutungen führen können
- Verletzungen, wie Stimmbandschäden
- subglottische Stenosen

Dadurch, dass die natürliche Barriere des Kehlkopfs nicht durchbrochen wird, kommt es seltener zu Pneumonien, es entstehen weniger Lungenschäden und es wird weniger Analgosedierung im weiteren Behandlungsverlauf benötigt.

In mehreren Studien wurden verschiedene nicht-invasive und invasive Beatmungsverfahren unter dem Aspekt der Verhinderung einer BPD miteinander verglichen; in einer Metaanalyse ergab sich hierfür ein Vorteil zu Gunsten des nCPAP im Hinblick auf den kombinierten Endpunkt Tod oder BPD.

CPAP ist in einem weiteren Punkt der invasiven Beatmung überlegen: Der Effekt der Totraumverkleinerung durch den Spüleffekt tritt nur bei CPAP auf; die Spontanatemzüge werden dadurch effektiver als unter Beatmung, da während der maschinellen Beatmung über den Endotrachealtubus das Totraumvolumen sogar zunimmt. Der Spüleffekt erfordert bei Frühgeborenen jedoch eine optimale Atemgaskonditionierung.

Nachteile

Daneben gilt es jedoch, auch die Nachteile im Auge zu behalten: Die Atemwege sind bei nicht-invasiven Beatmungsmethoden nicht eindeutig gesichert, sodass es eher zu Aspirationen kommen kann, insbesondere auch deshalb, weil bei nicht-invasiver Beatmung häufig eine Akkumulation von Atemgasen mit einer Distension des Gastrointestinaltrakts auftritt. Durch diesen Effekt kann außerdem die Nahrungsverträglichkeit und die Spontanatmung eingeschränkt sein.

In einer einzigen älteren Beobachtungsstudie war darüber hinaus die Rate an gastrointestinalen Perforationen, die nicht mit einer nekrotisierenden Enterokolitis oder Darmobstruktion assoziiert waren, höher unter einer Beatmung über eine Maske oder Prongs im Vergleich zur Beatmung über einen endotrachealen Tubus. Durch den kontinuierlichen (CPAP) oder zyklisch beschleunigten Atemgasstrom (nicht-invasive Beatmung) kann es leicht zur Verlagerung von pharyngealen Sekreten in die Trachea kommen. Auch die mukoziliäre Clearance-Funktion der oberen Trachea kann möglicherweise durch den in die tiefen Atemwege gerichteten Flow eingeschränkt sein. Da Trachealsekrete nicht direkt abgesaugt werden können, ist auch eine Pneumonie schwerer zu erkennen und zu behandeln. Gegen Obstruktionen der oberen Atemwege und obstruktive Apnoen helfen nicht-invasive Verfahren, je nach Interface, nicht sicher, wie überhaupt Apnoen jeglicher Genese nur durch kontrollierte invasive Beatmung sicher zu behandeln sind, keinesfalls genügt immer eine CPAP-Therapie (► Abb. 9.16).

Im Hinblick auf den Beatmungsdruckverlauf sind weder CPAP noch nicht-invasive Beatmung sicher einzuschätzen. Atmet das Frühgeborene unter

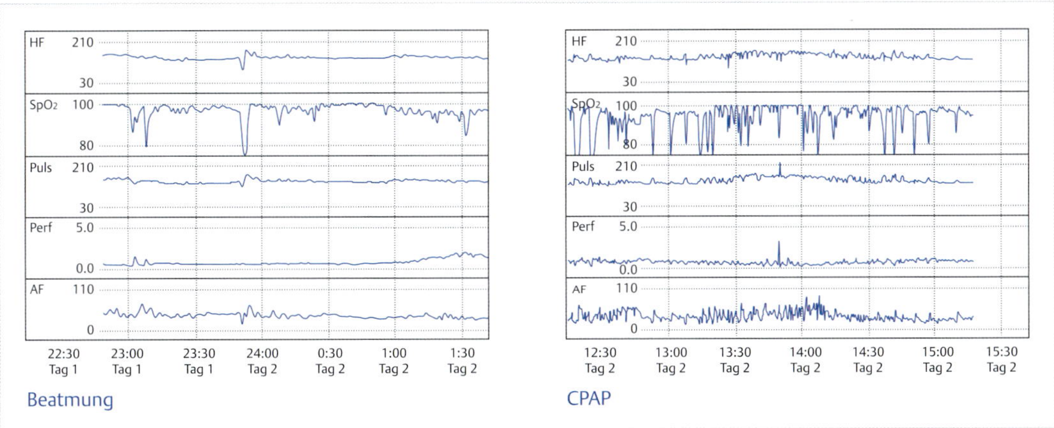

Abb. 9.16 Änderung der Vitalfunktionen eines Frühgeborenen bei einem Wechsel von maschineller Beatmung (links) auf CPAP (rechts). Zunahme von Sättigungsabfällen und größere Variabilität der Atemfrequenz (AF).

nicht-invasiver Beatmung synchron mit dem Beatmungshub ein, so erhält es ein höheres Tidalvolumen, atmet es gegen den maschinellen Beatmungshub aus, kann es zu starken Druckerhöhungen bis zur Obergrenze des am Beatmungsgerät eingestellten Spitzendrucks kommen. Da in der COIN-Studie die Pneumothoraxrate unter CPAP sogar erhöht war, muss diesbezüglich bei der Anwendung von nicht-invasiver Beatmung erst recht erhöhte Vorsicht gelten. Alarmobergrenzen für den Spitzendruck sollten deshalb sehr eng gewählt werden. Verstärkt wird diese Gefahr einer ungewollten Spitzendruckerhöhung dadurch, dass die Triggermöglichkeiten bei nicht-invasiver Beatmung für Frühgeborene stark eingeschränkt sind. Auf der anderen Seite muss auch die Möglichkeit von ungewollt zu niedrigem Druck als potenzieller Nachteil für alle nicht-invasiven Verfahren gelten. Wird für einen effektiven Gasaustausch ein bestimmter MAP benötigt, wegen eines Lecks am Interface aber nicht erreicht, so ist die nicht-invasive Beatmung der invasiven Beatmung zumindest potenziell unterlegen.

Unter CPAP und nicht-invasiver Beatmung kann die Atemarbeit im Vergleich zur maschinellen Beatmung über einen Tubus erhöht sein. Dadurch kann unter Umständen der Kalorienverbrauch steigen. Dies gilt umso mehr, wenn zur Therapie von Apnoen Theophyllin oder Coffein angewendet werden muss, die eine deutliche Steigerung des Energiebedarfs bewirken. Eventuell kann dies auch die Gewichtsentwicklung Frühgeborener negativ beeinflussen.

Insbesondere in den ersten Lebenstagen gilt es auch zu berücksichtigen, dass eine instabile respiratorische Situation, die sowohl mit einer Erhöhung des pCO_2 als auch mit erhöhtem Stress einhergeht, bei sehr unreifen Frühgeborenen das Risiko einer Hirnblutung erhöhen kann. Ursache hierfür sind möglicherweise Schwankungen von Herzfrequenz und Sättigung, besonders unter CPAP (► Abb. 9.17).

9.3.5 Indikationen und klinische Anwendung

Roland Hentschel

Indikationen

Die Indikationen zur Anwendung nicht-invasiver Beatmungsverfahren bei Frühgeborenen lassen sich folgendermaßen unterteilen:

- primäre Behandlung einer respiratorischen Insuffizienz
- Therapie des Apnoe-Bradykardie-Syndroms
- Vermeiden einer Re-Intubation nach Extubation aus invasiver Beatmung

Darüber hinaus ist jedoch auch die Verhinderung einer BPD ein wichtiges mittelfristiges Therapieziel.

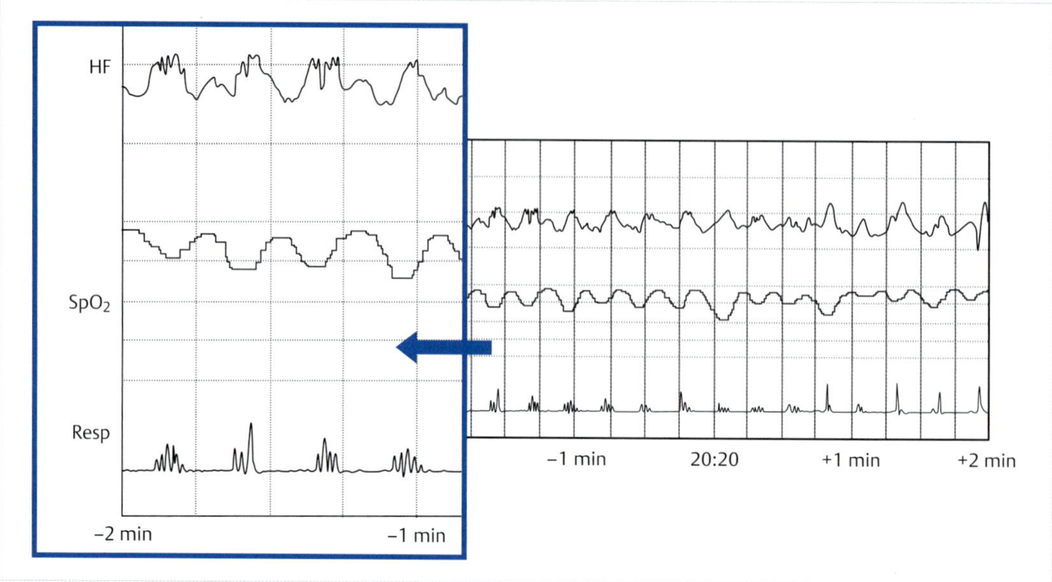

Abb. 9.17 Periodische Atmung eines Frühgeborenen unter CPAP. In der Vergrößerung (links) erkennt man deutlich, dass die Atempausen mit einem Abfall von Herzfrequenz und Sauerstoffsättigung einhergehen.

9

Continuous positive Airway Pressure (CPAP)

CPAP setzt eine stabile Eigenatmung des Frühgeborenen voraus. Ist dies nicht der Fall, so muss über ein Monitoring-System (z. B. Thoraximpedanzkurve des Herz-Atem-Monitors) im Falle einer Apnoe ein Alarm ausgelöst werden. Alternativ kann auch über das CPAP-Gerät das Fehlen der Spontanatmung signalisiert werden, z. B. über die Graseby-Kapsel. Prinzipiell kann die Erkennung der Apnoe auch mit einer im Bedarfsfall einsetzenden mandatorischen Beatmung kombiniert werden (sog. Apnoeventilation).

Einsatz als primäre Beatmungsform

CPAP oder eine alternative nicht-invasive Unterstützungsform sollte so früh wie möglich bei Früh- und Neugeborenen mit zu erwartendem respiratorischem Versagen eingesetzt werden. In 2 Metaanalysen fand sich bei einem frühzeitigen Einsatz von CPAP bei spontan atmenden Frühgeborenen eine signifikante Reduktion der BPD-Häufigkeit und der Mortalität. Ein Erfolg der CPAP-Behandlung ist möglicherweise jedoch abhängig vom Gestationsalter: Frühgeborene vor der 29. SSW, die primär mit CPAP behandelt wurden, mussten in der Hälfte der Fälle doch noch sekundär intubiert werden.

M!

Merke

CPAP oder nicht-invasive Beatmung sollte bei jeder Erstversorgung eines Frühgeborenen bereits bei den ersten Anzeichen für ein Atemnotsyndrom unmittelbar nach Geburt angewendet werden. Die Entfernung der Atemhilfe ist später bei Stabilisierung schnell geschehen. Wird jedoch zu spät mit der Atemunterstützung begonnen, verschärft sich oftmals das Atemnotsyndrom und es ist sogar eine Intubation erforderlich.

In einer neuesten Metaanalyse war CPAP bei Frühgeborenen < 32 SSW allerdings dem Einsatz von NIPPV als primärer Behandlungsmethode hinsichtlich der Vermeidung von respiratorischem Versagen (mit unterschiedlichen Definitionen) innerhalb der ersten Lebenswoche unterlegen. Allerdings handelte es sich um gemischte Kohorten mit und ohne Surfactantgabe, bzw. was deren spezielle Anwendungsform betraf; aber auch das Gestationsalter, die verwendeten Geräte und die Details der Atemunterstützung (Synchronisierung, CPAP-Level usw.) variierten erheblich [378]. Es ist zu vermuten, dass bestimmte Subgruppen von Patienten auch mit nasalem CPAP gut zu therapieren sind, abhängig von verschiedenen Details der speziellen Atemunterstützung.

Einsatz zur Behandlung von Apnoen

Bei der Behandlung von Apnoen ist zunächst die Differenzierung in zentrale, obstruktive und gemischte Apnoen wichtig. Bereits seit Langem ist bekannt, dass der Verlust der funktionellen Residualkapazität und die damit verbundene Eröffnung intrapulmonaler Shunts durch CPAP behandelt werden können, ebenso wie die dadurch ausgelösten zentralen Apnoen. Später wurde eher der distendierende Effekt des CPAP auf die oberen Atemwege als Wirkmechanismus zur Behandlung von obstruktiven oder gemischten Apnoen postuliert. Der Überdruck soll die Atemwege insgesamt weiten und auch den Kollaps der weichen anatomischen Strukturen während einer forcierten Inspiration verhindern. In letzter Zeit werden auch laryngeale Chemorezeptoren für die Auslösung von Apnoen verantwortlich gemacht. In dieser Situation ist nach tierexperimentellen Untersuchungen CPAP dem Coffein überlegen.

Einsatz zur Behandlung nach Extubation

Etwa ⅔ der Frühgeborenen mit einem Gestationsalter von weniger als 29 SSW können erfolgreich über CPAP extubiert werden. Re-Intubationen sind nötig, wenn das Atemminutenvolumen nicht ausreicht oder wenn gehäuft Apnoen auftreten.

Technische Bedingungen

Das CPAP-Niveau sollte mindestens 4 mbar (0,4kPa) betragen, da dies dem zumeist genannten physiologischen Wert entspricht, um den der Druck in der Trachea unter Spontanatmung schwankt. Dafür muss ein Flow gewählt werden, der ausreichend hoch ist, um in jeder Phase des Atemzyklus und auch beim Auftreten eines Lecks den eingestellten Druck zu halten. Moderne Beatmungsgeräte können deshalb von einem festen Flow auf einen variablen umgeschaltet werden, was offensichtlich für den Erfolg der CPAP-Behandlung bedeutsam ist.

M!

Merke

Als Start nach Geburt empfiehlt sich bei Frühgeborenen ein CPAP-Niveau von 8 mbar (0,8 kPa), das ggf. je nach Befund auf dem Röntgenbild sogar auf 10 mbar (1,0 kPa) gesteigert werden kann. Negative Auswirkungen sind auch bei diesem Druck nicht zu erwarten, allerdings sollte versucht werden, den CPAP-Druck je nach klinischem Fortschritt frühzeitig, aber in kleinen Schritten zu reduzieren.

Nicht-invasive Beatmung

Alternativen zum CPAP bei Frühgeborenen stellen verschiedene Formen nicht-invasiver Beatmung dar. Die nicht-invasive Beatmung wurde in den meisten klinischen Studien mit CPAP als alternativer Therapie verglichen; Vergleiche mit Kontrollgruppen, bei denen auf jegliche Form der Atemunterstützung verzichtet wurde, gibt es zu allen nachfolgend genannten Indikationen praktisch nicht.

Während CPAP nur einen einzelnen, fest einzustellenden kontinuierlichen Atemwegsüberdruck zu jedem Zeitpunkt des Atemzyklus generiert, wird bei der nicht-invasiven Beatmung über den erzeugten Druckgradienten (Spitzendruck oberhalb des PEEP) eine zyklische Überdruckventilation auf der Ebene der Alveolen bewirkt. Davon abzugrenzen ist als eine besondere Form des CPAP der Bi-Level-CPAP, bei dem abwechselnd 2 unterschiedliche CPAP-Drücke wirksam werden. Diese Methode ist zurzeit in der Neonatologie jedoch nicht weit verbreitet.

Zur theoretischen Überlegenheit der Wirksamkeit von nicht-invasiver Beatmung gegenüber CPAP sind im Wesentlichen 3 Mechanismen denkbar:

- Der spontane Atemzug des Patienten kann so verstärkt werden, dass das Tidalvolumen ansteigt (Augmentierung) und der Gasaustausch verbessert wird.
- In apnoischen Phasen kann, wie bei der invasiven Beatmung, trotz fehlender Spontanatmung eine effektive Ventilation auf alveolärer Ebene generiert werden.
- Die zyklische Druckschwankung kann die Atmung stimulieren und damit die Apnoedauer und/oder -häufigkeit verringern.

Allerdings kann die Apnoehäufigkeit auch schon allein durch die kontinuierliche Anwendung eines CPAP-Druckes reduziert werden. Durch ihn wird die funktionelle Residualkapazität aufrechterhalten, und es verringert sich die Anzahl von Entsättigungen (Einsatz zur Behandlung von Apnoen; s. u.).

Der Unterschied zwischen CPAP und nicht-invasiver Beatmung ist die Generierung von Beatmungsdruck. Dieser führt entweder zu einem Anstieg des Tidalvolumens (Augmentierung) bei gleicher Atemarbeit oder zu einer verringerten Atemarbeit bei gleichem Tidalvolumen. Somit wird zumindest theoretisch der Kalorien- und Sauerstoffverbrauch, der auf die Atemarbeit entfällt, reduziert.

9

Einsatz als primäre Beatmungsform

Zum Vergleich von CPAP und nicht-invasiver Beatmung als primärer Therapie eines Atemnotsyndroms gab es bisher nur wenige Studien, die aber hinsichtlich der kurzfristigen Ergebnisse eindeutige Vorteile der nicht-invasiven Beatmung zu belegen scheinen, nämlich eine verbesserte Kohlendioxidauswaschung, eine verminderte Apnoehäufigkeit und kürzere Beatmungszeiten im Vergleich zu CPAP. Hinsichtlich der Häufigkeit einer notwendigen Intubation und der BPD-Rate gab es hingegen widersprüchliche Ergebnisse.

Einsatz zur Behandlung von Apnoen

In verschiedenen Studien fanden sich Belege für eine deutlichere Verringerung der Apnoehäufigkeit unter nicht-invasiver Beatmung im Vergleich zu CPAP, selbst wenn diese Beatmungsformen als primäre Behandlung nach Geburt oder nach Extubation angewendet wurden, also nicht der speziellen Behandlung von manifesten Apnoen dienen sollten.

Frühgeborene, die im Mittel mit 27–28 Schwangerschaftswochen geboren worden waren und wegen Apnoen bereits eine Atemstimulation mit Theophyllin erhalten hatten, verbesserten sich hinsichtlich ihrer Apnoefrequenz und ihrer Bradykardien sowohl mit CPAP als auch mit NIPPV. Der Effekt war aber für NIPPV signifikant besser. Allerdings könnten auch die speziellen Bedingungen des CPAP von Bedeutung sein: Wird durch einen variablen Flow der Atemwegsdruck besser konstant gehalten, so war CPAP der nicht-invasiven Beatmung bei der Behandlung von Apnoen sogar überlegen.

Einsatz zur Behandlung nach Extubation

Metaanalysen klinischer Studien mit geringen Patientenzahlen legen nahe, dass die nicht-invasive Beatmung bei extubierten sehr kleinen Frühgeborenen dem CPAP hinsichtlich der Prävention von Re-Intubationen überlegen ist. In einer Metaanalyse von 3 Studien, in denen die nicht-invasive Beatmung sowohl mit kurzen als auch mit langen Prongs mit CPAP verglichen wurde, fand sich ein deutlicher Vorteil für die nicht-invasive Beatmung: Seltener kam es unter dieser Beatmungsform zu Atemversagen in Form von Apnoen, respiratorischer Azidose oder einem Anstieg der FiO_2. Auch die Notwendigkeit einer Re-Intubation war deutlich geringer, insbesondere vor dem Hintergrund, dass die nicht-invasive Beatmung als Rescue-Therapie angewendet wurde, wenn CPAP versagt hatte. Eine neuere Metaanalyse errechnete eine „Number needed to treat“ (NNT) von 12 für NIPPV in verschiedenen Studien und eine NNT von 3 für synchronisierte NIPPV mit einem Beatmungsgerät, im Unterschied zu einem Flow-betriebenen Gerät, als effektiv zur Verhinderung einer notwendigen Reintubation, jeweils im Vergleich zu nasalem CPAP [406].

Einsatz zur Vermeidung der bronchopulmonalen Dysplasie

In einer aktuellen Metaanalyse, in der verschiedene nicht-invasive Formen der Atemunterstützung miteinander verglichen wurden (z. B. auch HFNC und CPAP), war NIPPV, neben anderen Vorteilen, mit einem signifikant niedrigeren Risiko für das kombinierte Outcome BPD und Tod verknüpft [400]. Allerdings war die Kohorte mit einem Mittelwert von 31 SSW relativ reif, und es wurde nicht zwischen verschiedenen Formen des CPAP unterschieden. In allen anderen Studien und Metaanalysen fand sich hinsichtlich der BPD-Rate kein signifikanter Vorteil für NIPPV.

Technische Bedingungen

Für die Anwendung von nicht-invasiver Beatmung werden zumeist konventionelle Beatmungsgeräte verwendet, deren invasive Beatmungsformen (IMV bzw. IPPV oder HFOV) über ein entsprechendes Interface auf den nicht intubierten Patienten übertragen werden. Für die Einstellung von Frequenz, PIP und basalem CPAP-Niveau gibt es keine wissenschaftliche Evidenz, da kein Tidalvolumen und damit auch kein Atemminutenvolumen gemessen werden kann. In einer Befragung von Kliniken zu den verwendeten Grundeinstellungen bei nicht-invasiver Beatmung wurden Spitzendruckwerte zwischen 10 und 16 mbar (1,0–1,6 kPa), selten über 20 mbar (2,0 kPa) genannt. Das CPAP-Niveau lag meist zwischen 4 und 6 mbar (0,4–0,6 kPa), und es wurden Beatmungsfrequenzen von 10–40/min gewählt. Empirisch scheint es sinnvoll, die Beatmungsfrequenz der spontanen Atemfrequenz des Patienten anzupassen oder sie gezielt etwas höher zu wählen. Zumindest für die nicht-synchronisierte invasive Beatmung gibt es die Beobachtung, dass damit eine gewisse Synchronisierung zwischen Patient und Beatmungsgerät erreicht werden kann (Entrainment).

Beatmungsgeräte haben häufig ein Problem, den eingestellten Spitzendruck über das Interface nicht-invasiv zu übertragen. So kommt es sowohl intra- als auch interindividuell zu erheblichen Schwankungen des Spitzendrucks. Eine Druckübertragung ist nur während der Spontanatmung gewährleistet. Gerade in Apnoephasen findet erstaunlicherweise keine effektive Ventilation statt, vermutlich wegen des aktiven Glottisverschlusses. Deshalb ist die Frage nach dem Wirkmechanismus angesichts der nachgewiesenen Effektivität bei Apnoen zu stellen.

In einer Studie an Frühgeborenen in der Erholungsphase nach Atemnotsyndrom ergab sich kein signifikanter Unterschied für klinische Parameter, wie die F_iO_2, den transkutanen pCO_2 und die Anzahl von Hypoxämien, Apnoen und Bradykardien im Vergleich von nicht-synchronisierter, nicht-invasiver Beatmung mit CPAP. Dies liegt möglicherweise daran, dass eine Adaptation an die Spontanatmung in der Praxis oftmals nicht gelingt; der Patient atmet in seinem eigenen Rhythmus weiter. So kommt es beispielsweise zu einer prolongierten Ausatemphase, wenn der Beginn der Ausatmung des Patienten mit einem Beatmungshub des Beatmungsgeräts zusammenfällt. Dies kann zu Unregelmäßigkeiten des Atemrhythmus führen. Unter Umständen kann auch das augmentierte Tidalvolumen über intrapulmonale Dehnungsrezeptoren zu einer nachfolgenden Apnoe führen (inspiratorischer Hering-Breuer-Reflex).

Synchronisierung und Triggermöglichkeiten

Da der Beatmungsdruckverlauf unter nicht-invasiver Beatmung wegen der fehlenden „spontanen" Synchronisierung des Patienten mit seinem Beatmungsgerät, insbesondere bei Frühgeborenen, erhebliche Unsicherheiten birgt und insbesondere bereits unter CPAP erhöhte Pneumothoraxraten beobachtet wurden, gab es vielfältige Versuche, das in der konventionellen Beatmung bewährte Prinzip der Synchronisierung mit der Spontanatmung über Triggersignale auch in die nicht-invasive Beatmung einzuführen.

Im Vordergrund stand zunächst die technisch einfache Graseby-Kapsel, durch die eine Synchronisierung mit der Spontanatmung des Patienten in einem hohen Prozentsatz der Fälle möglich ist. Allerdings kommt es oftmals nicht zu einer Augmentierung des Tidalvolumens.

In letzter Zeit gewinnt die NAVA-Technik, die das Elektromyografiesignal des Zwerchfells als Trigger verwendet, zunehmend auch bei der nicht-invasiven Beatmung an Bedeutung. Im Rahmen von Studien wurden außerdem thorakoabdominelle „Dehnungsbänder" (Respiratory Inductance Plethysmography) für diesen Zweck benutzt.

Da die Interfaces beim Neugeborenen schwer abzudichten sind, können Druck- und Flow-Änderungen, die sich prinzipiell als Triggerimpuls eignen, nicht ohne Weiteres verwendet werden. Hinzu kommt, dass wegen der hohen Atemfrequenzen und der geringen Tidalvolumina eine Triggerung über den Atemgasstrom ohnehin schwer zu realisieren ist. Mit verfeinerten Techniken ist jedoch eine Synchronisierung mithilfe eines Pneumotachografen möglich, z. B. bei der Anwendung von Prongs.

Merke M!

Unter synchronisierter nicht-invasiver Beatmung nimmt, verglichen mit nicht-synchronisierter nicht-invasiver Beatmung und CPAP, die Apnoehäufigkeit ab, und die Sauerstoffsättigungswerte sind stabiler.

Die Effekte der Synchronisierung sind im Hinblick auf eine klinische Verbesserung jedoch nicht immer überzeugend. In einer Studie an stabilen Frühgeborenen, die im Mittel in der 28. SSW geboren worden waren, änderten sich sämtliche relevanten Ventilationsparameter nicht, wenn von CPAP auf nicht-invasive Beatmung umgeschaltet wurde. Auch die Erhöhung der Beatmungsfrequenz von 20 auf 40/min und die Triggerung über die Graseby-Kapsel bewirkten bei beiden Frequenzen keine signifikante Änderung von Atemfrequenz, Tidalvolumen, Atemminutenvolumen, Sauerstoffsättigung, transkutanem pCO_2 oder FiO_2. Dies relativiert die theoretischen, zusätzlichen Effekte von nicht-invasiver und insbesondere auch von synchronisierter nicht-invasiver Beatmung gegenüber CPAP.

9.3.6 Nicht-invasive Hochfrequenzoszillationsbeatmung

Daniel Klotz, Roland Hentschel, Ulrich H. Thome

Physikalische Prinzipien

Eine neue und vielversprechende Methode der nicht-invasiven Beatmung in der Neonatologie ist die NHFOV. Prinzipiell ist davon auszugehen, dass die Gesetze der konventionellen HFOV auch bei nicht-invasiver Anwendung Gültigkeit haben: Durch die hochfrequenten Schwingungen kommt es zur kompletten Durchmischung der Atemgase zwischen Tubuskonnektor und Alveole [303]. Einen Konzentrationsgradienten, wie bei der konventionellen Beatmung mit ihrem konvektiven Transport, gibt es nicht mehr. Verschiedene physikalische Prinzipien, die zum Teil noch nicht vollständig aufgeklärt sind, tragen zu der Durchmischung und letztlich zum Gasaustausch bei, obwohl die bewegten Gasvolumina unterhalb des Totraumvolumens liegen.

Oszillierende Schwankungen des Gasflusses und Vibrationen der Thoraxwand von Neugeborenen wurden bereits seit der Anwendung von CPAP-Systemen mit Wasserschloss (Bubble-CPAP) beobachtet [423]. Diese multifrequenten Oszillationen werden durch die sich zyklisch ablösenden und aufsteigenden Luftblasen im Wasserschloss verursacht (Pfadoszillationen) und weisen Amplituden auf, deren Druckgradient von der Gasflussrate durch das CPAP-System sowie dem Durchmesser und der Eintauchtiefe des Auslassschlauchs abhängig sind. Diesen Oszillationen mit Amplituden von weniger als 10 cm H_2O (bei einem Gasfluss von 6 l/min) wird ein Einfluss auf den Gasaustausch zugeschrieben, klinische Daten sind jedoch bisher nicht konklusiv [399].

Die gezielte nicht-invasive Anwendung monofrequenter sinusförmiger Gasflussoszillationen wurde erstmals 1996 beschrieben [314]. Diese in Frequenz (Hz) und Amplitude (cm H_2O) variierbaren Oszillationen werden dabei von einem konstanten Lungeneröffnungsdruck (nCPAP, nicht-invasiver continous positive airway pressure) sowie den Tidalvolumina spontaner Atemzüge überlagert. Vorteil dieses Verfahrens ist die nicht-invasive Unterstützung des konvektiven Atemgastransports der Spontanatmung durch den diffusiven Gastransport der nicht-invasiven Hochfrequenzbeatmung ohne die Notwendigkeit einer Synchronisation zwischen Patient und Beatmungsgerät.

Wie bei der invasiven HFOV ist von einer starken Dämpfung der oszillierenden Beatmungsdrücke vom Beatmungsgerät bis zur Ebene der Alveolen auszugehen. Nur etwa 10 % der eingestellten Oszillationsamplitude erreichen die Peripherie der Lunge. Somit sind zumindest theoretisch die auftretenden mechanischen Kräfte, die die Lunge schädigen können, deutlich geringer als bei konventioneller, nicht-invasiver Beatmung. Allerdings ist zu beachten, dass mit zunehmender Amplitude der prozentuale Anteil der Oszillation, der tatsächlich auf die Lunge übertragen wird, ansteigt.

Hinweis

Alle HFOV-Beatmungsgeräte für die invasive Beatmung sind prinzipiell auch für den Einsatz von NHFOV geeignet.

Erkenntnisse zum Wirkprinzip aus experimentellen Studien

In Modellversuchen und in physiologischen In-vivo-Studien besteht ein linearer Zusammenhang zwischen der NHFOV-Amplitude und dem erzeugten Tidalvolumen, welches erst bei ca. 65 cmH_2O ein Plateau zeigt [331], [340]. Eine symmetrische Oszillationsamplitude mit einem I:E-Verhältnis von 50 % führt in einer Modellstudie zu einem deutlich höherem Tidalvolumen im Vergleich zu einer Inspirationsfraktion von 33 % [331].

Eine unter einer nicht-invasiven Atemhilfe regelhaft auftretende Leckage des Gasflusses und die Elastizität der Atemwege führen dabei zu einer relevanten Dämpfung der Oszillationsamplitude und Reduktion des oszillatorischen Tidalvolumens [340], [369]. Sowohl Masken als auch nasale Prongs tragen durch einen erhöhten Atemwegswiderstand und einen oft nicht zu vermeidenden Leckfluss zur Reduktion des oszillatorischen Tidalvolumens bei [318], [329]. Eine Reduktion der Oszillationsfrequenz kann effektiver in der Aufrechterhaltung des Tidalvolumens sein als eine Steigerung der Oszillationsamplitude [318].

Grundsätzlich sind Oszillationsfrequenzen von 6–8 Hz im Modell ohne Leckfluss effizienter in der CO_2-Elimination im Vergleich zu 10 Hz, im Modell mit Leckfluss nivelliert sich dieser Unterschied jedoch [369], [389]. Ein unter NHFOV auftretender moderater Leckfluss scheint die Wirksamkeit der pulmonalen CO_2-Elimination jedoch nicht zu beinträchtigen [369].

Die Effizienz des Gasaustauschs während NHFOV kann analog zur invasiven HFOV durch eine serielle Betrachtung des DCO_2 (Carbon Dioxide Diffusion Coefficient) beurteilt werden [409]. Ebenfalls konnte am Modell gezeigt werden, dass angesichts der hohen Gasflussraten bei Anwendung von NHFOV die Gaskonditionierung optimiert werden muss, um eine Austrocknung der Atemwege zu verhindern [417].

Erkenntnisse aus Anwendungsbeobachtungen und klinischen Studien

Mangels eindeutiger Ergebnisse aus prospektiven, kontrollierten klinischen Studien ist die NHFOV zurzeit noch nicht weit verbreitet. Es fehlen insbesondere Erkenntnisse darüber, welche Patientengruppen, speziell hinsichtlich Alter und Gewicht, mit welchen spezifischen pulmonalen Bedingungen, welchen Beatmungsgeräten, welchen Geräteeinstellungen und welchem Interface von NHFOV profitieren werden.

In einer aktuellen Metaanalyse aus dem Jahr 2023 war NHFOV jedoch bei extubierten Frühgeborenen der NIPPV-Beatmung hinsichtlich der Reintubationsrate und der Dauer der nicht-invasiven Beatmung deutlich überlegen [424]

Erste Daten zur Verträglichkeit und Sicherheit dieses Verfahrens (Raten von intraventrikulärer Blutung, nekrotisierender Enterokolitis und Pneumothoraxrate) sowie zu pulmonalen und neurokognitiven Langzeitfolgen zeigen keine Unterschiede zwischen NHFOV und CPAP bzw. NIPPV [316], [381], [424].

Praktische Anwendung von NHFOV

Als Interface können sowohl ein mit der Spitze im unteren Pharynx platzierter Endotrachealtubus (Rachentubus) als auch eine nasale Maske oder binasale Prongs verwendet werden. Wie bei der invasiven HFOV geben ausschließlich die deutlich sichtbaren Vibrationen des Thorax eine Gewähr dafür, dass die Oszillationen den gesamten Atemweg erfassen und den Gastransport fördern. Hierfür ist eine entsprechend hohe Einstellung der Druckamplitude am Beatmungsgerät notwendig. Je enger der Gesamtquerschnitt des Interface ist, umso höher muss die Amplitude gewählt werden. Bei geringerem Unterstützungsbedarf kann man auch mit niedrigeren Amplituden auskommen, diese optimieren dann nur den Gastransport in den oberen Atemwegen, sind aber möglicherweise angenehmer für den Patienten.

Aufgrund der o. g. vorliegenden Daten aus präklinischen Modellstudien und klinischen Daten sind die in ▶ Tab. 9.3 genannten Parameter für die Ersteinstellung zu empfehlen. Aufgrund der individuellen Unterschiede in Lungenmechanik, Körpergewicht und Indikation zur Anwendung einer NHFOV dienen diese Einstellungen nur als Anhaltspunkte und müssen individuell und kontinuierlich angepasst werden.

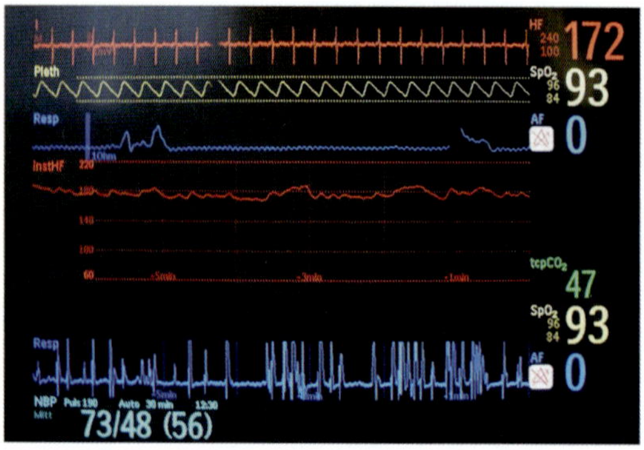

Abb. 9.18 Effektivität der nicht-invasiven Hochfrequenzoszillationsbeatmung (NHFOV). Das Monitorbild belegt einen effektiven Gasaustausch ($t_{cp}CO_2$ 47 mmHg, S_pO_2 93 %), obwohl das Frühgeborene nur intermittierend mitatmet (s. beide blauen Thoraximpedanzkurven [„Resp“]). Die Oszillationen der NHOV sind in der oberen Kurve deutlich erkennbar. Die untere Kurve gibt einen Verlauf über ca. 6 min wieder.

Offene Fragen zur nicht-invasiven Hochfrequenzbeatmung

Grundsätzlich lassen sich die vorliegenden klinischen Studien in 2 Gruppen unterteilen: In der einen Gruppe wurde in den zu testenden Beatmungsverfahren NHFOV und in der jeweiligen Kontrolle derselbe Atemmitteldruck angewendet, in der anderen Gruppe wurde der Atemmitteldruck unter NHFOV – analog zur Einstellung der invasiven HFOV – zum Teil um mehrere cmH_2O gegenüber dem jeweiligen Kontrollverfahren angehoben. Daher ist unklar, zu welchen Anteilen die beobachteten positiven Effekte auf die Oszillationen oder den höheren Atemmitteldruck der Spontanatmung zurückzuführen sind [338]. Auch wenn dieses Verfahren bereits weithin angewendet wird, ist u. a. aus diesem Grund die Effizienz der NHFOV im Vergleich zu den weiteren getesteten Atemhilfen nicht abschließend zu beurteilen [336].

Tab. 9.3 Ersteinstellungen zur nicht-invasiven Hochfrequenzbeatmung.

Parameter	Einstellung	Bemerkungen
Interface	Rachentubus, Maske, binasale Prongs	
Atemmitteldruck (MAP)	8–10 cmH_2O	MAP bis 16 cmH_2O publiziert
Oszillationsfrequenz	8 Hz	6–10 Hz, abhängig vom Leckagefluss
Oszillationsamplitude	Vibrationen des Thorax	sehr variabler Parameter
Inspirationsfraktion	50 %	

Hinweis

Die NHFOV sollte nur angewendet werden, wenn bereits umfassende Erfahrungen in der Beatmung mit invasiver HFOV bestehen. Es sollte eine engmaschige Überwachung von transkutanem pCO_2, Sauerstoffsättigung über die Pulsoxymetrie, invasiv gewonnenen Blutgaswerten, Atemfrequenz und Blutdruck erfolgen.

9.4 Beatmung mit Stickstoffmonoxid

Roland Hentschel

9.4.1 Physiologische Wirkung

Stickstoffmonoxid (NO) ist ein Gas, das im Gefäßendothel durch die NO-Synthetase aus L-Arginin gebildet wird und den cGMP-Spiegel in der glatten Gefäßmuskulatur erhöht. Dadurch kommt es zu einer Relaxation der Gefäßwand. Wird NO als Gas, zusammen mit dem Atemgas, in die Lunge inhaliert, so entfaltet es dieselbe Wirkung, da es über die Alveolen oder Bronchiolen in die Gefäßmuskulatur diffundiert. Im Gefäßsystem wird NO durch Bindung an Hämoglobin inaktiviert, es entsteht innerhalb kürzester Zeit Methämoglobin (MetHb), sodass die Halbwertzeit für das freie NO nur wenige Sekunden beträgt. Durch das Enzym MetHb-Reduktase wird MetHb wieder in das native Hämoglobin umgewandelt, das erneut für den Sauerstofftransport zur Verfügung steht.

Hinweis

Eine stärkere Wirkung als NO auf die Senkung des Gefäßwiderstands haben jedoch der pH-Wert und die lokale Sauerstoffspannung. Deshalb ist es wichtig, vor der Anwendung von NO zunächst diese beiden Variablen in den Blick zu nehmen und gegebenenfalls Maßnahmen zur Korrektur zu ergreifen.

9.4.2 Grundsätze der Therapie

In den meisten Fällen findet die Therapie mit inhaliertem NO (iNO) beim schweren, hypoxischen, respiratorischen Versagen eines Patienten Anwendung, der mit „maximalen" Parametern beatmet ist. Erst nach Ausschöpfung aller anderen Möglichkeiten zur Verbesserung der Oxygenierung und Ventilation sollte iNO angewendet werden; hierzu gehört insbesondere die Beatmungsoptimierung, aber auch eine medikamentöse Pufferung auf einen pH-Wert von 7,40 bei einer metabolischen oder gemischten Azidose. Eine solch schwere Gasaustauschstörung ist oftmals gekennzeichnet durch zusätzliche Zeichen der Widerstandserhöhung im kleinen Kreislauf und eine eingeschränkte rechtsventrikuläre Funktion (pulmonale Hypertension). In der Neonatologie handelt es sich dann um die primäre, pulmonale Hypertonie des Neugeborenen (PPHN). Prinzipiell ist NO auch bei CPAP oder HFNC wirksam und gewinnt dabei zunehmende Bedeutung, z. B. im Rahmen der Exazerbation einer Mukoviszidose, oder auch bei anderen Indikationen in der Erwachsenenmedizin.

9.4.3 Praktische Anwendung

Durch manuelle Titrierung oder mithilfe einer automatischen Dosierungseinheit kann iNO über den inspiratorischen Schenkel, möglichst patientennah, in den Atemgasfluss eingeleitet werden. Kurz vor dem Tubus ist eine Messsonde anzubringen, die die tatsächliche Konzentration von NO und des durch Oxidation daraus gebildeten toxischen NO_2 im Einatemgas misst (s. „Anwendung bei Frühgeborenen" (S. 219) und ▶ Abb. 9.19).

Medizinisches NO wird reinem Stickstoff (N_2) zugemischt und in Gasflaschen in einer Konzentration zwischen 400 und 900 ppm (Parts per Million) geliefert. Die Volumeneinheit ppm entspricht 1 ml Gas pro m^3 Flascheninhalt.

Bei manueller Dosierung lautet die Berechnungsformel für den Gasfluss aus der NO-Flasche (NO_{flow}):

$$NO_{flow} = \text{Geräteflow} \times ppm_{Ziel} / ppm_{Flasche}$$

mit

- Geräteflow: constant Flow des Beatmungsgeräts (Geräteanzeige oder Floweinstellung ablesen)

9

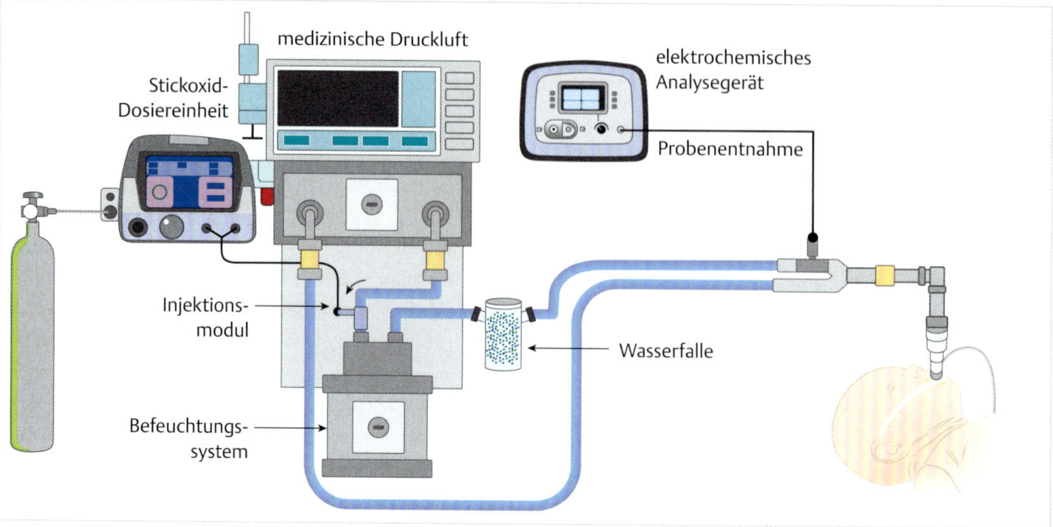

Abb. 9.19 Schematischer Aufbau einer Beatmungseinheit mit Stickoxid-Einleitung und NO/NO2-Analysegerät. Beachte die patientennahe Platzierung der Meßsonde für die Gaskonzentrationen.

- ppm_{Ziel}: gewünschte NO-Konzentration im Einatemgas (in ppm)
- $ppm_{Flasche}$: NO-Konzentration im Gasgemisch der Flasche (in ppm)

Hinweis

Beispiel für eine Gegenrechnung

$ppm_{Flasche} = 800$
ppm_{Ziel} 40
→ notwendige Verdünnung 1/20 (800 → 40)
$Geräte_{flow}$: 8 l/min → NO_{flow} 0,4 l/min (8 × 1/20)

Cave

Das Einatmen hoher Konzentrationen von NO, z. B. beim fehlerhaften Öffnen der Gasflasche, muss unbedingt vermieden werden, da es zu schweren Lungenschäden kommen kann. Außerdem gilt NO wegen seiner Umwandlung zu NO_2 als mutagen. Diese Sicherheitshinweise gelten selbstverständlich für Patienten und Personal.

9.4.4 Nebenwirkungen

Toxizität

Stickstoffmonoxid (NO) selbst ist als Gas völlig ungefährlich, durch seine extrem schnelle Oxidation zu NO_2 in Anwesenheit von Sauerstoff wird es jedoch gefährlich, und zwar zunächst aufgrund seiner schleimhautreizenden Wirkung.

Bildung von Stickstoffdioxid (NO_2)

Die Oxidation von NO zum toxischen und mutagenen Stickstoffdioxid (NO_2) ist das wesentliche Risiko der Beatmung mit iNO.

Der NO_2-Gehalt im Atemgas sollte 1 ppm nicht übersteigen. Er steigt proportional zur F_iO_2 im Beatmungsschlauch an, überproportional wird er jedoch durch die eingeleitete NO-Konzentration in die Höhe getrieben. Da auch die Kontaktzeit des NO mit dem O_2 von Bedeutung ist, empfiehlt es sich, das NO möglichst patientennah in das Beatmungsschlauchsystem einzuleiten.

Bei einer erhöhten NO_2-Konzentration sollte in folgender Reihenfolge geprüft werden, durch welche Maßnahmen Abhilfe geschaffen werden kann:
- NO weiter distal einleiten,
- Flow am Beatmungsgerät erhöhen,
- F_iO_2 reduzieren,
- NO-Konzentration reduzieren.

Merke

Vor dem Anschluss des Patienten an die Beatmung und nach einem Beatmungsstopp muss das Beatmungsschlauchsystem gründlich mit der aktuellen Gasmischung durchgespült werden, um erhöhte NO_2-Konzentrationen zu entfernen.

Bildung von Methämoglobin

Ein weiteres Risiko der Beatmung mit iNO besteht in der im Organismus auftretenden Bildung von Methämoglobin (MetHb). Im MetHb ist das zentrale Eisenatom des Hämoglobins nicht mehr zweiwertig (Fe^{2+}), sondern zu dreiwertigem Eisen (Fe^{3+}) oxidiert. Fe^{3+} kann keinen Sauerstoff binden, verändert aber gleichzeitig auch benachbarte Hämoglobinmoleküle, sodass diese zwar O_2 aufnehmen, ihn aber nicht mehr abgeben können. Da das ohnehin noch unausgereifte System der MetHb-Reduktase bei Neugeborenen und jungen Säuglingen in seiner Kapazität eingeschränkt ist, wird der Normwert von etwa 1,5–2 % MetHb schnell überschritten. Ab einem Wert von etwa 15 % entsteht ein Sauerstoffmangel, der sich auch klinisch als Zyanose bemerkbar macht und zu einer Atemnot führen kann.

Die Pulsoxymetrie ist nicht in der Lage, das wahre Ausmaß der Sauerstoffuntersättigung bei sehr hohen MetHb-Werten exakt wiederzugeben, wenngleich ein subnormaler Wert angezeigt wird. Blutgasanalysegeräte sind deshalb heute alle mit einer MetHb-Messung ausgestattet; dargestellt wird der prozentuale Anteil am Gesamthämoglobin.

Die Therapie besteht in der intravenösen Gabe von Methylenblau (1 mg/kgKG/h), das die Aktivität der MetHb-Reduktase steigert. Da Methylenblau selbst ein MetHb-Bildner ist, gelingt jedoch eine Reduzierung der MetHb-Konzentration auf Werte von < 10 % nicht; als Antidot darf Methylenblau deshalb nur bei Werten oberhalb von 10 % eingesetzt werden. Der MetHb-Wert darf bei Neugeborenen 3 % des Gesamthämoglobins nicht überschreiten.

Weitere Risiken

Thrombozytenfunktionsstörungen und eine verlängerte Blutungszeit sind bei hohen Konzentrationen von NO, die lokal in Lungenkapillaren durchaus auftreten könnten, nicht auszuschließen.

Da NO wie ein Radikal wirkt und an Proteine, wie auch an DNA, binden kann, entsteht ein „nitrosativer Stress“, ähnlich dem oxidativen Stress, wodurch eisenhaltige Enzyme blockiert werden. Zudem kann es zu Störungen gewisser Entgiftungsfunktionen und der Schilddrüsenhormonsynthese kommen. Die iNO-Behandlung kann das Krebsrisiko im Kindesalter auf das 8-Fache erhöhen [334].

Anwendung bei Frühgeborenen

Aus den zuvor genannten Gründen ist die Anwendung von iNO bei Frühgeborenen unterhalb von 34 SSW problematisch, wobei die exakte Grenze im wissenschaftlichen Sinne nicht zu definieren ist. Das Ausmaß der Unreife des MetHb-Reduktase-Systems und damit das Risiko für die MetHb-Bildung kann im Einzelfall nicht abgeschätzt werden.

Die Toxizität erhält in diesem Stadium der Unreife deshalb eine besondere Bedeutung, ebenso, wie der potenziell mutagene Effekt von NO/NO_2. Im Hinblick auf das Risiko für Hirnblutungen beim Frühgeborenen, besonders Grad 3 und 4 [308], ist auch die bereits genannte, aber selten als Folge der NO-Beatmung nachgewiesene Thromboytenfunktionsstörung besonders bedeutsam. Aber auch unabhängig vom Kriterium der Frühgeburtlichkeit ist eine akute Gerinnungsstörung, insbesondere eine Thrombozytopenie oder -pathie, in jedem Alter eine relative Kontraindikation für die Anwendung von iNO; dies gilt insbesondere auch für pulmonale Hämorrhagien [308].

Auf der Basis vorliegender Studien und Metaanalysen raten alle aktuellen nationalen Leitlinien von der iNO-Anwendung bei Frühgeborenen < 34 SSW, sowohl routinemäßig, als auch als „Rescue-Therapie“, ab. Zurückhaltung bei der Anwendung von iNO ist bei sehr unreifen Frühgeborenen insbesondere auch deshalb geboten, weil sich die Hoffnung, dadurch die Inzidenz der BPD reduzieren zu können, nicht bestätigt hat. Andererseits hat sich bei einer Nachuntersuchung aus eben dieser Studie mit iNO-behandelten Frühgeborenen zwischen 24 und 28 SSW im Alter von 7 Jahren keine erhöhte Morbidität oder Mortalität gezeigt [348]. Im Einzelfall kann deshalb nach sorgfältiger Aufklärung der Eltern ein Therapieversuch auch bei Frühgeborenen < 34 SSW erwogen werden, wenn das respiratorische Versagen im Wesentlichen durch eine PPHN oder eine Lungenhypoplasie ausgelöst wird [353][299]. Wie eine aktuelle Studie aus den USA zeigt, kann die Ansprechrate, insbesondere in der Transitionsphase der pulmonalen Hypertonie, ähnlich gut sein wie bei reifen Neugeborenen. Bei einem fehlenden Ansprechen oder gar negativen Wirkungen des iNO sollte der Therapieversuch jedoch unverzüglich beendet werden, da der kombinierte Endpunkt aus Tod und BPD Grad 3 dann sogar ansteigt [311].

9

9.4.5 Indikation

Krankheitsbilder

Typische Krankheitsbilder, bei denen eine Indikation für die Beatmung mit iNO besteht, sind in Neonatologie und Kinderheilkunde insbesondere:

- pulmonale Hypertonie des Neugeborenen (PPHN)
- Rechtsherzversagen (ohne strukturellen Herzfehler oder Linksherzversagen)
- Dry-Lung-Syndrom (lang andauernder, früher vorzeitiger Blasensprung, PPROM)
- Lungenhypoplasie, z. B. Oligohydamnion, evtl. auch bei Enterothorax; congenital diaphragmatic hernia (CDH)
- schwere (Neugeborenen-)Sepsis
- Pneumonie
- Mekoniumaspirationssyndrom (MAS)
- schwere BPD mit akutem Rechtsherzversagen

Eine eingeschränkte Indikation kann bestehen bei

- (neonatalem) ARDS
- CDH ohne Linksherzversagen
- RDS des Near-Term-Früh- oder Neugeborenen
- Frühgeborene < 34 SSW mit Lungenhypoplasie und PPHN

Indikationsstellung auf Basis von echokardiografischen Kriterien

Das Krankheitsbild der PPHN repräsentiert die klassische Indikation für die Anwendung von iNO, vorausgesetzt, es liegt keine spezifische Kontraindikation vor (s. o.). Ein Therapieversuch mit iNO ist aber auch in den Fällen eines schweren hypoxischen respiratorischen Versagens indiziert, bei denen die typischen Zeichen der Hypertonie im kleinen Kreislauf in der Echokardiografie nicht nachweisbar sind. Diese bestehen in der Messung eines erhöhten Gefäßwiderstands in der Pulmonalarterie, begleitet von einem Rechts-links-Shunt über den Ductus arteriosus und das Foramen ovale – die „klassische“ Situation des Neugeborenen mit einer PPHN, bei der die intrauterinen Zirkulationsverhältnisse bestehen bleiben. Sind diese Zeichen nicht vorhanden oder nur angedeutet oder inkomplett nachweisbar, so ist trotzdem nicht auszuschließen, dass intrapulmonale Rechts-links-Shunts eröffnet sind, die sich jedoch nicht auf die oben genannten hämodynamischen Zeichen im zentralen Herz-Kreislauf-System auswirken müssen und deshalb einer objektiven echokardiografischen Messung nicht zugänglich sind. Diese intrapulmonalen Rechts-links-Shunts schließen sich unter Umständen durch die Anwendung von iNO wieder, wenn der Gefäßwiderstand in regulären peripheren Lungenarteriolen sinkt, wodurch eine Verbesserung des Ventilations-Perfusions-Matches eintritt und der Gasaustausch sich bessert.

Indikationsstellung auf Basis von Messwerten der Hypoxie

Der am besten etablierte Parameter, mit dem das Ausmaß der Hypoxie objektiviert werden kann, ist der Oxygenierungsindex (OI).

Der OI bietet sich auch als Verlaufsparameter für die Dokumentation des Erfolgs der iNO-Therapie an. Er errechnet sich aus der Formel:

$$OI = MAP \times FiO_2 \times 100/paO_2$$

Nach Daten des European Paediatric Pulmonary Vascular Disease Network (EPPVDN) [353] ist bei einem beatmeten reifen oder Near-Term-Neugeborenen mit einer F_iO_2 von 1,0 ab einem $p_aO_2 < 100$ mmHg eine Indikation für iNO gegeben. Dies gilt insbesondere bei einem OI > 25 [311].

Da für die Berechnung des OI der paO_2 benötigt wird, der nur durch Kanülierung oder repetitive Punktion einer Arterie gewonnen werden kann, ist in jüngster Zeit als mögliche Alternative die Verwendung des Oxygen Saturation Index (OSI) vorgeschlagen worden, bei der die pulsoxymetrische Sättigung (S_pO_2) anstelle des paO_2 verwendet wird [390], [343].

Der OSI wird nach folgender Formel berechnet:

$$OSI = MAP \times FiO_2 \times 100/SpO_2$$

Neben der Möglichkeit einer problemlosen kontinuierlichen Messung besteht ein Vorteil der OSI-Messung in der Möglichkeit einer differenzierten Betrachtung eines parallelen prä- und postduktalen Parameters zur Bestimmung der Oxygenierung des arteriellen Blutes und damit des Ausmaßes des Rechts-links-Shunts.

Relevant für die Bewertung der Hypoxämie ist in der Regel der präduktale S_pO_2, meistens wird aber ohnehin ein zweites Pulsoxymeter postduktal angelegt, und beide Messwerte werden im Hinblick auf eine Veränderung des Rechts-links-Shunts fortlaufend dokumentiert.

Obwohl es bereits mehrere Studien zur Korrelation des OSI mit der alveolo-arteriellen Sauerstoffpartialdruckdifferenz (A_aDO_2) und dem OI bei pädiatrischen Patienten gibt, ist der OSI bisher als Ersatz für diese beiden Parameter zur Objektivierung des Grades der Hypoxämie noch nicht gut etabliert. Voraussetzung für die Berechnung des OSI und die Anwendung der Pulsoxymetrie allgemein ist eine artefaktfreie Ableitung, die nicht nur bei kindlicher Unruhe und unter HFOV, sondern auch bei einer gestörten peripheren Perfusion nicht immer gewährleistet ist.

9.4.6 Dosierung

Die Beatmung mit NO sollte in einer Dosierung von 20 ppm bei späten Frühgeborenen und Neugeborenen begonnen werden. Ein klinischer Erfolg ist in der Regel nach 30 min erkennbar [371], [391].

Zunächst verbessert sich die Oxygenierung, der OI fällt ab, die postduktale S_pO_2 verbessert sich; danach sind auch die Blutdruckwerte stabiler, und die periphere Perfusion wird sichtbar besser. Falls sich keine Verbesserung einstellt, kann das iNO schrittweise bis auf maximal 40 ppm erhöht werden, wobei man jedoch, insbesondere bei späten Frühgeborenen, die Höhe des NO_2 und des MetHb im Blick behalten muss [391].

Bleibt auch mit dieser Maximaldosis ein Erfolg aus, sollte das iNO sofort abgestellt werden. Ein häufiger Grund für das Therapieversagen ist die Anwendung in einer nicht optimal entfalteten Lunge. Da iNO nur in belüfteten Regionen wirken kann, sind großflächige Atelektasen zunächst durch eine Optimierung der Beatmung zu behandeln, eventuell auch unter Einsatz von Surfactant (Kap. 9.1).

In kritischen Situationen kann ausnahmeweise auch bei unreiferen Frühgeborenen iNO versucht werden (s. „Anwendung bei Frühgeborenen", S. 219), wobei mit 5 ppm begonnen und ein Maximalwert von 20 ppm nicht überschritten werden sollte. Die NO_2-Konzentration sollte 0,5 ppm im Einatemgas nicht überschreiten [308], [420].

9.4.7 Entwöhnung

Nach Stabilisierung von Gasaustausch und Kreislauf sollte frühzeitig mit der Entwöhnung begonnen werden. Bei einer F_iO_2 von 0,9 oder mehr sollte zunächst versucht werden, den Sauerstoff zu reduzieren [397].

Bevor keine deutliche F_iO_2-Reduktion auf etwa 0,6–0,7 möglich ist, sollte die iNO-Konzentration nicht reduziert werden, da der Sauerstoffpartialdruck im Gewebe einen größeren vasodilatatorischen Effekt hat als das lokale NO. Eine Pufferung auf einen pH-Wert von 7,40 sollte gegebenenfalls durchgeführt werden.

Ist eine F_iO_2-Reduktion möglich, sollte danach in kleinen Schritten auch das iNO reduziert werden, anfangs z. B. um jeweils 20–25 % vom Ausgangswert. Die Reduktionsschritte dürfen zu Beginn in kurzen Zeitabständen von 15–20 min erfolgen, vorausgesetzt der OI liegt nicht über 10, die präduktale S_pO_2 fällt nicht um ≥ 5 % ab und/oder die F_iO_2 steigt nicht um ≥ 10 % an [387].

Steigt der F_iO_2-Bedarf jedoch im Entwöhnungsprozess wieder an oder verschlechtert sich der pO_2 bzw. die S_pO_2, sollte unverzüglich zur letzten F_iO_2-Einstellung zurückgekehrt werden, und die nachfolgenden Entwöhnungsschritte sollten kleiner sein. Bei Einstellwerten für die F_iO_2 und das iNO in diesem höheren Bereich ist der Rückfall in eine schwere pulmonal-hypertensive Krise in kürzester Zeit möglich, die Gefahr eines akuten Versterbens ist dann hoch [325].

Unterhalb einer F_iO_2 von 0,4 ist von einer entspannten Situation auszugehen, dennoch sollten die Reduktionsschritte zeitlich auseinandergezogen werden, es dürfen auch nur noch kleine Dosisreduktionen durchgeführt werden, sowohl für die F_iO_2, als auch für das iNO. Erreicht das iNO einstellige Werte, wird jeweils um 1 ppm weiter reduziert, die F_iO_2 sollte jedoch nicht auf ≥ 0,6 ansteigen [307].

9

Merke

M!

Eine abrupte Beendigung der iNO-Beatmung sollte unbedingt vermieden werden.

In dieser letzten Phase der Entwöhnung ist die größte Geduld erforderlich; häufig verbleiben die Patienten über mehrere Tage bei einer F_iO_2 < 0,3 und < 10 ppm NO, lassen sich jedoch nicht weiter reduzieren. Der Grund ist vermutlich, dass die endogene NO-Produktion im Gefäßsystem durch das exogene NO heruntergeregelt wurde und diese erst durch Reaktivierung der einzelnen Enzyme wieder neu in Gang gesetzt werden muss. Da der zugemischte Sauerstoff im Einatemgas NO-frei ist – im Gegensatz zur Druckluft –, empfiehlt es sich nicht, aus einer zu hohen F_iO_2 die Extubation zu versuchen. Bei langwierigen Entwöhnungsprozessen ist es jedoch möglich, nach der Extubation iNO über CPAP oder HFNC zuzuführen oder es bei Früh- und Neugeborenen in niedriger Konzentration in den Inkubator einzuleiten, eventuell mit einer Sauerstoffanreicherung.

Hinweis

Der Entwöhnungsprozess sollte durch echokardiografische Untersuchungen überwacht werden.

9.4.8 Weiteres

Maßnahmen zur Stabilisierung des Patienten im Rahmen der schweren Gasaustauschstörung mit pulmonaler Hypertonie beinhalten neben der iNO-Beatmung auch immer die Optimierung des Volumenstatus zur Stabilisierung des Kreislaufs, die Anwendung weiterer Medikamente intravenös oder inhalativ und eventuell besondere Verfahren der Beatmung wie z. B. HFOV. Auf die entsprechende Fachliteratur sei hierzu ausdrücklich verwiesen.

Besteht die Indikation für iNO, sollte so früh wie möglich damit begonnen werden; möglicherweise kann dadurch eine ECMO-Behandlung vermieden werden. Auch eine Behandlung während eines Verlegungstransports in ein ECMO-Zentrum ist dank einfacher, für den Transport geeigneter Applikationsgeräte heute möglich [343].

Eine Behandlung mit iNO kann auch bei einer pulmonalen Widerstandserhöhung ohne ausgeprägte Hypoxämie versucht werden, beispielsweise nach einer Herz- oder Lungenoperation [301].

Bei einem angeborenen Enterothorax (CDH) wird die Anwendung von iNO nicht einhellig befürwortet. Im Einzelfall kann es zu einer Verbesserung der Oxygenierung kommen und damit die ECMO-Behandlung vermieden werden, in systematischen Studien ergab sich jedoch kein messbarer Behandlungsvorteil. Postoperativ wird der Einsatz jedoch im Fall einer dann noch nachweisbaren pulmonalen Hypertonie empfohlen [301].

9.5 Literatur

[299] Abman SH, Hansmann G, Archer SL, Ivy DD, Adatia I, Chung WK et al. Pediatric pulmonary hypertension: guidelines from the American Heart Association and American Thoracic Society. Circulation 2015; 132: 2037–2099 [PubMed: 26534956]

[300] Abd El-Moneim ES, Fuerste HO, Krueger M et al. Pressure support ventilation combined with volume guarantee versus synchronized intermittent mandatory ventilation: a pilot crossover trial in premature infants in their weaning phase. Pediatr Crit Care Med 2005; 6: 286–292

[301] Abman SH, Hansmann G, Archer SL et al.; American Heart Association Council on Cardiopulmonary, Critical Care, Perioperative and Resuscitation; Council on Clinical Cardiology; Council on Cardiovascular Disease in the Young; Council on Cardiovascular Radiology and Intervention; Council on Cardiovascular Surgery and Anesthesia; and the American Thoracic Society. Pediatric pulmonary hypertension: Guidelines from the American Heart Association and American Thoracic Society. Circulation 2015; 132 (21): 2037–2099

[302] Ackermann BW, Klotz D, Hentschel R et al. High-frequency ventilation in preterm infants and neonates. Pediatr Res 2023; 93, 1810–1818; doi:10.1038/s41390-021-01639-8

[303] Alzahrany M, Banerjee A, Salzman G. Flow transport and gas mixing during invasive high frequency oscillatory ventilation. Medical Engineering & Physics 2014; 36: 647–658

[304] Atanasov S, Dippel C, Takoulegha D et al. Fluctuations in oxygen saturation during synchronized nasal intermittent positive pressure ventilation and nasal high-frequency oscillatory ventilation in very low birth weight infants: a randomized crossover trial. Neonatology 2023; 1–9

[305] Aziz A, Ohlsson A. Surfactant for pulmonary haemorrhage in neonates. Cochrane Database Syst Rev 2012; 7: CD005254

[306] Baingam K, Phatigomet M, Thatrimontrichai A et al. Carbon dioxide level between nasal high-frequency oscillatory ventilation and synchronized nasal intermittent positive pressure ventilation after extubation in neonates: a crossover randomized controlled trial. Am J Perinatol 2023;

[307] Barrington KJ, Finer N, Pennaforte T et al. Nitric oxide for respiratory failure in infants born at or near term. Cochrane Database Syst Rev 2017; 1 (1): CD000399

[308] Barrington KJ, Finer N, Pennaforte T. Inhaled nitric oxide for respiratory failure in preterm infants. Cochrane Database Syst Rev 2017; 3/1: CD000509

[309] Bisceglia M, Belcastro A, Poerio V et al. A comparison of nasal intermittent versus continuous positive pressure delivery for the treatment of moderate respiratory syndrome in preterm infants. Minerva Pediatr 2007; 59: 91–95

[310] Björklund LJ, Ingimarsson J, Curstedt T et al. Manual ventilation with a few large breaths at birth compromises the therapeutic effect of subsequent surfactant replacement in immature lambs. Pediatr Res 1997; 42: 348–355

[311] Boly T J et al. Response categorization and outcomes in extremely premature infants born at 22 – 26 weeks gestation that received inhaled nitric oxide for hypoxic respiratory failure. J Perinatol 2023; 43: 324–331

[312] Bottino R, Pontiggia F, Ricci C et al. Nasal high-frequency oscillatory ventilation and CO2 removal: A randomized controlled crossover trial. Pediatr Pulmonol 2018; 53: 1245–51

[313] Boudaa N, Samson N, Carrière V et al. Effects of caffeine and/or nasal CPAP treatment on laryngeal chemoreflexes in preterm lambs. J Appl Physiol 2013; 114: 637–646

[314] Brouwer E, van der Hoeven M, Gavilanes D et al. Nasal high frequency oscillation and nasal continuous positive airway pressure for respiratory insuffiency in newborn infants 1946. Pediatr Res 39 (Suppl 4): 327 (1996). doi:10.1203/00006450-199604001-01970

[315] Cantin D, Djeddi D, Samson N et al. Nasal high-frequency oscillatory ventilation inhibits gastroesophageal reflux in the neonatal period. Respir Physiol Neurobiol 2018; 251: 28–33

[316] Cao H, Li H, Zhu X et al. Three non-invasive ventilation strategies for preterm infants with respiratory distress syndrome: a propensity score analysis. Arch Med Sci 2020; 16: 1319–26

[317] Carbajal R, Eriksson M, Courtois E et al.; EUROPAIN Survey Working Group. Sedation and analgesia practices in neonatal intensive care units (EUROPAIN): results from a prospective cohort study. Lancet Respir Med 2015; 3: 796–812

[318] Centorrino, R, Dell'Orto et al. Mechanics of nasal mask-delivered HFOV in neonates: A physiologic study. Pediatr Pulmonol 2019; 54: 1304- 1310.

[319] Chang HY, Claure N, D'ugard C et al. Effects of synchronization during nasal ventilation in clinically stable preterm infants. Pediatr Res 2011; 69: 84–89

[320] Colaizy TT, Younis UMM, Bell EF et al. Nasal high frequency ventilation for premature infants. Acta Paediatr 2008; 97: 1518–1522

[321] Cools F, Askie LM, Offringa M et al. Elective high-frequency oscillatory versus conventional ventilation in preterm infants: a systematic review and meta-analysis of individual patients' data. Lancet Lond Engl 2010; 375: 2082–2091. doi:10.1016/S 0140-6736(10)60278-4

[322] Cools F, Offringa M, Askie LM. Elective high frequency oscillatory ventilation versus conventional ventilation for acute pulmonary dysfunction in preterm infants. Cochrane Database Syst Rev 2015; CD000104. doi: 10.1002/14651858.CD000104.pub4

[323] Czernik C, Schmalisch G, Bührer C et al. Weaning of neonates from mechanical ventilation by use of nasopharyngeal high-frequency oscvillatory ventilation: a preliminary study. J Maternal Fetal Neonatal Med 2012; 25: 374–378

[324] Dargaville PA, Aiyappan A, De Paoli AG et al. Continuous positive airway pressure failure in preterm infants: incidence, predictors and consequences. Neonatology 2013; 104: 8–14

[325] Davidson D, Barefield ES, Kattwinkel J et al. Safety of with drawing inhaled nitric oxide therapy in persistent pulmonary hypertension of the newborn. Pediatrics 1999; 104: 231–36

[326] Davis PG, Henderson-Smart DJ. Nasal continuous positive airways pressure immediately after extubation for preventing morbidity in preterm infants. Cochrane Database Syst Rev 2003; 2: CD000143

[327] Davis PG, Morley CJ, Owen LS. Non-invasive respiratory support of preterm neonates with respiratory distress: continuous positive airway pressure and nasal intermittent positive pressure ventilation. Semin Fetal Neonatal Med 2009; 14: 14–20

[328] Davis PG. Noninvasive respiratory support (Chapter 13). In: Bancalari E. The newborn lung. 2nd ed. Philadelphia: Elsevier; 2012: 265–282

[329] De Luca D, Carnielli VP, Conti G et al. Noninvasive high frequency oscillatory ventilation through nasal prongs: bench evaluation of efficacy and mechanics. Intensive Care Med 2010; 36: 2094–2100

[330] De Luca D, Piastra M, Pietrini D et al. Effect of amplitude and inspiratory time in a bench model of non-invasive HFOV through nasal prongs. Pediatr Pulmonol 2012; 47: 1012–1018

[331] De Luca D, Dell'Orto V. Non-invasive high-frequency oscillatory ventilation in neonates: review of physiology, biology and clinical data. Arch Dis Child Fetal Neonatal Ed 2016; 101: F565–70

[332] Dell'Orto V, Nobile S, Correani A et al. Early nasal continuous positive airway pressure failure prediction in preterm infants less than 32 weeks gestational age suffering from respiratory distress syndrome. Pediatr Pulmonol. 2021 Dec;56 (12):3879–3886. doi: 10.1002/ppul.25678

[333] Deshpande S, Suryawanshi P, Ahya K et al. Surfactant Therapy for Early Onset Pneumonia in Late Preterm and Term Neonates Needing Mechanical Ventilation. Journal of Clinical and Diagnostic Research. 2017 Aug, Vol-11(8): SC 09-SC 12

[334] Dixon F, Ziegler DS, Bajuk B et al. Treatment with nitric oxide in the neonatal intensive care unit is associated with increased risk of childhood cancer. Acta Paediatr 2018 Dec; 107 (12): 2092–2098

[335] El Shahed AI, Dargaville PA, Ohlsson A et al. Surfactant for meconium aspiration syndrome in term and late preterm infants. Cochrane Database Syst Rev 2014; 12: CD002054

[336] Fischer HS, Bohlin K, Bührer C et al. Nasal high-frequency oscillation ventilation in neonates: a survey in five European countries. Eur J Pediatr 2015; 174: 465–471

[337] Fischer HS, Bührer C. Avoiding endotracheal ventilation to prevent bronchopulmonary dysplasia: a meta-analysis. Pediatrics 2013; 132: e1351–e1360

[338] Fischer HS, Rimensberger PC. Early noninvasive high-frequency oscillatory ventilation in the primary treatment of respiratory distress syndrome. Pediatr Pulmonol 2018; 53: 126–127

[339] Fuchs H, Lindner W, Leiprecht A et al. Predictors of early nasal CPAP failure and effects of various intubation criteria on the rate of mechanical ventilation in preterm infants of < 29 weeks gestational age. Arch Dis Child Fetal Neonatal Ed 2011; 96: F343–F347

[340] Gaertner VD, Waldmann AD, Davis PG et al. Transmission of oscillatory volumes into the preterm lung during noninvasive high-frequency ventilation. Am J Respir Crit Care Med 2021; 203: 998–1005

[341] Ganguly A, Makkar A and Sekar K. Volume Targeted Ventilation and High Frequency Ventilation as the Primary Modes of Respiratory Support for ELBW Babies: What Does the Evidence Say? Front Pediatr 2020; 8: 27

[342] Garland JS, Nelson DB, Rice T et al. Increased risk of gastrointestinal perforations in neonates mechanically ventilated with either face mask or nasal prongs. Pediatrics 1985; 76: 406–410

[343] Garrido F, Gonzalez-Caballero JL, Lomax R, Dady I. The immediate efficacy of inhaled nitric oxide treatment in preterm infants with acute respiratory failure during neonatal transport. Acta Paediatr 2020; 109 (2): 309–313

[344] George RJ, Moore-Gillon V, Geddes DM. High frequency oscillations improve nasal mucociliary transport. Lancet 1984; 2: 10–2

[345] Gizzi C, Montecchia F, Panetta V et al. Is synchronised NIPPV more effective than NIPPV and NCPAP in treating apnoea of prematurity (AOP)? A randomised cross-over trial. Arch Dis Child Fetal Neonatal Ed 2015; 100: F17–F23

[346] Göpel W, Kribs A, Roll C et al. Multi-centre randomised trial of invasive and less invasive surfactant delivery methods showed similar spirometry results at 5–9 years of age. Acta Paediatr. 2022 Nov;111(11):2108–2114. doi: 10.1111/apa.16499

[347] Göpel W, Kribs A, Ziegler A et al. Surfactanttherapie des Atemnotsyndroms Frühgeborener (RDS). Leitlinie der Gesellschaft für Neonatologie und Pädiatrische Intensivmedizin (GNPI) und der Deutschen Gesellschaft für Kinder- und Jugendmedizin (DGKJ) (2011) AWMF-Leitlinien-Register 024/021 Entwicklungsstufe: S 2k

[348] Greenough A, Decobert F, Field D et al. Inhaled nitric oxide (iNO) for preventing prematurity-related bronchopulmonary dysplasia (BPD): 7-year follow-up of the European Union Nitric Oxide (EUNO) trial. J Perinat Med 2020; 49 (1): 104–110

[349] Greenough A, Rossor TE, Sundaresan A et al. Synchronized mechanical ventilation for respiratory support in newborn infants. Cochrane Database Syst Rev 2016; 9 (9): CD000456

[350] Gregory GA, Kitterman JA, Phibbs RH et al. Treatment of the idiopathic respiratory-distress syndrome with continuous positive airway pressure. N Engl J Med 1971; 284: 1333–1340

[351] Hadj-Ahmed MA, Samson N, Nadeau C et al. Laryngeal muscle activity during nasal high-frequency oscillatory ventilation in nonsedated newborn lambs. Neonatology 2015; 107: 199–205

[352] Hahn S, Choi HJ, Soll R et al. Lung lavage for meconium aspiration syndrome in newborn infants. Cochrane Database Syst Rev 2013; 4: CD003486

[353] Hansmann G, Koestenberger M, Alastalo TP et al 2019 updated consensus statement on the diagnosis and treatment of pediatric pulmonary hypertension: The European Pediatric Pulmonary Vascular Disease Network (EPPVDN), endorsed by AEPC, ESPR and ISHLT. J Heart Lung Transplant 2019 Sep; 38 (9): 879–901

[354] Harris C, Bisquera A, Lunt A et al. Outcomes of the Neonatal Trial of High-Frequency Oscillation at 16 to 19 Years. N Engl J Med 2020; 383: 689–691. doi:10.1056/NEJMc2008677

[355] Henke KG, Sullivan CE. Effects of high-frequency pressure waves applied to upper airway on respiration in central apnea. J Appl Physiol 1992; 73: 1141–5

[356] Hentschel J, Brüngger B, Stüdi K et al. Prospective surveillance of nosocomial infections in a Swiss NICU: low risk of pneumonia on nasal continuous positive airway pressure. Infection 2005; 33: 350–355

[357] Hentschel R, Bohlin K, van Kaam A et al. Surfactant replacement therapy: from biological basis to current clinical practice. Pediatr Res 2020; 88 (2):176–183. doi: 10.1038/s41390-020-0750-8

[358] Hentschel R, Brune T, Franke N et al. Sequential changes in compliance and resistance after bolus administration or slow infusion of surfactant in preterm infants. Intensive Care Med 2002 May;28(5):622–8. doi: 10.1007/s00134-002-1277-7

[359] Herting E, Kribs A, Härtel C et al. Two-year outcome data suggest that less invasive surfactant administration (LISA) is safe. Results from the follow-up of the randomized controlled AMV (avoid mechanical ventilation) study. Eur J Pediatr. 2020 Aug;179(8):1309–1313. doi: 10.1007/s00431-020-03572-0

[360] Hunt KA, Dassios T, Greenough A. Proportional assist ventilation (PAV) versus neurally adjusted ventilator assist (NAVA): effect on oxygenation in infants with evolving or established bronchopulmonary dysplasia. Eur J Pediatr 2020; 179, 901–908

[361] Jarreau PH, Moriette G, Mussat P et al. Patient-triggered ventilation decreases the work of breathing in neonates. Am J Respir Crit Care Med 1996; 153: 1176–1181

9

[362] Kakkilaya V, Gautham KS. Should less invasive surfactant administration (LISA) become routine practice in US neonatal units? Pediatr Res. 2023 Apr;93(5):1188–1198. doi: 10.1038/s41390-022-02265-8

[363] Kamlin CO, Davis PG. Long versus short inspiratory times in neonates receiving mechanical ventilation. Cochrane Database Syst Rev 2004; (4): CD004503

[364] Kattwinkel J, Nearman HS, Fanaroff AA et al. Apnea of prematurity. Comparative therapeutic effects of cutaneous stimulation and nasal continuous positive airway pressure. J Pediatr 1975; 86: 588–592

[365] Keel J, De Beritto T, Ramanathan R et al. Nasal high-frequency jet ventilation (NHFJV) as a novel means of respiratory support in extremely low birth weight infants. J Perinatol 2021; 41: 1697–703

[366] Keszler M, Nassabeh-Montazami S, Abubakar K. Evolution of tidal volume requirement during the first 3 weeks of life in infants < 800 g ventilated with Volume Guarantee. Arch Dis Child Fetal Neonatal Ed 2009; 94: F279–F282

[367] Kirpalani H, Millar D, Lemyre B et al.; NIPPV Study Group. A trial comparing noninvasive ventilation strategies in preterm infants. N Engl J Med 2013; 369: 611–620

[368] Klingenberg C, Wheeler KI, McCallion N, Morley CJ, Davis PG. Volume-targeted versus pressure-limited ventilation in neonates. Cochrane Database Syst Rev 2017; (10): CD003666. DOI: 10.1002/14651858.CD003666.pub4

[369] Klotz D, Schaefer C, Stavropoulou D et al. Leakage in nasal high-frequency oscillatory ventilation improves carbon dioxide clearance-A bench study. Pediatr Pulmonol 2017; 52: 367–72

[370] Klotz D, Schneider H, Schumann S et al. Non-invasive high-frequency oscillatory ventilation in preterm infants: a randomised controlled cross-over trial. Archives of Disease in Childhood - Fetal and Neonatal Edition 2017; fetalneonatal-2017-313190

[371] Konduri GG, Solimano A, Sokol GM et al. A randomized trial of early versus standard inhaled nitric oxide therapy in term and near-term newborn infants with hypoxic respiratory failure. Pediatrics 2004; 113 (3 Pt 1): 559–64

[372] Kribs A, Vierzig A, Hünseler C et al. Early surfactant in spontaneously breathing with nCPAP in ELBW infants – a single centre four year experience. Acta Paediatr. 2008 Mar;97 (3):293–8. doi: 10.1111/j.1651-22272007.00617.x

[373] Kugelman A, Feferkorn I, Riskin A et al. Nasal intermittent mandatory ventilation versus nasal continuous positive airway pressure for respiratory distress syndrome: a randomized, controlled, prospective study. J Pediatr 2007; 150: 521–526

[374] Kurz H. Influence of nasopharyngeal CPAP on breathing pattern and incidence of apnoeas in preterm infants. Biol Neonate 1999; 76: 129–133

[375] Lampland AL, Plumm B, Worwa C et al. Bi-level CPAP does not improve gas exchange when compared with conventional CPAP for the treatment of neonates recovering from respiratory distress syndrome. Arch Dis Child Fetal Neonatal Ed 2015; 100: F31–F34

[376] Lee KS, Dunn MS, Fenwick M et al. A comparison of underwater bubble continuous positive airway pressure with ventilator-derived continuous positive airway pressure in premature neonates ready for extubation. Biol Neonate 1998; 73: 69–75

[377] Lemyre B, Davis PG, De Paoli AG et al. Nasal intermittent positive pressure ventilation (NIPPV) versus nasal continuous positive airway pressure (NCPAP) for preterm neonates after extubation. Cochrane Database Syst Rev 2014; 9: CD003212

[378] Lemyre B, Deguise M-O, Benson P, Kirpalani H, Ekhaguere OA, Davis PG. Early nasal intermittent positive pressure ventilation (NIPPV) versus early nasal continuous positive airway pressure (NCPAP) for preterm infants. Cochrane Database Syst Rev 2023; (7): CD005384. DOI: 10.1002/14651858.CD005384.pub3

[379] Levene MI, Fawer CL, Lamont RF. Risk factors in the development of intraventricular haemorrhage in the preterm neonate. Arch Dis Child 1982; 57: 410–417

[380] Li J, Chen L, Shi Y. Nasal high-frequency oscillatory ventilation versus nasal continuous positive airway pressure as primary respiratory support strategies for respiratory distress syndrome in preterm infants: a systematic review and metaanalysis. Eur J Pediatr 2022; 181: 215–223

[381] Li Y, Mo Y, Yao L et al. The long-term outcomes of preterm infants receiving non-invasive high-frequency oscillatory ventilation. Front Pediatr 2022; 10: 865057

[382] Lin CH, Wang ST, Lin YJ et al. Efficacy of nasal intermittent positive pressure ventilation in treating apnea of prematurity. Pediatr Pulmonol 1998; 26: 349–353

[383] Lista G, Castoldi F, Fontana P et al. Lung inflammation in preterm infants with respiratory distress syndrome: effects of ventilation with different tidal volumes. Pediatr Pulmonol 2006; 41: 357–363

[384] Manley BJ, Kamlin COF, Donath S et al. Intratracheal budesonide mixed with surfactant to increase survival free of bronchopulmonary dysplasia in extremely preterm infants: study protocol for the international, multicenter, randomized PLUSS trial. Trials 2023; 24:320 doi.org/10.1186/s13063-023-07257-5

[385] Mei Z, Ming L, Wu Z et al. Use of NHFOV vs. NIPPV for the respiratory support of preterm newborns after extubation: A metaanalysis. Front Pediatr 2023; 10: 1063387

[386] Meneses J, Bhandari V, Alves JG et al. Noninvasive ventilation for respiratory distress syndrome: a randomized controlled trial. Pediatrics 2011; 127: 300–307

[387] Mitra S, Altit G. Inhaled nitric oxide use in newborns. Paediat Child Health 28 (2) 2023, 119–122

[388] Morley CJ, Davis PG, Doyle LW et al.; COIN Trial Investigators. Nasal CPAP or intubation at birth for very premature infants. N Engl J Med 2008; 358: 700–708

[389] Mukerji A, Finelli M, Belik J. Nasal high-frequency oscillation for lung carbon dioxide clearance in the newborn. Neonatology 2013; 103: 161–165

[390] Muniraman HK, Song AY, Ramanathan R et al. Evaluation of oxygen saturation index compared with oxygenation index in neonates with hypoxemic respiratory failure. JAMA Netw Open 2019; 2 (3): e191179

[391] Neonatal Inhaled Nitric Oxide Study Group. Inhaled nitric oxide in full-term and nearly full-term infants with hypoxic respiratory failure. N Engl J Med 1997; 336 (9): 597–604

[392] Oczenski W, Andel H, Werba A. Atmen – Atemhilfen. 9. Aufl. Stuttgart: Thieme; 2012

[393] Owen LS, Morley CJ, Davis PG. Neonatal nasal intermittent positive pressure ventilation: a survey of practice in England. Arch Dis Child Fetal Neonatal Ed 2008; 93: F148–F150.

[394] Owen LS, Morley CJ, Davis PG. Pressure variation during ventilator generated nasal intermittent positive pressure ventilation in preterm infants. Arch Dis Child Fetal Neonatal Ed 2010; 95: F359–F364

[395] Owen LS, Morley CJ, Davis PG. Effects of synchronisation during SiPAP-generated nasal intermittent positive pressure ventilation (NIPPV) in preterm infants. Arch Dis Child Fetal Neonatal Ed 2015; 100: F24–F30

[396] Pantalitschka T, Sievers J, Urschitz MS et al. Randomised crossover trial of four nasal respiratory support systems for apnoea of prematurity in very low birthweight infants. Arch Dis Child Fetal Neonatal Ed 2009; 94: F245–F248

[397] Peliowski A; Canadian Paediatric Society, Fetus and Newborn Committee. Inhaled nitric oxide use in newborns. Paediatr Child Health 2012; 17 (2): 95–97

[398] Pillow JJ, Hilmann N, Moss TJ et al. Bubble continuous positive airway pressure enhances lung volumes and gas exchange in preterm lambs. Am J Respir Crit Care Med 2007; 176: 63–69

[399] Prakash R, De Paoli AG, Davis PG et al. Bubble devices versus other pressure sources for nasal continuous positive airway pressure in preterm infants. Cochrane Database Syst Rev 2023; 3 (3): CD015130. doi: 10.1002/14651858.CD015130

[400] Ramaswamy VV, More K, Roehr CC, Bandiya P, Nangia S. Efficacy of noninvasive respiratory support modes for primary respiratory support in preterm neonates with respiratory distress syndrome: systematic review and network meta-analysis. Pediatr Pulmonol 2020; 55(11): 2940–2963. DOI: 10.1002/ppul.25011

[401] Reynolds P, Bustani P, Darby C et al. Less-Invasive Surfactant Administration for Neonatal Respiratory Distress Syndrome: A Consensus Guideline. Neonatology. 2021;118(5):586–592. doi: 10.1159/000518396

[402] Roberts CT, Davis PG, Owen LS. Neonatal non-invasive respiratory support: synchronised NIPPV, non-synchronised NIPPV or bi-level CPAP: What is the evidence in 2013? Neonatology 2013; 104: 203–209

[403] Rojas-Reyes MX, Morley CJ, Soll R. Prophylactic versus selective use of surfactant in preventing morbidity and mortality in preterm infants. Cochrane Database Syst Rev. 2012 Mar 14;(3):CD000510. doi: 10.1002/14651858.CD000510.pub2

[404] Rozé JC, Chambille B, Fleury MA et al. Oxygen cost of breathing in newborn infants with long-term ventilatory support. J Pediatr 1995; 127: 984–987

[405] Rüegger CM, Lorenz L, Kamlin COF et al. The Effect of Noninvasive High-Frequency Oscillatory Ventilation on Desaturations and Bradycardia in Very Preterm Infants: A Randomized Crossover Trial. The Journal of Pediatrics 2018; 201: 269–273.e2

[406] Rüegger CM, Owen LS, Davis PG. Nasal Intermittent Positive Pressure Ventilation for Neonatal Respiratory Distress Syndrome. Clin Perinatol 2021; 48(4): 725-744. DOI: 10.1016/j.clp.2021.07.004

[407] Sakonidou S, Dhaliwal J. The management of neonatal respiratory distress syndrome in preterm infants (European Consensus Guidelines – 2013 update). Arch Dis Child Educ Pract Ed 2015; 100: 257–259

[408] Salvo V, Lista G, Lupo E et al. Noninvasive ventilation strategies for early treatment of RDS in preterm infants: an RCT. Pediatrics 2015; 135: 444–451

[409] Schäfer C, Schumann S, Fuchs H et al. Carbon dioxide diffusion coefficient in noninvasive high-frequency oscillatory ventilation. Pediatric Pulmonology 2019; 54: 759–64

[410] Schmölzer GM, Kumar M, Pichler G et al. Non-invasive versus invasive respiratory support in preterm infants at birth: systematic review and meta-analysis. BMJ 2013; 347: f5980

[411] Schumann S, Krappitz M, Möller K et al. Pressure loss caused by pediatric endotracheal tubes during high-frequency-oscillation-ventilation. Respir Physiol Neurobiol 2008; 162: 132–137

[412] Seaton SE, King S, Manktelow BN, Draper ES, Field DJ. Babies born at the threshold of viability: changes in survival and workload over 20 years. Arch Dis Child Fetal Neonatal Ed. 2013; 98: F15–F20

[413] Shi Y, Muniraman H, Biniwale M et al. A review on non-invasive respiratory support for management of respiratory distress in extremely preterm infants. Front Pediatr 2020; 8: 270

[414] South M, Morley CJ. Synchronous mechanical ventilation of the neonate. Arch Dis Child 1986; 61: 1190–1195

[415] Sweet DG, Carnielli VP, Greisen G et al. European Consensus Guidelines on the Management of Respiratory Distress Syndrome: 2022 Update. Neonatology. 2023;120(1):3–23. doi: 10.1159/000528914

[416] Thome UH, Carlo WA, Pohlandt F. Ventilation strategies and outcome in randomised trials of high frequency ventilation. Arch Dis Child Fetal Neonatal Ed 2005; 90: F466–473. doi:10.1136/adc.2004068437

[417] Ullrich TL, Czernik C, Bührer C et al. Nasal high-frequency oscillatory ventilation impairs heated humidification: A neonatal bench study. Pediatr Pulmonol 2017; 52: 1455–60

[418] van der Hoeven M, Brouwer E, Blannco CE. Nasal high frequency ventilation in neonates with moderate respiratory insufficiency. Arch Dis Child Fetal Neonatal Ed 1998; 79: F61–F63

[419] van Kaam AH, Rimensberger PC. Lung-protective ventilation strategies in neonatology: what do we know–what do we need to know? Crit Care Med 2007; 35: 925–931. doi: 10.1097/01.CCM.0000256724.70601.3A

[420] Van Meurs KP, Wright LL, Ehrenkranz RA et al. Inhaled nitric oxide for premature infants with severe respiratory failure. N Engl J Med 2005; 353 (1): 13–22

[421] Vento G, Ventura ML, Pastorino R et al. Lung recruitment before surfactant administration in extremely preterm neonates with respiratory distress syndrome (IN-REC-SUR-E): a randomised, unblinded, controlled trial. Lancet Respir Med 2020; doi:10.1016/S 2213-2600(20)30179-X

[422] Verder H, Robertson B, Greisen G et al. Surfactant therapy and nasal continuous positive airway pressure for newborns with respiratory distress syndrome. Danish-Swedish Multicenter Study Group. N Engl J Med. 1994 Oct 20;331 (16):1051–5. doi: 10.1056/NEJM199410203311603

[423] Versmold H, Brunstler I, Schosser C. High-frequency oscillation by bubble-CPAP accelerates CO2 elimination. Geburtshilfliche und neonatologische Aspekte, Internationales Symposium Zürich. Herausgegeben von Albert und Renate Huch, Gabriel Duc und Gösta Rooth. Stuttgart: Thieme; 1982: 159–162

[424] Wang K, Zhou X, Gao S et al. Noninvasive high-frequency oscillatory ventilation versus nasal intermittent positive pressure ventilation for preterm infants as an extubation support: A systematic review and meta-analysis. Pediatric Pulmonology 2023; 58: 704–11

[425] Wheeler KI, Davis PG, Kamlin CO et al. Assist control volume guarantee ventilation during surfactant administration. Arch Dis Child Fetal Neonatal Ed. 2009 Sep;94(5):F336–8. doi: 10.1136/adc.2008149583

[426] Wheeler KI, Klingenberg C, Morley CJ et al. Volume-targeted versus pressure-limited ventilation for preterm infants: a systematic review and meta-analysis. Neonatology 2011; 100: 219–227

[427] Yeh TF et al. Early intratracheal instillation of budesonide using surfactant as a vehicle to prevent chronic lung disease in preterm infants: a pilot study. Pediatrics 121, e1310–e1318 (2008)

[428] Zhu X, Qi H, Feng Z et al. Noninvasive High-Frequency oscillatory ventilation vs nasal continuous positive airway pressure vs nasal intermittent positive pressure ventilation as post-extubation support for preterm neonates in China: A randomized clinical trial. JAMA Pediatr 2022; 176 (6): 551–559. doi: 10.1001/jamapediatrics.20220710

[429] Zivanovic S, Peacock J, Alcazar-Paris M et al. Late outcomes of a randomized trial of high-frequency oscillation in neonates. N Engl J Med 2014; 370: 1121–1130. doi:10.1056/NEJMoa1309220

Kapitel 10

Beatmung von Neugeborenen und Säuglingen

10 Beatmung von Neugeborenen und Säuglingen

10.1 Beatmung von Neugeborenen während der Erstversorgung

Philipp Deindl

Maskenbeatmung ist die wichtigste Technik, um Neugeborene direkt nach der Geburt zu reanimieren bzw. zu stabilisieren. Die positive Druckbeatmung über Beutel und Maske oder ein T-Stück belüftet die Lunge, erleichtert die Resorption von Flüssigkeit, erzeugt eine funktionelle Residualkapazität und erleichtert damit eine Oxygenierung. Die Technik der Maskenbeatmung von Neugeborenen ist jedoch schwierig zu erlernen.

Cave

Während der Neugeborenenreanimation tritt häufig ein großes Maskenleck auf, da es schwierig ist, eine Maske ausreichend dicht auf dem Gesicht eines Neugeborenen zu halten. Verursacht durch ein großes Leck kann das applizierte Tidalvolumen zu klein sein. Wird die Maske wiederum zu fest aufgedrückt, kann der Gasfluss behindert werden.

Die Maske sollte die richtige Größe aufweisen. Dies ist der Fall, wenn sie Mund und Nase umschließt und nicht auf die Augen drückt. Daher müssen verschiedene Größen zur Verfügung stehen. Masken mit weichem, flexiblem Rand sowie einer festen Oberseite erleichtern das Abdichten. Wichtiger als die Form ist aber die Art, wie die Maske benutzt wird.

10.1.1 Finger- und Handhaltung bei der Beutel-Masken-Beatmung

Je nach Maske sind unterschiedliche Haltetechniken vorteilhaft (▶ Abb. 10.1):

- *Two-Point Top-Hold:* Als effektivste Technik für die meisten Maskentypen mit harter Oberseite wurde der sog. Two-Point Top-Hold identifiziert (▶ Abb. 10.1a).
- *OK Rim Hold:* Wird eine Maske mit weicher Oberseite verwendet, sollten Zeigefinger und Daumen einen Kreis bilden, um die äußeren Ränder der Maske zu stabilisieren und einen gleichmäßigen Druck nach unten zu gewährleisten (▶ Abb. 10.1d). Die Finger sollten nicht auf den Rand der Maske gedrückt werden, um sie nicht zu verwinden. Die anderen Finger der Hand sollten so unter dem Kiefer platziert werden, dass das Kinn angehoben und das Gesicht in Richtung Maske gezogen werden kann.
- *2-Hände-Technik:* Eine Möglichkeit, das Maskenleck während der Beutel-Masken-Beatmung von Neugeborenen zu reduzieren, ist die sog. 2-Hände-Technik. Diese Technik ähnelt dem Two-Point Top-Hold mit gleichmäßigem Druck auf die Maske durch Zeigefinger und Daumen mit Anheben des Kinnes. Jedoch werden dabei beide Hände benutzt (▶ Abb. 10.1c), und ein weiterer Helfer übernimmt die Beutelbeatmung.

Merke

Beim Aufsetzen der Maske auf das Gesicht sind folgende Dinge zu beachten:

- Besser mit einer rollenden Bewegung aufsetzen als gerade aufdrücken.
- Einen Finger auf das Kinn des Neugeborenen platzieren, um zu verhindern, dass die Maske darüber hinausragt.
- Die Maske leicht nach oben abrollen, um sicherzugehen, dass sie nicht auf den Augen zu liegen kommt (Undichtigkeit, Augenschäden!).
- Es sollte ein kräftiger Druck auf die Maske aufgebracht werden, um ein gutes Abdichten zu gewährleisten.

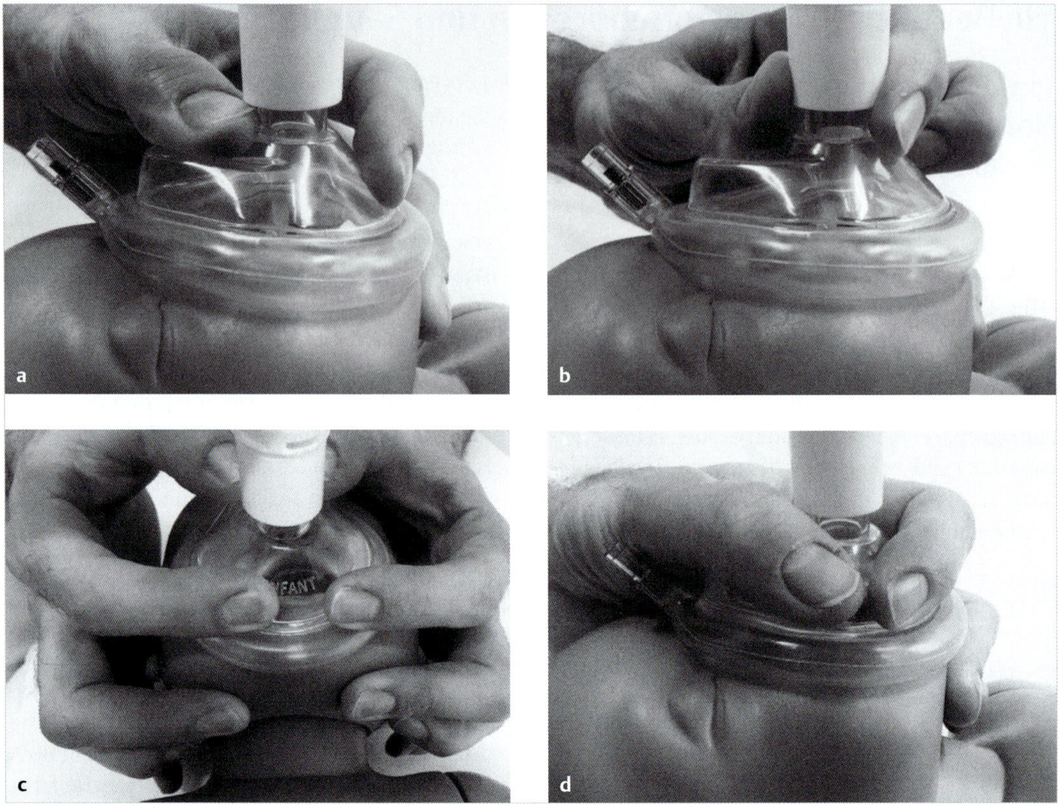

Abb. 10.1 Finger- und Handhaltung auf der Beatmungsmaske nach Wood u. Mitarb. Kopf immer in Schnüffelstellung.
a Two-Point Top-Hold.
b Stem Hold.
c 2-Hände-Technik.
d OK Rim Hold.

10.1.2 Hilfsmittel bei der Beutel-Masken-Beatmung

Selbst entfaltende Beatmungsbeutel

Es gibt Beatmungsbeutel in den Größen 240, 300, 450 oder 500 ml, die sich durch Rückstellkräfte füllen (selbst entfaltende Beutel). Auf einer Seite wird die Maske konnektiert, auf der anderen Seite kann ein Sauerstoffreservoir angebracht werden. Das Reservoir zieht Raumluft ein und benötigt keine Druckgasversorgung. Daher können diese Beutel in jeder Umgebung benutzt werden. Es gibt ein Überdruckventil, das sich oberhalb eines Maximaldrucks öffnet; das sind meistens zwischen 35 und 40 cmH_2O (3,4 und 3,9 kPa). Einige Modelle sind mit einem Manometer zur Spitzendruckkontrolle ausgestattet.

Es ist nicht bekannt, welches das optimale Tidalvolumen für die Neugeborenenreanimation ist. Für beatmete Kinder gilt, dass etwa 5 ml/kgKG mit einer Frequenz von 40–60/min einen adäquaten pCO_2 gewährleisten. Bei gut abdichtender Maske ist die Kompression des Beutels mit 1 oder 2 Fingern für ein Tidalvolumen zwischen 5 und 8 ml/kgKG beim Neugeborenen ausreichend. Bei der Beatmung sollte sich der Beutel nicht komplett entleeren – dies spricht für ein großes Leck. Selbst entfaltende Beutel erlauben keine sichere Applikation von PEEP. Zwar kann ein PEEP-Ventil angebracht werden. Dies appliziert jedoch einen sehr stark schwankenden PEEP. Daher ist der selbst entfaltende Beutel keine optimale Option, um eine funktionelle Residualkapazität bei Neugeborenen zu erreichen und aufrechtzuerhalten.

Flow Inflating Bag

Diese 500 ml fassenden, weichen Beutel haben auf der einen Seite einen Anschluss für eine Maske, auf der anderen Seite eine kleine Öffnung oder ein Ventil. Sie werden durch einen Gasfluss und nicht über Rückstellkräfte gefüllt. Nur bei gutem Abdichten halten diese Beutel den Druck während der Exspiration aufrecht. Der Beuteldruck wird durch den Schlauch am Ende bzw. durch Einstellen des Ventils kontrolliert. Daher braucht es viel Erfahrung und Geschick, um einen endexspiratorischen Druck aufzubauen und zu halten. Es darf nur wenig bzw. kein Maskenleck vorliegen; dies ist aber schwierig zu erreichen. Der Fluss am Ende des Beutels muss vorsichtig moduliert werden, um einen angemessenen PEEP während der Exspiration zu erzeugen. Das kann dazu führen, dass der PEEP zu hoch ansteigt oder zu tief abfällt, vor allem, wenn sich das Leck ändert. Prinzipiell ist es erfahrenen Anwendern möglich, eine prolongierte Inspiration von 10 s zu erreichen.

T-Stück

Das T-Stück benötigt Druckgas. Dieses Gas verlässt eine Druckkammer mit Druckentlastungsventilen und erreicht über einen flexiblen Schlauch das T-Stück. Über das T-Stück wird das Gas in die Maske eingeleitet. Über eine Schraube am T-Stück kann die PEEP- bzw. CPAP-Einstellung reguliert werden. Der Beatmungshub wird durch den Verschluss des Ventils mit einem Finger erzeugt. Die Dauer des Verschlusses legt die Inspirationszeit fest. Daher ist es einfach, prolongierte Beatmungshübe zu erzeugen.

Gasfluss, PIP und PEEP werden voreingestellt und bleiben auch während der Reanimation konstant. Der Gasfluss sollte während der Beatmung nicht verändert werden, da er Einfluss auf PIP und PEEP hat. Das T-Stück kann im Vergleich zu selbst entfaltenden Beatmungsbeuteln und Flow Inflating Bags einen konstanten PEEP aufbauen. Wenn das Kind während der Reanimation nicht adäquat reagiert, kann es notwendig sein, den PIP zu erhöhen. Das ist mit dem T-Stück nicht ganz so intuitiv, wie den Beutel fester zu drücken. Meist wird ein Gasfluss von 8–10 l/min eingestellt. Der Fluss muss ausreichend sein, um das Kind mit einem angemessenen Tidalvolumen zu versorgen, insbesondere, wenn es spontan tief einatmet. Zu hoch sollte der Fluss jedoch auch nicht gewählt werden, da ein schneller Druckanstieg während eines Beatmungshubs Scherkräfte und damit eine Lungenschädigung hervorrufen kann.

10.1.3 Effektivität der Beutel-Masken-Beatmung

Tidalvolumen und Beatmungsdruck

Während der Reanimation im Kreißsaal wird das Tidalvolumen nicht gemessen. Die Beatmung wird nur anhand der klinischen Einschätzung gesteuert. Das ist sehr ungenau und Studien haben gezeigt, dass das applizierte Tidalvolumen aufgrund von stark schwankender Leckgröße sehr unterschiedlich ausfällt: Es reicht von schädlichen 30 ml/kgKG bis zu so kleinen Volumina, dass sie die Lungen nicht ausreichend belüften.

In Tiermodellen der frühgeborenen Lunge lassen sich gravierende Schäden schon nach wenigen Beatmungshüben mit zu hoch gewählten Tidalvolumina nachweisen. Traditionell wird während der Erstversorgung nur der Beatmungsdruck gemessen, nicht aber das Tidalvolumen, wobei aktuell ein Beatmungsdruck von 20 cmH_2O (2,0 kPa) empfohlen wird. Gesunde Reifgeborene generieren allerdings viel höhere negative Drücke, wenn sie ihre Lungen belüften.

10

> **M!**
>
> **Merke**
>
> Das Erreichen eines bestimmten PIP kann nicht als Beweis dafür genommen werden, dass ein ausreichendes Tidalvolumen appliziert wird. Umgekehrt gilt, dass ein inadäquates Volumen appliziert wird, wenn ein bestimmter Druck nicht erreicht wird.

Die Beziehung zwischen Druck und appliziertem Volumen ist schwach aus folgenden Gründen:

- Ein Teil des Tidalvolumens geht durch die Maske verloren, bevor es die Lunge erreicht.

- Die Lungen-Compliance und -Resistance variieren, sodass es nicht möglich ist, einen PIP zu definieren, bei dem ein optimales Tidalvolumen verabreicht wird.
- Bei Geburt sind die Lungen flüssigkeitsgefüllt. Wasser hat eine sehr viel höhere Resistance in den Atemwegen als Gas, sodass höhere Drucke notwendig sein können, um effektive initiale Beatmungshübe zu verabreichen.
- Viele Kinder atmen während der Reanimation mit und tragen damit zum Tidalvolumen bei.

Probleme bei der Maskenbeatmung

Die Gründe, warum eine Obstruktion während der Neugeborenenreanimation auftritt, sind nicht im Detail bekannt. Die sog. Neutral- oder Schnüffelposition mit einer leichten Extension des Genicks wird als optimale Position für die Maskenbeatmung gelehrt. Mögliche Ursachen für eine Atemwegsverlegung sind:

- Obstruktion des Pharynx
- Kehlkopfadduktion
- großer Druck über die Maske, der die Nase blockiert und den Kiefer nach hinten schiebt, was eine ungünstige Genickposition verursacht

Merke

M!

Was tun, wenn die Maskenbeatmung schwierig ist?

Akronym RALPH

- Repositionierung des Kopfes (Schnüffelposition: Neutralposition, Kinn anheben, Mund öffnen)
- Absaugen notwendig? Mund und oder Nase, bei längerer Beatmung auch den Magen
- Leckage beseitigen: Maskengröße überprüfen, Maske neu positionieren, 2-Hände Esmarch-Handgriff
- PIP erhöhen: Beatmungsdruck über das T-Stück erhöhen, evtl. auf Beutelbeatmung umsteigen
- Hilfsmittel verwenden: Guedel-Tubus, Larynxmaske, Rachenventilation über einen nasal platzierten Tubus

Hinweis

Eine Alternative zur Beatmung über eine Maske ist die Beatmung über eine Rachenventilation. Dafür wird ein Beatmungstubus etwa 4–6 cm tief in die Nase eingebracht. Das andere Nasenloch sowie der Mund werden dicht verschlossen und über den Tubus ventiliert. Dieses Vorgehen kann bei Obstruktion helfen, eine effektive Ventilation zu ermöglichen.

Kolorimetrische Kohlendioxiddetektion

Mithilfe eines kolorimetrischen Kohlendioxiddetektors kann nach einer endotrachealen Intubation festgestellt werden, ob der Tubus in der Trachea liegt und eine effektive Ventilation erzielt wird. Der Detektor weist innerhalb kurzer Zeit durch einen Farbumschlag Kohlendioxid im Ausatemgas nach.

Cave

Es sollte bei der kolorimetrischen Kohlendioxidmessung bedacht werden, dass zu Beginn der Neugeborenenerstversorgung wenig Kohlendioxid in der Ausatemluft gemessen werden kann und ein fehlender Nachweis von Kohlendioxid in der Ausatemluft nicht unbedingt eine Fehllage des Tubus anzeigt.

10.1.4 Training der Maskenbeatmung

Die wichtige Fähigkeit der Beutel-Masken-Beatmung wird traditionellerweise mithilfe von speziellen Simulatoren trainiert. Bisher wurde die Effektivität der Beatmung klinisch anhand von Thoraxexkursionen usw. beurteilt. Eine akkurate Rückmeldung an den Übenden stellt dies aber nicht dar. Respiratory-Function-Monitore erlauben eine objektive Rückmeldung in Echtzeit über die

Performance durch Anzeige von Tubusleck, Druck und Tidalvolumen während der Beatmung.

10.1.5 Sauerstoffgabe bei der Erstversorgung

Beim Übergang von der intrauterinen Umgebung zum extrauterinen Leben kommt es zu einem starken Anstieg der Sauerstoffsättigung. Aktuelle Studien zu optimalen Sauerstoffsättigungszielen bei Frühgeborenen empfehlen Zielwerte von 90–95 %. Eine Exposition mit hohen Sauerstoffkonzentrationen ist mit der Entwicklung einer Retinopathie des Frühgeborenen sowie der Entwicklung einer BPD assoziiert.

> **M!**
>
> **Merke**
>
> Es wird momentan empfohlen, reife Neugeborene und Frühgeborene ≥ 32 SSW bei der Erstversorgung mit 21 % Sauerstoff, Frühgeborene 28 + 0 bis 31 + 6 SSW mit 21–30 % Sauerstoff und Frühgeborene < 28 SSW mit 30 % Sauerstoff zu beatmen.

Die Kriterium für die Anpassung des Sauerstoffbedarfs sollten sowohl der Anstieg die Herzfrequenz als auch die präduktale Pulsoxymetrie sein.

10.1.6 Zusammenfassung

Zusammenfassend sind folgende Punkte bei der Beatmung von Neugeborenen über eine Maske zu beachten:

- Es ist wichtig, die korrekte Maskengröße zu benutzen.
- Wenn möglich, sollten das Maskenleck und das applizierte Tidalvolumen überwacht werden.
- Das Tidalvolumen schwankt stark, je nach Leck und Atemwegsobstruktion.
- Mit einem T-Stück kann sehr viel sicherer und effektiver beatmet werden als mit einem Beatmungsbeutel.
- Wenn die Maskenbeatmung schwierig ist, das RALPH-Akronym anwenden.

10.2 Intubation von Neugeborenen und Säuglingen

Philipp Deindl

Die geringe Größe der anatomischen Strukturen bei Neugeborenen und Säuglingen sowie deren spezifische Physiologie erschweren die Intubation in dieser Population. Eine erfolgreiche und atraumatische Intubation von Neugeborenen und insbesondere von Frühgeborenen erfordert Erfahrung und regelmäßiges Training. Die Intubation von beeinträchtigten Neugeborenen kann einerseits Leben retten, andererseits aber auch zu potenziell lebensbedrohlichen Situationen führen.

10.2.1 Physiologische Effekte einer Intubation

Eine Intubation bei Neugeborenen kann erheblichen Einfluss auf physiologische Parameter haben. Schwierig ist die Unterscheidung der Effekte der Intubation selbst von denen der verabreichten Prämedikation. Eine Intubation bei wachen Neugeborenen hat Auswirkungen auf die Herzfrequenz (Bradykardie), auf den Blutdruck (Anstieg) und auf den intrakraniellen Druck (Anstieg). Dazu liegen jedoch nur wenige und teilweise widersprüchliche Studien vor. Im Rahmen einer Intubation von Neugeborenen kommt es häufig zu einem relevanten Abfall der Sauerstoffsättigung.

10.2.2 Indikation

Die Indikation für eine Intubation wurde in den letzten Jahren immer zurückhaltender gestellt. Die aktuellen Leitlinien zur Reanimation von Neugeborenen empfehlen bei spontan atmenden Neugeborenen mit einer Atemstörung nach Geburt primär eine Unterstützung mit CPAP, bevor eine Intubation erwogen werden sollte. Die zunehmende Verbreitung von effektiven nicht-invasiven Beatmungstechniken hat die Grenzen der Intubationsindikation weiter verschoben. Einige Situationen erfordern jedoch noch immer eine Intubation, z. B.:

- Notfallintubation bei Versagen einer Maskenbeatmung trotz Ausschöpfung aller Maßnahmen und Hilfsmittel (RALPH-Akronym)
- prolongierte kardiopulmonale Reanimation
- angeborene Zwerchfellhernie
- Fehlbildungen der oberen Atemwege
- geplanter chirurgischer Eingriff in Narkose
- respiratorische Insuffizienz unter nicht-invasiver Beatmung

10.2.3 Prämedikation zur Intubation

Prinzipiell wird eine Prämedikation vor Intubation von Neugeborenen empfohlen. Ausnahmen bilden Notfallsituationen im Kreißsaal oder andere lebensbedrohliche Situationen, in denen kein i. v. Zugang etabliert werden kann. Über die geeigneten Medikamente herrscht keine Einigkeit, wobei eine Kombination aus Opiat und Muskelrelaxans traditionell als sicher und effektiv angesehen wird. Ebenso ist die Kombination aus Benzodiazepin und Opiat sicher.

10.2.4 Praktische Empfehlungen zur Intubation

Es empfiehlt sich, eine Intubation wie alle kritischen Manöver mithilfe von Checklisten zur Überprüfung der Vollständigkeit und Funktionsfähigkeit des notwendigen Materials vorzubereiten. Eine Präoxygenierung kann bei reifen Neugeborenen durchgeführt werden, allerdings muss die geringe funktionelle Residualkapazität beachtet werden, die eine Präoxygenierung oftmals überflüssig macht. Bei Frühgeborenen sollte mit dem Einsatz von Sauerstoff aufgrund der Toxizität zurückhaltend umgegangen werden. Eine Präoxygenierung sollte in diesen Fällen vermieden werden.

Die Erfahrung des Intubierenden bestimmt maßgeblich den Erfolg der Intubation. Ein Muskelrelaxans kann eine elektive Intubation beim Neugeborenen erleichtern. Neugeborene können sowohl nasal als auch oral intubiert werden. Eine Studie im Modell zeigte eine kürzere Intubationszeit bei oraler Intubation im Vergleich zur nasalen Intubation. Ein nasal liegender Tubus kann erfahrungsgemäß einfacher fixiert werden.

Hinweis

Faustregel für die Tubustiefe beim Neugeborenen

Die Körperlänge ist das beste anthropometrische Maß zur Ermittlung der korrekten Tubustiefe bei Neugeborenen.

Die folgenden körpergewichtsbasierten Formeln können einen groben Anhalt geben, jedoch liegt in bis zu 50 % der Fälle der Tubus nach der Intubation von Neugeborenen nicht korrekt. Daher sollte immer zeitnah eine Röntgenthoraxaufnahme durchgeführt werden.

- *oral:* 6 cm + kgKG = Abstand der Tubusspitze zum Mundwinkel
- *nasal:* 7 cm + kgKG = Abstand der Tubusspitze zum Naseneingang

Beispiel: Soll ein 3 kg schweres Neugeborenes nasal intubiert werden, sollte die Tubustiefe 7 + 3 = 10 cm ab Naseneingang betragen.

10.3 Strategien zur Vermeidung der mechanischen Beatmung

Philipp Deindl

In den letzten Jahren wurde verstärkt CPAP als nicht-invasive Atemunterstützung im Kreißsaal eingesetzt. Dieses Vorgehen bei spontan atmenden Frühgeborenen war im Rahmen der Erstversorgung genauso effektiv wie eine primäre Intubation, mit einem Trend zu reduzierten Beatmungszeiten und einer reduzierten Rate der BPD. Für die Applikation von Surfactant war jedoch immer eine Intubation notwendig, oft im Sinne einer sog. InSurE-Prozedur (Intubation, Surfactant-Gabe, Extubation). In machen Studien zeigte die InSurE-Prozedur eine Reduktion der Anzahl notwendiger Reintubationen und der Dauer der mechanischen Beatmung. Allerdings haben die Problematik der Nebenwirkungen der Prämedikation und die Schwierigkeit einer raschen Extubation nach Surfactant-Gabe bei einem signifikanten Anteil der mit InSurE behandelten Patienten die Suche nach nicht oder weniger invasiven Techniken für eine Surfactant-Applikation ohne Intubation und Sedierung verstärkt. Zudem war in der 2010 veröffentlichten CURPAP-Studie gezeigt worden, dass prophylaktische Gaben von Surfactant bei Frühgeborenen zwischen der 25. und der 28. Schwangerschaftswoche nicht einer primären nCPAP-Therapie mit selektiver Surfactant-Gabe bezüglich mechanischer Beatmung und Morbidität überlegen waren.

Techniken, die eine Surfactant-Applikation ohne Intubation und ohne mechanische Beatmung propagieren, werden in der Literatur mit den Akronymen „MIST" (Minimally invasive Surfactant Therapies) oder „LISA" (Less invasive Surfactant Application) bezeichnet.

Beide Methoden beruhen darauf, dass unter CPAP-Therapie über den jeweiligen Katheter Surfactant unter Spontanatmung endotracheal appliziert wird. Mehrere randomisierte Studien und Metaanalysen, in denen LISA mit der Surfactant-Therapie über einen Endotrachealtubus und mit InSurE verglichen wurde, deuten darauf hin, dass LISA zu weniger mechanischer Beatmung und seltener zum Tod oder bronchopulmonaler Dyplasie führte [450], [472]. Zudem konnte gezeigt werden, dass unter der Verwendung von LISA weniger Pneumothoraces und weniger schwere intraventrikuläre Hämorrhagien auftraten. LISA ging mit einer niedrigeren Intubationsrate und deutlich kürzeren Zeiten der mechanischen Beatmung einher. Die erfolgreiche Umsetzung von LISA kann durch die Schulung des multidisziplinären Teams und die Befolgung der lokal vereinbarten Leitlinien erreicht werden. Der Patientenkomfort und die geringeren Komplikationsraten sind starke Argumente für die weitere Erforschung und Förderung des LISA-Ansatzes.

Zu den offenen Fragen gehören die genauen Indikationen für verschiedene Patientengruppen, die Nützlichkeit von speziellen Kathetern, die kürzlich für die LISA-Technik entwickelt wurden, und – vielleicht am dringendsten – die Frage der Analgesie und Sedierung während des Verfahrens. Studien zum Langzeitergebnissen nach LISA sind im Gange.

10.4 Einstellung des Beatmungsgeräts bei Neugeborenen und Säuglingen

Philipp Deindl

> **Merke**
>
> Ziele einer lungenprotektiven Beatmung:
> - Vermeidung von Atelektrauma durch Förderung der alveolären Stabilität
> - Limitierung des Tidalvolumens zur Vermeidung einer Überblähung
> - Minimierung der Sauerstofftoxizität durch Verbesserung des Ventilation-Perfusion-Verhältnisses

Verschiedene Beatmungsmodi erlauben die Umsetzung dieser Ziele. Wichtig zu wissen ist, dass schon kurzfristig einwirkende Noxen durch die mechanische Beatmung und eine zu hohe Sauerstoffexposition zu schwerwiegenden Lungenschäden im Tiermodell führen.

10.4.1 Wahl des Beatmungsmodus

Das Spektrum der Beatmungsindikationen beim Neugeborenen und beim Säugling ist extrem breit und kein Beatmungsmodus ist optimal für jede klinische Situation geeignet. Umso wichtiger ist es für eine erfolgreiche Beatmungstherapie, bei der Wahl von Beatmungsmodus und -strategie die individuellen Gegebenheiten und die Pathophysiologie zu berücksichtigen.

Zeitgesteuerte, druckkontrollierte Beatmungsformen sind traditionellerweise in der Neonatologie weit verbreitet, da sie technisch einfacher umzusetzen sind als volumenkontrollierte Beatmungsformen. Dies liegt an der technischen Herausforderung, kleine Tidalvolumina zuverlässig zu messen, und am relevanten Tubusleck, das bei der Verwendung von ungecufften Tuben auftritt, wie sie bei Neu- und Frühgeborenen zum Einsatz kommen. Vorteile sind u. a., dass kurzfristige Schwankungen der Compliance oder Ereignisse wie Husten oder Tubusfehllagen nicht zu erhöhten PIP-

Werten führen können. Das resultierende Tidalvolumen ist die unter druckkontrollierter Beatmung von der Compliance abhängige Variable. Wenn sich z. B. nach Surfactant-Gabe die Compliance schnell verbessert, kann es zu einer potenziellen Überdehnung der Lunge durch einen zu hohen Beatmungsdruck kommen. Problematisch sind ein großes Tubusleck und/oder bronchopulmonale Fisteln.

Die Beatmungsform A/C hat einige entscheidende Vorteile bei der Beatmung von sehr kleinen Frühgeborenen (Tuben mit geringem Durchmesser, geringe eigene Atemanstrengung, weiche Thoraxwand) und ist wahrscheinlich in dieser Population besser geeignet als eine klassische SIMV-Beatmung. Problematisch am A/C-Modus ist die Tatsache, dass eine relevante Tachypnoe entstehen kann, da jede Atemanstrengung voll unterstützt wird. In der Folge kann eine Hypokapnie auftreten und es kann, da die Inspirationszeit mit steigender Atemfrequenz immer kürzer wird, auch eine Reduktion des Atemwegsdrucks resultieren. Dies wiederum kann zu Atelektasen führen.

- Volumengarantierte bzw. -kontrollierte Modi haben gegenüber druckkontrollierten Modi einige wichtige Vorteile, die in mehreren Studien (unter anderem auch bei sehr unreifen Frühgeborenen < 26 SSW) belegt wurden:
- Reduktion von Hypokapnie
- Vermeidung von exzessiven Tidalvolumina
- Reduktion der Beatmungszeiten
- Reduktion von intraventrikulären Blutungen (IVH)
- Reduktion von bronchopulmonaler Dysplasie (BPD).

Weitere Vorteile sind die Garantie eines konstanten Atemminutenvolumens und eine gute Kontrolle des Tidalvolumens und damit eine Reduktion des Volutraumas. Dies kann bei Lungenerkrankungen, die eine rasche Änderung der Lungenmechanik bewirken, von Vorteil sein.

10.4.2 Starteinstellungen

Unmittelbar nach Intubation wird meist mit einem tragbaren Gerät beatmet (T-Stück, Beutel). Der Tubus wird fixiert, eine Magensonde wird platziert und der Patient wird positioniert. In dieser Phase wird unter Umständen auch Surfactant verabreicht.

Merke

M!

Richtwerte für die Starteinstellung des Beatmungsgeräts für Früh- und Neugeborene:

- *PEEP:* 4–8(–12) cmH_2O (0,4–0,8[–1,2] kPa)
- *Inspirationszeit:* 0,30–0,50 s (bei Säuglingen: 0,50–0,65 s)
- In besonderen Fällen (z. B. reduzierte Lungencompliance) kann die Inspirationszeit auch kürzer gewählt werden.
- *Tidalvolumen:* Ziel: 4–7 ml/kgKG
- *Minutenvolumen:* 200–300 (ml/kg/min)

10.4.3 Beurteilung der Beatmungsqualität

Nachdem die Beatmung begonnen wurde, sind unbedingt eine genaue und wiederholte klinische Beobachtung des Patienten sowie die Kontrolle der Beatmungseinstellungen notwendig. Vorgehen:

- *Beobachtung:*
  - Thoraxexkursionen ausreichend?
  - Einziehungen?
  - Synchronizität?
  - Überblähtes Abdomen (Zustand nach Maskenbeatmung)?
  - Spontane Atemanstrengungen?
  - Qualität der Interaktion zwischen Patient und Beatmungsgerät?
  - Notwendigkeit einer Analgosedierung?
- *Auskultation:*
  - Seitengleiche Belüftung?
  - Pathologische Atemgeräusche?
  - Leck? (Druck auf Krikoid reduziert das Leck)
- *Messwerte des Beatmungsgeräts:*
  - Tidalvolumen erreicht?
  - PIP bzw. obere PIP-Grenze sinnvoll gewählt?
  - Atemminutenvolumen erreicht?
  - Cave: Sinnvolle Einstellung der Alarmgrenzen!
- *Röntgenbild:*
  - Tubuslage korrekt?
  - Pneumothorax?
  - Belüftung?
  - Pathologien?
- *Monitoring der Blutgase:*
  - Oxygenierung?
  - Kohlendioxidelimination?

10

Ziel ist eine optimale Unterstützung der Spontanatmung durch eine sinnvolle Wahl des Triggers (möglichst niedrig), ohne eine Autotriggerung zu verursachen.

> **Merke**
>
> Es muss überprüft werden, ob sich Kondenswasser bildet und ob ein hohes Tubusleck vorliegt.

10.4.4 Steuerung der Beatmung: Strategie und Therapieziele

Positiv-endexspiratorischer Druck

Ziel einer optimalen Beatmung ist eine gut rekrutierte Lunge mit adäquatem endexspiratorischem Volumen. Eine der wichtigsten Voraussetzungen dafür ist eine optimale PEEP-Einstellung. Ein erhöhter PEEP verbessert die Oxygenierung durch eine Erhöhung des Atemwegsdrucks. Außerdem werden in der erkrankten Lunge durch ein erhöhtes endexspiratorisches Volumen und damit durch die Rekrutierung von nicht belüfteten Arealen die arteriovenösen Shunts vermindert. Es kommt zu einem verbesserten Ventilation-Perfusion-Verhältnis, das wiederum zu einer besseren Oxygenierung führt.

> **Merke**
>
> Der „optimale" PEEP ist der PEEP, bei dem ein optimales Tidalvolumen mit geringstmöglichem Druck bei geringster Dehnung der Lunge gelingt.

Ein zu hoher PEEP kann jedoch auch negative Auswirkungen haben: Die Herzleistung wird durch den verminderten venösen Rückstrom beeinträchtigt, die Lunge wird überbläht und das Risiko der Ausbildung eines Pneumothorax steigt.

Tidalvolumen

Ein adäquates Tidalvolumen zu erreichen ist essenziell für eine lungenschonende Beatmung. Sowohl zu große (Scherkräfte, Überdehnung) als auch zu kleine Tidalvolumina (Wechsel von Alveolarkollaps und Wiedereröffnung von Atelektasen) können die Lunge schädigen. Frühgeborene mit hoher Thorax-Compliance und gleichzeitig unreifer Lungenstruktur sind extrem empfindlich für eine Überdehnung. Schon einige wenige zu große Beatmungshübe können ausgeprägte Lungenschäden hervorrufen. Große Tidalvolumina können zu Überblähung und Emphysembildung sowie zu einem Pneumothorax führen. Zu niedrige Tidalvolumina haben dagegen eine insuffiziente Rekrutierung, einen schlechten Gasaustausch und ebenfalls Lungenschäden zur Folge.

> **Merke**
>
> Das Ziel einer lungenschonenden Beatmung ist also eine Kombination aus einer „offenen Lunge" mit Tidalvolumina, die einen adäquaten Gasaustausch ermöglichen.

Bei Neugeborenen sind Tidalvolumina zwischen 4 und 7 ml/kgKG sinnvoll. Da sich die Compliance schnell ändern kann, ist es insbesondere nach Surfactant-Therapie bei Frühgeborenen mit Atemnotsyndrom notwendig, den PIP regelmäßig zu adjustieren. Alternativ kann eine Beatmung mit Zieltidalvolumen das Risiko von Volutrauma und Hypokapnie reduzieren. Bei Lungenerkrankungen, z. B. bei Kindern mit angeborener Zwerchfellhernie oder Lungenhypoplasie und bei unreifen Frühgeborenen, kann eine Beatmung mit einem Tidalvolumen von weniger als 5 ml/kgKG sinnvoll sein. Bei sehr kleinen Frühgeborenen mit weniger als 500 g ist der Anteil der Totraumventilation am Tidalvolumen groß, sodass für einen ausreichenden Gasaustausch ein Tidalvolumen von 6 ml/kgKG notwendig sein kann.

Inspirationszeit

Die Zeitkonstante ist die Zeit, die die Lunge benötigt, um auf eine Druckänderung mit einer Volumenänderung zu reagieren. Die Zeitkonstante ist abhängig von der Compliance und vom Widerstand des respiratorischen Systems. Frühgeborene mit Atemnotsyndrom haben kurze Zeitkonstanten und benötigen nur kurze Inspirationszeiten, um einen Gasaustausch zu ermöglichen.

> **Merke** M!
>
> Die Inspirationszeit sollte lang genug sein, um einen kompletten Gaseinstrom in die Lunge und die Rekrutierung von Lungengewebe zu gewährleisten und damit das gewünschte Tidalvolumen zu erreichen.

Daher muss ein Kompromiss zwischen einer Minimierung des Druckplateaus während der Inspiration und der Zeit, die für eine ausreichende Rekrutierung notwendig ist, gefunden werden. Eine zu kurze Inspirationszeit kann zu Asynchronizität von Beatmung und Patient führen, da der Patient erneut inspiriert, während das Gerät schon in Exspiration ist. In einem Lungenmodell mit 2 unterschiedlichen Compliance-Kompartimenten führten ultrakurze Inspirationszeiten von 0,2 s zu einer homogeneren Belüftung [431]. Derartig kurze Inspirationszeiten könnten potenziell vorteilhaft bei der Beatmung von Früh- und Neugeborenen mit ungleich belüfteten Lungen z. B. im Rahmen von Air-Leak-Syndromen sein, wobei eine Bestätigung dieser Hypothese durch klinische Studien bisher fehlt.

Umgekehrt kann eine zu lange Inspirationszeit dazu führen, dass der Patient gegen den Atemhub anfängt auszuatmen.

Frequenz

Hohe Beatmungsfrequenzen mit kleineren Tidalvolumina schädigen die Lunge von Neugeborenen weniger als niedrige Atemfrequenzen mit hohen Tidalvolumina. Da Frühgeborene mit höheren Atemfrequenzen atmen, lässt sich mit höheren Beatmungsfrequenzen oft eine bessere Synchronizität mit dem Beatmungsgerät erreichen. Hohe Beatmungsfrequenzen in Kombination mit einer zu langen Inspirationszeit können allerdings zu einer Überblähung führen. Die Analyse der Fluss-Zeit-Kurve in der Exspiration kann helfen zu erkennen, ob sich die Lunge vollständig entleert hat (Fluss nähert sich 0 an), bevor der nächste Atemhub verabreicht wird (▶ Abb. 10.2). Wenn nicht, müssen Inspirationszeit, Beatmungsfrequenz oder Beatmungsmodus modifiziert werden.

Sinnvolle Starteinstellungen der Beatmungsfrequenz:

- *Frühgeborene:* 40–80/min
- *Reifgeborene:* 30–50/min
- *Säuglinge:* 25–40/min

Sauerstoffzufuhr

Tierexperimente zeigen klar eine lungenschädigende Wirkung von Sauerstoff auf die Lunge von Neugeborenen und insbesondere auf die von Frühgeborenen. In den letzten Jahren wurden 3 große

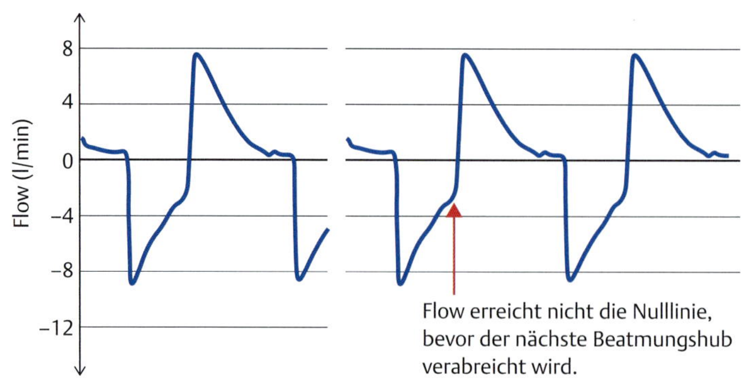

Abb. 10.2 Fluss-Zeit-Kurve. Entstehung von Auto-PEEP durch unvollständige Entleerung der Lunge vor dem nächsten Beatmungshub.

multizentrische, randomisierte kontrollierte Studien lanciert, die die Effekte von hohen (91–95 %) versus niedrigen pulsoxymetrischen Zielsättigungen (85–89 %) auf die Morbidität und Mortalität von Frühgeborenen untersuchten. Zwei dieser Studien (SUPPORT, BOOST-II) zeigten eine signifikante Reduktion der Inzidenz der BPD (definiert als Sauerstoffbedarf mit korrigiertem postmenstruellem Alter von 36 Schwangerschaftswochen) und einen Rückgang der schweren Retinopathia praematurorum in der Gruppe mit der niedrigen Zielsättigung. Allerdings ergab die SUPPORT-Studie, dass die Mortalität in der Gruppe mit niedrigen Zielsättigungswerten signifikant höher war als in der Vergleichsgruppe, was eine Metaanalyse der gepoolten Daten bestätigte. Angesichts dieser Ergebnisse scheint es aktuell vernünftig zu sein, eine Sättigung zwischen 90 und 95 % anzustreben. Problematisch war bei allen Studien die Steuerung der Sauerstoffzufuhr, um den gewünschten Zielsättigungskorridor zu erreichen.

Automatisierte Steuerungen der Sauerstoffzufuhr könnten zukünftig vielleicht ein besseres Einhalten der gewünschten Sättigungsgrenzen ermöglichen.

Kohlendioxidpartialdruck

Der pCO_2 scheint einen Einfluss auf die Entstehung von schweren intraventrikulären Blutungen bei Frühgeborenen zu haben. Sowohl zu niedrige Werte des pCO_2 als auch sehr hohe Werte können während der ersten Lebenstage das Risiko für eine Hirnblutung erhöhen. Weitere Risikofaktoren, wie arterielle Hypotension, Schwangerschaftswoche, Asphyxie und Sepsis, modulieren jedoch ebenfalls die Vulnerabilität gegenüber Schwankungen des pCO_2.

Nicht nur die absoluten Werte, sondern auch die Schwankungen des pCO_2 scheinen schwere Hirnblutungen zu begünstigen. Zielwerte des p_aCO_2 von 45–55 mmHg (6,0–7,3 kPa) in der ersten Lebenswoche scheinen nach aktueller Datenlage sicher und angemessen zu sein. Mit zunehmendem Alter, besserer metabolischer Kompensation und geringerer Empfindlichkeit des Gehirns gegenüber Hirnblutungen können wahrscheinlich in der 2. und 3. Lebenswoche auch Werte des p_aCO_2 von 50–60 mmHg (6,7–8,0 kPa) bei relativ normalem pH-Wert toleriert werden.

10.4.5 Anpassung der Beatmungsziele zur Lungenprotektion

Bei schwer erkrankten Patienten führt eine weitere Eskalation der Beatmungsintensität unter Umständen nicht zu einer weiteren Verbesserung von Kohlendioxidelimination und Oxygenierung. Zur Vermeidung sekundärer Lungenschäden kann es erforderlich sein, die Beatmungsziele je nach Grunderkrankung auf suboptimale Werte anzupassen (Konzept der permissiven Hyperkapnie bzw. permissiven Hypoxämie).

Die Toleranz von Werten des p_aCO_2 von bis zu 45–60 mmHg (6,0–8,0 kPa; permissive Hyperkapnie) bei einem pH-Wert über 7,2 wird international praktiziert und scheint keine negativen Auswirkungen auf die Prognose zu haben. Jedoch liegen keine definitiven Studien bezüglich der Langzeitauswirkungen dieses Konzepts bei Neugeborenen und Säuglingen vor.

Cave

Bei erhöhtem intrakraniellem Druck, pulmonaler Hypertension oder myokardialer Dysfunktion sollte von einer permissiven Hyperkapnie bzw. Hypoxämie Abstand genommen werden.

10.4.6 Vorgehen bei Versagen der Beatmung

Wenn Patienten unter „maximaler“ Beatmungseinstellung weiter verfallen (Hypoxie, therapierefraktäre Azidose, Kreislaufschock), kann bei bestimmten Patienten als lebensrettende Option eine ECMO (extrakorporale Membranoxygenierung) erwogen werden.

Hinweis

DOPES-Algorithmus

1. *Patient vom Beatmungsgerät trennen und mit Beutel über den Tubus beatmen.* Ziel: Ausschluss eines Gerätefehlers, Gefühl für den Atemwegswiderstand, Zeitgewinn.
2. *Auskultieren.* Ziel: seitengleiche Belüftung, Seitendifferenz erkennen, überprüfen, ob ein Tidalvolumen erreicht wird.
3. *Tubusmarkierung kontrollieren.* Ziel: Tubusdislokation oder -knick erkennen.
4. *Atemwege absaugen.* Ziel: Obstruktion erkennen durch Widerstand oder Stopp beim Vorschieben des Absaugkatheters, Behebung der Obstruktion durch Sekretmobilisation.
5. *Kohlendioxidsensor konnektieren* (z. B. kolorimetrisches Einmalprodukt). Wenn kein Farbumschlag, dann Schritt 6.
6. *Direkte Laryngoskopie durchführen.* Ziel: Verifikation der Tubuslokalisation unter Sicht.
7. *Diaphanoskopie mit starker punktförmiger Lichtquelle in verdunkeltem Raum durchführen:* Ziel: Detektion eines Pneumothorax, ggf. Notfallentlastung eines Pneumothorax.
8. *Magen absaugen.* Ziel: Erleichterung der Beatmung durch Verringerung des intraabdominellen Druckes.
9. *Gegebenenfalls Echokardiografie durchführen.* Ziel: Auf Vorliegen eines Perikardergusses überprüfen.
10. *Geräte überprüfen.* Ziel: Überprüfen, ob Schläuche intakt, Undichtigkeiten im Befeuchtersystem vorhanden, Membranen intakt, Ventile korrekt montiert, Kondenswasser vorhanden, Flow-Sensor feucht.
11. *Extubieren.* Als Ultima Ratio bei Verdacht auf eine Tubusobstruktion, die sich nicht beheben lässt, muss der Patient extubiert und mit Maske und Beutel bzw. über ein T-Stück beatmet werden.

Merke

M!

Die häufigsten Ursachen für eine akute Zustandsverschlechterung bei einem Patienten (Anstieg des p_aCO_2 und/oder Abfall des p_aO_2) während einer mechanischen Beatmung lassen sich mit dem englischen Akronym „DOPES“ (Dislocation, Obstruction, Pneumothorax, Equipment, Stomach) zusammenfassen. Der folgende Algorithmus hat sich in der klinischen Praxis bewährt, zielgerichtet das Problem zu erkennen und zu beheben.

10.4.7 Neurally adjusted ventilatory Assist

Bei allen Formen der Beatmung stellt die verlässliche Detektion von Atembestrebungen zur optimalen Synchronisierung von Eigenatmung und Beatmungshüben eine Herausforderung dar. Das Erreichen der Synchronität von Beatmungsgerät und Patient ist aufgrund der geringen Tidalvolumina, der hohen Atemfrequenz, der Variabilität des Atemmusters (periodische Atmung) und Tubusleckagen bei Neugeborenen und Frühgeborenen technisch anspruchsvoll. Die NAVA-Technologie der Fa. MAQUET GmbH & Co. KG, Rastatt, Germany ist ein Beatmungsmodus, bei dem der Zeitpunkt und das Ausmaß der Beatmungsunterstützung durch den eigenen neuralen Atemantrieb des Patienten gesteuert werden. Dabei wird die elektrische Aktivität des N. phrenicus über eine spezielle, mit Elektroden bestückte Ernährungssonde auf Höhe des Zwerchfells im Ösophagus detektiert – quasi als neuraler Trigger (Edi-Signal). Die Spitze der Edi-Welle spiegelt die neurale Inspirationsanstrengung wider, das Edi-Minimum den Muskeltonus des Zwerchfells, der den Alveolarkollaps während der Exspiration verhindert.

Da NAVA die elektrische Aktivität des Zwerchfells als Steuersignal verwendet, ist es möglich, sowohl invasiv als auch nicht-invasiv (NIV-NAVA) synchronisierte Unterstützung zu steuern, der Variabilität des Atemmusters zu folgen und den Atemantrieb des Patienten unabhängig von Lecks zu überwachen.

Hinweis

Die aktuelle Studienlage zeigt, dass der Einsatz von NAVA und Edi-Monitoring praktikabel und sicher ist. Im Vergleich zur konventionellen Beatmung scheint NAVA die Interaktion zwischen Patient und Beatmungsgerät zu verbessern, kann zu niedrigeren inspiratorischen Spitzendrücken führen und den Sauerstoffbedarf senken. Zudem scheint NAVA den Patientenkomfort zu verbessern und den Sedierungsbedarf und Apnoen zu reduzieren.

10.4.8 Zusammenfassung

Bei der Einstellung des Beatmungsgeräts bei Neugeborenen und Säuglingen sind folgende Punkte zu berücksichtigen:

- Eine gute Beatmung ist eine auf den Patienten zugeschnittene Beatmung. Die Ursache des respiratorischen Versagens, das angestrebte Tidalvolumen, die Compliance und die Vulnerabilität der Lunge sollten bei der Einstellung berücksichtigt werden.
- Lungenschäden durch eine mechanische Beatmung entstehen hauptsächlich durch exzessive Tidalvolumina, unabhängig vom dazu notwendigen Druck.
- Volumenkontrollierte Beatmungsmodi bzw. Beatmungsmodi mit Volumengarantie können helfen, Beatmungskomplikationen zu vermeiden.
- PEEP hat den höchsten Einfluss auf den MAP, die Oxygenierung, die Rekrutierung von Alveolen und das endexspiratorische Volumen.
- Hypokapnie ist gefährlicher als milde Hyperkapnie.
- Eine Synchronizität des Respirators mit Atemanstrengungen des Patienten ist von Vorteil und kann durch NAVA optimiert werden.
- Unmittelbar nach Intubation sind eine sorgfältige klinische Evaluation der Beatmungseffekte und eine regelmäßige Anpassung der Beatmungseinstellungen notwendig.

10.5 Hochfrequenzbeatmung bei reifen Neugeborenen

Benjamin W. Ackermann, Ulrich H. Thome

Im Gegensatz zum Einsatz von Hochfrequenzbeatmung (HFOV) bei Frühgeborenen mit Atemnotsyndrom gibt es erheblich weniger belastbare Daten zum Einsatz der HFOV an termingeborenen Kindern. Insbesondere gibt es nur wenige hochwertige prospektiv randomisierte Studien. So dokumentieren zwar retrospektive Studien und Fallserien den weit verbreiteten Einsatz von HFOV bei Neugeborenen mit angeborener Zwerchfelllücke [460], [463], [470], dennoch ist die VICI-Studie bisher die einzige prospektive randomisierte Studie zum Vergleich von CMV mit HFOV [480]. Diese Studie konnte keinen Nutzen von HFOV gegenüber CMV nachweisen, stattdessen zeigte sich ein Trend zu einer höheren Rate des kombinierten Outcomes von Tod oder bronchopulmonaler Dysplasie (BPD) in der HFOV-Gruppe. Eine Zwerchfelllücke führt zu einer relevanten Lungenhypoplasie, das Ausmaß der Lungenhypoplasie korreliert mit Mortalität und Morbidität der Kinder.

Das pränatal ermittelte Lungen-zu-Kopf-Volumenverhältnis wird klinisch zur Prognose und Risikostratifizierung eingesetzt (engl. Lung-to-Head Ratio). Diese Information kann auch zur Beatmungssteuerung eingesetzt werden. Das bedeutet, wenn das Lungenvolumen als Anteil des erwarteten Lungenvolumens bekannt ist, führt die Reduktion der Tidalvolumina auf diesen Anteil möglicherweise zu einer geringeren beatmungsbedingten Lungenschädigung.

► **Beispiel.** Wird die Lung-to-Head Ratio eines reifen Neugeborenen mit Zwerchfelllücke und einem Geburtsgewicht von 3,5 kg auf 40 % geschätzt, ist eine Beatmung mit 3,5 × 5 ml = 17,5 ml Tidalvolumen vermutlich nicht lungenprotektiv. Eine Reduktion der Tidalvolumina auf 40 %: 0,4 × 17,5 ml = 7 ml wird vermutlich keine konventionelle Beatmung mit ausreichender CO_2-Auswaschung zulassen.

Wie in Kap. 9.2.2 geschildert, sollte bei Patienten mit Lungenhypoplasie, d. h. einer nicht-rekrutier-

10

baren Lungenerkrankung, der Fokus auf einer möglichst lungenschonenden Beatmung liegen.

Der Trend zu Ungunsten der HFOV in der VICI-Studie könnte auch an den hohen gewählten mittleren Atemwegsdrücken liegen (das Studienprotokoll schrieb einen initialen MAP von 13–17 mbar vor). Insbesondere nach chirurgischer Korrektur der Zwerchfelllücke können (zu) hohe MAPs zu erheblicher Überblähung mit Emphysem beitragen. Ob eine lungenprotektive HFO-Beatmung mit niedrigeren MAPs und dem im Vergleich zur CMV kleinen Tidalvolumen ein anderes Ergebnis erbracht hätte, ist spekulativ.

Auch zum Einsatz von HFOV für Reifgeborene mit akuter respiratorischer Insuffizienz gibt es nur wenige Studien [439], [440], [455]. Häufige Ursachen des Lungenversagens in den zitierten Studien waren Mekoniumaspirationssyndrom, persistierende pulmonale Hypertension des Neugeborenen (PPHN) oder perinatale Infektionen mit Atemnotsyndrom.

Bei 25–50 % der Neugeborenen mit schwerer respiratorischer Insuffizienz führte eine Umstellung von CMV auf HFV zu einer zeitnahen Verbesserung des Gasaustauschs [435]. Besonders spannend sind die Ergebnisse zur Therapie der PPHN: Neugeborene mit ausgeprägtem pulmonalem Versagen und PPHN wurden in einem Cross-over-Design zunächst entweder unter Fortführung der konventionellen Beatmung mit inhalativem NO (iNO) behandelt oder zu einer HFO-Beatmung randomisiert. Bei 30/107 Kindern in der iNO-Gruppe kam es zu einer deutlichen respiratorischen Besserung, bei 23/98 führte die Umstellung von CMV auf HFOV zu einer klinischen Verbesserung. Die Nonresponder (77 % bzw. 72 %) wurden in einem 2. Schritt mit der jeweils anderen Therapie behandelt. Dies führte in 21 % (HFOV → iNO) bzw. 14 % (iNO → HFOV) zu einem Therapieerfolg. Im letzten Schritt dieser Cross-over-Studie wurden die Nonresponder der Einzeltherapien (125 von primär 205) kombiniert mit HFOV + iNO behandelt. 43/125 der Kinder, die weder auf die Einzeltherapie mit iNO noch mit HFOV ansprachen, besserten sich unter dieser Kombination. Dieses Ergebnis ist nachvollziehbar, da wir annehmen können, dass eine durch HFOV geöffnete Lunge (s. Open-Lung-Konzept in Kap. 8.5) besser von der die Lungengefäße dilatierenden Wirkung des iNO profitieren kann als eine teilatelektatische [455].

Obwohl HFOV mit einer erhöhten Rate an Air Leaks (Pneumothorax und pulmonales interstitielles Emphysem, PIE) bei Frühgeborenen mit RDS assoziiert ist (s. Kap. 9.2.2), zeigten einige Studien einen möglichen Nutzen von HFOV bei bereits etabliertem PIE. Keszler et al. [453]. demonstrierten einen Vorteil der Hochfrequenz-Jet-Ventilation (HFJV) im Vergleich zu einer CMV mit vergleichsweise hohen Beatmungsfrequenzen und Inspirationszeiten zwischen 0,20 und 0,35 s. Hier spielen die sogar im Vergleich zur HFOV extrem kurzen Inspirationszeiten unter HFJV eine Rolle. 2 retrospektive Fallserien berichteten von Vorteilen der HFOV bei Neugeborenen mit interstitiellem Lungenemphysem [440], [481]. Dabei wurde die HFOV mit relativ niedrigen Frequenzen (5–6 Hz) und einem I:E-Verhältnis von 1:2 eingesetzt.

Weitere mögliche Einsatzgebiete der HFOV sind Erkrankungen, die einen hohen MAP erfordern. Neugeborene mit Hydrops fetalis leiden nicht nur unter einer primär schlechteren Lungenfunktion durch ein pulmonales Ödem, sondern auch unter einem erhöhten Druck von außen auf die Lunge durch Pleuraerguss und Thoraxwandödem. Alle Faktoren können die Gesamt-Compliance verschlechtern und damit zu hohen Beatmungsdrücken zwingen. Hier könnte eine HFO-Beatmung zum einen die verschlechterte Thoraxwand-Compliance und zum anderen die erhöhten extraalveolären Drücke kompensieren. Ähnlich könnte eine HFO-Beatmung auch bei Erkrankungen mit erhöhtem intraabdominellem Druck und konsekutivem Zwerchfellhochstand (Bauchwanddefekte nach Verschluss, Peritonealdialyse) pathophysiologisch begründbare Vorteile bieten.

10.6 Entwöhnung und Extubation bei Neugeborenen und Säuglingen

Philipp Deindl

Das Ziel der Entwöhnung von mechanischer Beatmung ist es, die Risiken, die mit einer Beatmung einhergehen, wie beatmungsassoziierte Lungenschäden, Pneumonie, Verletzungen der oberen Atemwege, der Trachea und Stimmbänder sowie Langzeitschäden in der neurologischen Entwicklung, zu minimieren. Unreife Frühgeborene haben ein erhöhtes Risiko, länger beatmungspflichtig zu sein, bedingt durch ihre unreifen Lungen, einen wechselnden Atemantrieb und eine schwache Atemmuskulatur. Eine zu frühzeitige Extubation von Neugeborenen und Säuglingen erhöht wiederum die Morbidität durch Komplikationen bei der Reintubation, Aspiration und eine höhere Rate an beatmungsassoziierter Pneumonie.

10.6.1 Optimaler Zeitpunkt der Entwöhnung bzw. Extubation

Für Neugeborene und Säuglinge existieren keine evidenzbasierten Empfehlungen oder Konsensusleitlinien zur Bestimmung des optimalen Zeitpunkts einer Entwöhnung von der Beatmung bzw. einer Extubation. Trotzdem erscheint es sinnvoll, dass folgende Bedingungen vor Entwöhnung bzw. Extubation erfüllt sein sollten:

- *Neurologie:* ausreichende Wachheit, Vermeidung von Übersedierung
- *Kreislauf:* ausreichende Herzfunktion für eine effektive Lungendurchblutung und zur Unterstützung von Spontanatmung
- *Kalorienzufuhr:* in ausreichender Menge erforderlich, da zusätzliche Atemarbeit bei Spontanatmung
- *Flüssigkeitsbilanz:* Vermeidung einer Flüssigkeitsüberladung

Zusammenfassend sollten zur Entwöhnung bzw. Extubation hämodynamische Stabilität, ausreichende Muskelkraft sowie eine optimale neurologische Vigilanz vorliegen.

10.6.2 Methoden zur Entwöhnung von der Beatmung

Entwöhnung im Assist-Control-Modus

Bei einem druckunterstützten Beatmungsmodus (A/C) kann die Druckunterstützung schrittweise reduziert werden: Dann kann von einem „niedrigen“ Druckunterstützungsniveau extubiert werden. Die Atemarbeit des Patienten wird damit schrittweise erhöht. Die Synchronizität des Beatmungsgeräts mit den Atemanstrengungen des Patienten im A/C-Modus reduziert Phasen von Tachypnoe und schwankenden Tidalvolumina. Darüber hinaus ermöglicht sie eine schnellere Entwöhnung mit kleineren Tidalvolumina und geringeren Blutdruckschwankungen.

Entwöhnung im volumenkontrollierten Modus

Bei volumenkontrollierten bzw. -garantierten Beatmungsmodi wird ein festgelegtes Tidalvolumen automatisch verabreicht. Der Druck, der dafür erforderlich ist, wird durch das Beatmungsgerät theoretisch semiautomatisch reduziert, während sich die Lungenmechanik im Verlauf der Erkrankung verbessert.

Entwöhnung im Modus der synchronisierten intermittierenden mandatorischen Ventilation

Bei einer SIMV-Beatmung wird die SIMV-Beatmungsfrequenz schrittweise reduziert, sodass der Patient zwischen den festgelegten SIMV-Beatmungshüben spontan atmen kann. Viele Kliniker nutzen SIMV zur Entwöhnung aufgrund der Überlegung, dass weniger Beatmungshübe weniger Lungenschäden bewirken, und aufgrund der überlieferten Herangehensweise, die Beatmungsfrequenz vor Extubation zu reduzieren. Problematisch ist dieses Vorgehen bei extrem frühgeborenen Kindern, da die fehlende Unterstützung von Spontanatmung zu stark wechselnden Tidalvolumina und einer erheblich erhöhten Atemarbeit führt. Insbesondere Kinder, die mit kleinen Tuben (2,0–2,5 mm) beatmet werden, sind davon betroffen, da die Tidalvolumina, die durch die spontanen Atemanstrengungen generiert werden, sich mit 2,5 ml/kgKG im Bereich des anatomischen Totraums bewegen. Modernere SIMV-Modi erlauben eine zusätzliche Druckunterstützung (PSV) der Spontanatemanstrengungen. Das macht zwar die Einstellung des Geräts komplizierter, relativiert jedoch die o. g. Probleme und kann auch den Entwöhnungsprozess beschleunigen.

Entwöhnung bei tracheotomierten Patienten

Eine weitere Methode zur Entwöhnung kommt vor allem für tracheotomierte Kinder mit chronischen Lungenerkrankungen infrage. Dabei wechseln sich Phasen von Spontanatmung, z. B. über eine sog. feuchte Nase, und Phasen mit Atemunterstützung oder Beatmung ab.

Reduktion der Beatmungsparameter

Die Entscheidung, welche Beatmungsparameter zuerst reduziert werden sollten, hängt vom Beatmungsmodus und von der Ursache des respiratorischen Versagens ab. Bei Kindern mit Air-Leak-Syndromen sollte der erste Schritt in der Reduktion des PIP und des Tidalvolumens bestehen, wohingegen bei Kindern mit beeinträchtigter Hämodynamik eine Reduktion von PEEP und Atemwegsdruck angemessene Parameter zur Reduktion sein können. Die Überwachung des Tidalvolumens erleichtert die Entwöhnung. Wenn die Lungenmechanik und die spontane Atemanstrengung sich verbessern, sollte der PIP so reduziert werden, dass das Tidalvolumen im Bereich von 3–6 ml/kgKG liegt, um eine Überblähung der Lunge zu vermeiden. Der PEEP-Level wird für gewöhnlich auf 4–8 cmH_2O (0,4–0,8 kPa) eingestellt, abhängig von der Art und vom Schweregrad der Lungenerkrankung.

10

10.6.3 Permissive Hyperkapnie im Entwöhnungsprozess

Bei Kindern mit chronischem respiratorischem Versagen, wie z. B. bei BPD, ist es schwierig, wenn nicht sogar unmöglich, von der Beatmung zu entwöhnen, ohne eine Hyperkapnie bis zu einem gewissen Grad zu tolerieren. Diese Kinder weisen häufig eine metabolische Alkalose auf, mit der sie ihre respiratorische Azidose kompensieren. Die Alkalose kann u. a. durch eine chronische Diuretikatherapie noch aggraviert werden.

10.6.4 Vorhersage einer erfolgreichen Extubation

Die Entscheidung, wann ein Neugeborenes bzw. ein Säugling erfolgreich extubiert werden kann, ist schwierig und daher bleiben diese Kinder oft länger intubiert, als es notwendig ist. Zwar sind zahlreiche Methoden zur Vorhersage einer erfolgreichen Extubation entwickelt worden, jedoch hat sich keine in der klinischen Praxis durchgesetzt. Problematisch ist die sehr heterogene Definition des Extubationserfolgs, die in den verschiedenen Studien zugrunde gelegt wurde (Zeitfenster ohne Reintubation von 24–168 h). Selbst ein Zeitfenster von einer Woche ohne Reintubation vermag nicht sicher auszuschließen, dass z. B. bei unreifen Frühgeborenen später erneut eine Reintubation notwendig wird. Zudem muss eine Reintubation nicht unbedingt nur pulmonale Gründe haben. So kann z. B. auch eine Infektion bzw. Sepsis eine erneute Intubation bedingen.

Ein einfacher Test, ob ein Neugeborenes extubiert werden kann, ist der sog. Spontanatemtest, bei dem das Kind am CPAP über den endotrachealen Tubus für 3 min beobachtet wird. Wenn keine Hypoxie oder Bradykardie auftritt, hat das Kind exzellente Chancen, erfolgreich extubiert zu werden. Die Entscheidung, ein Neugeborenes zu extubieren, wird für gewöhnlich an den Kriterien Sauerstoffbedarf und Intensität der Beatmung festgemacht, um akzeptable arterielle Blutgaswerte zu erreichen.

Merke

Allgemein akzeptierte Kriterien für eine mögliche Extubation eines Neugeborenen bzw. Säuglings sind eine FiO_2 von weniger als 0,3 oder 0,4, eine SIMV-Beatmungsfrequenz, die geringer als 20–30 Beatmungshübe/min ist, und ein PIP von unter 14–16 cmH_2O (1,4–1,6 kPa) bei akzeptablen Blutgaswerten. Es ist vorteilhaft, wenn abteilungsinterne festgelegte Kriterien für die Entwöhnung bzw. Extubation existieren.

10.7 Praktische Tipps für die Optimierung eines Beatmungskonzepts für Neugeborene und Säuglinge

Philipp Deindl

Die im Folgenden aufgezählten Aspekte erscheinen nach aktueller Datenlage und aus klinischer Erfahrung heraus sinnvolle Ansatzpunkte zu sein, um die eigene Beatmungsstrategie für Neugeborene und Säuglinge zu evaluieren und potenziell zu verbessern.

10.7.1 Equipment

Folgende Hilfsmittel sollten vorhanden sein:

- Nutzen von T-Stücken bei der Erstversorgung (evtl. auch an jedem Beatmungsplatz etablieren)
- Sauerstoffversorgung an jedem Beatmungsplatz über Gasmischer (dosierte Sauerstoffgabe möglich)
- Manometer am Beatmungsbeutel oder Leckmessung über Respiratory Function Monitoring
- Evaluation des Intubationserfolgs mithilfe von kolorimetrischen Kohlendioxiddetektoren
- Verwendung von Beatmungsmasken mit weichem Rand (in verschiedenen Größen vorhalten)

Hinweis

Checklisten reduzieren die Fehlergefahr in stressigen Situationen!

10.7.2 Methoden

Die im Folgenden aufgeführten Maßnahmen helfen bei der Optimierung des Beatmungskonzepts:

- Training der Techniken in Simulationszentren
- Erwägen der Einführung von nicht-invasiven Techniken zur Applikation von Surfactant während der Spontanatmung
- Implementieren volumenkontrollierter bzw. -garantierter Beatmungsformen
- Nutzen eines Protokolls zur Überprüfung der Respiratoreinstellungen
- Befolgen eines Protokolls zur Vorgehensweise bei der Entwöhnung von der Beatmung und bei Extubation
- Optimieren der Röntgendiagnostik (minimale Strahlenexposition, regelmäßiges Training zur Steigerung bzw. zur Erhaltung der Aufnahmequalität)
- Festlegen eines Analgosedierungskonzepts (Medikamente, Dosierungen, Eskalations- und Deeskalationskriterien, regelmäßige Evaluation mithilfe von klinischen Scores zur Reduktion der Beatmungszeiten)

10.7.3 Personelle Ressourcen und Training

Die neuen Leitlinien des European Resuscitation Council von 2015 empfehlen, dass bei jeder Geburt ausreichend Personal, das in Neugeborenenreanimation ausgebildet und trainiert ist, leicht und zu jeder Zeit verfügbar sein sollte. Wenn ein Neugeborenes reanimiert werden muss, sollte dies die einzige und ausschließliche Aufgabe dieses Teams sein. Bei Risikogeburten muss darüber hinaus speziell neonatologisch geschultes und trainiertes Personal zur Verfügung stehen. Alle geburtshilflichen Bereiche müssen über ein Notfallprotokoll verfügen, das die Alarmierungsstruktur im Notfall klar regelt und eine schnelle Verfügbarkeit des Reanimationsteams ermöglicht. Ein strukturiertes Ausbildungsprogramm für Standards und Fertigkeiten der Neugeborenenreanimation sollte in jeder geburtshilflichen Einrichtung vorhanden sein.

Folgende Maßnahmen sollten etabliert werden:

- regelmäßiges Training einer effektiven Beutel-Masken-Beatmung, evtl. mit Feedback durch ein Respiratory Function Monitoring, Fokus auf Handhaltung (Two-Point Top Hold, 2-Hände-Methode)
- regelmäßige Schulungen der CPAP-Fähigkeiten von pflegerischem und ärztlichem Personal
- regelmäßige Schulungen bzw. strukturierte Lern-Tools zur Beatmungsstrategie von Neugeborenen, Schulung des DOPES-Algorithmus

M!

Merke

Wichtig ist: „Luft muss rein, Blut muss fließen."

10.8 Literatur

[430] Bancalari E, Claure N. Strategies to accelerate weaning from respiratory support. Early Hum Dev 2013; 89 (Suppl. 1): S4–S6

[431] Baumgartner J, Klotz D, Schneider H, Schumann S, Fuchs H. Ultrashort inspiratory times homogenize ventilation distribution in an inhomogeneous two-compartment model of the neonatal lung. Pediatr Pulmonol 2021; 56 (2): 418–423

[432] Beck J, Campoccia F, Allo JC et al. Improved synchrony and respiratory unloading by neurally adjusted ventilatory assist (NAVA) in lung-injured rabbits. Pediatr Res 2007; 61: 289–294

[433] Beck J, Reilly M, Grasselli G et al. Patient-ventilator interaction during neurally adjusted ventilatory assist in low birth weight infants. Pediatr Res 2009; 65: 663–668

[434] Beck J, Sinderby C. Neurally Adjusted Ventilatory Assist in Newborns. Clin Perinatol 2021; 48: 783–811

[435] Ben Jaballah N, Mnif K, Khaldi A et al. High-frequency oscillatory ventilation in term and near-term infants with acute respiratory failure: early rescue use. Am J Perinatol 2006; 23: 403–411. doi:10.1055/s-2006-951289

[436] Bjorklund L, Ingimarsson J, Curstedt T et al. Manual ventilation with a few large breaths at birth compromises the therapeutic effect of subsequent surfactant replacement in immature lambs. Pediatr Res 1997; 42: 348e55

[437] Carbajal R, Eble B, Anand KJ. Premedication for tracheal intubation in neonates: confusion or controversy? Semin Perinatol 2007: 31: 309–317

[438] Carlo WA, Finer NN, Walsh MC et al. Target ranges of oxygen saturation in extremely preterm infants. N Eng J Med 2001; 362: 1959–1869

[439] Carter JM, Gerstmann DR, Clark RH et al. High-frequency oscillatory ventilation and extracorporeal membrane oxygenation for the treatment of acute neonatal respiratory failure. Pediatrics 1990; 85: 159–164

[440] Clark RH. High-frequency ventilation. J Pediatr 1994; 124: 661–670. doi:10.1016/S0022-3476(05)81352-6

[441] Clark RH, Gerstmann DR, Null DM et al. Pulmonary interstitial emphysema treated by high-frequency oscillatory ventilation. Crit Care Med 1986; 14: 926–930. doi:10.1097/00003246-198611000-00002

[442] Dargaville P, Aiyappan A, Cornelius A. Preliminary evaluation of a new technique of minimally invasive surfactant therapy. Arch Dis Child Fetal Neonatal Ed 2011; 96: F243–F248

[443] Dimitriou G, Greenough A, Griffin F et al. Synchronous intermittent mandatory ventilation modes compared with patient triggered ventilation during weaning. Arch Dis Child Fetal Neonatal 1995; 72: F188–F190

[444] Escobedo MB, Gunkel JH, Kennedy KA et al. Early surfactant for neonates with mild to moderate respiratory distress syndrome: a multicenter, randomized trial. J Pediatr 2004; 144: 804–808

[445] Fabres J, Carlo WA, Phillips V et al. Both extremes of arterial carbon dioxide pressure and the magnitude of fluctuations in arterial carbon dioxide pressure are associated with severe intraventricular hemorrhage in preterm infants. Pediatrics 2007; 119: 299–305

[446] Finer NN, Carlo WA, Walsh MC et al. SUPPORT Study Group of the Eunice Kennedy Shriver NICHD Neonatal Research Network. Early CPAP versus surfactant in extremely preterm infants. N Engl J Med 2010; 362: 1970–1979

[447] Fujimoto S, Togari H, Yamaguchi N et al. Hypocarbia and cystic periventricular leukomalacia in premature infants. Arch Dis Child 1994; 71: F107–F110

[448] Giaccone A, Jensen E, Davis P. Definitions of extubation success in very premature infants: a systematic review. Arch Dis Child Fetal Neonatal Ed 2014; 99: F124–F127

[449] Göpel W, Kribs A, Ziegler A et al. On behalf of the German Neonatal Network. Avoidance of mechanical ventilation by surfactant treatment of spontaneously breathing preterm infants (AMV): an open-label, randomised, controlled trial. Lancet 2011; 378: 1627–1634

[450] Herting E, Härtel C, Göpel W. Less invasive surfactant administration: best practices and unanswered questions. Curr Opin Pediatr 2020 32; 2: 228–234

[451] Kamlin CO, Davis PG, Morley CJ. Predicting successful extubation of very low birthweight infants. Arch Dis Child Fetal Neonatal Ed 2006; 91: F180–F183

[452] Karlberg P, Cherry RB, Escardo FE et al. Respiratory studies in newborn infants. II. Acta Paediatr 1962; 51: 121e36

[453] Keszler M, Donn SM, Bucciarelli RL et al. Multicenter controlled trial comparing high-frequency jet ventilation and conventional mechanical ventilation in newborn infants with pulmonary interstitial emphysema. J Pediatr 1991; 119: 85–93

[454] Keszler M. State of the art in conventional mechanical ventilation. J Perinatol 2009; 29: 262–275

[455] Kinsella JP, Truog WE, Walsh WF et al. Randomized, multicenter trial of inhaled nitric oxide and high-frequency oscillatory ventilation in severe, persistent pulmonary hypertension of the newborn. J Pediatr 1997; 131: 55–62

[456] Kribs A, Härtel C, Kattner E et al. Surfactant without intubation in preterm infants with respiratory distress: first multicenter data. Klin Paediatr 2010; 222: 13–17

[457] Kribs A, Roll C, Göpel W et al. Nonintubated surfactant application vs conventional therapy in extremely preterm infants: a randomized clinical trial. JAMA Pediatr 2015; 169: 723–730

[458] Lenclen R, Narcy P, Castela F et al. Evaluation of an educational intervention on the standard of neonatal resuscitation: orotracheal versus nasotracheal intubation. Arch Pediatr 2009; 16: 337–342

[459] Leone TA, Lange A, Rich W et al. Disposable colorimetric carbon dioxide detector use as an indicator of a patent airway during noninvasive mask ventilation. Pediatrics 2006; 118: e202e4

[460] Migliazza L, Bellan C, Alberti D et al. Retrospective study of 111 cases of congenital diaphragmatic hernia treated with early high-frequency oscillatory ventilation and presurgical stabilization. J Pediatr Surg 2007; 42: 1526–1532. doi:10.1016/j.jpedsurg.2007.04.015

[461] Morley CJ, Davis PG, Doyle LW et al. COIN Trial Investigators. Nasal CPAP or intubation at birth for very preterm infants. N Engl J Med 2008; 358: 700–708

[462] Muscedere JG, Mullen JB, Gan K et al. Tidal ventilation at low airway pressures can augment lung injury. Am J Respir Crit Care Med 1994; 149: 1327–1334

[463] Ng GYT, Derry C, Marston L et al. Reduction in ventilator-induced lung injury improves outcome in congenital diaphragmatic hernia? Pediatr Surg Int 2008; 24: 145–150. doi:10.1007/s00383-007-2051-2

[464] O'Donnell CP, Davis PG, Lau R et al. Neonatal resuscitation 2: an evaluation of manual ventilation devices and face masks. Arch Dis Child Fetal Neonatal Ed 2005; 90: F392e6

[465] O'Donnell CP, Kamlin CO, Davis PG et al. Endotracheal intubation attempts during neonatal resuscitation: success rates, duration, and adverse effects. Pediatrics 2006; 117: e16–e21

[466] OCTAVE Study Group. Multicentre randomised controlled trial of high against low frequency positive pressure ventilation. Oxford Region Controlled Trial of Artificial Ventilation OCTAVE Study Group. Arch Dis Child 1991; 66: 770–775

[467] Osorio W, Claure N, D'Ugard C et al. Effects of pressure support during an acute reduction of synchronized intermittent mandatory ventilation in preterm infants. J Perinatol 2005; 25: 412–416

[468] Perlman JM, Wyllie J, Kattwinkel J et al. Neonatal Resuscitation Chapter Collaborators. Part 7: Neonatal Resuscitation: 2015 International Consensus on Cardiopulmonary Resuscitation and Emergency Cardiovascular Care Science With Treatment Recommendations (Reprint). Pediatrics 2015; 136 (Suppl. 2): S 120–S 166

[469] Reininger A, Khalak R, Kendig JW et al. Surfactant administration by transient intubation in infants 29 to 35 weeks' gestation with respiratory distress syndrome decreases the likelihood of later mechanical ventilation: a randomized controlled trial. J Perinatol 2005; 25: 703–708

[470] Reyes C, Chang LK, Waffarn F et al. Delayed repair of congenital diaphragmatic hernia with early high-frequency oscillatory ventilation during preoperative stabilization. J Pediatr Surg 1998; 33: 1010–1014; discussion 1014–1016

[471] Reyes ZC, Claure N, Tauscher MK et al. Randomized, controlled trial comparing synchronized intermittent mandatory ventilation and synchronized intermittent mandatory ventilation plus pressure support in pre-term infants. Pediatrics 2006; 118: 1409–1417

[472] Reynolds P, Bustani P, Darby C et al. Less-Invasive Surfactant Administration for Neonatal Respiratory Distress Syndrome: A Consensus Guideline. Neonatology 2021; 118: 586–592

[473] Rimensberger PC, Cox PN, Frndova H et al. The open lung during small tidal volume ventilation: concepts of recruitment and “optimal” positive end-expiratory pressure. Crit Care Med 1999; 27: 1946–1952

[474] Rimensberger PC. Neonatal respiratory failure. Curr Opin Pediatr 2002; 14: 315–321

[475] Sandri F, Plavka R, Ancora G et al. Prophylactic or early selective surfactant combined with nCPAP in very preterm infants. Pediatrics 2010; 125: e1402–e1409

[476] Saugstad OD, Aune D, Aguar M et al. Systematic review and meta-analysis of optimal initial fraction of oxygen levels in the delivery room at ≤ 32 weeks, Acta Paediatrica 2014; 103: 744–751

[477] Saugstad OD, Dagfinn A. Optimal oxygenation of extremely low birth weight infants: a meta-analysis and systematic review of the oxygen saturation target studies. Neonatology 2014; 105: 55–63

[478] Schilleman K, Siew ML, Lopriore E et al. Auditing resuscitation of preterm infants at birth by recording video and physiological parameters. Resuscitation 2012; 83: 1135e9

[479] Schmolzer GM, Morley CJ, Wong C et al. Respiratory function monitor guidance of mask ventilation in the delivery room: a feasibility study. J Pediatr 2012; 160: 377e81 e2

[480] Snoek KG, Capolupo I, van Rosmalen J et al. Conventional Mechanical Ventilation Versus High-frequency Oscillatory Ventilation for Congenital Diaphragmatic Hernia: A Randomized Clinical Trial (The VICI-trial). Ann Surg 2016; 263: 867–874. doi:10.1097/SLA.0000000000001533

[481] Squires KAG, De Paoli AG, Williams C et al. High-frequency oscillatory ventilation with low oscillatory frequency in pulmonary interstitial emphysema. Neonatology 2013; 104: 243–249. doi:10.1159/000353376

[482] Stenson BJ, Tarnow-Mordi WO, Brockelhurst P et al. Oxygen saturations and outcomes in preterm infants. N Eng J Med 2013; 368: 2094–2104

[483] Thayyil S, Nagakumar P, Gowers H et al. Optimal endotracheal tube tip position in extremely premature infants. Am J Perinatol 2008; 25: 13–16

[484] Thome UH, Genzel-Boroviczeny O, Bohnhorst B et al. Permissive hypercapnia in extremely low birthweight infants (PHELBI): a randomised controlled multicentre trial. Lancet Respir Med 2015; 3: 534–543

[485] Tracy MB, Klimek J, Coughtrey H et al. Mask leak in one-person mask ventilation compared to two-person in newborn infant manikin study. Arch Dis Child Fetal Neonatal Ed 2011; 96: F195e200

[486] Wallström L, Sjöberg A, Sindelar R. Early volume targeted ventilation in preterm infants born at 22–25 weeks of gestational age. Pediatr Pulmonol 2021; 56: 1000–1007

[487] Wiswell TE, Graziani LJ, Kornhauser MS et al. Effects of hypocarbia on the development of cystic periventricular leukomalacia in premature infants treated with high-frequency jet ventilation. Pediatrics 1996; 98: 918–924

[488] Wood FE, Morley CJ, Dawson JA et al. Improved techniques reduce face mask leak during simulated neonatal resuscitation: study 2. Arch Dis Child Fetal Neonatal Ed 2008; 93: F230–F234

[489] Wood FE, Morley CJ. Face mask ventilation – the dos and don'ts. Semin Fetal Neonatal Med 2013; 18: 344–351

Kapitel 11

Beatmung von Klein- und Schulkindern sowie Adoleszenten

11 Beatmung von Klein- und Schulkindern sowie Adoleszenten

11.1 Vermeidung von Beatmung

Carola Schön, Florian Hoffmann;
vormals beteiligt: Thomas Nicolai

Prinzipiell ist eine Beatmung auch im Kleinkindes- und Schulalter eine relativ invasive Maßnahme, die zu erheblichen Komplikationen führen kann. Bei fehlender Einsichtsfähigkeit vor allem im Kleinkindalter und mangelnder Kooperationsfähigkeit in dieser Altersgruppe gelingt eine Beatmungstherapie häufig nur mit entsprechender Sedierung, die wiederum zu sekundären Problemen führen kann. Infolgedessen ist die Vermeidung von Beatmung ein wichtiges Therapieziel.

11.1.1 Vermeidung einer iatrogenen Beatmungsnotwendigkeit

Da viele in der Intensivmedizin eingesetzten Medikamente oder die gleichzeitige Anwendung von verschiedenen sedierenden Medikamenten zu einer Beatmungspflichtigkeit führen können, sind eine restriktive Indikationsstellung und die korrekte Dosis entscheidend. Auch bei der Durchführung von kleineren Eingriffen (z. B. Anlage eines zentralen Venenkatheters, Legen einer Thorax- oder Aszitesdrainage, Verbandswechsel usw.) und generell bei der Anwendung von Sedativa und Schmerzmitteln ist dies zu berücksichtigen.

Es müssen die korrekten, altersentsprechenden Dosierungen und die Anschlagszeiten der verwendeten Medikamente bekannt sein. Eine zu frühe Nachdosierung z. B. von Opioiden kann zu einer Atemdepression und Beatmungspflichtigkeit führen. Ähnliches gilt für viele Sedativa.

Merke

Sedierungs- oder analgetikapflichtige Eingriffe und Maßnahmen sind nur indiziert, wenn eine andere Behandlung oder Diagnostik nicht möglich ist.

Zu erwähnen sind in diesem Zusammenhang z. B. komplexe diagnostische Maßnahmen wie die MRT. Diese erfordert bei Kleinkindern teilweise eine tiefe Analgosedierung oder Narkose und macht damit häufig eine Beatmung notwendig. Deshalb ist die MRT-Indikationsstellung sorgfältig abzuwägen, obwohl das Verfahren keine Strahlenexposition beinhaltet. Auch bei der Therapie eines epileptischen Anfalls kann durch wiederholte Gabe verschiedener Antiepileptika eine Beatmungspflichtigkeit hervorgerufen werden.

Cave

Eine suffiziente Schmerztherapie darf Kindern aber trotz der Gefahr einer medikamenteninduzierten Apnoe oder Hypopnoe nicht vorenthalten werden.

Auch durch nicht-medikamentöse Maßnahmen kann eine ungewollte Beatmungspflichtigkeit hervorgerufen werden. In diesem Zusammenhang ist z. B. eine Überinfusion oder zu aggressive Flüssigkeitssubstitution bei septischem Schock mit einer nachfolgend auftretenden hypoxisch respiratorischen Insuffizienz durch Lungenödem zu nennen.

11.1.2 Vermeidung einer krankheitsbedingten Beatmungspflichtigkeit

Eine Beatmungspflichtigkeit kann auch dadurch auftreten, dass die Verschlechterung einer Grunderkrankung zur Ateminsuffizienz führt. Wird diese rechtzeitig diagnostiziert und entsprechend frühzeitig korrekt behandelt, kann eine Beatmungspflicht unter Umständen vermieden werden. Klassische Beispiele hierfür sind Atemwegsobstruktionen wie Krupp oder Asthmaanfälle und deren rechtzeitige und aggressive inhalative, medikamentöse Therapie, die in aller Regel eine Beatmung unnötig macht. Dies ist vor allem auch deswegen von Bedeutung, weil die Beatmung in den genannten Fällen mit einem erheblichen Nebenwirkungsrisiko behaftet ist.

Eine andere Situation, in der eine Beatmung ggf. durch andere Maßnahmen vermieden werden kann, ist z. B. die respiratorische Dekompensation bei neuromuskulären Erkrankungen, wenn infektbedingt vermehrtes Sekret nicht ausreichend abgehustet werden kann. In diesem Fall kann die rechtzeitige und regelmäßige Anwendung von Hustenassistenzsystemen (Cough-Assist) eine Beatmung vermeiden helfen.

Die sog. externe nicht-invasive Negativdruckbeatmung zur Vermeidung einer Überdruckbeatmung wird kaum mehr eingesetzt. Bekannt wurde diese Methode, bei der sich durch Erzeugung eines Unterdrucks der Thorax und das Abdomen des in einem Tank liegenden Patienten ausdehnen und somit Luft in die Lunge strömt, als sog. Eiserne Lunge (S. 347) während der Polioepidemien Anfang und Mitte des letzten Jahrhunderts. Es gibt heutzutage jedoch auch Systeme, die nur den Brustkorb bedecken (Cuirass). Die Negativdruckbeatmung ist der Positivdruckbeatmung aufgrund der erheblichen Bewegungseinschränkung des Patienten aber deutlich unterlegen und hat vor allem in der Notfallversorgung bei akuter respiratorischer Insuffizienz neben der nicht-invasiven Beatmung (NIV) keinen Stellenwert mehr.

Cave

Eine indizierte Beatmung darf auf keinen Fall aufgrund der Sorge vor möglichen Nebenwirkungen zu lange aufgeschoben werden.

Typisches Beispiel dafür ist der septische Schock, bei dem die Intubation risikoreich ist und bei dem zunächst der manifeste Schockzustand durch die entsprechende Kreislauftherapie möglichst behoben werden muss. Trotzdem ist bei gleichzeitig bestehender mentaler Alteration und niedrigem Glasgow Coma Score im Verlauf häufig eine Intubation nicht zu vermeiden. Zu beachten ist dabei, dass der Glasgow Coma Score ausschließlich für Patienten mit Schädel-Hirn-Trauma validiert ist. Ebenso kann es erforderlich sein, eine Intubation und Beatmung trotz möglicher Nebenwirkungen dieser Maßnahme vorzunehmen, wenn z. B. eine linksventrikuläre myokardiale Insuffizienz zu einer schlechten Hirnperfusion und damit zur Entwicklung neurologischer Komplikationen beigetragen hat. Dies kann z. B. bei einer Kardiomyopathie auftreten.

11.2 Formen der respiratorischen Unterstützung

11.2.1 Maßnahmen zur Verbesserung der Oxygenierung

Carola Schön, Florian Hoffmann;
vormals beteiligt: Thomas Nicolai

Das häufigste Problem bei einer beginnenden Ateminsuffizienz ist eine Verschlechterung der Oxygenierung. Dabei ist primär auf die Gewebeoxygenierung zu achten und nicht nur auf die Sauerstoffsättigung des Hämoglobins. Falls Erstere sich verschlechtert, muss nicht automatisch eine respiratorische Ursache vorliegen, denn auch eine schlechte Gewebeperfusion oder ein niedriger Hämoglobingehalt des Blutes kann zu einer schlechten Sauerstoffversorgung führen. Infolgedessen kann unter Umständen die Verbesserung des Herzzeitvolumens (z. B. erkennbar an einer Normalisierung der Kapillarfüllungszeit) eine bessere Oxygenierung der entscheidenden Organe bewirken, sodass eine Beatmung nicht erforderlich wird. Der Hämoglobingehalt des Blutes ist ein entscheidender Faktor für die Sauerstoffversorgung der Gewebe. Je nach klinischer Indikation kann im Einzelfall eine Transfusion sinnvoll sein, z. B. im Rahmen einer Hämolyse, einer Sepsis, eines chronischen Blutverlusts usw.

Wenn sowohl die Kreislaufsituation als auch die Hämoglobinwerte der Situation entsprechend verbessert worden sind oder bereits initial stabil waren und dennoch eine Hypoxie der Gewebe auftritt, kann dies durch eine schlechte Oxygenierungsleistung des respiratorischen Systems bedingt sein. Ursache kann dabei einerseits ein Versagen der Atempumpe (in der Regel mit Anstieg der Kohlendioxidkonzentration) oder eine pulmonale Insuffizienz sein. Diese kann dadurch verursacht sein, dass durch ein Missverhältnis zwischen Ventilation und Perfusion, z. B. beim ARDS, eine Beimengung von nicht oxygeniertem Blut aufgetreten ist. Auch ein Absinken des intrathorakalen Gasvolumens bis in den Bereich des Verschlussvolumens kann dazu führen, dass einzelne Lungenanteile schlecht belüftet sind. In der Folge findet bei nicht ausreichender Effektivität des Euler-Liljestrand-Reflexes eine Zumischung von nicht oxygeniertem Blut statt.

Manchmal gelingt eine gewisse Verbesserung der Oxygenierung auch durch eine Erhöhung der Atemmittellage. Dies kann z. B. durch eine aufrechtere Körperposition mit leicht erhöhtem Oberteil des Bettes erreicht werden, insbesondere, wenn das Abdomen ausladend oder gespannt sein sollte. Dann sollte auch an ein abdominales Kompartment-Syndrom gedacht werden.

Die Anwendung eines positiven MAP (invasiv oder nicht-invasiv, CPAP oder Beatmung) kann in diesen Situationen häufig zu einer Verbesserung der Oxygenierung führen.

Bei der echten Diffusionsstörung (z. B. durch Verbreiterung der Diffusionsstrecke beim Lungenödem) kann eine Erhöhung der F_iO_2 eine Verbesserung der Oxygenierung herbeiführen. In der Praxis wird diese Erhöhung der F_iO_2 zumindest initial nicht-invasiv erfolgen.

11.2.2 Manuelle Beatmung

Carola Schön, Florian Hoffmann;
vormals beteiligt: Thomas Nicolai

In Akutsituationen kann es notwendig sein, zunächst eine manuelle Beatmung zu beginnen. Dies kann nicht-invasiv mithilfe einer Maske, einer Maske mit Hilfsmitteln (Guedel-, Wendl-Tubus), einer LMA oder invasiv nach Intubation erfolgen.

Merke

M!

Es ist darauf zu achten, dass ein ausreichend großer Beatmungsbeutel verwendet wird. Bei Klein- und Schulkindern ist die Verwendung von Beatmungsbeuteln für Neugeborene (50 ml) nicht sinnvoll.

11.2.3 High-Flow-Therapie

Carola Schön, Florian Hoffmann;
vormals beteiligt: Thomas Nicolai

Zur Atemunterstützung in akuten Situationen wird in den letzten Jahren alternativ die High-Flow-Sauerstofftherapie (HFNC) immer häufiger mit gutem Erfolg eingesetzt. Nach Erwärmung und Anfeuchtung eines Sauerstoff/Luft-Gemisches wird dieses mit 1,5–2 l/kgKG/min über eine Nasensonde verabreicht. Der Gasfluss ist somit höher als der inspiratorische Atemfluss des Kindes und kann so einen positiven Effekt auf das Lungen-Recruitment ausüben.

Eine Studie an Kindern (medianes Alter 2,8 Jahre) [543] konnte einen durchschnittlichen endexspiratorischen Druck von $4 \pm 2\,cmH_2O$ zeigen, wenn Flussraten des 8- bis 10-Fachen des Atemminutenvolumens appliziert wurden (ca. 8–10 l/min bei Säuglingen und 20–30 l/min bei Kindern).

Durch den Atemgasfluss wird außerdem der anatomische Totraum ausgewaschen und somit funktionell verkleinert. Dies wiederum vermindert die Atemarbeit und reduziert am Ende der Ausatmung das verbleibende Kohlendioxid im oberen Atemweg. Es werden zusätzlich eine Reduktion des nasopharyngealen Atemwegswiderstands wie auch eine Verbesserung der Lungen-Compliance durch die warme und angefeuchtete Luft als Wirkungsmechanismen diskutiert. Der Ausatemfluss entweicht über eine gewollte Leckage wieder über Nase und Mund. Ein weiterer Vorteil in der Anwendung von HFNC ist die Unabhängigkeit von der Synchronisation mit dem Atemzyklus des Patienten.

Ausreichend untersucht ist die HFNC-Therapie vor allem bei der Bronchiolitis, wo sich eine gute Toleranz zeigt und in einigen Studien eine erhebliche Reduktion an Intubationen beobachtet wurde. Ein stufenweises Vorgehen mit anfänglicher HFNC und einem Wechsel auf nicht-invasive Beatmung als Eskalation ist daher sicher gerechtfertigt, die Zeichen für Erschöpfung müssen aber engmaschig beobachtet und frühzeitig wahrgenommen werden.

11.2.4 Nicht-invasive Beatmung

Carola Schön, Florian Hoffmann;
vormals beteiligt: Thomas Nicolai

Bei nicht-invasiven Beatmungsformen wird ein supraglottisches Interface zur Applikation der Beatmungsdrücke verwendet. Dadurch können die Intubation, Komplikationen wie laryngeale oder subglottische Schleimhautschäden, beatmungsassoziierte Pneumonien sowie die dazu notwendige Narkose mit Problemen durch Sedierung und eventuelle Relaxierung vermieden werden. Auch die Verbreitung der pharyngealen Bakterien in die tieferen Atemwege und die Durchbrechung der Infektionsbarriere Larynx wird dadurch vermieden. Ein mögliches Problem stellt die Aerophagie mit erhöhtem Refluxpotenzial dar. Ob dadurch ein erhöhtes Infektionsrisiko der unteren Atemwege besteht, wird zumindest theoretisch diskutiert. Beatmungsdrücke von über ca. 20 cmH_2O (2,0 kPa) sind allerdings kaum möglich – dies stellt allerdings auch einen Schutz vor Barotraumen dar – und die Gefahr einer Aspiration ist deutlich erhöht.

Die nicht-invasive Beatmung ist in der Neonatologie erprobt und erfolgreich. Häufig ist kein hoher Beatmungsdruck notwendig, evtl. genügt die Anwendung von CPAP. Das Infektionsrisiko und die Gefährdung durch Barotraumen sind in dieser Altersgruppe höher als in älteren Patientengruppen, sodass die nicht-invasive Beatmung bei Neugeborenen besonders vorteilhaft erscheint.

Jenseits dieser Altersgruppen werden oft höhere Beatmungsdrücke benötigt und zumindest kranke Kleinkinder sind oft nicht kooperativ und müssen ggf. auch für die nicht-invasive Beatmung sediert werden.

> **Cave**
>
> Intensivpflichtige Kinder jenseits der Neonatalzeit sind im Gegensatz zu Frühgeborenen eher durch zu zögerliche Intensivtherapie gefährdet, während Letztere vom Konzept des sog. Minimal Handling profitieren. Eine durch nicht-invasive Beatmungsversuche zu lange hinausgezögerte invasive Beatmung bei akuter respiratorischer Insuffizienz kann zu einer rapiden lebensbedrohlichen Verschlechterung bis zur Reanimationspflichtigkeit führen.

Indikationen

Bei Klein- und Schulkindern ist weniger als beim Erwachsenen und bei Früh- und Neugeborenen über die Zweckmäßigkeit, die Versagenswahrscheinlichkeit und das Outcome von nicht-invasiver Beatmung bekannt. Publizierte Anwendungsserien liegen für die akute Pneumonie, die Schocklunge, die Bronchiolitis, Lungenödem, Atelektasen, Asthmaexazerbation, die zystische Fibrose, Exazerbation neuromuskulärer Erkrankungen und Zerebralparese sowie einige hämatologisch-onkologische Krankheitsbilder vor [507]. Eine erfolgreiche Anwendung (zur Vermeidung der invasiven Beatmung) wird in diesen Serien bei 54–100 % der Kinder berichtet, allerdings fehlen zumeist Vergleichsgruppen.

Eine hohe Versagensrate der nicht-invasiven Beatmung findet sich bei onkologischen pädiatrischen Patienten mit Sepsis und bei Kindern im Multiorganversagen. Bei diesen Patienten ist eine nicht-invasive Beatmung oft nicht ausreichend. Dennoch kann die Anwendung sinnvoll sein, wenn die Patienten dadurch vor einer Intubation und invasiven Beatmung bewahrt werden können. Umgekehrt darf beim respiratorischen Versagen z. B. beim ARDS im Rahmen einer Sepsis nicht damit gerechnet werden, dass eine invasive Beatmung dadurch vermeidbar wird. In diesem Fall darf nicht zu lange mit dem Übergang zu einer invasiven Beatmungsform gezögert werden.

Auch bei Kindern mit hohem Risiko für ein Extubationsversagen hat sich die nicht-invasive Beatmung bewährt. Als Risikofaktoren für ein Extubationsversagen sind eine prolongierte invasive Beatmung, persistierende Gasaustauschstörung nach Extubation, chronische neuromuskuläre Erkrankungen oder chronische Lungenerkrankungen zu nennen.

Beatmungsformen im Akutfall

Druckkontrollierte Beatmungsformen wie etwa PSV, PC-AC und weitere assistiert-kontrollierte Beatmungstypen sind wegen des durch variable Beatmungslecks bei volumenkontrollierten Beatmungsmodi häufigen Alarms praktikabler als Letztere.

Der verwendete PEEP sollte initial je nach Empfindlichkeit des Kindes auf 4 cmH_2O eingestellt und dann in Schritten auf 5–8 cmH_2O (0,5–0,8 kPa) gesteigert werden. Der Druck über PEEP kann mit 5–6 cmH_2O begonnen und dann auf 10–12 cmH_2O (1,0–1,2 kPa) gesteigert werden. Höhere Drücke sind oft schwer erreichbar (Leck, Magenblähung) und sollten dann die Indikation zur Intubation nach sich ziehen.

Um den meist erheblichen Atemantrieb der Kinder zu „überlaufen“, werden meist hohe Beatmungs- bzw. Backup-Frequenzen gewählt. Aus diesem Grund sind nur kurze Inspirationszeiten (0,4–0,6 s) bei gleichzeitig hohen inspiratorischen Flussraten möglich. Zielparameter einer effektiven nicht-invasiven Beatmung sind die Reduktion der Atemfrequenz, eine Reduktion der Atemarbeit und eine Stabilisierung der CO_2-Werte.

Interface

Bei der akuten Anwendung müssen nasopharyngeale Tuben, vorgefertigte nasale Masken, oronasale Masken, binasale Prongs oder Ganzgesichtsmasken verwendet werden. Leider ist es bei Kindern oft schwierig, eine ausreichende Dichtigkeit und gleichzeitig einen für die Kinder tolerierbaren Sitz der Maske zu erreichen. Zu große Masken können durch den kontinuierlichen Luftfluss zu Schäden an Cornea und Konjunktivitis führen. Es steht inzwischen ein größeres Sortiment an konfektionierten Masken für Säuglinge und Kleinkinder zur Verfügung, was die Auswahl und Anwendung einer nicht-invasiven Beatmung bei akutem Atemversagen vereinfacht hat und wodurch eine Toleranz und Kooperation der Kinder für die NIV als eine der wichtigsten Grundvoraussetzungen erreicht werden kann.

> **Hinweis**
>
> Für die Notfallbeatmung eignen sich häufig die oronasalen Masken am besten, da diese die beste Abdichtung und damit effektivste Beatmung ermöglichen.

Ausschluss- und Abbruchkriterien

Zu den Ausschlusskriterien gehören folgende Umstände:

- Postreanimationssituation
- Glasgow Coma Score unter 8
- fehlender Husten- oder Würgreflex
- rezidivierende Apnoen
- schwere Kreislaufinstabilität
- Blutungen in den oberen Atemwegen
- Gesichtstrauma
- Ileus
- obere gastrointestinale Blutung

Apnoen oder Apnoe-Desaturierung- bzw. Apnoe-Bradykardie-Sequenzen deuten ebenso auf eine klinische Erschöpfung bzw. Ineffizienz der nicht-invasiven Beatmung hin wie ein stetiger Anstieg des pCO_2, eine abnehmende Sauerstoffsättigung bei Erhöhung der F_iO_2 und eine zunehmende, meist gemischte Azidose. In diesen Fällen ist ein Abbruch der nicht-invasiven Beatmung angezeigt. Auch eine sich stetig akzentuierende Tachykardie oder Tachypnoe kann Vorbote einer evtl. schlagartigen Dekompensation sein. Zudem muss auf eine neurologische Verschlechterung mit Apathie oder Abwehr des Kindes ebenso geachtet werden wie auf eine klinische Erschöpfung oder die Unfähigkeit, Sekret abzuhusten. Die höchste NIV-Versagensrate zeigt das akute Lungenversagen (PARDS), weshalb in den aktuellen Leitlinien die

NIV auch nur in der frühen Phase des milden PARDS empfohlen wird.

Ein Erfolg einer NIV soll innerhalb von 2–6 h klinisch sichtbar werden, wobei das Absinken der Atemfrequenz unter NIV eines der wichtigsten Erfolgszeichen darstellt.

Merke

Eine wesentliche Voraussetzung für eine erfolgreiche Anwendung von nicht-invasiver Beatmung in der Akutsituation liegt in der ausreichenden Erfahrung des gesamten Intensivteams mit der Methode, die auch die richtige Auswahl geeigneter Patienten ermöglicht.

11.2.5 Invasive Beatmung

Carola Schön, Florian Hoffmann; vormals beteiligt: Thomas Nicolai

Indikationen und wichtige Beatmungseinstellungen

11

Die invasiven Beatmungsformen unterscheiden sich bei Schul- und Kleinkindern nicht wesentlich von den in anderen Altersstufen anwendbaren, außer dass im Vergleich zur Neonatologie höhere Grenzwerte für die Beatmungsdrücke akzeptabel sind. Insbesondere, da der Spitzendruck auch von der Beschaffenheit der Thoraxwand und des Abdomens abhängt, können je nach zugrunde liegender Erkrankung gelegentlich hohe Spitzendrücke erforderlich sein.

Das verabreichte Tidalvolumen sollte 6–8 ml/kgKG betragen und 10 ml/kgKG nicht überschreiten. Der hierfür eingestellte inspiratorische Plateaudruck (abgelesener Spitzendruck nach Inspirationshalt) sollte maximal 28 cmH_2O betragen, bei reduzierter Compliance der Thoraxwand können 29–32 cmH_2O toleriert werden. Der hierfür notwendige Driving Pressure (= Druck über PEEP) sollte so niedrig wie möglich gewählt werden und beim akuten Lungenversagen 15 cmH_2O nicht übersteigen. Mit diesen Beatmungseinstellungen und der bei Lungenversagen etablierten permissiven Hyperkapnie kann eine signifikante Reduktion der beamtungsassoziierten Lungenschädigung (VILI, Ventilator induced Lung Injury) erreicht werden.

Cave

Es ist zu beachten, dass bei Kindern mit Lungenversagen ein Tidalvolumen von 6–8 ml/kgKG angestrebt wird und hierbei die Beatmungsdrücke auf einen maximalen inspiratorischen Plateaudruck von 28 cmH_2O und einem Druck über PEEP von maximal 15 cmH_2O begrenzt werden.

Bei der Behandlung eines schweren Atemversagens im Rahmen einer Schocklunge kann im Einzelfall auch die Anwendung hoher PEEP-Werte von bis zu 20 cmH_2O (2,0 kPa) und mehr erforderlich sein. Hierbei kann auf die Tabelle des ARDS-Networks zurückgegriffen werden, die den optimalen PEEP-Wert anhand der notwendigen Sauerstoffkonzentration definiert [514].

Eine Synchronie von Patient und Beatmungsgerät mit Optimierung der Triggereinstellung kann eine sogenannte self-inflicted Lung Injury (SILI) verhindern. Durch Asynchronie können exzessive pleurale Drücke entstehen, die durch eine massive Steigerung der Atemarbeit zur weiteren Schädigung der Lunge führen können. Es konnte gezeigt werden, dass eine solche Asynchronie zwischen Patient und Beamtungsgerät Morbidität und Mortalität verschlechtern können. Hier werden Studien in Zukunft zeigen, ob Messungen des ösophagealen Drucks als indirekter Marker des pleuralen Druckes oder Messungen der diaphragmalen Aktivität mittels Neurally adjusted ventilatory Assist (NAVA) das Outcome nach invasiver Beatmung verbessern können.

Druck- oder volumenkontrollierte Beatmung

Die Unterschiede zwischen den verwendeten Beatmungsmodi sind bei den heutigen Beatmungsmaschinen weniger kritisch, als dies früher der Fall war. Aufgrund der rasch ansprechenden Druckgrenzen kann eine volumenkontrollierte Beatmung genauso schonend wie eine entsprechende druckkontrollierte Beatmung sein, wenn die jeweiligen Druckalarme bzw. -grenzen bei der volumenkontrollierten Beatmung sehr eng eingestellt werden. Wesentliche Unterschiede zwischen druck- und volumenkontrollierter Beatmung bestehen noch in der Form des Druckverlaufs. Bei der druckkontrollierten Beatmung liegt eher eine Rechteckform, bei der volumenkontrollierten eine allerdings meist variabel einstellbare Rampenform vor. Bei Beatmungspflichtigkeit aufgrund eines Oxygenierungsproblems kann die Anwendung von rechteckigen Beatmungsdruckkurven zu einer besseren Oxygenierung beitragen. Sie verursacht andererseits bei obstruktiven Lungenerkrankungen initial hohe Drücke, die bei hohen Widerständen nicht zu einem entsprechendem Volumengewinn führen.

Ein Vorteil der druckgesteuerten Beatmung liegt darin, dass die verwendeten Druckniveaus sich zwischen dem Kleinkind und dem Adoleszenten nicht unterscheiden, während die notwendigen Tidalvolumina nach Gewicht berechnet werden müssen und daher in der Pädiatrie stark variieren. Dadurch ergibt sich in der Praxis eine höhere Sicherheit vor Fehleinstellungen für die druckkontrollierten Modi.

Die Anwendung von HFOV-Formen ist in dieser Altersgruppe nicht gut mit Evidenz belegt. Der Nachweis eines besseren Outcomes ist bisher nicht gelungen.

Beatmungsfrequenz

Wichtig ist die Wahl der richtigen Beatmungsfrequenz. Diese wird zunächst nach der altersentsprechenden Spontanatemfrequenz gewählt, kann jedoch bei einzelnen Erkrankungen auch stark variiert werden. In der Regel wird bei restriktiven Lungenerkrankungen eine hohe Beatmungsfrequenz mit niedrigen Tidalvolumina gewählt, während bei schweren Obstruktionen manchmal eine ausreichende Ventilation nur durch die Anwendung außerordentlich niedriger Beatmungsfrequenzen, die eine lange Exspirationszeit zulassen, möglich ist.

Bei den obstruktiven Erkrankungen mit intrathorakaler Obstruktion (Asthma, Fremdkörperaspiration usw.) ist es entscheidend wichtig, dass eine ausreichend lange Exspirationszeit gewählt wird, da es sonst zum „Aufeinanderstapeln“ von Atemzügen mit zunehmend höheren intrinsischen PEEP-Werten und dem Risiko eines erheblichen Barotraumas kommen kann. Der „intrinsische PEEP“ kann bestimmt werden, indem man einen Exspirationshalt über die Beatmungsmaschine generiert und beobachtet, ob der abgelesene PEEP-Wert dann dem eingestellten entspricht oder ob dieser im Verlauf über den eingestellten Wert ansteigt. Dies definiert dann den sogenannten intrinsischen PEEP oder auch Auto-PEEP.

Die Beobachtung der Thoraxwandexkursion und insbesondere der Rückkehr des Thorax in eine Normalposition zum Ende der Exspiration ist ein wichtiges Kriterium zur Bewertung einer guten Beatmungseinstellung. Manchmal kann in Akutsituationen auch die manuelle Kompression des Thorax in der Exspiration notwendig oder sinnvoll sein (Asthmaanfall, Bronchiolitis).

Weaning und Extubation

Zum Weaning nach Beatmung und zur Extubation gibt es einige Besonderheiten bei Klein- und Schulkindern zu beachten. Zum Teil hängen die Besonderheiten mit der unterschiedlichen Kooperationsfähigkeit der Patienten zusammen. Die Beatmungsparameter sollten ausreichend reduziert sein (Druckkontrolle < 14 cmH_2O, PEEP < 7 cmH_2O, F_iO_2 < 0,4) und das Trachealsekret sauber sein (Resolution der pulmonalen Infektion). Es wurden verschiedene Verfahren zur Beurteilung der Extubationsfähigkeit geprüft. Dazu gehört die Atmung an einem T-Stück oder mittels CPAP mit 5 cmH_2O für 2 h. Sollten die S_pO_2 > 96 %, das Tidalvolumen > 5 ml/kgKG und die Atemfrequenz altersentsprechend sein und keine erhöhte Atemarbeit, Schwitzen oder Apnoen vorliegen, kann bei adäquat wachem Kind eine Extubation durchgeführt werden. Zum Ausschluss einer oberen Atemwegsobstruktion kann entweder ein Air-Leak-Test mit Beatmungsdrücken > 20–25 cmH_2O oder ein Entblocken des Tubus durchgeführt werden. Bei Risikofaktoren (Notfallintubation, geringes bis fehlendes Leck, Z. n. Reintubation bei oberer Atemwegsobstruktion) sollte Dexamethason 0,3–0,5 mg/kgKG i. v. vor Extubation und 6 h nach Extubation erwogen werden.

Hinweis

Charakteristisch für die Altersgruppe der Klein- und Schulkinder ist, dass die Vorgehensweise sowohl bei der Beatmung als auch bei der Extubation sehr stark individualisiert sein muss und auch vom Alter, der Kooperationsfähigkeit und der zugrunde liegenden respiratorischen Erkrankung abhängt.

11.2.6 Hochfrequenzoszillationsbeatmung (HFOV) außerhalb der Neonatalperiode

Ulrich H. Thome, Benjamin W. Ackermann

Wie wir im Bereich der Neonatalmedizin gesehen haben, ist HFOV vor allem dann eine günstige Option, wenn eine rekrutierbare Lungenerkrankung behandelt wird. Der gleichmäßig hohe mittlere Atemwegsdruck ermöglicht es besser als andere Beatmungsformen, schlecht oder unbelüftete Lungenareale zu rekrutieren und somit die ganze Lunge für den Gasaustausch verfügbar zu machen. Dies hilft, eine Überlastung und Schädigung der sonst partiell belüfteten Areale zu vermeiden. Das klassische Krankheitsbild für den Einsatz von HFOV ist somit das Atemnotsyndrom des Frühgeborenen, bei dem große Teile der Alveolen aufgrund von Surfactant-Mangel unbelüftet sind, aber für den Gasaustausch belüftet und nutzbar gemacht werden können. Andererseits haben wir gesehen, dass Neugeborene mit Zwerchfellhernie nicht von der HFOV profitieren [542], da bei einer hypoplastischen Lunge keine weitere Rekrutierung durch einen höheren mittleren Atemwegsdruck erreichbar ist.

In diesem Sinne könnten Kinder und Erwachsene mit einem akuten Atemnotsyndrom (ARDS) eventuell auch von HFOV profitieren, da auch das ARDS atelektatische, potenziell rekrutierbare Lungenbezirke aufweist. Die hierzu verfügbaren klinischen Daten sollen nachfolgend diskutiert werden.

Für intensivtherapierte pädiatrische Patienten wurde das im Rahmen von 2 Studien untersucht. Nach ermutigenden Vorerfahrungen [493] wurden in einer randomisierten Studie an 5 Zentren in den USA 70 Kinder mit einem Körpergewicht von unter 35 kg und einem Oxygenierungsindex > 13 randomisiert entweder mit Hochfrequenzoszillationsbeatmung oder mit konventioneller Beatmung behandelt [492]. Es wurde eine optimale Lungenrekrutierung angestrebt. Der mittlere Atemwegsdruck wurde gesteigert, bis eine Sauerstoffsättigung von ≥ 90 % mit einer $F_iO_2 \leq 0{,}6$ ohne radiologische Zeichen eine Lungenüberblähung erreicht werden konnte. Die konventionelle Beatmungsstrategie favorisierte hohe endexspiratorische Druckwerte und lange Inspirationszeiten, um hohe Inspirationsdrücke zu vermeiden und dennoch ein relativ hohen mittleren Atemwegsdruck und eine ausreichende Oxygenierung mit einer $F_iO_2 \leq 0{,}6$ zu erreichen. Im Fall eines Kreislaufversagens oder Atemversagens konnte ein Wechsel auf das alternative Beatmungsverfahren vorgenommen werden.

Von den 70 Kindern wurden 12 wieder ausgeschlossen, davon 4 wegen Protokollverletzungen, 6 weil sie von den behandelnden Ärzten innerhalb von 8 h aus der Studie genommen wurden, und 2 wegen Verlegung in eine andere Einrichtung. Nur die verbliebenen Kinder gelangten zur Auswertung. Aufseiten der HFOV-randomisierten Kinder gab es weniger Beatmungstage, weniger Air Leaks, weniger respiratorisches Versagen und mehr Überlebende ohne künstliche Sauerstoffzufuhr nach 30 Tagen. Aufgrund der geringen Fallzahl, der hohen Zahl ausgeschlossener Kinder und der fragwürdigen, vermutlich nicht lungenschonenden Beatmungsstrategie im konventionellen Arm muss die Validität dieser Ergebnisse jedoch hinterfragt werden. Das Ergebnis der Studie könnte insbesondere durch den frühen Ausschluss von 6 Kindern aufgrund respiratorischen Versagens beeinflusst worden sein.

Die 2. hier erwähnenswerte Studie war zwar nicht prospektiv randomisiert, umfasste aber eine viel größere Fallzahl [515]. Hierfür wurde auf eine prospektiv geführte Datenbank eines nationalen Kinderkliniknetzwerks in den USA zugegriffen. Eingeschlossen wurden Kinder im Alter von 1 Monat bis 18 Jahre, die mindestens 24 h HFOV bzw. 96 h konventionelle Beatmung (CMV) erhalten hatten. Mittels „Propensity Score Matching" wurde für jeden HFOV-Fall ein mit CMV behandelter Patient mit ähnlicher demografischer und klinischer Charakteristik herausgesucht. So flossen 882 Kinder pro Gruppe in diese Analyse ein. Bei (durch erfolgreiches Matching) gleichen Eingangsparametern waren die Beatmungsdauer und Intensivbehandlungsdauer länger und die Mortalität 2-fach höher in der HFOV-Gruppe. Eine Subgruppenanalyse von 471 Kindern, die sehr frühzeitig im Krankheitsverlauf HFOV erhalten hatten, im Vergleich mit 471 gematchten mit CMV behandelten Kindern führte zu einem sehr ähnlichen Ergebnis.

Bei den Mechanismen des ARDS bestehen große Ähnlichkeiten zwischen Kindern und Erwachsenen. Insofern lohnt sich an dieser Stelle auch ein Blick in die bei Erwachsenen erzielten Forschungsergebnisse zum Einsatz von HFOV. Auch hier ergab die erste Pilotstudie ermutigende Ergebnisse [510], und ein erster Anlauf mit einer randomisierten Studie, die 148 Patienten einschloss, ergab eine signifikant höhere 30-Tage-Überlebensrate in der mit HFOV behandelten Gruppe [500].

In der konventionell beatmeten Gruppe wurde ein Tidalvolumen von 6–10 ml angestrebt, was nicht unbedingt heutigen Vorstellungen einer lungenschonenden Beatmung entspricht (die ARDS-Network-Studie [491] war noch nicht publiziert). Wenige Jahre später erschien in den Niederlanden eine Studie mit gegenteiligen Ergebnissen [496]. In dieser Studie mit 61 Patienten wurde in der konventionell beatmeten Gruppe bereits Wert auf kleine Tidalvolumina gelegt. Keine signifikanten Unterschiede wurden gefunden, allerdings tendierte die Mortalität in der HFOV-Gruppe höher als in der konventionell beatmeten Gruppe. Dies setzt sich in der nächsten amerikanischen Studie fort, die nach Einschluss von 548 statt der geplanten 1200 Patienten wegen erheblich höherer Mortalität in der HFOV-Gruppe vorzeitig gestoppt wurde [508]. Zwar war der Anteil der therapierefraktären Hypoxien in der CMV Gruppe doppelt so hoch wie in der HFOV Gruppe, was für eine effektivere Lungenrekrutierung spricht. Andererseits jedoch war der Katecholaminbedarf in der HFOV-Gruppe deutlich höher, dies könnte die Nebenwirkung der Kreislaufdepression unter intensiver HFOV sein.

Man erkennt an dieser Studie gut die in den zwischenliegenden Jahren aufgrund der Ergebnisse der ARDS-Network-Studie [491] erfolgte Weiterentwicklung der konventionellen Beatmung, da hier ein Tidalvolumen von 6 ml/kgKG explizit vorgeschrieben war. Davon haben die Patienten in der konventionell beatmeten Vergleichsgruppe sicherlich profitiert, was möglicherweise zum im Vergleich zur ersten Studie fehlenden Vorteil aufseiten der HFOV beigetragen hat.

Eine weitere, parallel publizierte Studie aus Großbritannien mit 795 Patienten, die randomisiert HFOV oder konventioneller Beatmung (hier 6–8 ml/kgKG Tidalvolumen) zugewiesen wurden, erreichte ein nahezu gleiches Behandlungsergebnis in beiden Gruppen [547].

M!

Merke

Der Einsatz von HFOV im pädiatrischen und adulten Intensivbereich ist, nicht zuletzt aufgrund dieser Ergebnisse, weitgehend zum Erliegen gekommen [544].

Hinweis

Zusammengefasst kann man anhand der an pädiatrischen und erwachsenen Patienten durchgeführten Studien festhalten, dass frühe Studien auf erhebliche Vorteile aufseiten der HFOV-Beatmung hindeuteten, die in späteren, größeren Studien nicht mehr feststellbar waren oder sich sogar in das Gegenteil verkehrten. Hier spielt vermutlich die ARDS-Network-Studie eine wesentliche Rolle, da hier eindeutig nachgewiesen wurde, dass eine Beatmung mit kleinen Tidalvolumen von Vorteil ist, was dazu führte, dass die konventionell beatmeten Vergleichsgruppen in den nachfolgenden HFOV-Studien schonender beatmet wurden als zuvor und dadurch ebenbürtige oder sogar bessere Ergebnisse erzielten.

11.3 Beatmung bei verschiedenen pädiatrischen Krankheitsbildern unter Berücksichtigung ihrer Atemmechanik

Süha Demirakça

11.3.1 Allgemeine Ziele der Beatmung

Die invasive Beatmung dient neben der Sicherung der Atemwege vorrangig der Sicherstellung des pulmonalen Gasaustauschs. Dabei sollte die Beatmung lungen- und atemwegsschonend sein und so zur Minimierung pulmonaler und hämodynamischer Nebenwirkungen führen. Gleichzeitig sollte ein ausreichender Patientenkomfort beachtet und gewährleistet werden. Ermöglicht wird dies durch die Anwendung möglichst geringer Beatmungsdrücke bei gleichzeitiger Sicherstellung eines effektiven Gasaustauschs. Da die meisten Patienten unter Spontanatmung beatmet werden müssen, sollte die Interaktion zwischen Beatmungsgerät und Patient möglichst optimiert werden. Das bedeutet, Asynchronien müssen durchgehend vermieden werden.

11.3.2 Atemwegs- und Lungenmechanik und zugrundeliegende Krankheitsbilder

Um die gesetzten Beatmungsziele adäquat erreichen zu können, müssen zwingend die mechanischen Eigenschaften der Atemwege und der Lunge beachtet werden. Die Beatmung einer gesunden Lunge mit normaler Atemmechanik ist z. B. im Rahmen einer postoperativen Situation notwendig. Muss die Beatmung aber aufgrund einer Atemwegs- oder Lungenerkrankung erfolgen, ist die dabei veränderte Atemmechanik der bestimmende Faktor für die Einstellung der Beatmungsparameter.

Insbesondere im Säuglings- und Kleinkindesalter können hier sehr große Variationen von Ventilationsstörungen auftreten. Diese können in Form einer obstruktiven Ventilationsstörung oder einer restriktiven Ventilationsstörung oder auch in gemischter Form vorliegen. Das Erkennen der Art der Ventilationsstörung wird damit zum entscheidenden Faktor für die Beatmungseinstellung.

Typische Krankheitsbilder, die zu einer Restriktion führen, sind in Kap. 11.3.6 aufgeführt. Dabei sollte zwischen Lungenrestriktion und thorakoabdominell bedingter Restriktion unterschieden werden. Der Beatmungsdruck dient bei thorakoabdomineller Restriktion größtenteils der Dehnung von Thorax bzw. Abdomen, so dass ein hoher Druck hierbei weniger in der Lunge wirksam ist. Im Gegensatz dazu wirkt ein hoher Druck zur Beatmung bei Lungenrestriktion direkt auf die Lunge ein und beinhaltet ein höheres Risiko der Lungenschädigung. Demgegenüber stehen Krankheitsbilder mit Verengung der Atemwege bzw. Behinderung des Atemflusses, die zu einer erhöhten Resistance und damit zur obstruktiven Ventilationsstörung führen (s. Infobox).

Tab. 11.1 Beispiele für Erkrankungen, die zu einer reduzierten Compliance und restriktiven Ventilationsstörung führen.

Art der Erkrankung	Im Einzelnen
Erkrankungen der Lunge	PARDS Pneumonie Lungenödem Atelektase Aspiration Lungenfibrose Pneumothorax Lungenhypoplasie
Thorakoabdominelle Erkrankungen	generalisiertes Ödem abdominelle Distension (diverse Ursachen) skeletiale/thorakale Malformationen thorakale Tumoren Pleuraerguss

PARDS = pediatric acute respiratory Distress Syndrome

Hinweis

Beispiele für Erkrankungen, die zu einer erhöhten Resistance und obstruktiven Ventilationsstörung führen, sind:

- Asthma bronchiale
- obstruktive Bronchitis
- Bronchiolitis
- Viruspneumonie (mit vorwiegend obstruktiver Komponente)
- Bronchospasmus
- Sekretobstruktion: Hyperkrinie, Dyskrinie, Retention (distale Atemwegsinfekte)
- Emphysem
- Tumorstenose
- Fremdkörper
- Trachealtubus, Trachealkanüle

Merke

M!

Grunderkrankung, Compliance und Resistance ermöglichen das Erkennen einer Obstruktion oder Restriktion.

11.3.3 Bestimmung und Erkennen der mechanischen Eigenschaften des respiratorischen Systems

Compliance und Resistance sind die entscheidenden Parameter, die das Erkennen einer Obstruktion oder einer Restriktion ermöglichen. Eine reduzierte Compliance führt zu einer restriktiven Ventilationsstörung, dabei ist die Resistance in der Regel nicht erhöht. Je nach Schweregrad ist die Dehnbarkeit des respiratorischen Systems beeinträchtigt, was zu einem erniedrigten Atemzugvolumen führt.

Der genaue Parameter, mit dem das Ausmaß der Restriktion bestimmt wird, ist die statisch gemessene Compliance. Diese wird bei Nullfluss bestimmt. Die Beatmung muss dazu angehalten werden. Durch ein inspiratorisches Haltmanöver über 2–3 s wird der Plateaudruck bestimmt. Dieser repräsentiert im Gegensatz zum Spitzendruck den in den Alveolen vorherrschenden Druck während der Inspiration. Anschließend wird durch ein exspiratorisches Haltmanöver über 2–3 s der gesamt PEEP (positiver endexspiratorischer Druck) bestimmt. Diese Messung ist notwendig, da bei zu kurzen Exspirationszeiten der eingestellte PEEP durch einen intrinsischen PEEP erhöht sein kann. Die Differenz aus Plateaudruck und dem Gesamt-PEEP ergibt den *Driving Pressure*. Die statische Compliance ergibt sich dann aus dem Tidalvolumen geteilt durch den Driving Pressure (▶ Tab. 11.2).

$$C_{stat} = \frac{VT}{P_{plat}\text{-}PEEP_{Ges}}$$

Die dynamische Compliance wird am Beatmungsgerät kontinuierlich angegeben, da sie während der Beatmung durchgehend ohne Haltmanöver gemessen werden kann. Sie kann sehr gut zur Beurteilung des zeitlichen Verlaufs herangezogen werden, der einzelne Messwert ist allerdings zu ungenau. Bei schweren restriktiven Erkrankungen kann die statische Compliance deutlich erniedrigt sein mit Werten bis zu 20–30 % des Normwertes. Die Resistance ist dann in der Regel normal. Bei obstruktiven Erkrankungen hingegen ist die Compliance normal hoch bis leicht erniedrigt, und die Resistance ist deutlich erhöht (▶ Tab. 11.2).

Merke

M!

Plateaudruck, Gesamt-PEEP und der Driving Pressure sind die Drücke, die in der Lunge wirksam sind, und sollten bei passiv beatmeten Patienten mehrmals täglich bestimmt werden.

Die Zeitkonstante ist der bestimmende Parameter für die Inspirations- und Exspirationszeit. Sie ist das Produkt aus Compliance und Resistance. Die Obstruktion führt zu hoher Resistance und in Kombination mit einer hohen Compliance zu einer langen Zeitkonstante. Bei der Restriktion liegen eine niedrige Compliance und eine niedrige Resistance vor und damit eine kurze Zeitkonstante. Da die Resistance inspiratorisch und exspiratorisch unterschiedliche Werte aufweist, ist auch die Zeitkonstante in- und exspiratorisch unterschiedlich. Zur adäquaten Füllung und Entleerung der Lunge sind in der Regel 3–4 Zeitkonstanten notwendig.

Tab. 11.2 Wichtige Parameter der Mechanik des respiratorischen Systems.

Parameter	Erklärung
Compliance (C_{rs})	Die Compliance des respiratorischen Systems setzt sich aus der Compliance der Lunge und des thorakoabdominellen Systems zusammen. Eine reduzierte Compliance führt zur restriktiven Ventilationsstörung.
dynamische Compliance (C_{dyn})	Wird während der Beatmung gemessen. C_{dyn} = VT/Druckdifferenz (Spitzendruck – PEEP)
statische Compliance (C_{stat})	Für die statische Messung wird ein inspiratorischer und ein exspiratorischer Halt (2–3 s) durchgeführt. C_{stat} = VT/Driving Pressure (Plateaudruck – gesamt PEEP). Norm: 1 ± 0,2 ml/cmH_2O/kgKG
Resistance (R_{insp}, R_{exp})	Der Atemwegswiderstand ist erhöht bei Obstruktion. Norm: • Neugeborene 60–80 cmH_2O/l/s • 1-Jährige 30–40 cmH_2O/l/s • 2-Jährige 20–25 cmH_2O/l/s • 4-Jährige 15–20 cmH_2O/l/s • >6 Jahre 10–15 cmH_2O/l/s
Zeitkonstante (RC_{insp}, RC_{exp})	Produkt aus Resistance und Compliance. Die inspiratorische Zeitkonstante bestimmt die notwendige Zeitdauer zur Füllung der Lunge, die exspiratorische Zeitkonstante die Entleerung. Norm: Dauer der In- und Exspiration ca. 3–4 Zeitkonstanten.
Plateaudruck	Druck innerhalb der Lunge (Alveolen), statisch bei Nullfluss gemessen nach inspiratorischem Halt (2–3 s).
intrinsischer PEEP	Gesamt-PEEP = PEEP + intrinsischer PEEP, wird mittels exspiratorischen Halts (2–3 s) statisch bei Nullfluss gemessen.
Driving Pressure	Plateaudruck – Gesamt-PEEP, beides statisch gemessen. Driving Pressure = VT/statische Compliance.
Tidalvolumen/Atemzugvolumen (VT)	Niedriger bei reduzierter Compliance.

11

11.3.4 Einstellung der wichtigsten Beatmungsparameter

Oxygenierungsparameter

Die Oxygenierung wird hauptsächlich durch Einstellung des PEEP und F_iO_2 erreicht. Weitere Parameter, die insgesamt den Beatmungsdruck erhöhen, haben nur eine untergeordnete Bedeutung und sollten nicht zur Veränderung der Oxygenierung genutzt werden.

Einstellung der F_iO_2

Mit der F_iO_2 wird direkt Einfluss auf S_pO_2 bzw. p_aO_2 genommen. Allgemein gilt in verschiedenen Leitlinien bei kritisch kranken Kindern als optimales Ziel für die Oxygenierung ein S_pO_2 von 92–97 %. Dieser Wert kann bei akuter Hirnschädigung oder auch bei Patienten mit pulmonal arterieller Hypertension nach oben modifiziert werden. Eine permissive Hypoxämie kann bei schwerer Oxygenierungsstörung mit hoher F_iO_2 (>0,5) angewandt werden. Als Zielbereich wird hier ein S_pO_2 von 88–92 % empfohlen. Die randomisiert-kontrollierte Studie Oxy-PICU trial mit 1872 invasiv beatmeten Kindern unter Sauerstoffzufuhr unterstützt diese Maßgabe. Kinder, die mit einem konservativen Zielbereich S_pO_2 88-92 % behandelt wurden, hatten eine höhere Überlebensrate oder kürzere Notwendigkeit der Organunterstützung als Kinder mit liberalem Zielbereich (S_pO_2 > 94) [534].

Der Schweregrad der Oxygenierungsstörung kann mit dem Oxygenierungsindex oder, wenn arterielle Blutgase nicht bestimmt werden können, mit dem Oxygenierungssättigungsindex ermittelt werden.

Oxygenierungsindex OI
$= \text{mittlerer Beatmungsdruck} \times F_iO_2 \times 100/p_aO_2$

Oxygenierungssättigungsindex OSI
$= \text{mittlerer Beatmungsdruck} \times F_iO_2 \times 100/S_pO_2$

Wenn der OI > 16 oder OSI > 12 ansteigt, kann von einer schweren Oxygenierungsstörung ausgegangen werden. Bei nicht-invasiver Beatmung einschließlich High-Flow-O_2-Therapie kann der mittlere Beatmungsdruck nicht bestimmt werden, sodass hier die S_pO_2/F_iO_2-Ratio verwendet wird. Ein $S_pO_2/F_iO_2 < 200$ sollte zur Therapieeskalation Anlass geben; fällt der S_pO_2/F_iO_2 auf Werte < 150, sollte intubiert werden.

> **Merke** (M!)
>
> Spätestens bei einem $S_pO_2/F_iO_2 < 150$ sollte intubiert werden.

Einstellung des PEEP

Die Strategie zur Einstellung des PEEP unterscheidet sich bei restriktiver Ventilationsstörung erheblich von der Strategie bei Obstruktion. Bei einer restriktiven Erkrankung kommt es bei zu niedrig eingestelltem PEEP mit jedem Atemzug zum zyklischen Verschluss/Kollaps von Alveolen in der Exspiration und zur Wiedereröffnung dieser Bezirke in der Inspiration. Dieser Vorgang wiederholt sich mit jedem Atemzug, wobei jedes Mal erneut erhebliche Stress- und Scherkräfte in den Grenzgebieten zwischen den Alveolen entstehen, was zu einer ernsthaften Lungenschädigung führt. Auch das Tolerieren von atelektatischen Bezirken kann direkte Lungenschäden zur Folge haben. Aus diesem Grunde muss der PEEP bei Restriktion auf höhere Werte titriert werden, damit kommt es in der Exspiration nicht mehr zum Kollaps der Alveolen, und der Spitzendruck kann ebenfalls reduziert werden.

Als Orientierung zur PEEP-Einstellung wird der S_pO_2 verwendet. Zusätzliche Zielparameter sind Compliance und Tidalvolumen, die sich in ähnlicher Weise verbessern. Bei schwerem hypoxämischem Lungenversagen kann der PEEP, der zur besten Oxygenierung führt, durchaus bei Werten > 15–20 cmH_2O liegen. Beim PARDS wird zur Orientierung die Anwendung der niedrigen PEEP/F_iO_2-Tabelle empfohlen (s. Kap. 11.3.6 und ▶ Tab. 11.3).

Bei Vorliegen einer obstruktiven Ventilationsstörung wird der PEEP anhand der Prüfung des intrinsischen PEEP eingestellt. Bei optimaler PEEP-Einstellung sollte der intrinsische PEEP so gering wie möglich sein. Dadurch kann vorher eher gefangene Luft wieder besser in der Exspiration entweichen, und die Überblähung der Lunge wird verbessert.

Nach Optimierung des PEEP im Rahmen einer Obstruktion sollte auch die exspiratorische Fluss-Volumen-Kurve die größte Fläche aufweisen und stellt damit einen weiteren Monitoring Parameter dar.

Als Nebenwirkung eines hohen PEEP muss eine hämodynamische Beeinträchtigung beachtet werden. Deshalb sollte auf ein ausreichendes intravasales Volumen z. B. durch Monitoring der rechtsatrialen Füllung geachtet werden. Bei suffizientem intravasalem Volumen kommt es auch bei sehr hohen PEEP-Einstellungen > 20 cmH_2O nicht zu einer hämodynamischen Einschränkung.

11.3.5 Ventilationsparameter

Die Ventilation wird durch Einstellung mehrerer Parameter bestimmt. Das Produkt aus Tidalvolumen und der Beatmungsfrequenz ergibt das Atemminutenvolumen. Dieses ist für den p_aCO_2 verantwortlich. Das bedeutet: Wählt man bei einer restriktiven Erkrankung ein niedriges Tidalvolumen, kann man dies mit einer höheren Beatmungsfrequenz kompensieren, um ein adäquates Atemminutenvolumen zu erhalten. Umgekehrt muss man im Rahmen einer Obstruktion eine niedrige Beatmungsfrequenz wählen und kann das mit etwas höheren Tidalvolumina ausgleichen. ▶ Abb. 11.1 zeigt den Zusammenhang der wichtigsten Ventilationsparameter untereinander.

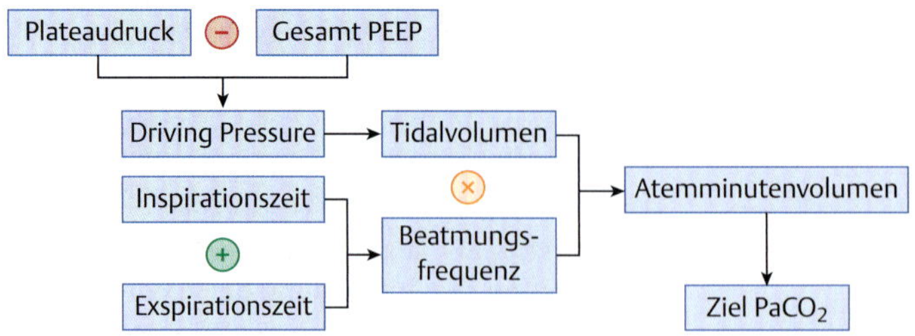

Abb. 11.1 Ventilationsparameter. Schematische Darstellung der Beziehung der wichtigsten Ventilationsparameter zueinander

Merke

Das Ziel-p_aCO_2 liegt generell bei milder bis moderater Ventilationsstörung im Bereich von ungefähr 35–45 mmHg. Entscheidend dabei ist, dass der pH ausgeglichen ist.

Bei schwerer Ventilationsstörung kann deshalb im Rahmen einer permissiven Hyperkapnie der Zielbereich nach oben verschoben werden, solange der pH ≥ 7,2 beträgt. Eine Ausnahme bilden hierbei die akute schwere Hirnschädigung mit Hirndruckerhöhung bzw. Hirnperfusionsstörung, sowie eine pulmonal arterielle Hypertonie.

Einstellung von Inspirations- und Exspirationszeit sowie Beatmungsfrequenz

Die In- und Exspirationszeiten stellen die Füllung und Entleerung der Lunge während der Beatmung dar. Sie werden beide durch die entsprechenden Zeitkonstanten bestimmt. Die vollständige Füllung bzw. Entleerung der Lunge dauert in der Regel ca. 3–4 × die entsprechende Zeitkonstante. Durch die passiv ablaufende Exspiration ist die Zeitkonstante hier im Gegensatz zur Inspiration deutlich länger.

Grundsätzlich können Inspirationszeit und Exspirationszeit aus der jeweiligen Zeitkonstante kalkuliert werden. Die Messwerte stehen allerdings nicht in allen Beatmungsgeräten zur Verfügung. Wenn verfügbar, sollten sie jedoch zur Plausibilisierung der Einstellungen genutzt werden, da sie auch klare Unterschiede bei Obstruktion und Restriktion aufzeigen. Die einfachste Einstellung erfolgt unter zu Hilfenahme und Beobachtung der Flusskurve am Beatmungsgerät. Diese sollte beim passiv beatmeten Patienten am Ende der Inspirationszeit und am Ende der Exspirationszeit jeweils den Nullpunkt erreichen. Wird die Inspiration vor Erreichen des Nullfluss unterbrochen, ist die Luftverteilung in der Lunge nicht mehr optimal und das Tidalvolumen reduziert. Wird die Exspiration vor Erreichen des Nullflusses unterbrochen, entsteht ein intrinsischer PEEP. Dieser erhöht sich mit jedem Atemzug, und die dadurch gefangene Luft in den Alveolen führt zu deren Überblähung. Nach Einstellung der Exspirationszeit sollte regelmäßig das Vorhandensein eines intrinsischen PEEP mithilfe eines exspiratorischen Haltmanövers ausgeschlossen werden.

Die maximal mögliche Beatmungsfrequenz ergibt sich automatisch anhand der Inspirationszeit und Exspirationszeit, wenn beide optimiert genau am Zeitpunkt des Nullflusses enden. Bei Einstellung der Beatmungsfrequenz einer obstruktiven Ventilationsstörung muss dieser Umstand unbedingt beachtet werden. Das bedeutet, die Frequenz muss hier ausreichend niedrig gewählt werden, um eine Überblähung zu vermeiden. Bei der restriktiven Ventilationsstörung wird die Beatmungsfrequenz möglichst hoch eingestellt, um den angestrebten p_aCO_2 mit möglichst geringem Driving Pressure und Plateaudruck zu erreichen. Dabei stellt die maximale Frequenz die Obergrenze dar, die im äußersten Falle eingestellt werden kann. Nach Einstellung der Beatmungsfrequenz sollte regelmäßig das Vorhandensein eines intrinsischen PEEP mithilfe eines exspiratorischen Haltmanövers ausgeschlossen werden.

▶ Abb. 11.2 zeigt typische Flusskurven bei restriktiver Ventilationsstörung im Vergleich zu obstruktiver Ventilationsstörung.

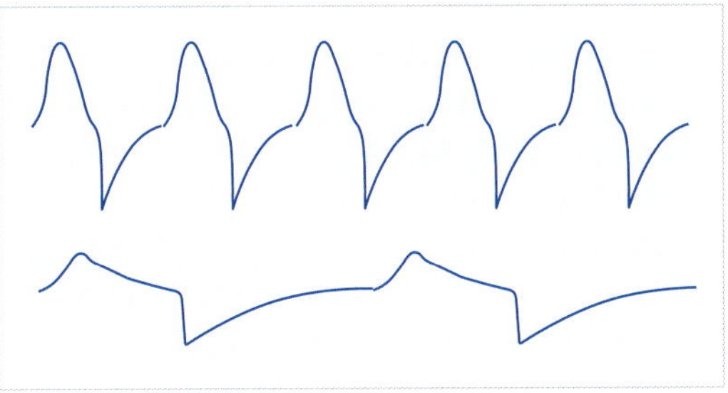

Abb. 11.2 Flusskurven bei restriktiver Ventilationsstörung im Vergleich zu obstruktiver Ventilationsstörung. Schematische Darstellung typischer Flusskurven bei Restriktion (oben) und bei Obstruktion (unten) bei passiv beatmeten Patienten. Bei Restriktion ermöglicht die kurze Zeitkonstante eine höhere Beatmungsfrequenz. Bei Obstruktion muss wegen der langen Zeitkonstante die Beatmungsfrequenz deutlich reduziert werden.

M!

Merke

Inspirations- und Exspirationsfluss müssen beim passiv beatmeten Patienten immer den Nullfluss erreichen.

Einstellung des Driving Pressure

Das Tidalvolumen liegt im Normalfall bei 6–8 ml/kgKG. Bei schwerer restriktiver Erkrankung können hier niedrigere Werte bis zu 4 ml/kgKG toleriert werden, tiefere Werte würden hauptsächlich zur Totraumventilation führen und sollten nicht angestrebt werden. Bei obstruktiver Ventilationsstörung können Tidalvolumina von 10 ml/kgKG notwendig werden, da hier gleichzeitig niedrigere Beatmungsfrequenzen angewandt werden müssen. Das Tidalvolumen ergibt sich aus der Einstellung des Driving Pressure, der sich wiederum wie oben beschrieben aus der Einstellung des Gesamt-PEEP und des Plateaudrucks ergibt. Vorteil der Benutzung des Driving Pressure zur Regelung des Tidalvolumens ist, dass der Driving Pressure rechnerisch das Tidalvolumen bezogen auf die statische Compliance darstellt und damit besser auf die individuelle Atemmechanik des Patienten abgestimmt ist

$$\text{Driving Pressure} = \text{Tidalvolumen/statische Compliance}$$

Ziel ist bei jedem Patienten, einen möglichst niedrigen Driving Pressure einzustellen, er sollte in jedem Fall höchstens 15 cmH_2O betragen. Der Driving Pressure wird am besten immer erst nach Titrieren des Gesamt-PEEP eingestellt. Daher resultiert die Optimierung der Gesamt-PEEP-Einstellung in einer optimalen statischen Compliance, und somit kann anhand des Driving Pressure das bestmögliche Tidalvolumen erreicht werden. Umgekehrt ist eine PEEP-Erhöhung vorteilhaft, wenn gleichzeitig der Driving Pressure reduziert werden kann.

Allgemeine Grenzwerte zur Einstellung der Beatmung nach zugrunde liegender Erkrankung

Um eine traumatische Beatmung zu vermeiden, sollten allgemein konsentierte Grenzwerte für die Beatmungsparameter beachtet werden.

Bei restriktiver Grunderkrankung sollte der Plateaudruck 28 cmH_2O nicht überschreiten und der Driving Pressure immer maximal 15 cmH_2O betragen. Das daraus resultierende Tidalvolumen sollte bei moderatem Schweregrad 6–8 ml/kgKG betragen, bei schweren Formen 4–6 ml/kgKG. Das reduzierte Tidalvolumen ist dann nur mittels permissiver Hyperkapnie (minimal pH = 7,2) und höherer Beatmungsfrequenzen kompensierbar. Eine Ausnahme für die Druckgrenzen besteht dann, wenn die niedrige Compliance durch eine thorakoabdominelle Ursache bedingt ist, da hierbei der applizierte höhere Druck nicht schädigend für die Lunge ist. Beispiele hierfür sind ein Vorliegen einer Hepatosplenomegalie oder ein generalisiertes Ödem (s. Kap. 11.3.2). Dabei können Plateaudruck und PEEP ohne Bedenken erhöht werden, z. B. mit einem Plateaudruck bis zu 32 cmH_2O bei unverändertem Driving Pressure.

Bei obstruktiver Grunderkrankung muss vorrangig die Frequenz reduziert werden, um in- und exspiratorische Flussabbrüche zu vermeiden. Daraus resultiert eine sehr niedrige Frequenz, die mit höheren Tidalvolumina von 8–10 ml/kgKG ausgeglichen werden kann. Auch hier kann dann ein Plateaudruck von bis zu 32 cmH_2O notwendig und toleriert werden.

11.3.6 Beispiele der Beatmung einiger wichtiger Grunderkrankungen

Status asthmaticus

Der beatmungspflichtige Status asthmaticus ist aufgrund der besseren Therapiemöglichkeiten seltener geworden. Im Einzelfall kann jedoch eine so rasche Verschlechterung eintreten, dass auch die rasche höchstdosierte inhalative und medikamentöse Therapie die Situation nicht rechtzeitig stabilisiert. In diesen Fällen muss eine Beatmung eingeleitet werden.

Vorrangig sollte eine nicht-invasive Beatmung zum Einsatz kommen. Damit können fast alle Kinder im Status asthmaticus stabilisiert werden, und eine Intubation ist nur selten notwendig. Wenn eine invasive Beatmung durchgeführt werden muss, kann diese entweder druck- oder volumenkontrolliert erfolgen. Es sind zum Teil initial sehr hohe Drücke erforderlich, obwohl gleichzeitig eine permissive Hyperkapnie angestrebt wird. Selbst hohe Beatmungsdrücke sind aber per se in dieser Situation nicht unbedingt schädlich, da der applizierte Druck durch die bestehende Atemwegsobstruktion aufgebraucht wird und im Alveolarraum nur verbleibende niedrige Drücke ankommen, sodass das Risiko einer Lungenschädigung sehr gering bleibt.

11

Viel gefährlicher ist die Entwicklung eines hohen intrinsischen PEEP (s. o.). Um diesen Effekt zu vermeiden, sollten Inspirations- und Exspirationszeit sehr lang gewählt werden und das Erreichen des Nullflusses an der Flusskurve überprüft und gewährleistet werden. Bei Spontanatmung ist die Titration des PEEP mit dem Ziel, einen minimalen intrinsischen PEEP zu erreichen, besonders hilfreich. Dabei bewirkt die nun deutliche Reduktion des intrinsischen PEEP den sofortigen und vereinfachten Beginn des inspiratorischen Atemflusses mit deutlich reduzierter Atemarbeit des Patienten bei Inspiration. Beim kontrolliert beatmeten Patienten mit Asthma (häufig Muskelrelaxierung erforderlich) lässt sich der intrinsische PEEP unter Umständen durch maximale PEEP-Erhöhung nur wenig reduzieren. Deshalb kommt hier der Frequenzreduktion mit optimal langer In- und Exspirationszeit die höchste Bedeutung zu.

Die assistierende manuelle Thoraxkompression in der Exspiration bei tief sedierten oder relaxierten Patienten mit einem intubationspflichtigen Status asthmaticus ist manchmal eine entscheidende Intervention, die einen immer höher werdenden intrinsischen PEEP verhindert. Unter Umständen sind dafür sehr niedrige Beatmungsfrequenzen (z. B. 5/min) erforderlich. Die Oxygenierung stellt meistens kein Problem dar, da die hohen Atemwegsdrücke in den distalen Bronchien sowie in den Alveolen eine gute Oxygenierung ermöglichen, selbst wenn der p_aCO_2 bereits erheblich angestiegen ist.

Die kausale Therapie erfolgt inhalativ, in der Regel sogar in Form von Dauerinhalationen von Betamimetika über den Beatmungskreislauf, sowie Magnesiumsulfat-Infusion, in Kombination mit einer systemischen Steroidtherapie. Im Extremfall gibt es die Möglichkeit, über Narkosegasbeatmung eine maximale Relaxierung der Atemmuskulatur zu erreichen. Durch die adäquate kausale Therapie dauert die kritische Phase der Beatmung in der Regel nur wenige Tage an, sodass in der Regel sämtliche Beatmungsmaßnahmen schnell deeskaliert und die Patienten rasch extubiert werden können.

Bronchiolitis

Für die Bronchiolitis ist häufig das RS-Virus verantwortlich, aber es kommen auch einige andere Virusinfektionen der Atemwege in Betracht. Ein respiratorisches Versagen tritt besonders bei sehr jungen Säuglingen auf. Wie bei jeder obstruktiven Erkrankung ist auch hier die nicht-invasive Beatmung vorrangig und führt zu einem günstigen Krankheitsverlauf. Eine Intubation lässt sich häufig vermeiden. Die nicht-invasive Beatmung sollte allerdings sehr genau überwacht werden, da es besonders in den ersten Stunden zur raschen Verschlechterung der Situation kommen kann und die Intubation als Notfall notwendig werden kann.

Sollte eine invasive Beatmung notwendig werden, so sollte die Einstellung der Beatmungsparameter den Regeln der obstruktiven Ventilationsstörung folgen (s. o.). Vorrangig ist auch hier eine niedrige Beatmungsfrequenz mit langen In-

und Exspirationszeiten zur Erzielung des Nullflusses in der Flusskurve.

Das respiratorische Versagen kann kritischer werden, wenn zur Bronchiolitis eine pneumonische Komponente hinzukommt. In diesem Fall kann eine restriktive Komponente die Beatmung erschweren, und die Beatmungsstrategie muss entsprechend der vorherrschenden Atemmechanik wie oben beschrieben angepasst werden. Hierbei lohnt sich eine genaue Bestimmung der statischen Compliance, Resistance und der Zeitkonstanten.

Pneumonie

Patienten mit Pneumonie können sowohl obstruktive als auch restriktive Ventilationsstörungen aufweisen. Schwere Verlaufsformen des respiratorischen Versagens kommen häufig bei Viruspneumonien vor, die mit kombinierten Infektionen mit anderen Atemwegserregern auftreten. Sie stellen die häufigste Ursache dar, die zur respiratorischen ECMO-Therapie führt.

Die Beatmungsstrategie richtet sich nach der vorherrschenden Atemmechanik. Auch hier lohnt sich die genaue Bestimmung der statischen Compliance, Resistance und der Zeitkonstanten. Bei der Beurteilung der Ventilationsstörung sollte beachtet werden, dass Infiltrate im Röntgenbild nicht immer zu einer Restriktion führen müssen und häufig die obstruktive Komponente überwiegt.

PARDS – Pediatric Acute Respiratory Distress Syndrome

Definition und Charakteristika des PARDS

- Alter jenseits der Neugeborenenperiode.
- Akuter Beginn innerhalb von 7 Tagen nach einem auslösenden klinischen Insult.
- Röntgen-Thorax: neue Eintrübung (ein- oder beidseitig) vereinbar mit akuter Parenchymerkrankung der Lunge.
- Die Ursache des Ödems ist nicht komplett durch kardiales Versagen oder Flüssigkeitsüberladung erklärbar.
- Spezielle Populationen bei Kindern: Auch Kinder mit zyanotischem Herzfehler oder chronischer Lungenerkrankung können akut ein ARDS entwickeln.

Liegen die typischen Befunde des PARDS vor, kann der Schweregrad der Oxygenierungsstörung ermittelt werden. Es wird je nach Beatmungssituation zwischen NIV-PARDS bei nicht-invasiver Beatmung mit Oronasalmaske und IMV-PARDS bei invasiver Beatmung unterschieden. Ein NIV-PARDS liegt vor, wenn bei einem PEEP von mindestens 5 cmH_2O ein Verhältnis $p_aO_2/F_iO_2 \leq 300$ oder $S_pO_2/F_iO_2 \leq 250$ resultiert. Ein IMV-PARDS liegt vor, wenn der Oxygenierungsindex ≥ 4 oder der Oxygenierungssättigungsindex ≥ 5 erreicht wird. Beim PARDS werden nur noch 2 Schweregrade unterschieden, da im mild bzw. moderaten Niveau die Mortalität sich den Werten ohne PARDS angeglichen hat und nur noch im Bereich von ca. 10–12 % liegt.

Schweregrade des PARDS

- NIV-PARDS
  - mild/moderat = $p_aO_2/F_iO_2 > 100$ oder $S_pO_2/F_iO_2 > 150$
  - schwer = $p_aO_2/F_iO_2 \leq 100$ oder $S_pO_2/F_iO_2 \leq 150$
- IMV-PARDS
  - mild/moderat = Oxygenierungsindex < 16 oder Oxygenierungssättigungsindex < 12
  - schwer = Oxygenierungsindex ≥ 16 oder Oxygenierungssättigungsindex ≥ 12

NIV-PARDS

Die nicht-invasive Beatmung sollte beim PARDS nur von gut trainierten, erfahrenen Teams durchgeführt werden. Es bedarf hier einer sehr strengen klinischen Überwachung, um eine akute Verschlechterung nicht zu verpassen. Wichtig ist die Anwendung oronasaler Masken, mit denen eine bessere Synchronisation bei geringer Leckage gelingt, und eine gezielte Sedierung zur Verhinderung einer Agitation der Patienten. Bei Verschlechterung sollte rasch innerhalb der ersten Stunden intubiert werden.

> **Merke**
>
> Generell sollte die nicht-invasive Beatmung nur bei Patienten mit mildem PARDS angewandt werden, allerspätestens bei Abfall auf eine S_pO_2/F_iO_2-Ratio von 150 sollten die Patienten intubiert werden.

Beatmungsstrategie bei IMV-PARDS

Die Beatmungsstrategie beim PARDS ist das Paradebeispiel der Beatmung einer restriktiven Ventilationsstörung und folgt systematisch deren Regeln. Dabei sind die Beatmungsparameter Plateaudruck, Driving Pressure, Tidalvolumen und PEEP als ein Maßnahmenbündel zur Lungenprotektion anzusehen. Der Plateaudruck sollte 28 cmH_2O nicht überschreiten. Der Driving Pressure sollte einen Wert von 15 cmH_2O auf keinen Fall überschreiten, ideal sind Werte zwischen 8 und 12 cmH_2O. Der Driving Pressure sollte so tief wie möglich liegen und entsprechend titriert werden, was nur durch eine PEEP-Erhöhung ermöglicht wird. Zur PEEP-Einstellung wird die niedrige PEEP/F_iO_2-Tabelle angewandt (▶ Tab. 11.3). Bei Anwendung der PEEP-Werte entsprechend der Tabelle kann die Mortalität im Vergleich zu niedrigerer PEEP-Einstellung halbiert werden. Aus diesen Einstellungen resultiert in der Regel ein Tidalvolumen von 6–8 ml/kgKG bei mild/moderatem Schweregrad und von 4–6 ml/kgKG bei schwerem PARDS.

Mit der Wahl der Beatmungsfrequenz muss beim schweren PARDS das in der Regel reduzierte Tidalvolumen kompensiert werden. Dabei sollte strengstens darauf geachtet werden, dass In- und Exspirationszeiten sicher den Nullfluss erreichen. Eine permissive Hyperkapnie bis zu einer pH-Grenze von 7,2 ist zur Einhaltung der PARDS-Beatmungsregeln mit niedrigem Driving Pressure, niedrigem Tidalvolumen und Frequenz besonders hilfreich. Ein zu hoher Driving Pressure gefolgt von einer zu hohen Beatmungsfrequenz bilden die Hauptursachen einer Lungenschädigung durch Beatmung beim PARDS.

> **Merke**
>
> Driving Pressure und Beatmungsfrequenz sind beim PARDS die kritischen Parameter und Hauptursache für eine Lungenschädigung.

In schwierigen Situationen kann die Beatmungssituation durch Bauchlage und durch vorsichtige Rekrutierungsmanöver verbessert werden. In der Bauchlage sollte darauf geachtet werden, dass der Bauch der Patienten möglichst frei zu liegen kommt. Die Bauchlage ist am besten wirksam, wenn sie mindestens über 16–18 h angewandt wird. Rekrutierungsmanöver sind nicht bei jedem Patienten wirksam und können vor allem dann sicher angewandt werden, wenn Höhe und Dauer des angewandten Druckes begrenzt werden. Ein sinnvolles Beispiel dafür ist ein anhaltender Inspirationsdruck mit 40 cmH_2O über maximal 10 s. Rekrutierungsmanöver sollten so selten wie möglich und nur in der akuten Phase des PARDS angewendet werden. Die Patienten sollten muskelrelaxiert sein und während des Manövers klinisch gut überwacht werden. Rekrutierungsmanöver werden allerdings immer noch kontrovers diskutiert.

> **Hinweis**
>
> Werden im Verlauf der Beatmung die empfohlenen Drücke anhaltend überschritten oder lässt sich der Oxygenierungsindex nicht rasch in den ersten Tagen nach Intubation verbessern, sollte frühzeitig Kontakt mit einem ECMO-Zentrum aufgenommen werden, um die individuellen Kriterien für eine ECMO-Therapie und eine eventuelle Verlegung zu besprechen.

Tab. 11.3 Niedriger PEEP/hohe F_iO_2 entsprechend den PARDS-Leitlinien.

	Einstellung gem. PARDS-Leitlinien							
F_iO_2	0,3	0,4	0,5	0,6	0,7	0,8	0,9	1
PEEP (cmH_2O)	5	6–8	8–10	10	10–14	14	14–18	18–24

11.3.7 Intubation

Historisch wurden bei Kindern bis ins Schulalter häufig endotracheale Tuben ohne Cuff verwendet. Als besonderes Risiko wurden gecuffte Tuben für die Entstehung einer subglottischen Stenose verantwortlich gemacht. Diese Vermutung konnte inzwischen widerlegt werden, und es wurden gleichzeitig auch neuere kindgerechte Tuben eingeführt, deren Cuff weiter distal platziert und etwas kürzer ist, um auch auf der Stimmbandebene keine Probleme zu verursachen. Die Anwendung eines gecufften Tubus gegenüber der eines ungecufften Tubus ist inzwischen als vorteilhaft angesehen. Des Weiteren kommt es nach erstmaliger Intubation mit gecufften Tuben seltener zur Wechselnotwendigkeit des Tubus wegen unpassender Größe oder Beatmungsleckagen.

> **Merke**
>
> Die Wahl der Tubusgröße für ungecuffte Tuben erfolgt in der Regel nach der Formel von Cole (Alter/4 + 4 mm), für gecuffte Tuben wird eine um 0,5 mm kleinere Größe empfohlen.

Der Cuffdruck muss ausreichend sein, um eine Leckage während der mechanischen Beatmung zu vermeiden, die Atemwege vollständig abzudichten und Mikroaspirationen zu verhindern und damit eine beatmungsassoziierte Pneumonie zu vermeiden. Ein zu hoher Cuffdruck, insbesondere über einen längeren Zeitraum, kann jedoch die Schleimhautperfusion einschränken.

Der Standardcuffdruck für eine leckagefreie Beatmung wird in der Regel auf 20–25 cmH_2O eingestellt. Leckagefreiheit ist vor allem in besonderen Situationen, wie z. B. während eines Rekrutierungsmanövers, wichtig. Bei bestimmten Erkrankungen, die hohe Beatmungsdrücke erwarten lassen, ist ebenfalls eine Leckagefreiheit anzustreben. Dazu gehören insbesondere der Status asthmaticus und das PARDS oder die schwere Pneumonie mit Oxygenierungsproblemen. Die Schwellenwerte für den Cuffdruck zur Leckagevermeidung bei Kindern variieren je nach Sedierungsstatus und Lagerung des Patienten und werden auch durch Husten und Absaugen beeinflusst. Druckabfälle treten innerhalb weniger Stunden nach der manuellen Einstellung des Cuffdrucks auf. Daher ist eine regelmäßige Überwachung des Cuffdrucks sehr wichtig. Dies lässt sich am besten mit einer automatisierten Cuffdruckkontrolle erreichen.

11.3.8 Entwöhnung von der Beatmung bei Lungenerkrankungen

Die wichtigste Voraussetzung, um die Entwöhnung erfolgreich durchführen zu können, ist eine adäquate Behandlung der Grunderkrankung, die zur Intubation und Beatmung geführt hat.

> **Merke**
>
> Erst ein erfolgreicher Heilungsprozess der zugrunde liegenden Lungenerkrankung ermöglicht die Entwöhnung der Beatmung. Des Weiteren spielt das Management von Analgesie, Sedierung und Delir eine wichtige Rolle.

Schon direkt nach Intubation sollte über das Ausmaß der Sedierung und deren Reduktion nachgedacht werden, um so schnell wie möglich die Spontanatmung des Patienten zu ermöglichen. Ist die Spontanatmung stabil etabliert, muss die Beatmung idealerweise mit der Spontanatmung des Patienten synchronisiert werden. Asynchronien nehmen erheblich Einfluss auf Beatmungsdauer, Lungenschäden und Patientenkomfort. Asynchronien kommen bei fast jedem pädiatrischen Patienten vor und sollten so weit wie möglich reduziert werden. Sämtliche kontrollierte Beatmungsmodi sind dafür nicht geeignet. Deshalb ist es sinnvoll, nach Erreichen einer stabilen Spontanatmung den Modus auf die druckunterstützte Beatmung zu wechseln. Hierbei wird die Beatmung nicht mehr mit fixen Zeiten für In- und Exspiration gesteuert, sondern nur durch den Atemfluss. Damit kann der Patient nicht nur durch einen Flusstrigger die Inspiration starten, sondern auch durch eine eingestellte Flussschwelle die Inspiration wieder beenden. Diese Flussschwelle wird auch endinspiratorischer Fluss oder exspiratorische Triggerschwelle genannt und als Prozent des Maximalflusses in der Inspiration angegeben. Erhöht man diese Trigger Schwelle z. B. von 25 % auf 40 %, so kann der Atemfluss von 100 % kommend die Schwelle schneller erreichen und die effektive Inspirationszeit verkürzen. Damit wird die Beatmung häufig komfortabler für die Kinder.

Beim Übergang von einer kontrollierten Beatmung auf Druckunterstützung sollte der PEEP häufig präventiv um 1–2 cmH_2O erhöht werden, da sonst der mittlere Beatmungsdruck durch den Wechsel zu abrupt absinkt und es zu Derekrutierung in der Lunge kommen kann. Soweit die Situation es erlaubt, können anschließend sämtliche Drücke und die F_iO_2 schrittweise reduziert werden.

Asynchronien werden in die Phasen *Asynchronien* und *inadäquate Druckunterstützung* eingeteilt. Die Druckunterstützung kann zu gering oder zu hoch ausfallen. Bei den Phasen *Asynchronien* gibt es inspiratorische und exspiratorische Formen. Die Phasen *Asynchronien* können zu einer inadäquat verkürzten oder verlängerten Inspiration führen. Die einzelnen Asynchronieformen sind in ▶ Tab. 11.4 aufgelistet.

Sämtliche Asynchronien können bettseitig erkannt und durch Anpassung des inspiratorischen und exspiratorischen Triggers oder der Druckunterstützung behoben werden. Allerdings ist dazu ein extensives Training des gesamten betreuenden Teams notwendig, denn sämtliche Parameter müssen jederzeit an die Situation des Patienten angepasst werden. Neuere Beatmungsformen können diese Funktion automatisieren und dadurch eine durchgehende Synchronisation gewährleisten. Ihr Stellenwert ist jedoch noch nicht vollständig geklärt.

Merke M!

Sämtliche Asynchronien können bettseitig erkannt und instantan behoben werden.

11.3.9 Extubation

Wichtige klinische Kriterien für eine vorgesehene Extubation sind:

- eine stabile Spontanatmung,
- hämodynamische Stabilität,
- intakte Atemwegsreflexe,
- die Fähigkeit des Patienten zur Kontrolle und
- das Management der Atemwegssekrete.

Weitere zu beachtende Kriterien sind:

- Status der Sedierung,
- Entzug,
- Agitation und
- Delir.

Für jeden Patienten sollte frühzeitig definiert werden, ab welcher Beatmungseinstellung die Bereitschaft zur Extubation getestet werden kann. Häufig kann dies ab einer $F_iO_2 < 0,3–0,4$ und einem PEEP von 5–7 cmH_2O mit Druckunterstützung von 7–10 cmH_2O durchgeführt werden. Eine Testung der Extubationsbereitschaft kann z. B. mit CPAP 5 cmH_2O über 30 min erfolgen. Dies simuliert die erhöhte Atemarbeit des Patienten, wie sie nach der Extubation zu erwarten ist. Anhand der dabei beobachteten Atemarbeit kann auch klinisch entschieden werden, ob nach der Extubation präventiv eine nicht-invasive Beatmung, CPAP oder High-Flow-Sauerstofftherapie sinnvoll sind.

Tab. 11.4 Formen der Asynchronien.

Inspiratorisch	Exspiratorisch
Triggerverspätung	zu frühes Cycling = Wechsel von In- auf Exspiration
Ineffektive Atemanstrengung	Doppel-Trigger
Autotrigger	zu spätes Cycling = Wechsel von In- auf Exspiration
Inadäquate Druckunterstützung	
zu niedrig → Luft Hunger	zu hoch → überschießender Druck und Fluss

Klinische Kriterien für ein Fehlschlagen des Tests zur Extubationsbereitschaft sind

- das Auftreten von Apnoen,
- eine zu sehr erhöhte Atemarbeit und
- Tachypnoe, Schwitzen, Tachykardie, Arhythmie, Hypotension.

Auch messbare Parameter können hinzugezogen werden wie ein Anstieg des $etCO_2 > 10$ mmHg, ein pH-Abfall < 7,32 oder um mehr als 0,07 oder auch eine deutliche Verschlechterung der Oxygenierungsparameter ($F_iO_2 > 0,4$, p_aO_2/F_iO_2-Ratio < 150).

Cave

Nach Extubation ist bei Kindern bis ins Schulalter auf die Entwicklung eines inspiratorischen Stridors und vermehrte Atemarbeit mit Tachypnoe besonders zu achten.

11.4 Medikamente zur Sedierung

Carola Schön, Florian Hoffmann;
vormals beteiligt: Thomas Nicolai

In der Regel müssen Klein- und Schulkinder in einer Akutsituation zur Beatmung sediert werden. Bei chronischen Beatmungsformen kann manchmal auch eine Wachbeatmung möglich sein, bei der Anwendung hoher PIP- oder PEEP-Drücke ist jedoch eine tiefe Sedierung unausweichlich. Kleinkinder sind häufig noch nicht kooperativ, verfügen aber über erhebliche Kräfte, sodass Kinder ohne Sedierung durch Pressen oder Abwehr Barotraumen hervorrufen oder sich akzidentell extubieren können.

Insbesondere wenn bei der Behandlung des ARDS Maßnahmen wie z. B. die Bauchlage notwendig sind, muss eine tiefe Sedierung oder sogar eine Relaxierung durchgeführt werden, da diese Manöver sonst mit einer erheblichen Extubationsgefährdung einhergehen würden. Bei entsprechend schwer kranken Patienten könnte dies unmittelbar zur Hypoxie führen oder sogar eine Reanimation erforderlich machen.

Eine Relaxierung kann insbesondere dann hilfreich sein, wenn sonst die Anwendung höherer Sedierungsdosen notwendig würde, die wiederum zu einer Kreislaufbeeinträchtigung führen können. Moderne Konzepte der Analgosedierung empfehlen den frühzeitigen Einsatz von Alpha-2-Agonisten und einen zurückhaltenden Einsatz von Benzodiazepinen und Opioiden (▶ Tab. 11.5). Beim schwersten Asthmaanfall wird die Verwendung von Esketamin zusätzlich zu einer Sedierung mit Midazolam und ggf. einer Relaxierung empfohlen, da dieses in höheren Dosen eine zusätzliche bronchiale Dilatation bewirkt.

Cave

Die Verwendung von Propofol ist für Kurzzeitsedierungen oder Eingriffe am Patienten wie Tubuspflege, Absaugen oder Umlagerung zugelassen. Keine Dauersedierung mit Propofol > 6 h und nicht > 4 mg/kg/h bei Kindern wegen Gefahr des Propofolinfusionssyndroms.

Tab. 11.5 Medikamente zur kontinuierlichen Analgosedierung.

Medikamente	Dosierung Dauerinfusion	Dosierung Bolusgaben
Midazolam	0,10–0,30 mg/kg/h i. v.	0,05–0,10 mg/kgKG i. v.
Fentanyl	1,0–3–(5,0) µg/kg/h i. v.	0,5–1,0 µg/kgKG i. v.
Piritramid	0,03–0,20 mg/kg/h i. v.	0,05–0,10 mg/kgKG i. v.
Esketamin	0,5–2,0 mg/kg/h i. v.	0,5–1,0 mg/kgKG i. v.
Dexmedetomidin[1)]	0,2–1,4 µg/kg/h	0,5–1,0 µg/kgKG i. v.
Clonidin	0,5–1,0(–3,0) µg/kg/h	–

1) Cave: Off-Label-Gebrauch; Einverständnis der Eltern vorausgesetzt.

Als Adjuvans zur i. v. Schmerztherapie und Sedierung haben sich alpha-Agonisten (Clonidin, Dexmedetomidin) sehr gut bewährt. Durch ihren Einsatz kann der Bedarf an Analgetika und Sedativa und dadurch deren Nebenwirkungen reduziert werden.

11.5 Literatur

[490] Abadesso C, Nunes P, Silvestre C et al. Non-invasive ventilation in acute respiratory failure in children. Pediatric Reports 2012; 4: e16

[491] Acute Respiratory Distress Syndrome Network, Brower RG, Matthay MA et al. Ventilation with lower tidal volumes as compared with traditional tidal volumes for acute lung injury and the acute respiratory distress syndrome. N Engl J Med 2000; 342 (18): 1301–1308

[492] Arnold JH, Hanson JH, Toro-Figuero LO et al. Prospective, randomized comparison of high-frequency oscillatory ventilation and conventional mechanical ventilation in pediatric respiratory failure [see comments]. Crit Care Med 1994; 22 (10): 1530–1539

[493] Arnold JH, Truog RD, Thompson JE et al. High-frequency oscillatory ventilation in pediatric respiratory failure (see comments). Crit Care Med 1993; 21 (2): 272–278

[494] AWMF. Analgesie, Sedierung und Delir Management in der Intensivmedizin (DAS-Leitlinie) 2021. Register Nr 001–012. Im Internet: https://register.awmf.org/de/leitlinien/detail/001-012 (Stand: 28.05.2024)

[495] Blackpol R et al. Patient-ventilator asynchrony during assisted ventilation in children. Pediat Crit Care Med 2016; 17 (5): e204–e211

[496] Bollen CW, van Well GTJ, Sherry T et al. High frequency oscillatory ventilation compared with conventional mechanical ventilation in adult respiratory distress syndrome: a randomized controlled trial [ISRCTN24242669]. Crit Care London 2005; 9 (4): R430–439

[497] Boriosi JP, Sapru A, Hanson JH et al. Efficacy and safety of lung recruitment in pediatric patients with acute lung injury. Pediatr Crit Care Med 2011; 12 (4): 431–436

[498] Cobb M. Just Breathe.Tips and Highlights for Managing Pediatric Respiratory Distress and Failure. Emerg Med Clin N Am 2021; 39: 493–508

[499] Conti G, Piastra M. Mechanical Ventilation for children. Curr Opin Crit Care 2016; 22 (1): 60–66

[500] Derdak S, Mehta S, Stewart TE et al. High-frequency oscillatory ventilation for acute respiratory distress syndrome in adults: a randomized, controlled trial. Am J Respir Crit Care Med 2002; 166 (6): 801–808

[501] Dohna-Schwake C, Stehling F, Tschiedel E et al. Non-invasive ventilation on a pediatric intensive care unit: feasibility, efficacy, and predictors of success. Pediatr Pulmonol 2011; 46 (11): 1114–1120

[502] Egbuta C, Easley RB. Update on ventilation management in the Pediatric Intensive Care Unit. Paediatr Anaesth 2022; 32 (2): 354–362

[503] Emeriaud G, López-Fernández YM, Iyer NP et al. Second Pediatric Acute Lung Injury Consensus Conference (PALICC-2) Group on behalf of the Pediatric Acute Lung Injury and Sepsis Investigators (PALISI) Network. Executive Summary of the Second International Guidelines for the Diagnosis and Management of Pediatric Acute Respiratory Distress Syndrome (PALICC-2). Pediatr Crit Care Med 2023; 24 (2): 143–168. doi: 10.1097/PCC.0000000000003147

[504] Emeriaud G, Napolitano N, Polikoff L et al. Impact of Failure of Noninvasive Ventilation on the Safety of Pediatric Tracheal Intubation. Crit Care Med 2020; 48 (10): 1503–1512

[505] Essouri S, Chevret L, Durand P et al. Noninvasive positive pressure ventilation: five years of experience in a pediatric intensive care unit. Pediatr Crit Care Med 2006; 7: 329–334

[506] Executive Summary of the Second International Guidelines for the Diagnosis and Management of Pediatric Acute Respiratory Distress Syndrome (PALICC-2). Pediatr Crit Care Med 2023; 24 (2): 143–168

[507] Fedor KL. Noninvasive respiratory support in infants and children. Respir Care 2017; 62 (6): 699–717

[508] Ferguson ND, Cook DJ, Guyatt GH et al. High-frequency oscillation in early acute respiratory distress syndrome. N Engl J Med 2013; 368 (9): 795–805

[509] Fioretto JR, Ribeiro CF, Carpi MF et al. Comparison between noninvasive mechanical ventilation and standard oxygen therapiy in children up to 3 years old with respiratory failure after extubation: a pilot prospective randomized clinical study. Pediatr Crit Care Med 2015; 16: 124–130

[510] Fort P, Farmer C, Westerman J et al. High-frequency oscillatory ventilation for adult respiratory distress syndrome–a pilot study [see comments]. Crit Care Med 1997; 25 (6): 937–947

[511] Franklin D, Babl FE, Schlapbach LJ et al. A randomized trial of high-flow oxygen therapy in infants with bronchiolitis. N Engl J Med 2018; 378 (12): 1121–1131

[512] Fuchs H, Klotz D, Nicolai T. Nichtinvasive Beatmung bei Kindern mit akuter respiratorischer Insuffizienz. Notf Rett Med 2017; 20 (8): 641–648

[513] Georgopoulos D et al. Bedside waveforms interpretation as a tool to identify patient-ventilator asynchronies. Intensive Care Med 2006; 32: 34–47

[514] Grasselli G, Calfee CS, Camporota L et al.; European Society of Intensive Care Medicine Taskforce on ARDS. ESICM guidelines on acute respiratory distress syndrome: definition, phenotyping and respiratory support strategies. Intensive Care Med 2023; 49(7): 727–759

[515] Gupta P, Green JW, Tang X et al. Comparison of high-frequency oscillatory ventilation and conventional mechanical ventilation in pediatric respiratory failure. JAMA Pediatr 2014; 168 (2168–6211 (Electronic)): 243–249

[516] Hutchings FA, Hilliard TN, Davis PJ. Heated humidified high-flow nasal cannula therapy in children. Arch Dis Child 2015; 100: 571–575

[517] James CS, Hallewell CPJ, James DPL et al. Predicting the success of non-invasive ventilation in preventing intubation and re-intubation in the pediatric intensive care unit. Intensive Care Med 2011; 37: 1994–2001

[518] Kepreotes E, Whitehead B, Attia J et al. High-flow warm humidified oxygen versus standard low-flow nasal cannula oxygen for moderate bronchiolitis (HFWHO RCT): an open, phase 4, randomized controlled trial. Lancet 2017; 389 (10072): 930–939

[519] Khemani RG et al. Evaluating Risk Factors for Pediatric Post-extubation Upper Airway Obstruction Using a Physiology-based Tool. Am J Respirat Crit Care Med 2016; 193(2):198–209

[520] Khemani RG et al. Pediatric extubation readiness tests should not use pressure support. Intensive Care Med (2016) 42: 1214–1222

[521] Khemani RG et al. Risk Factors for Pediatric Extubation Failure: The Importance of Respiratory Muscle Strength. Critical Care Medicine 2017; 45(8): e798–e805

[522] Kneyber MCJ et al. Section Respiratory Failure of the European Society for Paediatric and Neonatal Intensive Care. Recommendations for mechanical ventilation of critically ill children from the Paediatric Mechanical Ventilation Consensus Conference (PEMVECC). Intensive Care Med 2017; 43 (12): 1764–1780

[523] Kyle JM, Sturza JM, Dechert RE, Custer JR, Dahmer MK, Saba TG, Flori HR. Clinical Outcomes of Acute Respiratory Failure Associated With Noninvasive and Invasive Ventilation in a Pediatric ICU. Respir Care 2022; 67 (8): 956–966

[524] Lassen HCA. A preliminary report on the 1952 epidemic of poliomyelitis in Copenhagen. Lancet 1953; i: 37

[525] Long E, Babl FE, Duke T. Is there a role for humidified heated high-flow nasal cannula therapy in paediatric emergency departments? Emerg Med J 2016; 0: 1–4

[526] Mayordomo-Colunga J, Medina A, Rey C et al. Non invasive ventilation after extubation in paediatric patients: a preliminary study. BMC Pediatr 2010; 10: 29

[527] Mayordomo-Colunga J, Medina A, Rey C et al. Non-invasive ventilation in pediatric status asthmaticus: a prospective observational study. Pediatr Pulmonol 2011; 46: 949–955

[528] Morley SL. Non-invasive ventilation in paediatric critical care. Paediatr Respir Rev 2016; 20: 24–31

[529] Mortamet G, Amaddeo A, Essouri S et al. Interfaces for noninvasive Ventilation in the acute setting in children. Paediatr Resp Rev 2017; 23: 84–88

[530] Najaf-Zadeh A, Leclerc F. Noninvasive positive pressure ventilation for acute respiratory failure in children: a concise review. Ann Intensive Care 2011; 26 (1): 15

[531] Nicolai T, Fuchs H, Krause MF. Nichtinvasive Beatmung (NIV) wegen akuter respiratorischer Insuffizienz bei Kindern. In: Jorch G, Kluge S, Markewitz A, Putensen CH, Quintel M, Sybrecht GW, Hrsg. DIVI Jahrbuch 2014/2015. Berlin: MWV; 2015: 67–71

[532] Nicolai T. Pädiatrische Notfall- und Intensivmedizin. 6. Aufl. Heidelberg: Springer; 2021: 411–434

[533] Nikolla DA, Ata A, Brundage N, Carlson JN, Frisch A, Wang HE, Markovitz B. Change in Frequency of Invasive and Noninvasive Respiratory Support in Critically Ill Pediatric Subjects. Respir Care 2021 Aug; 66 (8): 1247–1253

[534] Peters MJ, Gould DW, Ray S et al. Conservative versus liberal oxygenation targets in critically ill children (Oxy-PICU): a UK multicentre, open, parallel-group, randomised clinical trial. The Lancet, Volume 403, Issue 10424, 355–364

[535] Phan H, Nahata MC. Clinical uses of dexmedetomidine in pediatric patients. Paediatr Drugs 2008; 10 (1): 49–69

[536] Piastra M, Pizza A, Gaddi S et al. Dexmedetomidine is effective and safe during NIV in infants and young children with acute respiratory failure. BMC Pediatr 2018; 18 (1): 282

[537] Roehr CC, Yoder BA, Davis PG, Ives K. Evidence Support and Guidelines for Using Heated, Humidified High-Flow Nasal Cannulae in Neonatology. Clin Perinatol 2015,43: 693–705

[538] Schönhofer B, Kuhlen R, Neumann P et al. Nicht invasive Beatmung bei akuter respiratorischer Insuffizienz. Dtsch Ärztebl 2008; 105: 424–433

[539] Shutes BL, Gee SW, Sargel CL et al. Dexmedetomidine as single continuous sedative during noninvasive ventilation; typical usage, hemodynamic effects and whithdrawal. Pediatr Crit Care Med; : 2018; 19 (4): 287–297

[540] Sinha IP, McBride AKS, Smith R et al. CPAP and high-flow nasal cannula oxygen in bronchiolitis. CHEST 2015; 148 (3): 810–823

[541] Slubowski D, Ruttan T. High-flow nasal cannula and noninvasive ventilation in pediatric emergency medicine. Pediatr Emerg Med pract 2020 Aug; 17 (8): 1–24

[542] Snoek KG, Capolupo I, van Rosmalen J et al. Conventional mechanical ventilation versus high-frequency oscillatory ventilation for congenital diaphragmatic hernia: A randomized clinical trial (The VICI-trial). Ann Surg 2016; 263 (5): 867–874

[543] Spentzas T, Minarik M, Patters AB et al. Children with respiratory distress treated with high-flow nasal cannula. J Intensive Care Med 2009; 24: 323–328

[544] Tatham KC, Ferguson ND, Zhou Q et al. Evolution of practice patterns in the management of acute respiratory distress syndrome: A secondary analysis of two successive randomized controlled trials. J Crit Care 2021; 65: 274–281

[545] Venkatraman R, Hungerford JL, Hall MW et al. Dexmedetomidine for sedation during non-invasive ventilation in pediatric patients. Pediatr Crit Care Med 2017; 18 (9): 831–837

[546] Yanez LJ, Yunge M, Emilfork M et al. A prospective, randomized, controlled trial of noninvasive ventilation in pediatric acute respiratory failure. Pediatr Crit Care Med 2008; 9: 484–489

[547] Young D, Lamb SE, Shah S et al. High-frequency oscillation for acute respiratory distress syndrome. N Engl J Med 2013; 368 (9): 806–813

Kapitel 12

Extrakorporale Membranoxygenierung

12 Extrakorporale Membranoxygenierung

Neysan Rafat, Thomas Schaible

12.1 Einleitung

In den letzten Jahrzenten gab es auf dem Gebiet der assistierten Beatmung viele Fortschritte. Zu diesen gehören computergestützte Beatmungsgeräte mit einer ständig wachsenden Zahl von Modalitäten, Lungenfunktionsmessungen am Krankenbett und grafischen Darstellungsmöglichkeiten. Zudem haben die Anwendung von Medikamenten zur Modulation des pulmonalen Gefäßbettes und der Alveolen und zum Management von Beatmungskomplikationen die Beatmungsmöglichkeiten deutlich verbessert. Trotz dieser Fortschritte bessern sich die Lebensumstände einiger Neugeborener oder Kinder nicht, und sie sterben an Atemversagen, wenn keine alternative Behandlung zur Verfügung steht. Die persistierende pulmonale Hypertonie des Neugeborenen (PPHN) und schwere Formen der kongenitalen Zwerchfellhernie (CDH) sprechen unter Umständen nicht auf die assistierte Beatmung an und erfordern eine alternative Therapie.

Neben der hohen Mortalität weisen viele Kinder, die eine aggressive Beatmungstherapie erhalten, eine inakzeptabel hohe Rate an beatmungsbedingten pulmonalen Komplikationen auf: Barotrauma einschließlich pulmonaler Air Leaks, bronchopulmonale Dysplasie und chronische Lungenerkrankungen. Diese Folgekomplikationen der Beatmung führen auch nach der Neugeborenenperiode zu einer erhöhten Morbiditäts- und Mortalitätsrate. Aus diesen Gründen ist ein umsichtiger Einsatz von extrakorporalen Techniken zur vorübergehenden Atemunterstützung ausgewählter Neugeborener und Kinder notwendig und sinnvoll.

Die extrakorporale Membranoxygenierung (ECMO) aus pulmonaler Indikation wird als eine lebensrettende Technologie für Neugeborene und Kinder mit Lungenversagen eingesetzt, bei denen die Ventilatortherapie bei adäquater Kreislauftherapie ausgeschöpft ist. Die Erfolge der ECMO bei Kindern und Neugeborenen sowie die stetige Optimierung der Geräte haben ihr lebensrettendes Potenzial selbst bei zunehmender Krankheitsschwere der behandelten Patienten aufgezeigt. Durch die Einführung neuerer Zentrifugalpumpen und die Verwendung moderner Oxygenatoren aus Hohlfasermembranen (Polymethylpenten) wurde die technische Umsetzung der ECMO klinisch vereinfacht. Des Weiteren triggerten die H1N1-Influenzaepidemie 2009 sowie die SARS-CoV-2-Pandemie ab 2019 einen deutlichen Anstieg der ECMO-Anwendung beim Erwachsenen. Im Register der Extracorporeal Life Support Organisation (ELSO) wurden ab 1986 bis 2022 ca. 34 000 Neugeborene, 12 000 Kinder und ca. 49 000 Erwachsene nach respiratorischer ECMO-Therapie gemeldet. 1986 wurde die erste ECMO im Mannheimer Zentrum bei Neugeborenen und 2 Jahre später bei einem Säugling durchgeführt. Insgesamt sind es bisher ca. 840 Neugeborene und 150 Kinder. Dabei überlebten bis zur Entlassung 74 % der Neugeborenen und jeweils 57 % der Kinder. Aktuell kommen weltweit pro Jahr ca. 700 Neugeborene, 700 Kinder und 6000 Erwachsene hinzu [563].

Die Rationale für die Therapie ergibt sich aus wenigen kontrollierten Studien. In der UK Collaborative Trial von 1993–1995 wurden in einer randomisierten kontrollierten Studie 185 Neugeborene behandelt. Dabei überlebten 70 % der ECMO-Gruppe im Gegensatz zu 41 % der Kontrollgruppe. Die Studie wurde daraufhin aus ethischen Gründen abgebrochen. In der Nachsorgeuntersuchung waren in der ECMO-Gruppe signifikant mehr Kinder ohne Anzeichen eines körperlichen oder geistigen Defizits im Alter von 1 und 4 Jahren zu verzeichnen (51 versus 28 % bzw. 50 versus 37 %; [587]).

Bei pädiatrischen Patienten existiert lediglich eine retrospektive Fall-Kontroll-Studie, in der diagnose- und risikoadaptierte Paare gebildet wurden. Auch hier zeigte sich eine signifikant bessere Überlebensrate der Kinder, die mit ECMO behandelt wurden (74 % versus 53 %, [579]). Im britischen CESAR-Trial wurden 180 Erwachsene in einer randomisierten kontrollierten Studie untersucht. Dabei wurden lediglich die mit ECMO behandelten Patienten in das einzige ECMO-Zentrum verlegt und die Kontrollpatienten in der ursprünglichen

Klinik weiterbehandelt. Der primäre Endpunkt der Studie war Überleben ohne schwere Defizite nach 6 Monaten, mit einem signifikant besseren Ergebnis in der ECMO-Gruppe (63 versus 47 %, [580]). Damit wurde vor allem gezeigt, dass das Überleben bei schwerem akutem Lungenversagen durch Verlegung in ein ECMO-Zentrum verbessert wird. Erfahrung und Fallzahlen des ECMO-Zentrums bestimmen den Erfolg. Die Entscheidung, welcher Patient in Abhängigkeit von der Schwere seiner akuten pulmonalen Erkrankung und seiner möglichen Grunderkrankung von einer ECMO zu welchem Zeitpunkt am ehesten profitiert, ist für den behandelnden Arzt nicht einfach. Die Erfolgsrate hängt also v. a. von der Erfahrung der Einrichtung ab [549].

12.2 Physiologie der extrakorporalen Zirkulation

12.2.1 Oxygenatoren

Bei den derzeit verwendeten Membranlungen handelt es sich um Diffusions-Hohlfasermembran-Oxygenatoren, bestehend aus Polymethylpentenfasern, die nicht porös sind. Sauerstoff (O_2) und Kohlendioxid (CO_2) diffundieren auf molekularer Ebene durch die Membran. Der Gradient für die O_2-Diffusion durch die Membran ist der Unterschied zwischen dem O_2-Gehalt im „Sweep Gas“ des Oxygenators und dem im venösen Blut der Patienten.

12.2.2 Sauerstoff- und Kohlendioxidübertragung

Die Erythrozyten, die den Membranfasern am nächsten liegen, werden zuerst mit O_2 gesättigt, sodass der lokale O_2-Partialdruck steigt. Gelöstes O_2 diffundiert dann in die Tiefe und sättigt weitere Erythrozyten. Die gebündelten Fasern bieten eine ausreichende Oberfläche für den Gasaustausch. Um eine vollständige Sättigung des Blutfilms zu erreichen, muss dieser lange genug mit der Membran in Kontakt bleiben, damit O_2 in die Tiefe des Films diffundieren kann. Die Menge an venösem Blut, die bei einer Membranlunge vollständig gesättigt werden kann, ist abhängig vom O_2-Gehalt des in die Membran zurückfließenden venösen Blutes und der in der Membran verbrachten Zeit. Mit steigendem Fluss verbringt das Blut weniger Zeit in der Membran. Der O_2-Transfer nimmt proportional zur Flussrate zu, bis dieser durch die Dicke des Blutfilms begrenzt wird.

> **Hinweis**
>
> Wenn venöses Blut, das in die Membran eintritt, zu 75 % gesättigt ist, wird die Durchflussrate, bei der das Blut durch die Membran zu 95 % gesättigt ist, als Kennblutflussrate dieses Oxygenators bezeichnet. Hierdurch lässt sich eine Standardisierung der verschiedenen Membranlungen ermöglichen.

Wenn man davon ausgeht, dass die Membran groß genug ist, hängt die Menge an O_2, die abgegeben werden kann, vom verfügbaren Blutfluss ab, nicht von der Kapazität der Membran, O_2 zu übertragen.

Kohlendioxid ist im Plasma viel diffusionsfähiger als O_2; der CO_2-Transfer wird durch seine Diffusionsgeschwindigkeit durch die Membran begrenzt. Die neueren Hohlfasermembranen haben einen so ausgezeichneten Gastransfer bei niedrigen Gasdurchflussraten (0,25–0,5 l/min), sodass die Zugabe von CO_2 zum Gasgemisch, das durch die Membran strömt, nur begrenzt erforderlich ist. Da der CO_2-Transfer unabhängig vom Blutfluss ist, aber von der Membranoberfläche abhängt, kann ein steigender CO_2-Partialdruck (pCO_2) ein empfindlicher Indikator für den Verlust der Oberfläche und der Funktion des Oxygenators sein, was im Allgemeinen z. B. auf Thrombenbildung hinweist.

Der Blutfluss zur Membran wird durch das Gesamtblutvolumen des Kreislaufs und dem Durchmesser der venösen ECMO-Kanüle begrenzt. Das System muss einen Fluss von mindestens 120 ml/kgKG/min (entspricht dem normalen Herzzeitvolumen) ermöglichen, um die kardiorespiratorische Funktion zu unterstützen. Der ECMO-Kreislauf ist auf dieses Blutflussvolumen ausgelegt, wobei die Membranlunge eine größere Blutflussrate aufweisen kann.

12.3 Neonatale ECMO

Die Häufigkeit des Lungenversagens bei Neugeborenen liegt bei 2 % aller Lebendgeborenen und ist verantwortlich für ungefähr ein Drittel der neonatalen Mortalität. Eine schwere persistierende pulmonale Hypertension (PPHN) ist bei ca. 10 % (d. h. ca. 2 pro 1000 Lebendgeborenen) der Neugeborenen mit schweren erworbenen und angeborenen Atemstörungen assoziiert und trägt wesentlich zum Mortalitätsrisiko bei. Neben dem Mortalitätsrisiko zeigen die überlebenden Neugeborenen, welche von einer PPHN betroffen waren, auch eine relevante Morbidität hinsichtlich der neurologischen Entwicklung [570]. Die pulmonale Hypertension scheint zudem eine Rolle bei der schweren bronchopulmonalen Dysplasie (BPD) bei Frühgeborenen zu spielen [585].

Hinweis

Da unter einem Reifealter von 34 Wochen ein Einbringen großer Kanülen in die Halsgefäße kaum möglich ist und ein hohes Risiko für zerebrale Blutungskomplikationen aufgrund der Vollheparinisierung besteht, beschränkt sich die mögliche Anwendung von ECMO auf das akute Lungenversagen des reiferen Neugeborenen.

Erworbene Erkrankungen, die zum Lungenversagen beim Neugeborenen führen, werden in Analogie zu dem acute respiratory Distress Syndrom (ARDS) bei Kindern und Erwachsenen auch unter dem Sammelbegriff „neonatales ARDS" geführt. Die häufigste Atemstörung, das isolierte RDS des reiferen Neugeborenen, sollte nach der Montreux-Definition von De Luca et al. [561] nicht als neonatales ARDS bezeichnet werden. Konnatale Pneumonie und Mekoniumaspirationssyndrom sind die häufigsten Auslöser des neonatalen ARDS. Seltener sind angeborene Erkrankungen wie eine idiopathische persistierende pulmonale Hypertension (PPHN), verschiedene Formen der Lungenhypoplasie (am häufigsten kongenitale Zwerchfellhernie) oder Lungengefäßveränderungen wie beispielsweise die alveolokapilläre Dysplasie ursächlich für ein neonatales Lungenversagen [579]. Außer der primären Lungenschädigung, die in etwa 80 % Ursache eines ARDS ist, kann auch eine Sepsis oder eine Asphyxie zu einem sekundären ARDS führen.

Wenn man sich die Primärdiagnosen der Patienten, die letztendlich eine ECMO-Therapie erhielten, anschaut, sieht man einen Trend, dass ein Rückgang der erworbenen Lungenerkrankungen als Primärdiagnosen besteht, während die angeborenen Lungenerkrankungen eine Zunahme verzeichnen (► Tab. 12.1).

12.3.1 Indikationen und Kontraindikationen

ECMO kann als vorübergehende Lungenersatzbehandlung begonnen werden, wenn die Beatmungstherapie und andere additive Maßnahmen nicht erfolgreich sind. In der Neonatologie liegen meistens akute Eintrittskriterien mit einem Oxygenierungsindex von über 40 zur ECMO vor. Dieser Wert von 40 sollte nicht länger als 4–6 h überschritten werden, denn sonst steigt das Risiko hypoxischer Organschäden deutlich an.

Zu bedenken ist, dass nach Kontaktaufnahme mit der Klinik, die ECMO anbietet, auch noch ein Transport zu organisieren und durchzuführen ist. Weil auf dem Transport die additiven Therapien wie iNO und HFOV möglich sein sollten, hat das Mannheimer Zentrum 2009 aber auch andere Zentren in Deutschland einen Abholservice mit einer Spezialtrage ermöglicht.

Eine frühzeitige Verlegung der Neugeborenen mit schwerer primärer oder assoziierter PPHN innerhalb der ersten 24 Lebensstunden führt zu besseren Ergebnissen als eine spätere Verlegung [583]. Auch der Zeitpunkt der ECMO-Initiierung korreliert mit dem klinischen Outcome [589]. Der in ► Abb. 12.1 dargestellte Algorithmus in der Prä-ECMO-Situation berücksichtigt neben den Therapiemaßnahmen auch die Zeitachse.

Tab. 12.1 Primärdiagnosen bei neonataler pulmonaler ECMO – Vergleich zweier Jahrzehnte (mod. nach [584]).

Primärdiagnosen	1990er-Jahre (1994–1995) n = 2515 (%)	2010er-Jahre (2014–2015) n = 1596 (%)	Trend
Erworbene Lungenerkrankungen			
Mekoniumaspirationssyndrom (MAS)	832 (33,1)	354 (22,2)	↓
Sepsis/Pneumonie	478 (19,0)	90 (5,6)	↓
pulmonale Hypertension im Rahmen der Asphyxie/HIE	6 (0,2)	16 (1,0)	↑
Atemnotsyndrom (RDS) des reiferen Neugeborenen	110 (4,4)	14 (0,9)	↓
respiratorisches Versagen – NOS (not otherwise specified)	66 (2,6)	116 (7,3)	↑
Angeborene Lungenerkrankungen			
angeborene Zwerchfellhernie (CDH)	581 (23,1)	538 (33,7)	↑
Pulmonale Hypertension des neugeborenen (PPHN)	389 (15,5)	372 (23,3)	↑
Lungenhypoplasie	16 (0,6)	17 (1,1)	↑
angeborene Anomalie (z. B. Surfactant-Störung/ABCA3-Mutation)	18 (0,7)	56 (3,5)	↑
Andere	18 (0,7)	23 (1,4)	↑

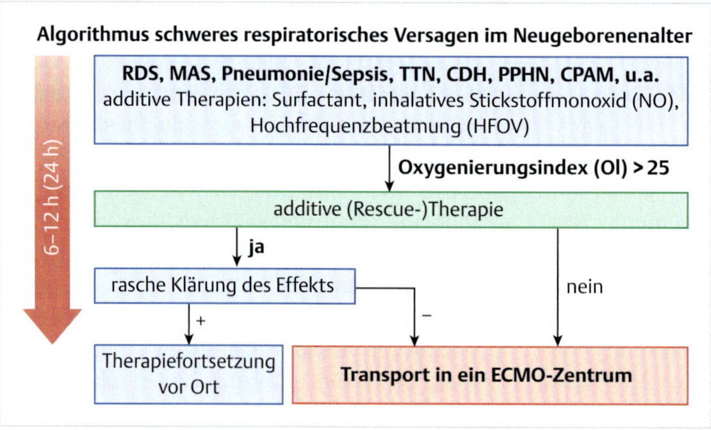

Abb. 12.1 Algorithmus in einer Prä-ECMO-Situation beim Neugeborenen. (CDH = kongenitale Zwerchfellhernie, CPAM = kongenitale pulmonale Atemwegsmalformation, MAS = Mekoniumaspirationssyndrom, PPHN = persistierende pulmonale Hypertension des Neugeborenen, RDS = Atemnotsyndrom, TTN = transiente Tachypnoe des Neugeborenen)

12

Hinweis

Entscheidung zur ECMO unter Zuhilfenahme des Oxygenierungsindex (OI)

Oxygenierungsindex OI
$= \text{mittlerer Beatmungsdruck} \times FiO_2 \times 100/paO_2$

ECMO-Indikationen

- OI > 35 über 4–12 h bei optimierter Beatmung
- weitere ECMO-Kriterien (ELSO: Extracorporeal Life Support Organization) [572]
  - maximaler Spitzendruck (PIP) > 30 cmH_20 bei Beatmung mit $F_iO_2 = 1{,}0$
  - $p_aO_2 < 50$ mmHg über 2–12 h bei $F_iO_2 = 1{,}0$
  - akute respiratorische Verschlechterung mit $p_aO_2 < 40$ mmHg über 2 h
  - p_aCO_2 permanent > 70 mmHg, auch unter HFOV
  - Herz-Kreislauf-Insuffizienz trotz Katecholamintherapie, welche zum Anstieg des Serumlaktats über 5 mmol/l oder zur Oligo-/Anurie führt

Merke

M!

Die Kontaktaufnahme mit einer Klinik, welche ECMO anbietet, sollte erfolgen, wenn sich der Oxygenierungsindex bei Neugeborenen mit den durchgeführten Therapiemaßnahmen nicht binnen 12–24 h unter 25 reduzieren lässt.

Unter bestimmten Umständen sollte man die Initiierung einer ECMO-Therapie überdenken. Vorbestehende, irreversible neurologische Schäden stellen eine Kontraindikation zur ECMO dar. Ebenfalls sollten Serumlaktatwerte, die über 20 mmol/l angestiegen waren, als Ablehnungskriterium gewertet werden. Mittels Schädelsonografie sollen vor ECMO höhergradige Hirnblutungen ausgeschlossen sein. Eine Echokardiografie dient zum Ausschluss angeborener Herzfehlbildungen und zur Abschätzung des Ausmaßes der PHT. Einige relative Kontraindikationen werden von der ELSO aufgeführt:

- signifikante angeborene Fehlbildungen (schwere Herzvitien),
- letale chromosomale Aberrationen (Trisomie 18) oder andere letale Fehlbildungen,
- intrakranielle Hämorrhagien Grad III/IV,
- Gewicht < 2 kg,
- Gestationsalter < 32–34 Wochen,
- längere mechanische Beatmung mit hohen Beatmungsdrücken über lange Zeit (> 5 Tage).

12.3.2 Techniken des extrakorporalen Kreislaufs (venoarteriell versus venovenös)

Der ECMO-Modus ist generell abhängig von Erkrankung und klinischer Symptomatik. Es bestehen prinzipiell 2 Möglichkeiten zur Kanülierung. Bei deutlicher Rechtsherzbelastung und eingeschränkter Lungenperfusion ist die VA-ECMO (venös-arteriell) die Methode der Wahl (▶ Abb. 12.2). Das Einbringen der Kanülen für die neonatale ECMO erfolgt offen chirurgisch in die A. carotis und die V. jugularis an der rechten Halsseite (Vene 10–14 F, Arterie 8–12 F). Die korrekte Position wird radiologisch überprüft und ist in ▶ Abb. 12.3 dargestellt.

Trotz kanülierungsbedingter Ligatur der rechtsseitigen A. carotis kann man von einer ausreichenden zerebralen Perfusion im Neugeborenen- und Säuglingsalter über die kontralaterale Seite und die Vertebralgefäße ausgehen. Durch die Reduktion des Blutflusses durch das pulmonale Gefäßbett und das Pumpen des Blutes über die kanülierte A. carotis in den Aortenbogen und damit den Körperkreislauf kann sich die pulmonale Hypertension (PHT), welche bei vielen neonatalen ECMO-Fällen und in extremis bei der CDH besteht, abbauen [569].

Wenn die pulmonale Hypertension und ein drohendes Rechtsherzversagen nicht im Vordergrund stehen, kann alternativ eine VV-ECMO (venovenös) installiert werden: Das aus dem rechten Vorhof oder der V. cava inferior entnommene und dann extrakorporal oxygenierte Blut wird wieder auf der rechten Herzseite über die V. cava superior zum Patienten zurückgeführt. Hierzu gibt es Dop-

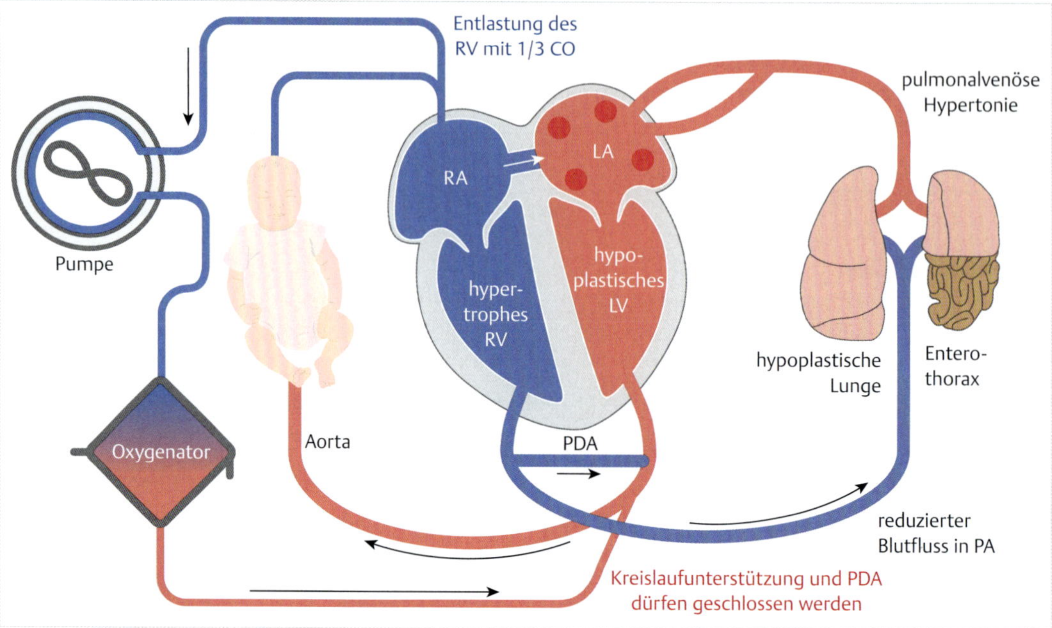

Abb. 12.2 ECMO-Kreislauf bei venoarterieller ECMO. Schematische Darstellung des ECMO-Kreislaufs bei VA-ECMO; hier betrieben mit Rollerpumpe und Oxygenator bei angeborener Zwerchfellhernie (PDA = persistierender Ductus arteriosus, PA = Pulmonalarterie).

pellumenkanülen, die über die V. jugularis in den rechten Vorhof oder die V. cava inferior vorgeschoben werden (▶ Abb. 12.3b). Ist der Gefäßdurchmesser nicht ausreichend oder der zu erwartende Blutfluss gering, wird ab dem Kleinkindesalter meistens eine zweite einlumige Kanüle von der V. femoralis in die V. cava inferior vorgeschoben, was auch mittels Seldinger-Technik erfolgen kann. Die arterielle Gefäßseite und damit die zerebrale Perfusion bleiben unbeeinträchtigt.

12

12.3.3 Management unter ECMO (Koagulation, Volumen etc.)

Der extrakorporale Kreislauf ist vollheparinisiert und vor Anschluss an die Kanülen mit Spenderblut gefüllt. Die Heparinisierung wird bisher in den meisten Zentren anhand der aktivierten Gerinnungszeit gesteuert. Neuere Studien weisen darauf hin, dass anti-Xa und aPTT besser mit thrombotischen und hämorrhagischen Komplikationen korrelieren und somit als Parameter für das Antikoagulationsmanagement besser geeignet sind [581], [571]. Zusätzlich wird die Thrombozytenzahl durch Substitution über 100 000/µl gehalten.

Die Steuerung der Oxygenierung und Kohlendioxidelimination wird über die Membranlunge gewährleistet, welche bei Neugeborenen mit einem parallel geschalteten Gasfluss von 2 l/min Sauerstoff/Druckluftgemisch (F_iO_2 = 0,7) sowie bei Bedarf mit 0,05–0,2 l/min Kohlendioxid versehen wird. Die Thermoregulation des Patienten erfolgt über Zwischenschalten eines Wärmeaustauschers vor der Rückführung des Blutes in den Kreislauf des Patienten. Die Größe der Oberfläche des Oxygenators hängt vom kindlichen Gewicht ab.

Bei der Verwendung von okklusiven Rollerpumpen hängt der extrakorporale Blutfluss direkt von der Zahl der eingestellten Umdrehungen ab. Bei Zentrifugalpumpen muss der Blutfluss am Schlauchsystem gemessen werden.

Die pulmonale ECMO wird mit dem halben Herzzeitvolumen (60 ml/kgKG/min HZV) gestartet und im weiteren Verlauf dem Bedarf angepasst. Die Beobachtung der Blutdruckamplitude zeigt, ob das Herz noch ausreichend Schlagvolumen hat, was für die Koronarperfusion wichtig ist.

12.3.4 Verlauf der ECMO-Behandlung

Unter laufender ECMO können die Beatmung und die Kreislaufunterstützung reduziert werden und die Erholung von der Grunderkrankung beginnen. Durch die Reduktion des Atemwegdruckes und eine Aktivierung von Zytokinen durch die Oberfläche des ECMO-Kreislaufs kommt es innerhalb der ersten 24 h an der ECMO zum Weißwerden der Patientenlunge, dem sogenannten „white out". Gleichzeitig ist ein Kapillarleck mit teilweise ausgeprägter generalisierter Ödemneigung zu beobachten, was den Einsatz von zusätzlichem Volumen und auch Diuretika, die am schonendsten kontinuierlich verabreicht werden, erforderlich macht. Sind dann die Fremdoberflächen quasi versiegelt, bessert sich auch die radiologische Transparenzminderung der Lunge. Mit Erholung der Lungenfunktion kann die extrakorporale Unterstützung wieder reduziert werden kann.

Wenn bei VA-ECMO der Blutfluss auf 20 % des Herzzeitvolumens reduziert werden kann, ohne dass die systemvenöse Sättigung (S_vO_2) unter 70 % fällt, beginnt die sogenannte „idling Phase". Einen Tag später kann man dann die ECMO nach durchschnittlich 10 Tagen Gesamtdauer erfolgreich abklemmen und kurz darauf beenden (Dekanülierung). Bei der VV-ECMO werden ebenfalls der Sauerstofftransport und die CO_2-Elimination über den Oxygenator reduziert, indem die Drehzahl am ECMO-Gerät bei Besserung der Lungenfunktion heruntergefahren wird. Die Steuerung der Oxygenierung erfolgt wie gewohnt über die arterielle Blutgasanalyse des Kindes.

> **Merke** M!
>
> Das Monitoring des Sauerstoffbedarfes während einer VA-ECMO erfolgt über die Messung der systemvenösen Sättigung (S_vO_2).
> Bei VV-ECMO kann hingegen weiterhin das p_aO_2 verwendet werden.

12.3.5 Komplikationen

Komplikationen einer ECMO sind Blutungen am Kanüleneintritt und im Gastrointestinaltrakt sowie zerebrale und thrombotische Ereignisse. Thrombotische Ereignisse beim Patienten sind selten und treten eher im ECMO-Kreislauf und dabei am häufigsten in der Membranlunge auf. Durch visuelle Inspektion und ein Druckmonitoring im System lässt sich dies frühzeitig erkennen, ggf. muss die ECMO-Lunge ausgetauscht werden. Dieses Thromboserisiko im ECMO-Kreislauf steigt mit der Dauer der ECMO.

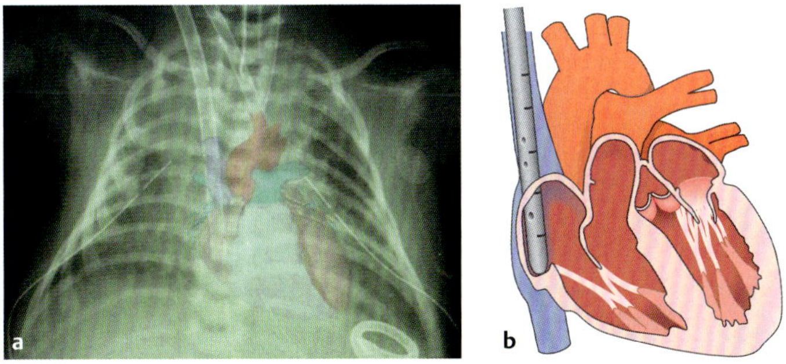

Abb. 12.3 Kanülenlage bei ECMO. (Quelle: Schaible T. Extrakorporale Membranoxygenierung bei Lungenversagen des reifen Neugeborenen. Neonatologie Scan 2013; 02(02): 133–143)

a Korrekte Kanülenlage bei venoarterieller ECMO: Venöse Kanüle Mitte Vorhof, arterielle Kanüle auf Höhe der 4. Rippe. Erkrankung: Mekoniumaspirationssyndrom (MAS) mit beidseits einliegenden Thoraxdrainagen bei beidseitigem Pneumothorax.

b Schematische Darstellung der Kanülenlage und des Blutflusses bei venovenöser ECMO mittels Doppellumenkanüle.

12.3.6 Therapieergebnisse/ Outcome

Die Langzeitergebnisse der ECMO-Überlebenden sind überwiegend günstig. Ein schweres Handicap wie eine Zerbralparese tritt bei optimaler Indikationsstellung zur ECMO in weniger als 5 % der Fälle auf [562], [576], [588]. Mit leichter Entwicklungsverzögerung, Gedeihstörung oder noch vorhandenen pulmonalen Problemen ist in Abhängigkeit von der Grunderkrankung in bis zu 50 % der Fälle zu rechnen [582]. Wenn diese Patienten ohne die ECMO überleben, ist die Rate von Handicaps jedoch deutlich höher. Es gibt aber nur eine größere kontrollierte Studie, den UK collaborative ECMO trial, welche randomisiert die geringere Mortalität und Morbidität der bei vorhandenen Eintrittskriterien mit ECMO behandelten Patienten beweist [573]. Seither wurde ECMO nicht mehr randomisiert eingesetzt, sondern hat sich über die Zeit weltweit als Sicherheitsnetz für alle anderen Maßnahmen etabliert. Die ELSO-Registry dokumentiert Fallzahlen, Diagnosen und Überlebensraten seit 1987 [563].

12.4 Pädiatrische ECMO

Bei Kindern außerhalb des Neugeborenenalters (zwischen 28 Tagen und 18 Jahren) stieg der Einsatz von extrakorporalen Verfahren zwischen 2015 und 2020 um 600–800 registrierte Fälle pro Jahr [551]. Es gibt keine randomisierten klinischen Studien, die Aufschluss über die Versorgung von Kindern außerhalb des Neugeborenenalters geben, aber klinische Studien bei Neugeborenen und Erwachsenen unterstützen die ECMO bei akutem Atemversagen [558], [580], [587]. Extrakorporale Verfahren werden bei einer komplexen und vielfältigen Gruppe von pädiatrischen Patienten mit akutem Lungenversagen eingesetzt (▶ Tab. 12.2) [549], [557], [590].

Tab. 12.2 Beispiele von erfolgreichem Einsatz einer pulmonalen ECMO bei Kindern (mod. nach [557]).

Krankheitsgenese	Beispiele
infektiös	virale Infektionen: Adenovirus, humanes Enterovirus, Metapneumovirus, Zytomegalievirus (CMV), Herpers-simplex-Virus (HSV), SARS-CoV-2 (severe acute respiratory syndrome Coronavirus Type 2) etc. bakterielle Infektionen: Pertussis, Legionellen etc. Pilzinfektionen
Malignität	parasitäte Infektionen Pneumocystis jirovecii
Malignität/Immundysfunktion	häufige pädiatrische Malignome hämatopoietische Stammzelltransplantation chimäre Antigen-T-Zelltherapie (CAR-T) humanes Immundefizienzvirus (HIV) hämophagozystische Lymphohistiozytose (HLH) Langerhans-Zellhistiozytose (LCH) multiinflammatorisches Syndrom bei Kindern (MIS-C)
Lungenhämorrhagie	diffuse Alveolarblutung
diffuse Lungenschädigung	Toxinexposition Drogenüberdosis Vaping-Schädigung Gasinhalation
spezielle Lungenpathologien	akutes Thoraxsyndrom/Sichelzellanämie hepatopulmonales Syndrom Bronchitis plastica zystische Fibrose Lungentransplantation
Trauma/Verbrennungen	
Operationen an den Atemwegen	Atemwegsrekonstruktion/Trachealplastik endobronchialer Tumor

12.4.1 Indikationen und Kontraindikationen

Akute Indikation bei Oxygenierungsstörung ist bei Kindern der OI > 25–40 über 2–6 h, analog zu einem $p_aO_2/F_iO_2 < 50–100$ bei Erwachsenen. Insbesondere bei Erwachsenen mit ARDS stellt der Murray-Score ein zusätzliches Kriterium dar. Hierbei werden die radiologischen Befunde zusammen mit dem p_aO_2/F_iO_2-Verhältnis, dem notwendigen positiven endexspiratorischen Druck und der Compliance betrachtet [575]. Bei Kindern scheint der OI und das Auftreten jeglicher neuer, auch einseitiger Infiltrate sicherer und häufiger Patienten mit ARDS zu erfassen als lediglich die Kriterien des Murray Scores oder der Berlin-Definition des ARDS [577].

Kann 5–7 Tage nach Intubation der F_iO_2 nicht unter 0,8 gesenkt oder eine lungenschonende Beatmung nicht aufrechterhalten werden, sollte eine ECMO-Therapie erwogen werden. Kontraindikationen wie eine schwere anhaltende Blutung, schwere neurologische Schädigung oder ein Multiorganversagen mit mehr als 3 Organen müssen ausgeschlossen werden.

> **Merke**
>
> Wichtigste Voraussetzung vor Beginn der ECMO ist das Vorliegen einer potenziell reversiblen Ätiologie des Lungenversagens. Diesbezüglich sollte jeder Patient individuell bewertet werden.

Üblicherweise wird in den ECMO-Zentren anhand vorliegender Literaturdaten eine individuelle Risikoabschätzung vorgenommen, um darauf basierend eine Entscheidung mit Vertretern des gesamten Teams zu fällen.

Prä-ECMO-Einflussfaktoren, die sich negativ auf die Mortalität bei Patienten mit Lungenversagen durch Pneumonie auswirken sind:

- Reanimation vor ECMO, pH < 7,2,
- PIP > 35 mbar,
- $S_pO_2 < 80\,\%$ und
- Beatmungsdauer > 14 Tage [574].

Eine Analyse der ELSO Registry zeigt eine konstante Überlebensrate von 57 % für pädiatrische Patienten, obwohl die Rate der Komorbiditäten über die Jahre von 19 auf 47 % angestiegen ist. Patienten ohne Komorbidität erreichen eine Überlebensrate von 72 %.

Negative Prädiktoren bei pädiatrischen Patienten sind:

- ein höheres Alter von 10–18 Jahren,
- ein zusätzliches Nieren- oder Leberversagen,
- Immundefizienz,
- Pertussis,
- Pilzinfektionen und ein ARDS bei Sepsis.

Am besten sind die Ergebnisse für Patienten, die im Status asthmaticus, bei Aspirationspneumonie oder mit viraler Pneumonie eine ECMO erhielten (83, 71 und 70 %; [590]).

Generell ist die Pneumonie die häufigste Diagnose, die eine ECMO notwendig macht. Aufgrund der inhomogenen Belüftungsstörung gelingt eine Optimierung der Oxygenierung und Ventilation schwieriger und führt eher zur Traumatisierung der Lunge als bei einem homogener belüftungsgestörten ARDS. Dies zeigt sich auch daran, dass diese Kinder häufig einen Pneumothorax oder ein pulmonal interstitielles Emphysem aufweisen.

Kinder und Erwachsene unterscheiden sich nach dem ELSO-Register v. a. im Auslöser der Pneumonie. Das liegt daran, dass besonders bei Säuglingen und Kleinkindern virale Infektionen ein Lungenversagen auslösen und sie weniger Komorbiditäten aufweisen. Ältere Kinder und Erwachsene haben eher bakterielle Pneumonien oder Koinfektionen mit Nachweis mehrerer Erreger.

Komplizierter wird die Entscheidung für die ECMO-Therapie, wenn Grundkrankheiten bestehen. Bei Kindern mit Immundefizienz bzw. hämatoonkologischen Grundkrankheiten wird zunehmend eine ECMO-Therapie angefragt und angewendet. In einer Auswertung der Jahre 1998–2018 des ELSO-Registry [553] erhielten 207 Patienten mit einer immunvermittelten Erkrankung eine ECMO, von denen 50 % bis zur Entlassung überlebten. Die meisten Patienten (63 %) erhielten eine ECMO zur Unterstützung der Atmung (53 % Überleben), 21 % erhielten eine kardiale Unterstützung (55 % Überleben), und bei 15 % wurde eine extrakorporale kardiopulmonale Wiederbelebung durchgeführt (34 % Überleben) [553].

Die häufigste Diagnose bei den Verstorbenen war das hämophagozytische Lymphohistiozytose/ Makrophagenaktivierungssyndrom (Mortalität 67 %). Patienten mit juveniler idiopathischer Arthritis (23 %) und Dermatomyositis (25 %) hatten noch niedrigere Überlebensraten [553]. Bei Nicht-Überlebenden waren häufiger Infektionen, neurologische Komplikationen und eine Nierenersatztherapie zu verzeichnen. In Bezug auf hämatoonkologische Grunderkrankungen zeigen ältere Daten noch eine schlechte Überlebensrate bei Patienten mit Immunsuppression 31 %; die besten Ergebnisse finden sich bei einem Zustand nach soliden Tumoren (34 %), gefolgt von Leukämien (28 %) [566]. Bei Patienten nach Knochenmarktransplantation ist das Überleben unter ECMO deutlich schlechter (0–12 % [566]).

12.4.2 Techniken des extrakorporalen Kreislaufs

Die ECMO bei Kindern und Erwachsenen wird meist venovenös (VV) durchgeführt. Bei der VV-ECMO wird das aus dem rechten Vorhof oder aus der V. cava inferior entnommene und dann extrakorporal oxygenierte Blut wieder auf der rechten Herzseite über die V. cava superior zum Patienten zurückgeführt. Ein Vorteil ist, dass die arterielle Gefäßseite und damit die zerebrale Perfusion unbeeinträchtigt bleiben. Zudem scheint eine starke Reduktion des pulmonalen Blutflusses über viele Tage dem Heilungsprozess einer schlecht belüfteten Lunge nicht zuträglich zu sein.

Für die VV-ECMO wird eine Doppellumenkanüle (wie oben bei Neugeborenen gezeigt, s. Kap. 12.3.2) verwendet, die über die V. jugularis in den rechten Vorhof vorgeschoben wird. Ist der Gefäßdurchmesser nicht ausreichend oder der zu erwartende Blutfluss gering, wird ab dem Kleinkindalter meist eine zweite einlumige Kanüle von der V. femoralis in die V. cava inferior vorgeschoben, was auch mittels Seldinger-Technik erfolgen kann. Bei liegender Kanüle in der V. femoralis sollte das Risiko eines venösen Aufstaus bis hin zu einem Kompartmentsyndrom beachtet werden. Sollte die VV-Technik bei zu schwerer Oxygenierungsstörung nicht ausreichend sein, kann bei Kindern und Erwachsenen eine Kanülierung der A. femoralis in Frage kommen. Aufgrund häufiger Beinischämien muss hierbei eine 2. Kanüle nach distal gelegt werden, um die Beindurchblutung zu gewährleisten.

Nach erfolgreicher Kanülierung wird der vorbereitete und mit Spenderblut gefüllte extrakorporale Kreislauf angeschlossenen und gestartet. Die Blutfüllung des ECMO-Systems ist bis zu einem Körpergewicht von ca. 30 kg notwendig. Die pulmonale ECMO wird zunächst mit dem halben Herzzeitvolumen (HZV) gestartet und im weiteren Verlauf dem Bedarf angepasst. Bei der VV-ECMO kann es bei hohen Flüssen zur Rezirkulation von oxygeniertem Blut in den venösen Teil des ECMO-Systems kommen.

12.4.3 Komplikationen

Typische Komplikationen im Rahmen der pädiatrischen ECMO-Anwendung sind neben neurologischen und hämorrhagischen Komplikationen auch das Auftreten von akutem Nierenversagen mit Dialysepflichtigkeit sowie von nosokomialen Infektionen. Außerdem wurden dem ELSO-Register in 15 % der berichteten Fälle mechanische Komplikationen in Bezug auf das ECMO-System berichtet [586].

Zu den von der ELSO gemeldeten neurologischen Komplikationen gehören

- die Feststellung des Todes aufgrund neurologischer Kriterien (2 %),
- diffuse Hirnischämien (1 %),
- Blutungen im zentralen Nervensystem (4 %),
- Hirninfarkte (4 %) und
- klinische Krampfanfälle (2 %) [563].

Alle neurologischen Komplikationen treten bei der VA-ECMO häufiger auf als bei der VV-ECMO, und bei pädiatrischen Patienten mit respiratorischem Versagen und neurologischen Komplikationen (außer Krampfanfällen) ist die Wahrscheinlichkeit, dass sie bis zur Entlassung aus dem Krankenhaus überleben, geringer.

Blutungen sind eine der häufigsten Komplikationen während der ECMO und gehen mit einer geringeren Überlebensrate einher [559]. Hämorrhagische Komplikationen, d. h. Blutverluste, die eine Transfusion oder eine Behandlung einer intrakra-

12

niellen Blutung erforderlich machen, treten bei Kindern häufiger auf (30 %) als bei Neugeborenen (16 %) [560]. Diese höhere Blutungsrate bei älteren Kindern im Vergleich zu Neugeborenen tritt an folgenden anatomischen Stellen auf:

- Kanülen (11 % versus 5 %),
- chirurgische Blutung (8 % versus 5 %),
- gastrointestinale Blutung (4 % versus 1 %),
- Lungenblutung (6 % versus 2 %) und
- iatrogen durch Blutentnahmen für Laborbestimmungen (55 % versus 75 %).

Die Gesamtrate der thrombotischen Ereignisse betrug 11,0 pro 100 Tage. Die patientenbezogenen Thrombosen betrugen 4,5/100 Tage und die ECMO-System-bezogenen Thrombosen 7/100 Tage [560].

Die Exposition des Blutes gegenüber der Oxygenatormembran ist häufig mit der Freisetzung von Zytokinen und einer Volumenüberladung verbunden. In einer Sekundäranalyse der Kidney Interventions During Membrane Oxygenation (KIDMO) Study Group [564] wurde die Volumenüberladung bei 256 Neugeborenen und älteren Säuglingen neu bewertet [565]. Während der ECMO-Therapie kam es bei 71 % zur Volumenüberladung und bei 51 % zu einem schweren akuten Nierenversagen. Die Autoren bewerteten die Volumenüberladung zum Zeitpunkt, wenn eine Nierenersatztherapie initiiert wurde, und 63 % der Patienten mit < 20 % Volumenüberladung hatten eine niedrigere Krankenhausmortalität (47 %), aber mit zunehmender Volumenüberladung (30 % bis < 40 %, 40 % bis < 50 % und > 50 %) stieg die Krankenhausmortalität (63 %, 74 % bzw. 68 %) [565]. Die Autoren kamen zu dem Schluss, dass bei Patienten, bei denen die Nierenersatztherapie bei einer niedrigeren prozentualen Volumenüberladung eingeleitet wurde, die prozentuale Volumenüberladung stärker abnahm, die ECMO-Dauer kürzer war und sich die Überlebensrate verbesserte [565].

Zu den Faktoren, die das Infektionsrisiko erhöhen, gehören die Notwendigkeit invasiver Eingriffe und die Liegedauer von Kathetern, einschließlich zentralen Venen-, Arterien- und Blasenkathetern. Infektionen sind mit einer längeren ECMO-Dauer, einem erhöhten Risiko mechanischer und patientenbezogener Komplikationen und einer erhöhten Krankenhausmortalität assoziiert [555]. Die Prävalenz von Infektionen verdoppelt sich bei Patienten mit ECMO-Dauer > 14 Tage (30 %) im Vergleich zu Patienten mit kürzerer ECMO-Dauer (8–14 Tage [16 %] und < 7 Tage [6 %]) [556].

12.4.4 Therapieergebnisse/Outcome

Laut einem Bericht der nordamerikanischen Zentren [551] hat sich die Überlebensrate stetig verbessert, von 56 % im Jahr 2001 auf 62 % im Jahr 2014 [549] und in jüngster Zeit auf 67–70 % [563]. Allerdings hat die Komplexität der Erkrankungen der Patienten zugenommen, und es werden mehr Begleiterkrankungen wie Krebs oder genetische Erkrankungen sowie akute Komplikationen wie Herzstillstand und akutes Nierenversagen festgestellt [590], [551].

Das Outcome nach 1 Jahr von Kindern, die bei akutem Atemversagen mit ECMO versorgt wurden, zeigte, dass der Schweregrad der Hypoxie und das Vorhandensein eines Schocks mit der Mortalität der Patienten nach der Entlassung aus dem Krankenhaus assoziiert waren, während dies bei Komorbiditäten nicht der Fall war [578]. Wenn ein Schock als Komplikation beim ersten ECMO-System auftrat, sank die Überlebensrate 1 Jahr später auf 46 %.

Langfristige Nachbeobachtungsstudien bei pädiatrischen Patienten (Nicht-Neonaten) fehlen weitgehend. Eine kürzlich durchgeführte Langzeitstudie zum Überleben nach neonataler ECMO ergab, dass ein Drittel der Patienten entweder Bluthochdruck und/oder eine chronische Nierenerkrankung hatte [591]. Über die langfristige Nachsorge der neurologischen Entwicklung nach pädiatrischer respiratorischer ECMO gibt es nur wenig Daten. Im Rahmen einer 1-jährigen Nachbeobachtung [568] von 98 Neugeborenen (77 %) und Kindern (23 %) nach respiratorischer ECMO hatten 30 Überlebende neurologische Probleme, darunter Krampfanfälle, motorische oder visuelle Anomalien (n = 8), Hörprobleme (n = 8) und Verhaltensprobleme (n = 6). Bei 8 Kindern traten Schwierigkeiten in mehreren Bereichen auf.

Eine weitere Studie untersuchte neurologische und neurokognitive Ergebnisse bei neonatalen und pädiatrischen ECMO-Überlebenden von Herz- und Atemwegserkrankungen nach 6 Monaten (n = 31) und 12 Monaten (n = 34) [554]. Die Werte für adaptives Verhalten und kognitive, neurologische und Lebensqualitätsbewertungen lagen alle unter der Norm im Vergleich zu Gleichaltrigen. Jen et al. berichteten, dass von 87 nicht-neonatalen kardialen und respiratorischen ECMO-Überlebenden, von denen 56 (63 %) eine mittlere Nachbeobachtungszeit von 3,7 Jahren hatten, 16 % neurologisch beeinträchtigende Erkrankungen wie Epilepsie (7 %) und Entwicklungsverzögerungen (9 %) aufwiesen [567].

12.5 Nachsorge bei Kindern

Sowohl bei Neugeborenen als auch bei älteren Kindern und Erwachsenen besteht erheblicher Bedarf an einer regelmäßigen Nachsorge. Belastbare Daten liegen in diesen Altersgruppen jedoch noch nicht vor, aber eine standardisierte Nachsorge ist hilfreich, um die potenzielle langfristige Morbidität zu erfassen. Zur Einschätzung der Neurologie wird auch hier die Durchführung eines Kopf-MRT vor Entlassung empfohlen und bei VA-ECMO im Verlauf mit 2 Jahren. Damit können entsprechende Maßnahmen zur Rehabilitation gezielt eingeleitet werden.

Bei schwerwiegender Lungentraumatisierung sind längerfristig respiratorische Probleme mit vermehrten Atemwegsinfekten auch mit Problemkeimen und Bronchiektasenbildung oder Atemwegsobstruktionen zu erwarten. Diese sollten frühzeitig durch Lungen-CT und Bronchoskopie erkannt und pneumologisch betreut werden. Eine enge Zusammenarbeit des Pneumologen vor Ort mit dem betreuenden ECMO-Zentrum ist hier besonders hilfreich.

12.6 Fazit

- Die schonendere Beatmung und die komplexen additiven Therapien haben die Therapie des Lungenversagens im Kindesalter verbessert und die Notwendigkeit zur ECMO reduziert.
- ECMO bleibt das Sicherheitsnetz für alle additiven Therapien, denn die Ansprechraten variieren je nach auslösender Diagnose und Erfahrung der Anwender.
- Die ECMO ist personalintensiv (1:1-Versorgung in der Intensivpflege) und kostenintensiv, des Weiteren ist eine hohe Motivation in einem konstanten Team gefragt.
- Für die Verlegung der Patienten in ein ECMO-Zentrum braucht es eine Transportlogistik mit allen oben beschriebenen Therapieoptionen.
- Ein Transport unter laufender ECMO stellt eine Ultima ratio dar, weil bei den Neugeborenen mit ihren kleinen, vulnerablen Gefäßen das Einbringen von Kanülen nur von einem erfahrenen Team in sicherer Umgebung vorgenommen werden sollte.
- Nachsorge ist wichtig, vor allem im Hinblick auf die Langzeitmorbidität.

12.7 Literatur

[548] Bailly DK, Reeder RW, Zabrocki LA et al. Extracorporeal Life Support Organization Member Centers Development and Validation of a Score to Predict Mortality in Children Undergoing Extracorporeal Membrane Oxygenation for Respiratory Failure: Pediatric Pulmonary Rescue With Extracorporeal Membrane Oxygenation Prediction Score. Crit Care Med 2017; 45, e58–e66

[549] Barbaro RP, Odetola FO, Kidwell KM et al.; Association of hospital-level volume of extracorporeal membrane oxygenation cases and mortality. Analysis of the extracorporeal life support organization registry. Am J Respir Crit Care Med 2015; 191: 894–901

[550] Barbaro RP, Boonstra PS, Paden ML et al. Development and validation of the pediatric risk estimate score for children using extracorporeal respiratory support (Ped-RESCUERS). Intensive Care Med 2016; 42: 879–888

[551] Barbaro RP, Xu Y, Borasino S et al.; RESTORE Study Investigators. Does Extracorporeal Membrane Oxygenation Improve Survival in Pediatric Acute Respiratory Failure? Am J Respir Crit Care Med 2018; 197: 1177–1186

[552] Barbaro RP, Brodie D, MacLaren G. Bridging the gap between intensivists and primary care clinicians in extracorporeal membrane oxygenation for respiratory failure in children: a review. JAMA Pediatr 2021; 175: 510–517

[553] Barreto JA, Mehta A, Thiagarajan RR et al. the use of extracorporeal life support in children with immune-mediated diseases. Pediatr Crit Care Med 2022; 23, e60–e65

[554] Bembea MM, Felling RJ, Caprarola SD et al. Neurologic Outcomes in a Two-Center Cohort of Neonatal and Pediatric Patients Supported on Extracorporeal Membrane Oxygenation. ASAIO J 2020; 66: 79–88

[555] Biffi S, Di Bella S, Scaravilli V et al. Infections during extracorporeal membrane oxygenation: epidemiology, risk factors, pathogenesis and prevention. Int J Antimicrob Agents 2017; 50: 9–16

[556] Bizzarro MJ, Conrad SA, Kaufman DA et al. Infections acquired during extracorporeal membrane oxygenation in neonates, children, and adults. Pediatr Crit Care Med 2011; 12: 277–281

[557] Brogan TV, Barbaro RP, Tissieres P et al. The ELSO Red Book 6th edn, Chap 13: Initiating extracorporeal life support for

pediatric respiratory failure. Ann Arbor MI: ELSO; 2022: 195–201, Tab 13–3
[558] Combes A, Hajage D, Capellier G et al. Extracorporeal Membrane Oxygenation for Severe Acute Respiratory Distress Syndrome. N Engl J Med 2018; 378: 1965–1975
[559] Dalton HJ, Garcia-Filion P, Holubkov R et al. Association of bleeding and thrombosis with outcome in extracorporeal life support. Pediatr Crit Care Med 2015; 16: 167–174
[560] Dalton HJ, Reeder R, Garcia-Filion P et al. Factors associated with bleeding and thrombosis in children receiving extracorporeal membrane oxygenation. Am J Respir Crit Care Med 2017; 196: 762–771
[561] De Luca D, van Kaam AH, Tingay DG et al. The Montreux definition of neonatal ARDS: biological and clinical background behind the description of a new entity. Lancet Respir Med 2017; 5: 657–666
[562] de Mol AC, Liem KD, van Heijst AFJ. Cerebral aspects of neonatal extracorporeal membrane oxygenation: a review. Neonatology 2013; 104: 95–103
[563] Extracorporeal Life Support Organization – ECMO and ECLS. ECLS Registry Report & International Summary of Statistics. Im Internet: https://www.elso.org/registry/internationalsummaryandreports.aspx (Stand: 31.05.2024)
[564] Fleming GM, Askenazi DJ, Bridges BC et al. A multicenter international survey of renal supportive therapy during ECMO: the Kidney Intervention During Extracorporeal Membrane Oxygenation (KIDMO) group. ASAIO J 2012; 58: 407–414
[565] Gorga SM, Sahay RD, Askenazi DJ et al. Fluid overload and fluid removal in pediatric patients on extracorporeal membrane oxygenation requiring continuous renal replacement therapy: a multicenter retrospective cohort study. Pediatr Nephrol 2020; 35: 871–882
[566] Gupta M, Shanley TP, Moler FW. Extracorporeal life support for severe respiratory failure in children with immune compromised conditions. Pediatr Crit Care Med 2008; 9: 380–385
[567] Jen HC, Shew SB. Hospital readmissions and survival after nonneonatal pediatric ECMO. Pediatrics 2010; 125: 1217–1223
[568] Kakat S, O'Callaghan M, Smith L et al. The 1-Year Follow-Up Clinic for Neonates and Children After Respiratory Extracorporeal Membrane Oxygenation Support: A 10-Year Single Institution Experience. Pediatr Crit Care Med 2017; 18: 1047–1054
[569] Keller RL, Tacy TA, Hendricks-Munoz K et al. Congenital diaphragmatic hernia: endothelin-1, pulmonary hypertension, and disease severity. Am J Respir Crit Care Med 2010; 182: 555–561
[570] Konduri GG, Vohr B, Robertson C et al. Early inhaled nitric oxide therapy for term and near-term newborn infants with hypoxic respiratory failure: neurodevelopmental follow-up. J Pediatr 2007; 150: 235–40: 240.e1
[571] Lequier L, Annich G, Al-Ibrahim O et al. ELSO Anticoagulation Guideline. ELSO 2014; 1–17. Im Internet: https://www.elso.org/Portals/0/Files/elsoanticoagulationguideline8-2014-table-contents.pdf (Stand: 31.05.2024)
[572] MacLaren G, Brodie D, Lorusso R, Peek G, Thiagarajan R, Vercaemst L, editors. Initiating Extracorporeal Life Support for Neonatal Respiratory Failure. In: Extracorporeal Life Support: The ELSO Red Book 6th Edition. Ann Arbor, MI: ELSO (2022); 125–136
[573] McNally H, Bennett CC, Elbourne D et al.; UK Collaborative ECMO Trial Group. United Kingdom collaborative randomized trial of neonatal extracorporeal membrane oxygenation: follow-up to age 7 years. Pediatrics 2006; 117, e845–854
[574] Minneci PC, Kilbaugh TJ, Chandler HK et al. Factors associated with mortality in pediatric patients requiring extracorporeal life support for severe pneumonia. Pediatr Crit Care Med 2013; 14, e26–33
[575] Murray JF, Matthay MA, Luce JM et al. An expanded definition of the adult respiratory distress syndrome. Am Rev Respir Dis 1988; 138: 720–723
[576] Parish AP, Bunyapen C, Cohen MJ et al. Seizures as a predictor of long-term neurodevelopmental outcome in survivors of neonatal extracorporeal membrane oxygenation (ECMO). J Child Neurol 2004; 19: 930–934
[577] Parvathaneni K, Belani S, Leung D et al. Evaluating the Performance of the Pediatric Acute Lung Injury Consensus Conference Definition of Acute Respiratory Distress Syndrome. Pediatr Crit Care Med 2017; 18: 17–25
[578] Pathan N, Ridout DA, Smith E et al. Predictors of outcome for children requiring respiratory extra-corporeal life support: implications for inclusion and exclusion criteria. Intensive Care Med 2008; 34: 2256–63
[579] Patry C, Hien S, Demirakca S, Reinhard J, Majorek M, Brade J, Schaible T. Adjunctive Therapies for Treatment of Severe Respiratory Failure in Newborns. Klin Pädiatrie 2015; 227: 28–32
[580] Peek GJ, Mugford M, Tiruvoipati R et al. Efficacy and economic assessment of conventional ventilatory support versus extracorporeal membrane oxygenation for severe adult respiratory failure (CESAR): a multicentre randomised controlled trial. Lancet 2009; 374: 1351–1363
[581] Perez Ortiz A, Dempfle CE, Jung T et al. Assessing Anticoagulation in Neonates With Congenital Diaphragmatic Hernia During Extracorporeal Membrane Oxygenation: Does Anti-Factor Xa or Thromboelastometry Provide Additional Benefit? Front Pediatr 2021; 9: 685906
[582] Perez Ortiz A, Glauner A, Dittgen F et al. Chronic lung disease following neonatal extracorporal membrane oxygenation. A single center experience. Front Pediatr 2022; 10: 909862
[583] Schaible T, Hermle D, Loersch F et al. A 20-year experience on neonatal extracorporeal membrane oxygenation in a referral center. Intensive Care Med 2010; 36: 1229–1234
[584] Sharma J, Sherman A, Rimal A et al. Neonatal respiratory extracorporeal membrane oxygenation and primary diagnosis: trends between two decades. J Perinatol 2020; 40: 269–274
[585] Steinhorn RH. Neonatal pulmonary hypertension. Pediatr Crit Care Med 2010; 11, S 79–84
[586] Swaniker F, Kolla S, Moler F et al. Extracorporeal life support outcome for 128 pediatric patients with respiratory failure. J Pediatr Surg 2000; 35: 197–202
[587] UK Collaborative ECMO Trail Group. UK collaborative randomised trial of neonatal extracorporeal membrane oxygenation. Lancet 1996; 348: 75–82
[588] Waitzer E, Riley SP, Perreault T et al. Neurologic outcome at school entry for newborns treated with extracorporeal membrane oxygenation for noncardiac indications. J Child Neurol 2009; 24: 801–806
[589] Wegele C, Schreiner Y, Ortiz AP et al. Impact of Time Point of Extracorporeal Membrane Oxygenation on Mortality and Morbidity in Congenital Diaphragmatic Hernia: A Single-Center Case Series. Children 2022; 9
[590] Zabrocki LA, Brogan T V; Statler KD, Poss WB et al. Extracorporeal membrane oxygenation for pediatric respiratory failure: Survival and predictors of mortality. Crit Care Med 2011; 39: 364–370
[591] Zwiers AJM, IJsselstijn H, van Rosmalen J et al. CKD and hypertension during long-term follow-up in children and adolescents previously treated with extracorporeal membrane oxygenation. Clin J Am Soc Nephrol 2014; 9: 2070–2078

Kapitel 13

Beatmung in der Anästhesie

13 Beatmung in der Anästhesie

Martin Volkers

13.1 Einleitung

Im Gegensatz zur Intensivmedizin, in der die Indikation zur Beatmung im Wesentlichen die respiratorische Insuffizienz ist, haben Anästhesisten nicht nur mit kritisch kranken Patienten zu tun. Ein Großteil der von ihnen betreuten Kinder geht wenige Stunden nach dem Eingriff wieder nach Hause. Das heißt für die moderne Narkoseführung, dass neben den primären Behandlungszielen – Anästhesie, Aufrechterhaltung der Vitalfunktionen, Patientensicherheit und Schaffung optimaler Operationsbedingungen – auch Aspekte wie Komfort und Effizienz im Operationsbetrieb zum Tragen kommen. Bezogen auf die Beatmung bedeutet das, wenn möglich, einen Verzicht auf Beatmung zugunsten von Anästhesieverfahren mit erhaltener oder unterstützter Spontanatmung, z. B. durch Kombination mit Regionalanästhesietechniken. Außerdem herrschen im Operationssaal häufig sehr dynamische äußere Bedingungen vor, etwa bei laparoskopischen Eingriffen mit Kohlendioxidinsufflation oder durch mechanische Einschränkung der Zwerchfellexkursion bei Oberbaucheingriffen, ganz zu schweigen von intrathorakalen Operationen. Ein weiterer wesentlicher Unterschied zur Intensivmedizin ist, dass über die Atemwege nicht nur die Atemgase, sondern auch inhalative Anästhetika transportiert werden. Dies stellt besondere Anforderungen an die Dichtigkeit des Systems aus Patient und Beatmungsgerät.

Dieses Kapitel widmet sich ausführlich dem Thema Atemwegssicherung, um dann am Ende noch einige Besonderheiten der Ventilation zu beleuchten.

13.2 Atemwegssicherung

13.2.1 Gesichtsmaske

Die Beatmung mit einer passenden Gesichtsmaske ist in vielen Notfallsituationen die lebensrettende Technik schlechthin und sollte von jedem Arzt und dem medizinischen Assistenzpersonal beherrscht und regelmäßig trainiert werden. Die Größe der Maske lässt sich im Zweifelsfall durch Ausprobieren feststellen. Mund und Nase sollen sicher umschlossen werden; andererseits darf die Maske, um Luftleckage zu vermeiden, nicht über das Kinn oder in die Orbita reichen. Die Maske wird im sog. C-Griff (Daumen und Zeigefinger formen den Buchstaben „C“) auf das Gesicht gesetzt. Die übrigen Finger der „Maskenhand“ ruhen auf dem Unterrand der Mandibula.

Merke

M!

Wichtig ist es, beim Anlegen der Maske besonders bei Säuglingen und Neugeborenen darauf zu achten, dass die Fingerkuppen nicht den Mundboden gegen den Gaumen drücken und so den Luftweg verschließen.

Mit den 3 Fingern am Unterkiefer wird das Ausmaß der Streckung des Halses reguliert und evtl. der Unterkiefer etwas angehoben (sog. Head Tilt bzw. Chin Lift). Wesentlich für das Gelingen der Maskenbeatmung ist die optimale Positionierung des Patienten. Während bei Neugeborenen bisweilen eine leichte Erhöhung unter den Schultern nötig ist, können Säuglinge mit einer passenden Nackenrolle meist flach auf dem Rücken liegen. Ab dem Kleinkindesalter und gewiss bei Jugendlichen wird ein flaches Intubationskissen unter dem Kopf zur Lagerung empfohlen. Ziel der Lagerung bei kleinen Kindern ist die Neutralstellung, nicht die Überstreckung des Kopfes.

Hinweis

Wenn das richtige Maß an Streckung des Halses für die Maskenbeatmung schwierig zu bestimmen ist, kann der Kopf des Kindes zur Seite gedreht werden, so wie die Babys schlafen.

Hilfsmittel dritte Hand

Bei größeren anatomischen Abweichungen im Bereich der oberen Luftwege (z. B. Makroglossie, Trauma oder extreme Adipositas) kann es nötig sein, die Maske mit 2 Händen zu halten (beidhändiger Esmarch-Maskengriff), um einen freien Luftweg zu gewährleisten. Eine mindestens ebenbürtige Alternative ist der Thenar-Eminence Grip. Hierbei liegen die Daumenballen und Daumen auf der Maske, die Daumen zeigen zum Rumpf des Patienten („two thumbs down"), und alle 8 Finger können den Unterkiefer anheben. In Studien sowohl mit erfahrenen Anästhesisten als auch mit Studenten oder jungen Assistenzärzten erwies sich diese Technik als effektiver.

Dann wird entweder ein Helfer benötigt, der den Beatmungsbeutel bedient, oder es wird maschinell über die Maske beatmet. Ein präkordial fixiertes Stethoskop ist ein simples und sehr nützliches Instrument für das Monitoring der Maskenbeatmung.

Hilfsmittel oropharyngealer Tubus (Guedel)

Die bessere Wahl ist in den meisten Fällen ein oropharyngealer Tubus.

Der meistgebrauchte oropharyngeale Tubus ist der Guedel-Tubus nach dem US-amerikanischen Anästhesisten A. E. Guedel. Bisweilen wird er auch „Mayo-Tubus" genannt (nach W. J. Mayo). Er soll den Luftweg oberhalb der Glottis sichern. In der richtigen Größe schafft er eine oropharyngeale „Luftbrücke" vom nicht mehr ganz verschlossenen Mund bis vor die Stimmritze, indem er eine Verlegung des Luftwegs durch die Zunge verhindert. Er ist unverzichtbar bei der Erstversorgung von Kindern mit Choanalatresie und sehr hilfreich bei anderen ernsthaften Einschränkungen der Nasenatmung oder des hypopharyngealen Luftwegs (z. B. Tonsillenhyperplasie). Der Guedel-Tubus wird in bis zu 9 Größen (000, 00 und 0–6) geliefert. Die Wahl der richtigen Größe ist entscheidend. Denn während ein zu kurzer Guedel-Tubus den Zungengrund vor die Glottis schieben und so den Luftweg verschließen kann, komprimiert ein zu langer Tubus die Epiglottis oder reicht bis in den Ösophagus hinein und verhindert so eine Beatmung. Die Faustregel zur Größenbestimmung lautet, dass der außen angelegte Guedel-Tubus vom Mundwinkel bis zum Tragus oder Kieferwinkel reichen sollte. Eingeführt wird der Tubus typischerweise mit der Wölbung nach unten, also gefühlt „falsch herum", um dann auf halbem Wege in einer 180°-Drehung in die gewünschte Position gebracht zu werden. Auch dies soll ein Verschieben der Zunge nach hinten vor die Glottis verhindern.

Im Falle einer insuffizienten Maskenbeatmung aufgrund von anatomischen oder pathologischen Besonderheiten oder von Unerfahrenheit des Anwenders sollte schnell zum Guedel-Tubus gegriffen werden. Wichtig ist die Kontrolle des Bewusstseins des Patienten, weil durch mechanische Reizung der Rachenwand über den Würgereflex Erbrechen ausgelöst werden kann.

> **M!**
>
> **Merke**
>
> Vor Einsetzen des Guedel-Tubus müssen die Narkosetiefe bzw. die ausreichend tiefe Bewusstlosigkeit geprüft werden.

Weniger gebräuchliche oropharyngeale Tuben sind der Safar-Tubus oder der COPA (Cuffed oropharyngeal Airway).

Hilfsmittel nasopharyngealer Tubus (Wendl)

Alternativ zum Guedel-Tubus kann die Verwendung eines nasopharyngealen Tubus (Wendl-Tubus nach J. K. Wendl) erwogen werden. Im klinischen Alltag hat er ein etwas anderes Indikationsgebiet. Er wird von weniger bewusstseinsgetrübten Kindern deutlich besser toleriert als die oropharyngealen Tuben und wird darum z. B. nach der Narkose bei Patienten verwendet, die zwar spontan atmen, aber noch nicht wach genug sind, um vollständige Kontrolle über die Zungenmuskulatur zu haben. Auch bei neurologischen Syndromen oder Erkrankungen, die mit einer Atemwegsobstruktion durch ein Zurücksinken der Zunge einhergehen können, kann ein Wendl-Tubus diese Obstruktion passager verhindern. Zur Längenbestimmung ist der Abstand von der Nasenspitze bis zum Tragus geeignet. Auf jeden Fall sollte der klinische Effekt überprüft werden (Auskultation!). Nachteilig ist das Blutungsrisiko bei der Nasenpassage.

13.2.2 Larynxmaske (supraglottischer Atemweg)

Larynxmasken der ersten Generation

Im Jahr 1981 von dem britischen Anästhesisten Archibald Brain entwickelt und seit den späten 1980er-Jahren auch in Kontinentaleuropa eingeführt, ist die LMA (Larynxmaske, Laryngeal Mask Airway) aus der modernen Anästhesie nicht mehr wegzudenken. Ursprünglich gedacht als Ersatz oder „Upgrade“ für die Gesichtsmaske, wurde sie zunächst nur für Narkosen in Spontanatmung oder manuell unterstützter Spontanatmung eingesetzt. Nach millionenfacher erfolgreicher Anwendung wird sie mittlerweile auch zur maschinellen kontrollierten Beatmung verwendet. Sie ist fester Bestandteil der Algorithmen zum schwierigen Atemweg und hat daher auch Einzug in die präklinische Notfallmedizin gehalten.

Die klassische LMA (LMA classic) gibt es in 7 Größen (1–5 sowie 1,5 und 2,5 als Zwischengrößen). Zur groben Orientierung ist das Körpergewicht des Patienten auf der jeweiligen Größe angegeben (z. B. Größe 2: 10–20 kg).

M!

Merke

Im Zweifel sollte bei Verwendung einer LMA anders als beim Tubus die größere LMA gewählt werden!

Einer der großen Vorteile der LMA ist, dass sie einfach zu platzieren ist. Sie wird entlang des Gaumens in den Pharynx vorgeschoben, bis die Spitze im Ösophaguseingang liegt. Dann befindet sich die Öffnung vor der Glottis (▶ Abb. 13.1). Sowohl Spontanatmung als auch Beatmung mit positivem Druck sind mit LMA möglich. Die LMA hat eine aufblasbare Randwulst, um den Luftweg besser abzudichten. Empfohlen wird, den Druck in der Wulst so niedrig wie möglich zu wählen bzw. nicht über 50 cmH_2O (5 kPa) steigen zu lassen, um Drucknekrosen durch kapillare Minderperfusion zu vermeiden. Außerdem nimmt bei zu straff gefüllter Wulst das Luftleck eher zu.

Das Einsatzgebiet der LMA in der Anästhesie ist breit gefächert und reicht von der Atemwegssicherung bei Sedierung, etwa zur Diagnostik bei MRT (Magnetresonanztomografie), bis zu Operationen im Kopf-Hals-Gebiet, z. B. bei Adenotomien. Der größte Teil der Narkosen im Kindesalter wird heute mit LMA durchgeführt. Lediglich lang dauernde Eingriffe, eine Beatmung mit hohen Beatmungsdrücken sowie längere Eingriffe an Luftweg, Kopf und Hals stellen relative Kontraindikationen dar oder erfordern zumindest eine gute Kooperation

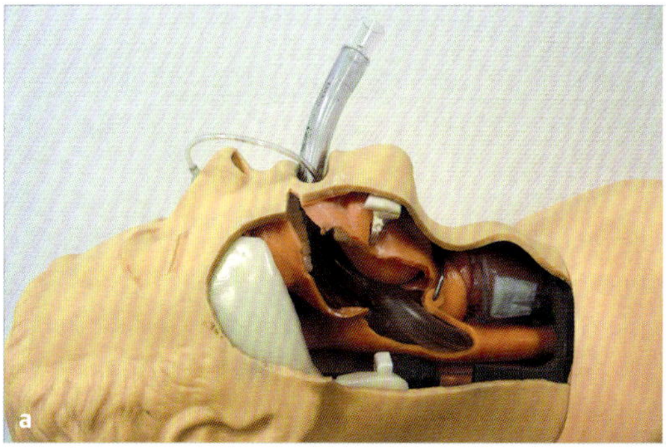

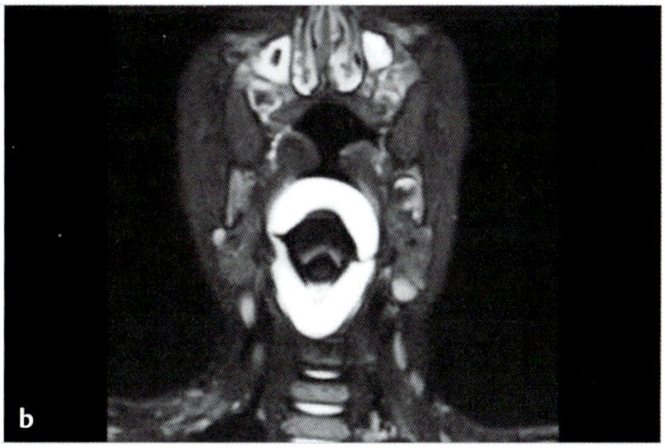

Abb. 13.1 Larynxmaske (LMA). Die Spitze des Cuffs liegt im Ösophaguseingang, die Öffnung vor der Glottis.
a Larynxmaske im offenen Phantom. (Quelle: Mit freundlicher Genehmigung von O. C. Jung, umc Groningen)
b MRI frontal: Zur Visualisierung wurde der Cuff mit Wasser gefüllt. Mittig ist die Epiglottis zu erkennen.

und Kommunikation zwischen Operateur und Anästhesist.

Larynxmasken der zweiten Generation

Mit dem Ziel, hartnäckige Vorbehalte und bestehende Gebrauchseinschränkungen, etwa für laparoskopische Eingriffe wegen der zu erwartenden höheren Beatmungsdrücke, zu eliminieren, wurde die LMA weiterentwickelt. Neben einer Verbesserung der Abdichtung des Luftwegs wurde auch ein Zugang zum Magen eingearbeitet (LMA ProSeal, LMA Supreme, i-gel; ▶ Abb. 13.2). Durch einen Arbeitskanal kann eine Magensonde platziert werden, ohne dass die Abdichtung des Luftwegs beeinträchtigt wird. Die Magensonde stabilisiert darüber hinaus die Spitze der LMA im Speiseröhreneingang und reduziert so das Dislokationsrisiko.

Eine andere Weiterentwicklung ist die Intubations-LMA. Diese sind so konzipiert, dass ein endotrachealer Tubus durch die zuvor eingelegte LMA mit oder auch ohne fiberoptische Kontrolle platziert werden kann. Am weitesten verbreitet sind hier die Modelle AuraGain von Ambu oder AirQ Die Intubations-LMA hat ihren Platz im Management des erwarteten und des unerwartet schwierigen Luftwegs.

13.2.3 Endotracheale Intubation

Die endotracheale Intubation gilt nach wie vor als Goldstandard der Atemwegssicherung – auch beim Kind. Wesentliche Vorteile sind der hohe Aspirationsschutz, die Möglichkeit zur Beatmung mit höherem Druck oder zu einer anderweitig differenzierten Beatmungstherapie und ein im Vergleich zu allen anderen Verfahren der Atemwegssicherung geringeres Dislokationsrisiko.

Technik

Eine gute Vorbereitung erhöht die Erfolgswahrscheinlichkeit erheblich. Für die elektive Intubation sollte der Patient nüchtern sein, um das Aspirationsrisiko zu senken. Selbstverständlich gilt dies auch für Narkosen ohne Intubation. Nüchternheit bedeutet nach derzeitigen Empfehlungen eine Nahrungskarenz (6–4-3–1-Regel):

- über 6 h für feste Nahrung
- über 4 h für Milch und Fertigmilch
- über 3 h für Muttermilch und
- über 1 h für klare Flüssigkeiten

Diese Zeiten setzen einen normal arbeitenden Gastrointestinaltrakt voraus.

> **Merke** M!
>
> Auf Funktionsfähigkeit überprüft sein und bereit liegen sollten für die endotracheale Intubation folgende Hilfsmittel:
> - Sauerstoffanschluss, Beatmungsbeutel und Gesichtsmaske zur Präoxygenierung und Maskenbeatmung
> - Absaugapparatur und -katheter
> - Laryngoskop mit passendem Spatel (Miller und Macintosh)
> - Tuben in der berechneten Größe und jeweils eine Größe größer und kleiner
> - Monitoring (Stethoskop, EKG-Gerät, Messgerät für die Pulsoxymetrie, Blutdruckmessgerät und Kapnografiegerät (bei Verwendung eines geblockten Tubus zusätzlich Messung des Druckes mit der Blockermanschette)
> - Medikamente zur Narkoseeinleitung (Analgetikum, Hypnotikum, Muskelrelaxans), in der richtigen Dosierung aufgezogen
> - sicherer venöser, im Notfall intraossärer Zugang
>
> Außerdem wird mindestens eine assistierende Person benötigt.

Die Narkoseeinleitung beginnt mit der Präoxygenierung. Dem spontan atmenden Patienten wird eine Sauerstoffmaske dicht auf das Gesicht gehalten. Mindestens 3 min lang sollte der Patient vor Narkoseinduktion reinen Sauerstoff einatmen. Dies ist bei unkooperativen Kindern jedoch nicht immer zu gewährleisten. Bei der Sauerstoffverabreichung wird vor allem der Stickstoff aus der Lunge ausgewaschen. Ziel ist eine Verlängerung der Apnoetoleranz. Nach Injektion von Schmerzmittel (Opioid) und Hypnotikum in ausreichender Dosis stellt der Patient meistens das Atmen ein und wird mit Beutel und Maske beatmet. Bei suffizienter Beatmung wird das Muskelrelaxans verabreicht. Je nach Präparat und Dosierung dauert es 1–4 min, bis der Patient vollständig relaxiert ist.

Dann erfolgt die direkte Laryngoskopie. Das Laryngoskop wird im rechten Mundwinkel eingeführt, die Zunge somit links unter den Spatel des Laryngoskops gebracht, und der Spatel wird mit der Spitze bis in die Vallecula epiglottica vorgeschoben. Mit dem Miller-Spatel wird die Epiglottis auch direkt angehoben. Durch sanftes Anheben des Laryngoskops und ggf. zusätzliche externe Manipulation des Kehlkopfs (BURP-Manöver: Backward, upward and rightward Pressure) wird die Stimmritze sichtbar. Bei ausreichender Relaxierung ist sie offen und der Tubus kann atraumatisch zwischen den Stimmbändern hindurch geschoben werden. Der Cuff (die Blockermanschette) bzw. bei ungeblockten Tuben der Markierungsstreifen an der Tubusspitze darf gerade nicht mehr sichtbar sein.

Cave

Hyperextension: Wenn zur Intubation der Hals sehr weit überstreckt wird, kann der Cuff beim Aufheben der Hyperextension um bis zu 2 cm nach oben rutschen. Hierbei sind akzidentelle Tubusdislokationen möglich.

Tubuswahl

Die Wahl des optimalen Tubus ist im Kindesalter wichtiger und schwieriger als beim Erwachsenen. Die entscheidenden Kriterien sind der Gebrauch eines Cuffs und die Wahl der richtigen Größe.

Cuff

Geblockter oder ungeblockter Tubus – diese Frage spaltet die Fachwelt in zwei Lager. Grundlage ist die Theorie, dass etwa bis zum 7. Lebensjahr nicht die Glottis, sondern das Krikoid subglottisch die

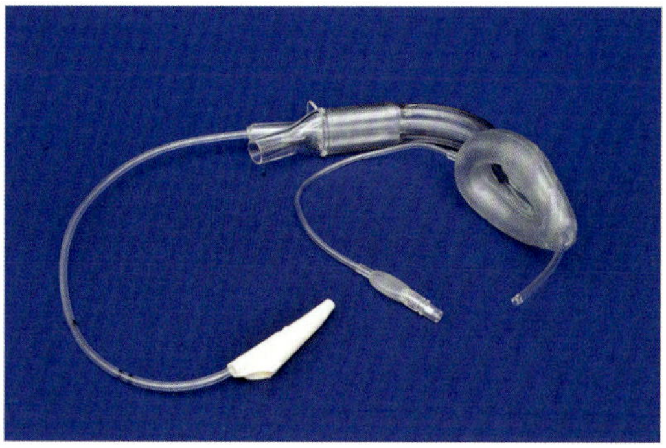

Abb. 13.2 Supraglottischer Atemweg der 2. Generation. Hier: LMA Supreme mit eingeführter Magensonde. (Quelle: Mit freundlicher Genehmigung von J. Wilkens, umc Groningen)

engste Stelle des oberen kindlichen Luftwegs formt. Gefürchtet werden vor allem Drucknekrosen der Tracheaschleimhaut oder im Bereich der Glottis durch einen Cuff bei nicht exakter Positionierung des Tubus. Diese Drucknekrosen und die später entstehenden narbigen Stenosen können sehr invalidisierend sein, sind aber bei sachgemäßer Verwendung geeigneter geblockter Tuben vermeidbar. Sachgemäß bedeutet hier eine kontinuierliche oder zumindest regelmäßig wiederholte Kontrolle des Druckes in der Manschette. Dieser sollte so niedrig wie möglich, jedoch nicht höher als 2 kPa bzw. 20 cmH_2O sein. Die sichere intratracheale Lage der Manschette muss gewährleistet sein. Bis 2004 gab es praktisch keine passenden geblockten Kindertuben. Die damals vorhandenen Kindertuben waren so konstruiert, dass die Manschette auf Glottisniveau lag, wenn die Tubusspitze in der Tracheamitte platziert war. Dies führte zur Entwicklung eines neuen Tubus mit einer besonders kurzen, distal gelegenen High-Volume-low-Pressure-Manschette und einem längeren infraglottischen Trajekt. Damit ist die Verwendung geblockter Tuben für Kinder über 3 kgKG wesentlich sicherer geworden.

Für die Verwendung geblockter Tuben spricht, dass sehr viel seltener mehrere Intubationen vorgenommen werden müssen, bis der passende Tubus gefunden ist. Bei Beatmung mit sehr hohen Drücken gibt es weniger Probleme mit Luftleckage, und das Risiko einer stillen Aspiration ist kleiner. Darüber hinaus gilt bei der Verwendung von vola-

13

tilen Anästhetika, dass beim korrekt geblockten Tubus Gasleckage vermieden werden kann. Heutzutage ist die Verwendung von geeigneten blockbaren Tuben zur Narkosebeatmung von Kindern jenseits der Neugeborenenperiode üblich.

Tubusgröße

Ein zu großer Tubus passt nicht in die Luftröhre. Diese Aussage ist weniger banal, als sie auf den ersten Blick erscheint. Auch ein Tubus, der nach Überwindung eines gewissen Widerstands in die Luftröhre gezwängt wurde, ist zu groß und kann erheblichen Schaden anrichten. Im Gegensatz zum geblockten Tubus, bei dem der Druck immerhin gemessen werden kann, ist nicht bekannt, wie groß der Druck ist, den ein zu großer Tubus auf die Schleimhaut ausübt. Das Problem des nicht per Monitoring überwachten Druckes besteht übrigens auch bei allen Kindern, die bei längerer Beatmung lokal oder generalisiert Ödeme entwickeln (▶ Abb. 13.3). Der Tracheadurchmesser nimmt dann ab und der Druck möglicherweise zu. Wie oben bereits erwähnt, sind besonders narbige Stenosen gefürchtet. Die können sich oft erst Jahre nach dem Trauma manifestieren, weil der Tracheadurchmesser an dieser Stelle nicht wachstumsgerecht zunimmt.

Ein zu kleiner Tubus führt gemäß dem Gesetz von Hagen-Poiseuille zu einem unnötig erhöhten Atemwegswiderstand. Wird ein Innendurchmesser von 3,0 mm dort gewählt, wo ein 4,0-mm-Tubus passen würde (▶ Tab. 2.1), verdreifacht sich der Atemwegswiderstand. Die Folgen sind eine erhöhte Atemarbeit bei Spontanatmung, deutlich erhöhte Beatmungsdrücke und die Gefahr von Auto-PEEP bei erschwerter Ausatmung.

Zur Bestimmung der optimalen Tubusgröße gibt es zahlreiche Formeln. Bewährt hat sich ab dem 2. Lebensjahr folgende Formel:

$$\mathrm{ID} = 4 + \frac{\mathrm{Alter}}{4}$$

mit

- ID = Innendurchmesser in mm
- Alter = Alter des Kindes in Jahren

Diese Formel ist alt und stammt noch aus der Zeit der dickwandigen Oxford-Tuben. Da der limitierende Faktor der Außendurchmesser ist, ist für die modernen, wesentlich dünnwandigeren Tuben besser folgende Formel geeignet:

$$\mathrm{ID} = 4{,}5 + \frac{\mathrm{Alter}}{4}$$

Für die geblockten Tuben ist die alte Formel gut zu gebrauchen, aber auch eine halbe Größe kleiner wird bisweilen empfohlen. ▶ Tab. 13.1 gibt eine Übersicht zur Wahl der geeigneten Größe von LMA und Tubus.

Die richtige Wahl der Tubustiefe sollte sich an klinischen Parametern und der Röntgenaufnahme des Thorax und nicht an starren Tiefenvorgaben anhand von Tabellen orientieren. Eine aktuelle Auswertung von 16 Untersuchungen konnte keine allgemeingültige Formel oder Tabelle für Tubustiefen evaluieren.

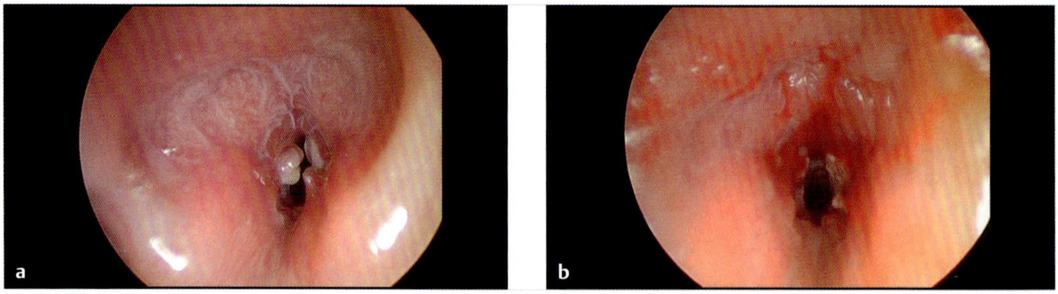

Abb. 13.3 Endotracheale Granulome nach Intubation. 6 Monate alter Säugling. (Quelle: Mit freundlicher Genehmigung von F. Dikkers, umc Groningen)
a Vor der Resektion.
b Nach der Resektion.

Tab. 13.1 Orientierende Übersicht zur Wahl der geeigneten Größe von LMA und Tubus. Die Wahl des Tubus orientiert sich eher am Alter, die der LMA eher am Gewicht des Patienten.

Alter	Tubus	Gewicht (kg)	Larynxmaske
Frühgeborene	2,0–3,0	<3,0	–
0–6 Monate	3,0–3,5	2,5–5,0	1,0
6–12 Monate	3,5–4,0	5,0–10,0	1,5
12–24 Monate	4,0–4,5	10,0–15,0	2,0
2–4 Jahre	4,5–5,5	15,0–20,0	2,0
4–6 Jahre	5,0–6,0	20,0–30,0	2,5
6–10 Jahre	6,0–7,0	30,0–50,0	3,0
10–16 Jahre	7,0–8,0	50,0–70,0	4,0

13.2.4 Erweiterte apparative Atemwegssicherung

Wenn die direkte laryngoskopische endotracheale Intubation nicht möglich ist, steht heute ein Arsenal an Instrumenten zur Verfügung, um die Visualisierung der Glottis zu verbessern und die Wahrscheinlichkeit einer erfolgreichen Intubation zu erhöhen. Diese Systeme bieten eine enorme Verbesserung bei anatomischen Abweichungen, Tumoren, immobilisierter (Hals-)Wirbelsäule und ähnlichen Einschränkungen. Verfahren, bei denen mehr oder weniger blind („taktil") vorgegangen wird, sind mit einer großen Fehler- und Komplikationsquote behaftet und müssen als obsolet betrachtet werden. Die Transillumination mit leuchtendem Stylet war jahrzehntelang ein gängiges Verfahren, wird jedoch zunehmend durch moderne Technik verdrängt. Herstellerunabhängig lassen sich prinzipiell 3 Systeme unterscheiden:

- *Systeme zur besseren Visualisierung:* videoassistierte Laryngoskopie
- *Systeme zur instrumentellen Intubation:*
  - starre Intubationsendoskopie
  - flexible Endoskopie

> **Merke**
>
> M!
>
> Für alle diese Techniken gilt, dass sie regelmäßig trainiert werden müssen. Der Gebrauch des Instrumentariums sollte wiederholt an leicht zu intubierenden Patienten geübt werden, um im Notfall sowohl mit der Handhabung als auch mit den Fallstricken gut vertraut zu sein.

Entscheidende Anwendungseinschränkungen sind vor allem Blutungen im Bereich der oberen Luftwege, die die Videooptik derart verschmutzen, dass keine Sicht mehr vorhanden ist.

Videolaryngoskopie

Das Prinzip der videoassistierten Laryngoskopie ist einfach: Bei der schwierigen klassischen Technik ist oft der Wunsch vorhanden, „um die Ecke gucken" zu können. Das Videolaryngoskop kann das. An der Spitze des Laryngoskopspatels ist eine Kamera installiert, die ein Bild auf einen zugehörigen Monitor projiziert. Damit gelingt in fast allen Fällen eine gute Visualisierung der Glottis. Leider gilt das nicht gleichbedeutend für die Intubation. Besonders bei Neugeborenen und Säuglingen ist der Raum zum Manövrieren des Tubus sehr eingeschränkt. In Kombination mit der kurzen Apnoetoleranz dieser Patientenkategorie erfordert es einige Übung, um zügig erfolgreich zu intubieren. Hinzu kommt, dass bei einigen Fabrikaten ein Stück des Intubationswegs blind zurückgelegt wird, bis die Tubusspitze in das Blickfeld der Kamera kommt. So sind denn auch mehrere Fallberichte mit Verletzungen der Pharynxwand oder des weichen Gaumens veröffentlicht. Trotzdem ist die Videolaryngoskopie ein Verfahren, das sich auch bei Kindern tagtäglich bewährt.

Starre Intubationsendoskopie

Anders als bei den Videolaryngoskopen wird bei der starren Intubationsendoskopie der Tubus vor der Endoskopie auf das Endoskop aufgefädelt und nach Visualisierung der Glottis über die Kamera in die Trachea geschoben. Das Intubationsendoskop wird im Mundwinkel retromolar eingeführt. An der Spitze des gebogenen Endoskops befindet sich die Kamera. Unter Sicht wird das Instrument auf die Stimmbänder zu bewegt und unmittelbar vor den Stimmbändern gestoppt. Dann wird der zuvor aufgefädelte Tubus unter Sicht über die Spitze in die Luftröhre vorgeschoben.

Fiberoptische Intubation

Die Intubation über das flexible Bronchoskop ist das Wichtigste, weil vielseitigste apparative Intubationsverfahren bei Patienten mit schwierigem Luftweg. Ein großer Vorteil ist, dass die Patienten im Prinzip wach sein und spontan atmen können, bis das Bronchoskop sicher in der Trachea ist. Kinder tolerieren das meist weniger gut, sodass bei ihnen normalerweise eine inhalative Narkoseeinleitung oder eine i. v. Sedierung gewählt wird, bei der aber ebenfalls die Spontanatmung erhalten bleibt. Ein weiterer Vorteil z. B. bei Wirbelsäulentrauma ist, dass der Kopf oder Nacken des Patienten nicht bewegt werden muss. In Kombination mit topischer Lokalanästhesie auf Rachen- und, wenn möglich (z. B. bei Endoskopen mit Arbeits- und Injektionskanal), Trachealschleimhaut ist es ein sehr sicheres und schonendes Verfahren.

Das flexible Bronchoskop kann mithilfe eines entsprechenden Adapters (Mainzer Adapter) durch eine Gesichtsmaske oder eine zuvor eingebrachte LMA angewendet werden. Wenn keine LMA verwendet wird, wird oft die nasale Intubation bevorzugt. Zum einen ist der „Anflugwinkel" auf die Trachea günstiger, zum anderen ist es damit einfacher, in der Körpermittellinie zu bleiben. Auch für die bronchoskopische Intubation gilt: Wenn das Bronchoskop in der Trachea ist, bedeutet das nicht, dass der Tubus auch schon dort angekommen ist. Gerade die ganz dünnen Bronchoskope (1,8 mm) können beim Intubationsvorgang leicht wieder aus der Trachea luxieren. Bei einem großen Kalibersprung zwischen Endoskop und Tubus kann Letzterer vor der Glottis an den Arytenoiden (oder schon in der Nase) hängen bleiben.

13.2.5 Medikamente zur laryngoskopischen Intubation

Die laryngoskopische Intubation ist eine schmerzhafte Prozedur, zu der beim wachen Patienten auch Schutzreflexe (Würgen bzw. Husten) überwunden werden müssen. Optimale Intubationsbedingungen finden sich deshalb beim narkotisierten und relaxierten Patienten.

Das theoretische Profil der idealen Medikamente zur Intubation sieht folgendermaßen aus:

- *100 %ige Wirksamkeit:* Jeder Patient soll sicher ausreichend anästhesiert sein.
- *Kurze Anschlagzeit:* Nach Injektion des Hypnotikums befindet sich der vorher evtl. völlig gesunde Patient in einer lebensgefährlichen Situation ohne Schutzreflexe und ohne Atemantrieb. Der Zeitpunkt des Eintritts dieses Ereignisses sollte im Sekundenbereich liegen und keiner großen Variabilität unterliegen.
- *Kurze Wirkdauer:* Wenn eine Intubation nicht gelingt und eine Beatmung mit alternativen Methoden insuffizient ist, dann sollte es immer die Möglichkeit zum sofortigen Rückzug, also zur Beendigung der Narkose, geben. Wenn das pharmakokinetische und -dynamische Profil des Arzneimittels das nicht bietet, sollte es sicher und schnell zu antagonisieren sein.
- *Kreislaufstabilität:* Eine ganze Reihe von Patienten, besonders die akut kranken oder die Traumapatienten, sind im Moment der Narkoseeinleitung nicht kreislaufstabil oder kompensieren mit körpereigenen Katecholaminen. So gut wie alle Anästhetika sind sympathikolytisch, sodass eine zu hohe Dosierung schnell zu einer bedrohlichen Kreislaufsituation führen kann.

Tab. 13.2 Meistgebrauchte Medikamente zur Intubation.

Medikamentengruppe	Präparat	Dosis	Vorteile	Nachteile
Anästhetika	Propofol	2,5–4,0 mg/kgKG	• angenehmes Einschlafen • schnelles Aufwachen, kein Überhang	• Kreislaufdepression • Injektionsschmerz
	Etomidat	0,2–0,4 mg/kgKG	relative Kreislaufstabilität	• Myoklonien • Nebennierenrindensuppression
	Thiopental	2,0–5,0 mg/kgKG Säuglinge bis 8 mg/kgKG	sehr schneller Wirkungseintritt zugelassen für Neugeborene	• starke Kreislaufdepression • Bronchospasmus • Histaminfreisetzung • Gewebenekrose bei paravasaler Injektion
	S-Ketamin	1,0–2,0 mg/kgKG	• analgetisch wirksam • bronchodilatatorisch	• psychotrope Effekte • Hypersalivation
Analgetika	Fentanyl	1,0–4,0 µg/kgKG	schneller Wirkungseintritt	mögliche Thoraxrigidität
	Sufentanil	0,5–2,0 µg/kgKG	schneller Wirkungseintritt	mögliche Thoraxrigidität
	Remifentanil	0,1–0,3 µg/kgKG/min	sehr kurze Wirkdauer	• Injektion über Infusionspumpe • Thoraxrigidität bei Bolusgabe
Muskelrelaxanzien	Succinylcholine	1,0–1,5 mg/kgKG	• schneller Wirkungseintritt • kurze Wirkdauer	• Bradykardie • Hyperkaliämie • maligne Hyperthermie
	Rocuronium	0,6–1,2 mg/kgKG	• schneller Wirkungseintritt • vollständig antagonisierbar	• Histaminfreisetzung • Injektionsschmerz
	Mivacurium	0,2–0,3 mg/kgKG	kurze Wirkdauer	• Histaminfreisetzung • lang wirksam bei Pseudocholinesterasemangel
Antagonisten	Neostigmin	50 µg/kgKG	wirkt bei allen NDMR	• cholinerge Nebenwirkungen • in Kombination mit Atropin zu verwenden
	Sugammadex	2,0–16,0 mg/kgKG	schnelle Aufhebung auch vollständiger neuromuskulärer Blockaden	• spezifisch für Rocuronium und mit Einschränkungen Vecuronium • Off-Label-Einsatz unter 2 Jahren
	Naloxon	10 µg/kgKG	–	kürzere Wirkdauer als die meisten Opioide

NDMR = nicht depolarisierende Muskelrelaxanzien

Für alle in ▶ Tab. 13.2 genannten Medikamentengruppen gilt: Am sichersten ist das Präparat, das der Arzt am besten kennt. Die in der Tabelle aufgeführten Dosierungsvorschläge dienen der Orientierung. Wie für alle Arzneimittel in der Kinderheilkunde gilt auch für die Anästhetika eine sehr große pharmakodynamische Variabilität in Abhängigkeit vom Lebensalter (Früh- und Neugeborene, Säuglinge, Kleinkinder und Jugendliche) und vom klinischen Zustand.

Hypnotika

Prinzipiell eignen sich alle gebräuchlichen, i. v. zu verabreichenden Anästhetika, wie Propofol, Etomidat, Barbiturat (Thiopental) und auch Ketamin, zur schnellen Narkoseeinleitung. Der Wirkungseintritt ist dosis- und altersabhängig in 20–40 s zu erwarten. Die Wirkdauer einer üblichen Einleitungsdosis Propofol beispielsweise liegt bei 5–10 min. In dieser Zeit sollte der Intubationsvorgang abgeschlossen sein.

Cave

Alle i. v. zu verabreichenden Anästhetika bis auf Ketamin haben eine mehr (Propofol) oder weniger (Etomidate) starke Kreislaufdepression als hervorstechende Nebenwirkung. Daher sollte bei hypovolämischen oder kardial kompromittierten Patienten die Dosis angepasst oder das sympathomimetische Ketamin gewählt werden.

Bei kreislaufstabilen Kindern ist Propofol auch wegen seiner reflexdämpfenden Eigenschaften heute das am meisten gebrauchte Hypnotikum.

Inhalationsanästhetika

Bei Patienten mit schwierigen Venenverhältnissen oder bei sehr ängstlichen Kindern kann die Narkose per inhalationem eingeleitet werden. Mit Abstand am meisten verwendet wird dafür Sevofluran. Eine mögliche Alternative ist Halothan, das in Deutschland jedoch nicht mehr eingesetzt wird. Andere verbreitete Inhalationsanästhetika (Isofluran und besonders Desfluran) haben einen stechenden Geruch, werden von den Kindern nicht toleriert und können leicht einen Laryngospasmus auslösen. Sie sind zur Narkoseinduktion deshalb nicht geeignet.

Die Kinder atmen Sauerstoff oder ein Gemisch aus Sauerstoff und Luft oder Lachgas mit steigender Sevoflurankonzentration ein. Wichtig ist es, die Maske richtig auf dem Gesicht des Kindes zu platzieren und Luftleckage zu vermeiden. Denn eine Leckage verlängert die Einleitung und kontaminiert den Arbeitsplatz unnötig. Bei der inhalativen Einleitung macht das Kind im Gegensatz zur i. v. Einleitung vor Erreichen einer ausreichenden Narkosetiefe ein sog. Exzitationsstadium durch (vgl. Narkosestadien nach Guedel), gekennzeichnet durch Mydriasis, Tachykardie und forcierte Atmung. In dieser Phase ist das Kind besonders empfindlich für äußere Reize (Lärm, Geräusche) und neigt zu unerwünschten Atemwegsreflexen, wie Broncho- oder Laryngospasmus.

Hinweis

Mit dem Versuch, einen i. v. Zugang zu etablieren, sollte, wenn möglich, während der Narkoseeinleitung gewartet werden, bis die Exzitationsphase sicher vorbei ist.

Opioide

Laryngoskopie und Intubation sind schmerzhaft; deshalb ist dabei eine Behandlung mit potenten Analgetika indiziert. Wie oben bereits gesagt, sollten die Mittel einen schnellen Wirkungseintritt und eine kurze Wirkdauer haben. Daher sind für diese Indikation die kurz und schnell wirksamen Opioide (Fentanyl, Alfentanil, Sufentanil oder Remifentanil) gegenüber den länger wirksamen (Morphin, Piritramid, Pethidin) zu bevorzugen.

M!

Merke

Wichtig ist, die genannten Analgetika nicht zu schnell zu injizieren, um das Risiko einer Thoraxrigidität zu verringern, denn diese kann so ernsthaft sein, dass eine weitere Beatmung nur nach Relaxierung möglich ist.

Muskelrelaxanzien

Die Muskelrelaxation erleichtert die Maskenbeatmung, die Laryngoskopie und die Intubation erheblich. Trotzdem gab es lange Zeit Bedenken gegen eine Relaxierung z. B. bei relativ unerfahrenen Kollegen oder unter schwierigen äußeren Bedingungen, wie etwa in der präklinischen Notfallmedizin. Ein Argument gegen die Relaxierung ist, dass der relaxierte Patient bei unerkannter Fehlintubation nicht mehr ausreichend spontan atmen kann. Außerdem ist die Wirkdauer der meisten Muskelrelaxanzien so lang, dass zu befürchten ist, im Falle einer Cannot-ventilate-cannot-intubate-Situation keinen Rückweg mehr zu haben.

Grundsätzlich werden depolarisierende von nicht depolarisierenden Muskelrelaxanzien unterschieden. Succinylcholin bzw. Suxamethonium ist das einzige depolarisierende Muskelrelaxans. Seine pharmakokinetischen Eigenschaften sind nahezu optimal, mit einem Wirkeintritt nach 60–90 s und einer Wirkdauer von 3–6 min. Aufgrund seiner zwar seltenen, aber gravierenden unerwünschten Arzneimittelwirkungen (Bradykardie, Induktion von maligner Hyperthermie, Hyperkaliämie) ist es insbesondere in der Kinderanästhesie nicht das Mittel der Wahl zur Intubation, und die Zahl der Anwendungen ist in der Kinderanästhesie stark rückläufig. Patienten mit neuromuskulären Erkrankungen, schwerem Trauma oder Verbrennungen haben ein deutlich erhöhtes Risiko unerwünschter Arzneimittelwirkungen. Gerade Kinder mit noch nicht diagnostizierten Muskelerkrankungen oder auch nicht diagnostiziertem Pseudocholinesterasemangel sind gefährdet.

Unter den vielen NDMR (nicht depolarisierende Muskelrelaxanzien) sind Mivacurium und Rocuronium die meistgebrauchten Alternativen. Mivacurium ist in Deutschland das am häufigsten verwendete Relaxans, wohl vor allem wegen seiner vergleichsweise kurzen Wirkdauer. Für Rocuronium spricht der vergleichsweise schnelle Wirkungseintritt von (dosisabhängig) 60–120 s und vor allem, dass es innerhalb weniger Minuten vollständig und verlässlich antagonisiert werden kann. Andere NDMR sind Vecuronium, Atracurium, cis-Atracurium und Pancuronium.

Antagonisten

Der eigentliche Einsatzbereich der Antagonisten ist in der Anästhesie das Ende der Narkose, etwa wenn intraoperativ so hochdosiert Opioide gegeben wurden, dass der Patient nicht aufwacht oder die Wirkung der Muskelrelaxanzien noch nicht vollständig abgeklungen ist für eine suffiziente Spontanatmung.

Mit der Einführung von Sugammadex im Jahre 2008 ergab sich ein weiteres Indikationsgebiet: Für die seltenen Fälle, in denen die Intubation nicht gelingt, muss der „Weg zurück“, also die Beendigung der gerade eingeleiteten Anästhesie, immer möglich sein. Nicht alle o. g. Arzneimittel haben eine Wirkdauer, die so kurz ist, dass das Ende der Wirkung abgewartet werden kann. Insbesondere gilt dies für die NDMR. Aber auch die Aufhebung der opiatinduzierten Atemdepression kann wünschenswert sein.

Opioide werden mit Naloxon antagonisiert. Empfohlen wird die Titration mit Einzeldosen von 10 µg/kgKG bis zum gewünschten klinischen Effekt. Für die Muskelrelaxanzien gibt es prinzipiell 2 Antagonisten:

- *Neostigmin:* Cholinesterasehemmer wie Neostigmin verlängern die Wirkdauer von Acetylcholin. Kompetitiv werden die NDMR vom Rezeptor verdrängt. Einige NDMR wirken wesentlich länger als Neostigmin. Die Überwachung der Spontanatmung und ggf. die Gabe einer Repetitionsdosis sind deshalb indiziert. Wesentliche Nebenwirkungen von Cholinesterasehemmern (Bradykardie, Bronchokonstriktion) erklären sich aus der Tatsache, dass die Acetylcholinwirkung auch am muskarinergen Rezeptor erhöht wird. Darum sollte Neostigmin immer in Kombination mit Atropin gegeben werden.

- *Sugammadex:* Eine wesentliche Entwicklung auf dem Gebiet der Relaxansantagonisten ist Sugammadex. Es wurde spezifisch als Antagonist für Rocuronium entwickelt, wirkt aber auch bei Vecuronium. Bei allen anderen Muskelrelaxanzien wirkt es jedoch nicht. Sugammadex bindet Rocuroniummoleküle irreversibel im Plasma. Über den entstehenden Konzentrationsgradienten diffundiert Rocuronium von der Bindungsstelle und die Wirkung endet. Erstmalig können damit auch tiefe NDMR-Blockaden schnell und zuverlässig antagonisiert werden. Dafür wird eine Dosierung von 16 mg/kgKG empfohlen. Nach einer solchen Dosis empfiehlt der Hersteller eine Wartezeit von 24 h vor der nächsten Rocuroniumapplikation.

13.2.6 Airway Management unter erschwerten Bedingungen

Nicht nüchternes Kind

Bei Notfalleingriffen können die o. g. Nüchternheitsintervalle nicht eingehalten werden. Darüber hinaus gelten auch Kinder mit anatomischer (z. B. bei Pylorushypertrophie) oder funktionaler Passagestörung (z. B. bei akutem Abdomen) und Kinder mit (Poly-)Trauma oder erhöhtem intrazerebralem Druck als nicht nüchtern. Ein erhöhtes Aspirationsrisiko ist ebenfalls anzunehmen bei einer Reihe von Krankheitsbildern vom gastroösophagealen Reflux bis zu Intoxikationen oder Blutungen im oberen Gastrointestinaltrakt oder Hals-Nasen-Ohren-Bereich. Das aspirationsgefährdete Kind ist häufig anzutreffen. Jahrzehntelang war das Dogma, dass diese Patienten mit der sog. Rapid Sequence Induction, auch bekannt als Ileuseinleitung, Blitz-, Crush- oder Crash-Intubation, eingeleitet werden mussten. Die klassische Rapid Sequence Induction beinhaltet die folgenden Maßnahmen:

- Präoxygenierung bzw. Denitrogenisierung über die Gesichtsmaske
- Verzicht auf Opioide (emetogen!)
- rasch aufeinander folgende Injektion von Anästhetikum und schnell wirkendem Muskelrelaxans
- Krikoiddruck bzw. Sellick-Manöver
- Verzicht auf Beatmung mit Maske und Ballon bis zur erfolgten Intubation

Während diese Technik bei Erwachsenen und Jugendlichen angewandt werden kann, gibt es bei Neugeborenen, Säuglingen und Kleinkindern wesentliche Einschränkungen: Vor allem der Verzicht auf die Zwischenbeatmung führt fast zwangsläufig zur Hypoxie, noch bevor der Intubationsvorgang begonnen hat. Aufgrund der kleineren funktionellen Residualkapazität und des gleichzeitig höheren Sauerstoffverbrauchs haben die kleinsten Patienten eine wesentlich kürzere Apnoetoleranz (unter 100 s). Die Anschlagzeit der üblichen Relaxanzien liegt bei mindestens 60–120 s. Daraus ergibt sich, dass die Hypoxie eigentlich nur vermieden werden kann, wenn „zu früh" intubiert wird, also bevor das Kind vollständig relaxiert ist. Genau damit erhöht sich jedoch das Aspirationsrisiko, weil das Kind noch husten oder würgen kann. Darüber hinaus gelingt die Präoxygenierung beim nicht kooperativen Kind nicht immer vollständig. Daraus resultiert, dass die Empfehlung zumindest bei Neonaten, Säuglingen und Kleinkindern lautet, mit limitiertem Druck (möglichst unter 15 cmH_2O [1,5 kPa]) mit der Maske zu beatmen. Dann kann das Kind in ausreichend tiefer Narkose und vollständig relaxiert sicher intubiert werden. Diese modifizierte oder kontrollierte Technik der Rapid Sequence Induction kann bei fast allen als nicht nüchtern geltenden Kindern angewandt werden. Ausnahmen sind evtl. massive Atemwegsblutungen oder kontinuierliches Erbrechen bei hohem Ileus.

> **Merke** M!
>
> Hypoxievermeidung ist bei der Intubation von Neugeborenen, Säuglingen und Kleinkindern wichtiger als die vermeintliche Verringerung des Aspirationsrisikos.

Auch der Krikoiddruck, 1961 von B.A. Sellick erstmalig beschrieben, wird in der jüngeren Literatur nicht mehr einstimmig empfohlen. Mit einer Kraft von 20–44 N sollte der Ringknorpel gegen die Halswirbelsäule gedrückt werden und so den Öso-

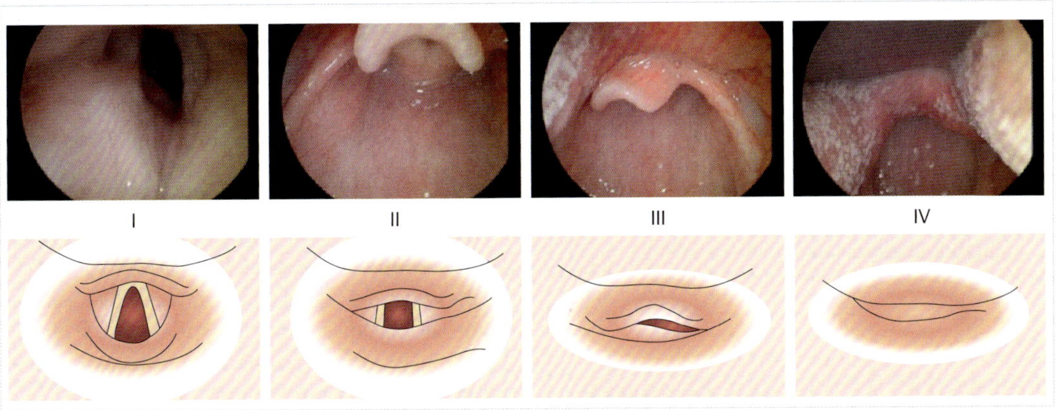

Abb. 13.4 Graduierung von Laryngoskopiebefunden nach Cormack und Lehane. Die Grade III und IV sind Prädiktoren für eine schwierige Intubation. (Quelle: Wetsch W, Hinkelbein J, Spöhr F. Technik der endotrachealen Intubation. In: Wetsch W, Hinkelbein J, Spöhr F, Hrsg. Kurzlehrbuch Anästhesie, Intensivmedizin, Notfallmedizin und Schmerztherapie. 2., aktualisierte Auflage. Stuttgart: Thieme; 2018. doi:10.1055/b-006-149436)

phagus verschließen. Es wurde jedoch gezeigt, dass der Krikoiddruck oft falsch angewandt wird, nicht immer effizient ist, die Maskenbeatmung und die Intubation erschwert und evtl. Erbrechen provozieren kann.

Auch zur Lagerung des Patienten existieren gegenläufige Theorien: Eine Hochlagerung des Oberkörpers verringert das Risiko eines passiven Reflux gegen die Schwerkraft. Bei einer Kopftieflagerung fließt das Regurgitat zwar leichter aus dem Magen, aber sicher nicht in die Lunge. In der Literatur gibt es keine eindeutige Empfehlung.

Erwartet schwieriger Atemweg

Der zu erwartende schwierige Atemweg ist in der Kinderanästhesie wesentlich seltener als in der Erwachsenenmedizin. Er kommt bei seltenen angeborenen syndromalen Erkrankungen mit folgenden Begleiterscheinungen vor:

- veränderte Wirbelsäulenanatomie oder -beweglichkeit (z. B. Goldenhaar-Syndrom, fortgeschrittener Morbus Duchenne)
- veränderte Anatomie des Gesichtsschädels, insbesondere Retrognathie (z. B. Pierre-Robin-Sequenz und andere kraniofaziale Dysplasiesyndrome)
- deutliche Makroglossie (z. B. Mukopolysaccharidosen; Kinder mit Trisomie 21 lassen sich trotz Makroglossie normalerweise gut beatmen und intubieren)

Die Schwierigkeit besteht oft darin, den schwierigen Luftweg dieser Kinder zu erkennen. Anamnestisch sollte immer nach Problemen bei früheren Narkosen gefragt werden, z. B. dem Laryngoskopiebefund nach Cormack und Lehane (▶ Abb. 13.4). Bei der körperlichen Untersuchung sind insbesondere die Mundöffnung (3 Querfinger des Patienten), der sog. Mallampati-Score (Sichtbarkeit der Uvula) und die Beweglichkeit von Kopf und Hals (Reklination) zu bestimmen.

M!

Merke

Es besteht die dringende Empfehlung, Kinder mit erwartet schwierigem Atemweg, wenn möglich, in ein Zentrum mit entsprechender personeller Expertise (Anästhesie, Intensivmedizin und Kinder-Hals-Nasen-Ohren-Spezialisierung) sowie apparativer Ausstattung zu verlegen.

Meistens wird bei diesen Kindern dann eine primär bronchoskopische Intubation erwogen. An dieser Stelle sei mit Nachdruck darauf hingewiesen, dass die sichere *Extubation* dieser Kinder besonders nach Eingriffen im Kopf-Hals-Bereich eine ebenso große Herausforderung darstellen kann wie die Intubation.

> **Merke**
>
> Das A und O beim schwierigen Atemweg sind Vorbereitung, Teamwork und Kommunikation. Plan A, B C und D sollten im Vorfeld mit allen Beteiligten detailliert besprochen sein, eventuell benötigtes Material muss auf Funktionsfähigkeit überprüft und griffbereit sein.

Unerwartet schwieriger Atemweg

Wesentlich häufiger als der aufgrund pathologischer oder anatomischer Abweichungen zu erwartende schwierige Atemweg sind im Kindesalter die unerwartet auftretenden Probleme. Sie sind meist funktional und reichen von suboptimaler Lagerung und unzureichender Narkosetiefe bis zu Broncho- oder Laryngospasmus und opioidinduzierter Thoraxrigidität. Es ist inzwischen gut belegt, dass die Inzidenz dieser Komplikationen mit der Erfahrung und Kompetenz des Anästhesisten abnimmt.

Ein Expertengremium des wissenschaftlichen Arbeitskreises Kinderanästhesie hat eine Handlungsempfehlung entworfen, in der Algorithmen zur schwierigen Beatmung und zur schwierigen Intubation entwickelt wurden. In Anlehnung an diese Algorithmen zeigt ▶ Abb. 13.5, dass Oxygenierung wichtiger ist als die Intubation um jeden Preis. Mit jeder auftretenden Schwierigkeit im Intubationsprozess sollte überprüft, wie streng die Indikation zur Intubation ist. Kernaussagen dieser Algorithmen:

- Beim schwierigen Atemweg muss zwischen schwieriger Beatmung bzw. Oxygenierung und schwieriger Intubation unterschieden werden.
- Oxygenierung ist wichtiger als Intubation: „Die Kinder sterben nicht, weil wir sie nicht intubieren können, sondern weil wir nicht aufhören, es zu probieren!“
- Bei der schwierigen Maskenbeatmung eines Kindes sorgen einfache Maßnahmen (optimierte Kopflagerung, 2-Hand-Esmarch-Maskengriff) und Hilfsmittel (passender Guedel-Tubus) dafür, dass in Verbindung mit einer ausreichenden Narkosetiefe nahezu jedes Kind jeden Alters mit der Maske beatmet werden kann.
- Medikamentös wird eine sog. Vorwärtsstrategie empfohlen. Aus der Befürchtung, im Falle eines Misslingens in einer ausweglosen Situation (Cannot intubate, cannot ventilate) zu landen, wird häufig zu wenig Narkotikum gegeben oder auf die Relaxierung verzichtet, in der Hoffnung, dass das Kind dann wenigstens spontan weiteratmet. Damit wird die Prozedur jedoch unnötig erschwert und es erhöht sich die Gefahr sowohl eines Misslingens als auch von Komplikationen wie Laryngospasmus oder Aspiration. Die Empfehlung ist eindeutig: Bei anamnestisch und in der klinischen Untersuchung unauffälligen Atemwegen soll sich der Anästhesist optimale Bedingungen durch eine ausreichende Narkosetiefe und Relaxierung schaffen.
- Der Stellenwert der LMA als Alternative zum Tubus bzw. zur Überbrückung der Apnoe des Patienten und die Möglichkeiten der Videolaryngoskopie können bei der schwierigen Intubation nicht hoch genug eingeschätzt werden.

Cannot intubate, cannot ventilate

Unter dieser Bezeichnung ist das anästhesiologische Schreckensszenario zu verstehen, bei dem keine der bislang beschriebenen Methoden zu einer Oxygenierung des Kindes führt und auch keine Spontanatmung möglich ist. Diese Konstellation ist bei Kindern extrem selten. Reflexartig wird dann nach der Koniotomie oder Tracheotomie gerufen. Jüngere Untersuchungen haben gezeigt, dass die (im Tierversuch) simulierte Notfallkoniotomie eine Erfolgsrate von höchstens 60 % hat, bei einer mittleren Dauer von ca. 70 s. Eine chirurgische Tracheotomie hat eine 98 %ige Erfolgsrate und dauerte im Durchschnitt 90 s, vorausgesetzt, alles ist optimal vorbereitet. Beide Methoden wiesen in den Untersuchungen jedoch hohe Komplikationsraten auf. Meistens ging es um eine Perforation der Tracheahinterwand. In dieser Studie erfolgten die Eingriffe durch Anästhesisten. Ein weiterer wesentlicher Nachteil der Nadelpunktionskoniotomie ist der, dass die Beatmung über einen Jet-Ventilator erfolgen muss, jedenfalls dann, wenn die Ursache eine komplette Verlegung des oberen Luftwegs ist. Zwar lässt sich zur Not mit viel Druck über eine

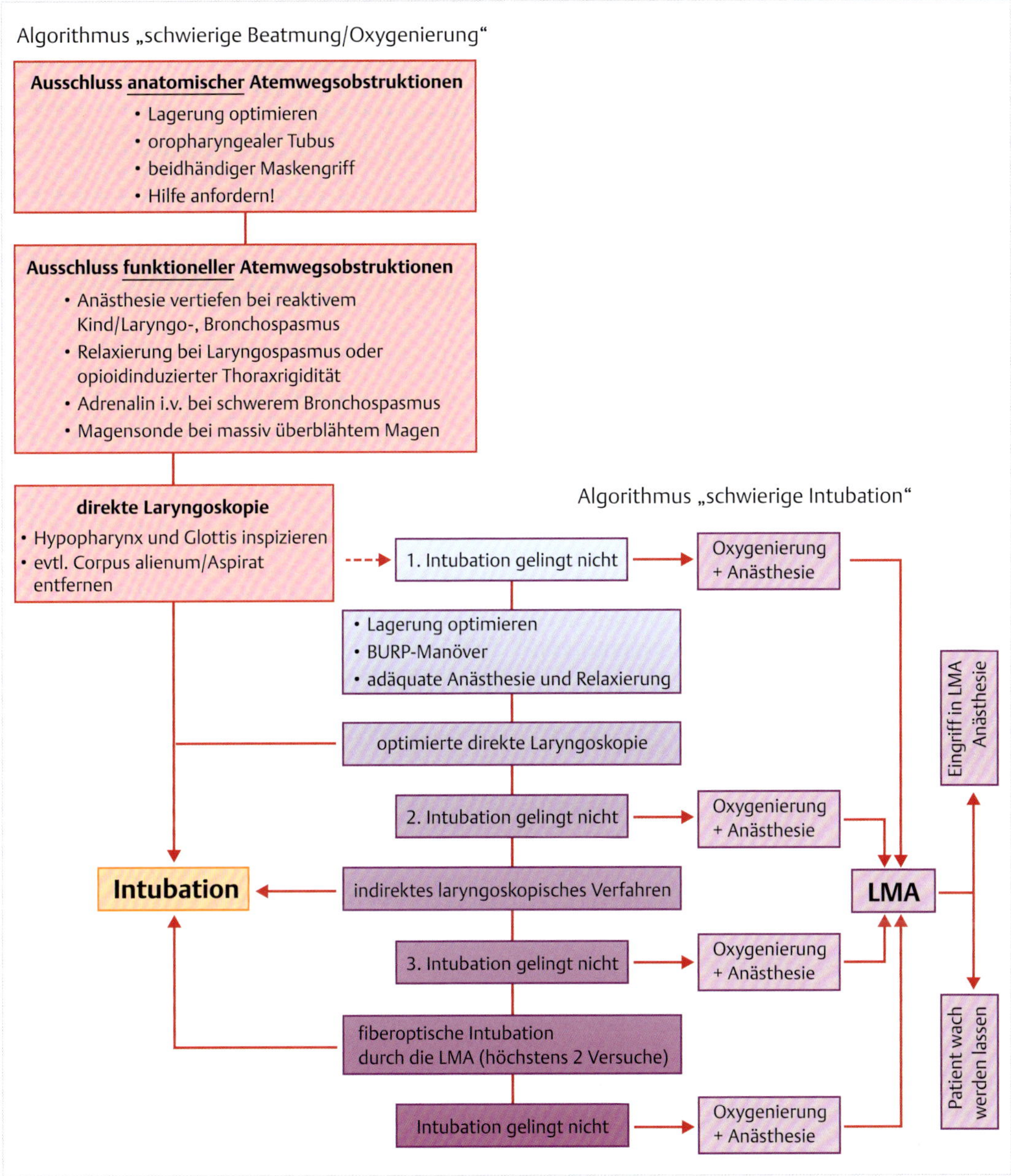

Abb. 13.5 Algorithmus zur schwierigen Oxygenierung und Algorithmus zur schwierigen Intubation.

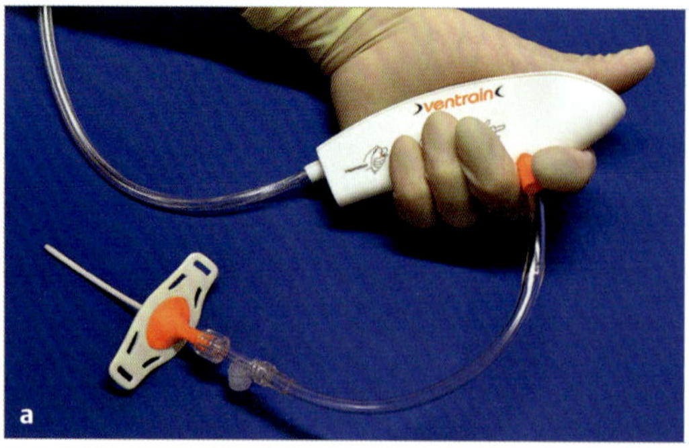

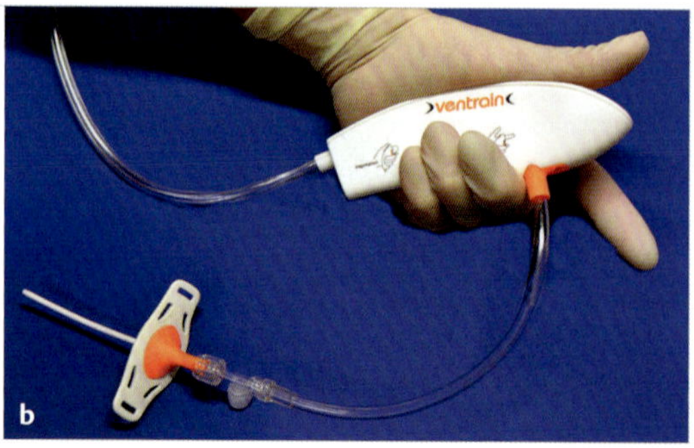

Abb. 13.6 Ventrain mit angeschlossener Ventilationskanüle. Über das Venturi-Prinzip ist auch eine Exspiration möglich.
a Mit dem Daumen wird der Wechsel zwischen Inspiration und Exspiration geregelt.
b Sogenannte Equilibrationsstellung/Äquilibrierung.

Punktionsnadel Sauerstoff in die Lungen bringen. Aber die Luft gelangt passiv über die Nadel kaum mehr nach draußen. Die Folge ist ein Atemstillstand in maximaler Inspiration. Eine spezielle Apparatur (z. B. Ventrain; ▶ Abb. 13.6) ermöglicht die Beatmung über die Kanüle mit dem Venturi-Prinzip.

Merke M!

Die Punktionskoniotomie ist umso komplikationsträchtiger, je kleiner das Kind ist, und bei Kindern unterhalb des Kleinkindesalters nicht zu empfehlen. Der erwartet schwierige Atemweg sollte deshalb mit einem in der Tracheotomie von Kindern erfahrenen Kollegen (meistens Hals-Nasen-Ohren-Spezialisten) in Standby und nach einem vorher im Team besprochenen Stufenplan angegangen werden. Selbstverständlich müssen die Eltern präoperativ über diese Last-Exit-Strategie aufgeklärt werden.

13.3 Besondere Beatmungsformen

Kurz soll an dieser Stelle noch auf einige Beatmungsformen eingegangen werden, die von der normalen Technik abweichen. Für eine Reihe thoraxchirurgischer oder thorakoskopischer Operationen, aber auch für Eingriffe an der Brustwirbelsäule kann eine 1-Lungen-Ventilation indiziert sein. Insbesondere in der (endoskopischen) Chirurgie der Luftwege ist die Jet-Ventilation oft die optimale Beatmungsform.

13.3.1 Ein-Lungen-Ventilation

Doppellumentubus

In der Erwachsenenmedizin ist die Intubation mit einem Doppellumentubus die bevorzugte Methode zur Separation von rechter und linker Lunge. Der Doppellumentubus besteht aus 2 Lumina, einem bronchialen und einem trachealen, jedes versehen mit einer Blockermanschette. Es gibt „rechte" und „linke" Doppellumentuben, je nachdem, welcher Hauptbronchus intubiert werden soll (▶ Abb. 13.7). Am patientenfernen Ende wird über ein Y-Stück das Beatmungsgerät angeschlossen. Das Prinzip des Doppellumentubus ist, dass eines der 2 Lumina in einem Hauptbronchus liegt. Bei korrekter Positionierung wird dann über das andere Lumen endotracheal beatmet. Nach erfolgter Intubation wird die korrekte Position des Tubus überprüft. Das kann klinisch erfolgen (s. u.), besser ist jedoch die

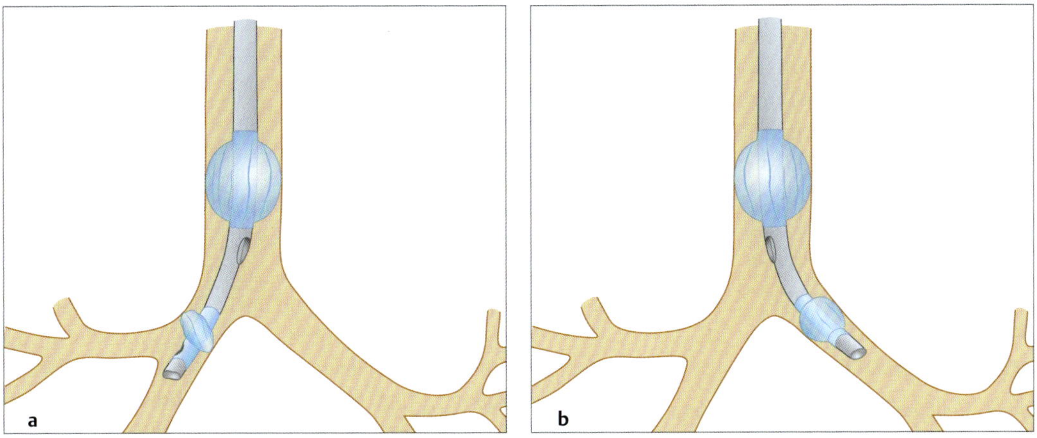

Abb. 13.7 Doppellumentubus. Bei korrekter Lage gelingt auch die Ventilation des Oberlappens.
a Im rechten Hauptbronchus.
b Im linken Hauptbronchus.

endoskopische Kontrolle. Es ergeben sich bei korrekt positioniertem Doppellumentubus die folgenden Ventilationsmöglichkeiten:

- Beide Lumina werden an das Beatmungsgerät angeschlossen und die tracheale Manschette wird geblockt, während die bronchiale Manschette nicht geblockt wird. So werden beide Lungen ventiliert.
- Das endobronchiale Lumen wird am Beatmungsgerät angeschlossen und die bronchiale Manschette wird geblockt, während das tracheale Lumen nach außen offen bleibt. Jetzt wird die endobronchial intubierte Lunge beatmet und die andere kollabiert.
- Das endotracheale Lumen wird am Beatmungsgerät angeschlossen und beide Manschetten werden geblockt, während das bronchiale Lumen nach außen offen bleibt. Jetzt wird die nicht endobronchial intubierte Lunge beatmet und die andere kollabiert.

Sowohl mit einem „rechten" als auch mit einem „linken" Doppellumentubus kann jede Lunge selektiv beatmet werden. Für den „rechten" Doppellumentubus spricht, dass er theoretisch einfacher zu platzieren sein sollte. Denn bei akzidentell zu tiefer endotrachealer Intubation wird meistens auch der rechte Hauptbronchus erreicht. Der Nachteil ist, dass bei sicherer endobronchialer Lage der bronchialen Blockermanschette das Risiko besteht, dass der rechte Oberlappenbronchus auch ausgeschaltet wird, weil die Blockermanschette den Oberlappenbronchus verschließt. Dann werden für die Dauer der 1-Lungen-Ventilaton nur noch der rechte Mittel- und Unterlappen beatmet. Die Gefahr der Mitausschaltung des Oberlappens ist links aus anatomischen Gründen deutlich geringer. Darum wird der linke Doppellumentubus vielfach bevorzugt, wenn der Verwender die Wahl hat.

Endoskopisch wird durch das tracheale Lumen kontrolliert, dass der gewünschte Hauptbronchus intubiert ist und dass die Manschette nicht oberhalb der Karina liegt. Durch den bronchialen Tubus wird der jeweilige Oberlappenbronchus identifiziert.

M!

Merke

Die endobronchiale Manschette des Doppellumentubus sollte nicht länger als nötig geblockt sein, um Druckschäden auf der Bronchusschleimhaut zu vermeiden. Aus demselben Grund soll der Doppellumentubus nicht unnötig lange in situ bleiben. Üblicherweise wird er nach Ablauf des Eingriffs gegen einen gewöhnlichen Tubus ausgetauscht, wenn eine weitere Beatmung indiziert ist.

Der kleinste Doppellumentubus für die Pädiatrie ist 26 Charrière groß und damit geeignet für Kinder ab ungefähr 10 Jahren. G.A. Marraro hat 1987 erstmals einen Doppellumentubus für Kinder unter 3 Jahren beschrieben. Dieser besteht aus 2 nebeneinander geklebten ungeblockten 3,0-mm-Tuben, für die im 2-Lungen-Betrieb auch 2 Beatmungsgeräte nötig sind. Er hat sich im klinischen Alltag jedoch nicht durchgesetzt.

Selektive Intubation eines Hauptbronchus

Eine naheliegende Option bei jüngeren Kindern ist die gewollte Intubation eines Hauptbronchus mit einem normalen endotrachealen Tubus. Bei Verwendung eines nicht geblockten Tubus kann es schwierig sein, den Hauptbronchus befriedigend abzudichten. Bei geblockten Tuben muss die Blockermanschette vollständig im Bronchus liegen. Bei Kindern entsteht dann schnell das Problem, dass der Oberlappen nicht beatmet wird. Ein weiterer Nachteil ist, dass der intraoperative Wechsel von der 1-Lungen-Ventilation zur normalen Beatmung oder andersherum aufwendig und nicht ganz risikolos ist. Darum werden die Kinder häufig viel länger als strikt nötig auf nur einer Lunge beatmet.

Bronchusblockade

Alternativ kann die auszuschaltende Lunge auch mit einer selektiven Katheterblockade des Hauptbronchus stillgelegt werden. Beatmet wird dann über den endotrachealen Tubus nur noch die nicht blockierte Lunge. Die verwendeten Systeme reichen vom nicht vorgesehenen Gebrauch von Fogarty-Kathetern über Systeme mit 3-wegigem, speziellem Konnektor, die bronchoskopisch geführt durch einen gewöhnlichen Tubus benutzt werden (Bronchus-Blocker nach Arndt, EZ Blocker), bis zu fixen Kombinationen aus Tubus und Blocker (Univent; ▶ Abb. 13.8). Insbesondere der Arndt-Blocker ist in der Kinderanästhesie weit verbreitet, da er mit Ausnahme der Neugeborenen und der kleinen Säuglinge das gesamte Altersspektrum abdeckt.

13.3.2 Jet-Ventilation

„Jet“ bezeichnet die Applikation eines komprimierten Gasvolumens mit hohem Druck (2–3 bar [200–300 kPa]) durch eine Düse. Bei der HFJV (Hochfrequenz-Jet-Ventilation) werden mehr als 100 (maximal 600–900) Impulse/min verabreicht. Im Gegensatz dazu wird bei der normofrequenten Jet-Ventilation eine Impulsfrequenz von 10–30 Impulsen/min gewählt. Als „CHFJV“ (Combined HFJV) wird die Kombination der HFJV mit einer anderen Beatmungsform bezeichnet. Eine Sonderform stellt die superponierte HFJV dar, bei der die hochfrequente und die normofrequente Jet-Ventilation kombiniert werden. Dafür ist ein Respirator entwickelt worden (TwinStream), der die beiden Jet-Frequenzen simultan applizieren kann. Der Sinn dieser Kombination ist, grob vereinfacht gesagt, dass über den Hochfrequenzanteil die Oxygenierung und über den Normofrequenzanteil die Kohlendioxidelimination gesteuert werden können.

Die häufigste Indikation für die Jet-Ventilation in der Anästhesie ist die laryngeale oder endotracheale Chirurgie. Prinzipiell lassen sich 2 Formen der Jet-Ventilation unterscheiden:

- Bei der infraglottischen Jet-Ventilation wird der Jet über einen endotracheal liegenden Jet-Katheter oder eine perkutane Kanüle (Ravussin-Nadel) appliziert.
- Die supraglottische Jet-Ventilation kommt ohne Katheter aus (▶ Abb. 13.9). Der Ventilator wird an ein speziell entwickeltes Operationsendoskop angeschlossen. Der Jet verlässt die Austrittsdüsen am Laryngoskop, also supraglottisch.

Wesentliche Vorteile dieser Methode:

- Larynx und Trachealumen sind für den Hals-Nasen-Ohren-Arzt vollständig zugänglich.
- Eine suffiziente Beatmung ist auch bei deutlich stenosierenden Prozessen möglich.
- Bei Verwendung des Operationslasers besteht nicht die Gefahr eines Tubusbrandes.

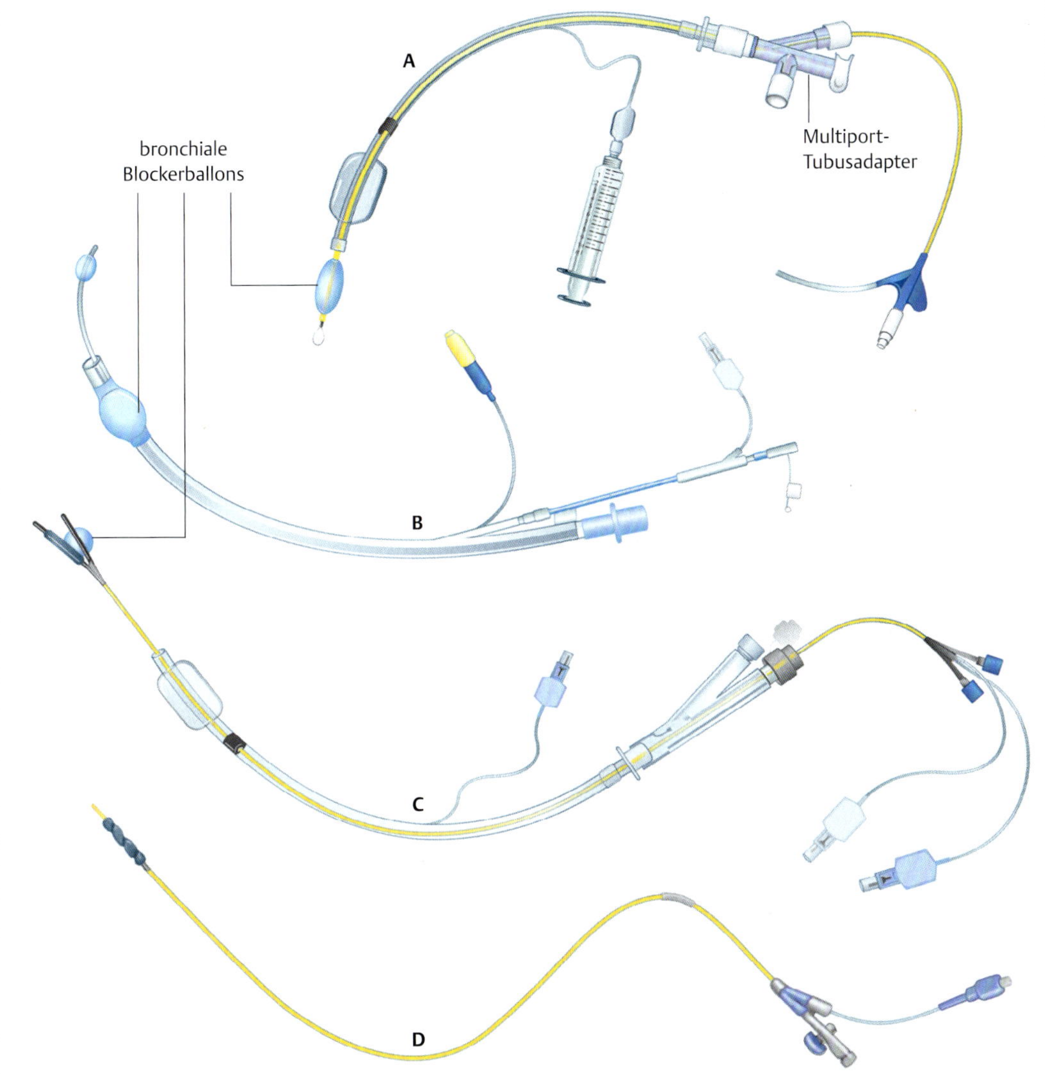

Abb. 13.8 Verschiedene Modelle von Bronchusblockern. A = Arndt-Blocker (Cook Critical Care, Bloomington, Indiana, USA),
B = Uniblocker (Fuji Systems Corporation, Tokyo, Japan)
C = EZ-Blocker (EZ-Blocker B.V., Delft, NL)
D = Cohen Flextip (Cook Critical Care, Bloomington, Indiana, USA) (Quelle: Hachenberg T, Schilling T. Bronchiale Blockade. In: Müller MR, Watzka SB. Expertise Thoraxchirurgie. 1. Aufl. Stuttgart: Thieme; 2015)

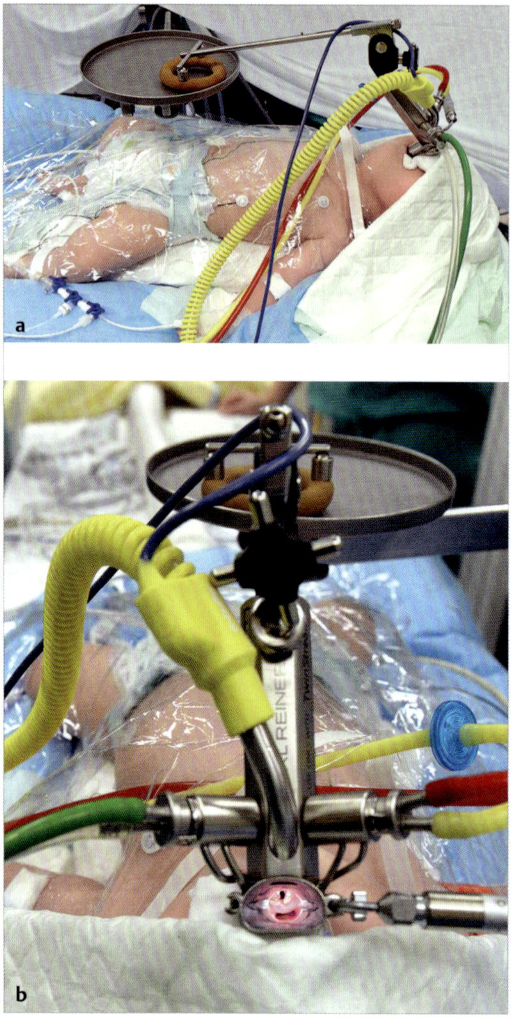

Abb. 13.9 Supraglottische Jet-Ventilation zur diagnostischen Laryngotracheobronchoskopie. 4 Monate alter Säugling. (Quelle: Mit freundlicher Genehmigung von J. Wilkens, umc Groningen)

a Jet-Apparatur angeschlossen an das Operationslaryngoskop.

b Blick des Hals-Nasen-Ohren-Arztes auf die nicht instrumentierte Glottis.

13.4 Zusammenfassung

Zusammenfassend wird darauf hingewiesen, dass im Airway Management auch in der Kinderanästhesie vieles in Entwicklung ist. Der aktuelle Stand findet sich ausgezeichnet zusammengefasst und wiedergegeben in den Leitlinien der wissenschaftlichen Arbeitskreise „Airway Management“ und „Kinderanästhesie“ der DGAI (Deutsche Gesellschaft für Anästhesiologie & Intensivmedizin).

13.5 Literatur

[592] Aloy A, Schragl E, eds. Jet-Ventilation – technische Grundlagen und klinische Anwendungen. Wien: Springer; 1995

[593] Beck C, Eich C Röher K et al. Neue europäische Leitlinie für präoperative Nüchternzeiten bei Kindern: Zustimmung durch das DGAI-Präsidium und Adaptation durch den Wissenschaftlichen Arbeitskreis Kinderanästhesie. Anästh Intensivmed 2021; 62: V137–V139

[594] Bein B, Wortmann F, Meybohm P et al. Evaluation of the pediatric bonfils fiberscope for elective endotracheal intubation. Paediatr Anaesth 2008; 18 (11): 1040–1044

[595] Bhatia N, Bhagat H, Sen I. Cricoid pressure: Where do we stand? J Anaesthesiol Clin Pharmacol 2014; 30 (1): 3–6

[596] Boensch M, Schick V, Spelten O et al. Abschätzung der optimalen Tubuslänge – systematische Übersichtsarbeit zu publizierten Formeln bei Säuglingen und Kindern. Anästhesist 2016; 2: 115–121

[597] Brain AI. The development of the laryngeal mask – a brief history of the invention, early clinical studies and experimental work from which the laryngeal mask evolved. Eur J Anaesthesiol 1991; Suppl. 4: 5–17

[598] Campos JH. Which device should be considered the best for lung isolation: double-lumen endotracheal tube versus bronchial blockers. Curr Opin Anaesthesiol 2007; 20 (1): 27–31

[599] Dornberger I. Schwieriges Atemwegsmanagement bei Erwachsenen und Kindern. 1. Aufl. Stuttgart: Thieme; 2013

[600] El-Orbany M, Connolly LA. Rapid sequence induction and intubation: current controversy. Anesth Analg 2010; 110 (5): 1318–1325

[601] Gerstein NS, Anderson MS. Efficacy of facemask ventilation in novice providers. J Clin Anest 2013; 25 (3): 193–197

[602] Grasl MC, Donner A, Schragl E et al. Tubeless laryngotracheal surgery in infants and children via jet ventilation laryngoscope. Laryngoscope 1997; 107 (2): 277–281

[603] Griesdale DE, Liu D, McKinney J et al. Glidescope(R) video-laryngoscopy versus direct laryngoscopy for endotracheal intubation: a systematic review and meta-analysis. Canad J Anaesth 2012; 59 (1): 41–52

[604] Johansen K, Holm-Knudsen RJ, Charabi B et al. Cannot ventilate – cannot intubate an infant: surgical tracheotomy or transtracheal cannula? Paediatr Anaesth 2010; 20 (11): 987–993

[605] Kaufmann J, Laschat M, Engelhardt T et al. Tracheal intubation with the bonfils fiberscope in the difficult pediatric airway: a comparison with fiberoptic intubation. Paediatr Anaesth 2015; 25 (4): 372–378

[606] Marraro G, Marinari M, Rataggi M. The clinical application of synchronized independent lung ventilation (S.I.L.V.) in pulmonary disease with unilateral prevalence in pediatrics. Int J Clin Monit Comput 1987; 4 (2): 123–129

[607] Mirakhur RK. Sugammadex in clinical practice. Anaesthesia 2009; 64 (Suppl. 1): 45–54

[608] Pawar DK, Marraro GA. One lung ventilation in infants and children: experience with marraro double lumen tube. Paediatr Anaesth 2005; 15 (3): 204–208

[609] Peeters Y, Van de Velde M, Neyrinck AP et al. Approach to one lung ventilation during the surgical resection of an intrathoracic ganglioneuroblastoma in a three-year-old child: a case report and review of the literature. Acta Anaesthesiol Belg 2014; 65 (1): 45–49

[610] Piepho T, Cavus E, Noppens R et al. S 1-Leitlinie: Atemwegsmanagement – Airwaymanagement. AWMF-Register Nr.: 001/028, Stand: 21.08.2023. Im Internet: https://register.awmf.org/de/leitlinien/detail/001-028 (Stand: 22.05.2024)

[611] Ramesh S, Jayanthi R. Supraglottic airway devices in children. Ind J Anaesth 2011; 55 (5): 476–482

[612] Rezaie-Majd A, Bigenzahn W, Denk DM et al. Superimposed high-frequency jet ventilation (SHFJV) for endoscopic laryngotracheal surgery in more than 1500 patients. Brit J Anaesth 2006; 96 (5): 650–659

[613] Salgo B, Schmitz A, Henze G et al. Evaluation of a new recommendation for improved cuffed tracheal tube size selection in infants and small children. Acta Anaesthesiol Scandin 2006; 50 (5): 557–561

[614] Schmidt AR, Weiss M, Engelhardt T. The paediatric airway: basic principles and current developments. Eur J Anaesthesiol 2014; 31 (6): 293–299

[615] Schmidt J, Strauss J, Becke K. Handlungsempfehlung zur Rapid Sequence Induction im Kindesalter. Anästhesiol Intensivmed 2007; 48: S 88–S 93

[616] Sellick BA. Cricoid pressure to control regurgitation of stomach contents during induction of anaesthesia. Lancet 1961; 2 (7199): 404–406

[617] Sui JH, Mao P, Liu JH et al. Transillumination-assisted orotracheal intubation: a comparison of the bonfils fibrescope and the lightwand (trachlight). Acta Anaesthesiol Scandin 2012; 56 (5): 565–570

[618] Thong SY, Wong TG. Clinical uses of the bonfils retromolar intubation fiberscope: a review. Anesth Analg 2012; 115 (4): 855–866

[619] Timmermann A, Byhahn C, Wenzel V et al. Handlungsempfehlung für das präklinische Atemwegsmangement. Anästhesiol Intensivmed 2012; 53: 294–308

[620] Tobias JD. Pediatric airway anatomy may not be what we thought: implications for clinical practice and the use of cuffed endotracheal tubes. Paediatr Anaesth 2015; 25 (1): 9–19

[621] Walker RW, Ellwood J. The management of difficult intubation in children. Paediatr Anaesth 2009; 19 (Suppl. 1): 77–87

[622] Weiss M, Dullenkopf A, Gysin C et al. Shortcomings of cuffed paediatric tracheal tubes. Brit J Anaesth 2004; 92 (1): 78–88

[623] Weiss M, Dullenkopf A, Fischer JE et al., European Paediatric Endotracheal Intubation Study Group. Prospective randomized controlled multi-centre trial of cuffed or uncuffed endotracheal tubes in small children. Brit J Anaesth 2009; 103 (6): 867–873

[624] Weiss M, Schmidt J, Eich C et al. Handlungsempfehlungen zur Prävention und Behandlung des unerwartet schwierigen Atemweges in der Kinderanästhesie. Anästhesiol Intensivmed 2011; 52: S 54–S 63

Kapitel 14

Beatmung in der Kinderkardiologie

14 Beatmung in der Kinderkardiologie

Ulrich Kleideiter, Nikolaus A. Haas

14.1 Einleitung

In wenigen Bereichen der Intensivmedizin ist der unmittelbare Zusammenhang zwischen der Lungenfunktion bzw. dem Beatmungsregime und der kardialen Funktion bzw. den Auswirkungen auf das Herz-Kreislauf-System so bedeutsam und sich gegenseitig beeinflussend wie bei der Beatmung von Kindern und Jugendlichen mit Herzerkrankungen bzw. Herzfehlern. Durch das Beatmungsregime kann daher besonders bei herzkranken Kindern und bei Patienten mit angeborenen Herzfehlern gezielt Einfluss auf die kardiale Funktion, die Blutflussverhältnisse (Verhältnis zwischen Lungen- und Systemperfusion) und damit auf das Herzminutenvolumen genommen werden. Andererseits kann gerade durch „konventionelle“ Beatmungsformen bzw. Einstellungen am Respirator, die aber aufgrund der zugrunde liegenden Herzerkrankung und deren Pathophysiologie der aktuellen Situation nicht zuträglich sind, die hämodynamische und auch respiratorische Situation erheblich verschlechtert werden.

M!

Merke

Bei der Beatmung von Patienten mit diesen Erkrankungen kommen gelegentlich Beatmungsformen zum Einsatz, die unkonventionell erscheinen mögen, aber der Pathophysiologie Rechnung tragen.

14.2 Einfluss der maschinellen Beatmung

14.2.1 Herz-Kreislauf-Funktion

Der wesentliche Faktor, der die Herz-Kreislauf-Funktion bei maschinell beatmeten Patienten beeinflusst, ist der intrathorakale Druck. Wird der MAP erhöht, so erhöht sich ebenfalls der intrathorakale Druck. Der MAP verhält sich proportional zum PIP, zur Inspirationszeit, zum PEEP und zur Atemfrequenz.

Die Effekte einer Überdruckbeatmung treten bei normaler kardialer Funktion in der Regel erst bei PEEP-Werten ab 10–15 cmH_2O (1,0–1,5 kPa) bzw. bei Werten des MAP ab ca. 15–20 cmH_2O (1,5–2,0 kPa) auf (▶ Abb. 14.1).

Reduktion des venösen Rückflusses zum rechten Herz

Die wesentliche treibende Kraft für den venösen Rückfluss zum Herz ist der Druckunterschied zwischen den venösen Gefäßen und dem Druck im rechten Vorhof (zentralvenöser Druck). Infolge einer Überdruckbeatmung steigen der intrathorakale Druck und der Druck im rechten Vorhof an, wodurch sich der venöse Rückfluss zum rechten Herz verringert. Dieser Mechanismus wird vor allem bei Patienten mit einem Volumenmangel relevant. Bei ihnen lässt sich in typischer Weise eine Reduktion der arteriellen Druckkurve während der Inspiration nachweisen (sog. Swing in der Druckkurve).

Abnahme der Vorlast des rechten Herzens

Der verminderte venöse Rückfluss spiegelt sich in einem verminderten enddiastolischen Volumen des rechten Ventrikels wider. Die Kontraktilität der Herzkammern ist direkt proportional zum enddiastolischen Volumen der Herzkammer (Frank-Starling-Mechanismus). Dieser Steigerung der Kontraktilität durch eine Erhöhung der Vorlast sind allerdings Grenzen gesetzt: Kommt es zu einer Überdehnung des Herzmuskels, nimmt die Kontraktilität ab. Dieser Mechanismus erklärt, dass eine Reduktion der Vorlast unter Umständen die kardiale Funktion sogar verbessern kann.

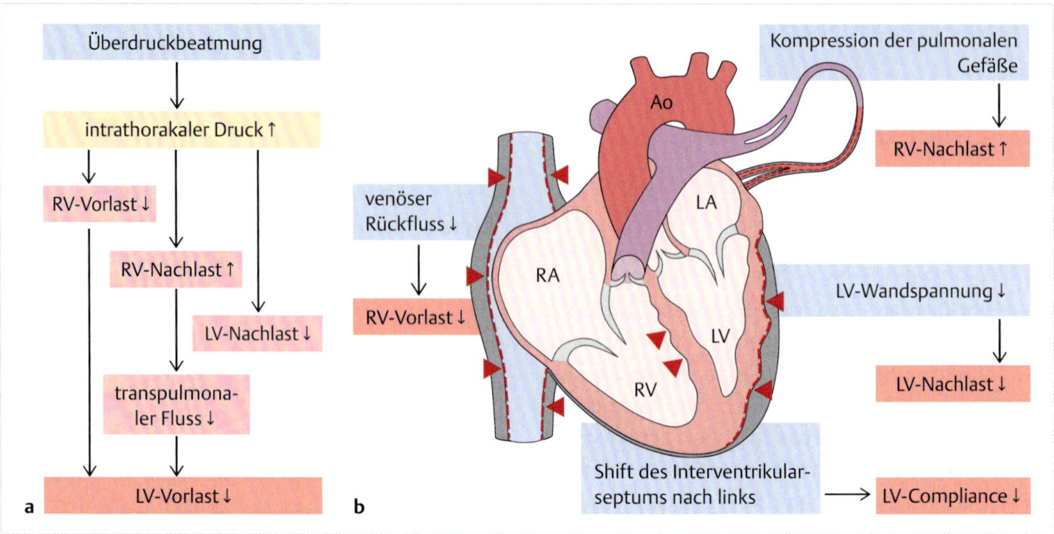

Abb. 14.1 Hämodynamische Effekte einer Überdruckbeatmung. (Ao = Aorta, LA = linker Vorhof, LV = linker Ventrikel, RA = rechter Vorhof, RV = rechter Ventrikel)

a Überblick über die hämodynamischen Effekte.

b Schematische Darstellung der kardiologischen Auswirkungen.

Steigerung bzw. Abnahme der Nachlast des rechten Herzens

Ein gesteigerter intrathorakaler Druck führt zu einer Kompression der intrathorakalen Gefäße und damit zum Anstieg des pulmonalvaskulären Widerstands und der Nachlast des rechten Ventrikels. Dieser Effekt tritt jedoch nur bei länger dauernder und erheblicher Erhöhung des PEEP (über 10–15 cmH_2O [1,0–1,5 kPa]) bzw. des MAP (über 20 cmH_2O [2,0 kPa]) auf. Kurzfristige Erhöhungen, wie sie z. B. bei Rekrutierungsmanövern durchgeführt werden, haben in der Regel keinerlei klinisch bedeutsamen Einfluss auf die rechtsventrikuläre Nachlast.

Eine Erhöhung des intrathorakalen Druckes kann aber auch zu einer Abnahme der rechtsventrikulären Nachlast führen. Werden z. B. Atelektasen, die eine Kompression von großen Teilen der Lungengefäße verursachen, durch eine Steigerung des PEEP bei einem Rekrutierungsmanöver eröffnet, nimmt der pulmonalvaskuläre Widerstand und damit die rechtsventrikuläre Nachlast ab. Daher sind beide Parameter, die Ventilation und die Perfusion, im Zusammenspiel bedeutsam und es gilt der Leitsatz: „Luft muss rein und Blut muss fließen.“

Abnahme der linksventrikulären Compliance

Eine dauerhaft gesteigerte rechtsventrikuläre Nachlast bewirkt einen Druckanstieg und eine Änderung der Geometrie des rechten Ventrikels sowie eine Verlagerung des interventrikulären Septums in Richtung des linken Ventrikels. Dieser Shift des interventrikulären Septums bedingt eine verminderte Dehnbarkeit des linken Ventrikels und die linksventrikuläre Compliance nimmt ab. Dieser Effekt tritt nicht nur bei beatmeten Patienten (schweres ARDS u. a.) auf, sondern auch z. B. bei einer massiven pulmonalen Hypertension aufgrund anderer Ursachen (Eisenmenger-Reaktion, pulmonal-hypertensive Krisen, pulmonale Embolie, Asthma usw.). Echokardiografisch weist der rechte Ventrikel in solchen Fällen nicht die typische Bananenform auf, sondern stellt sich im Querschnitt eher rund dar (Apfelform; ▶ Abb. 14.2).

14

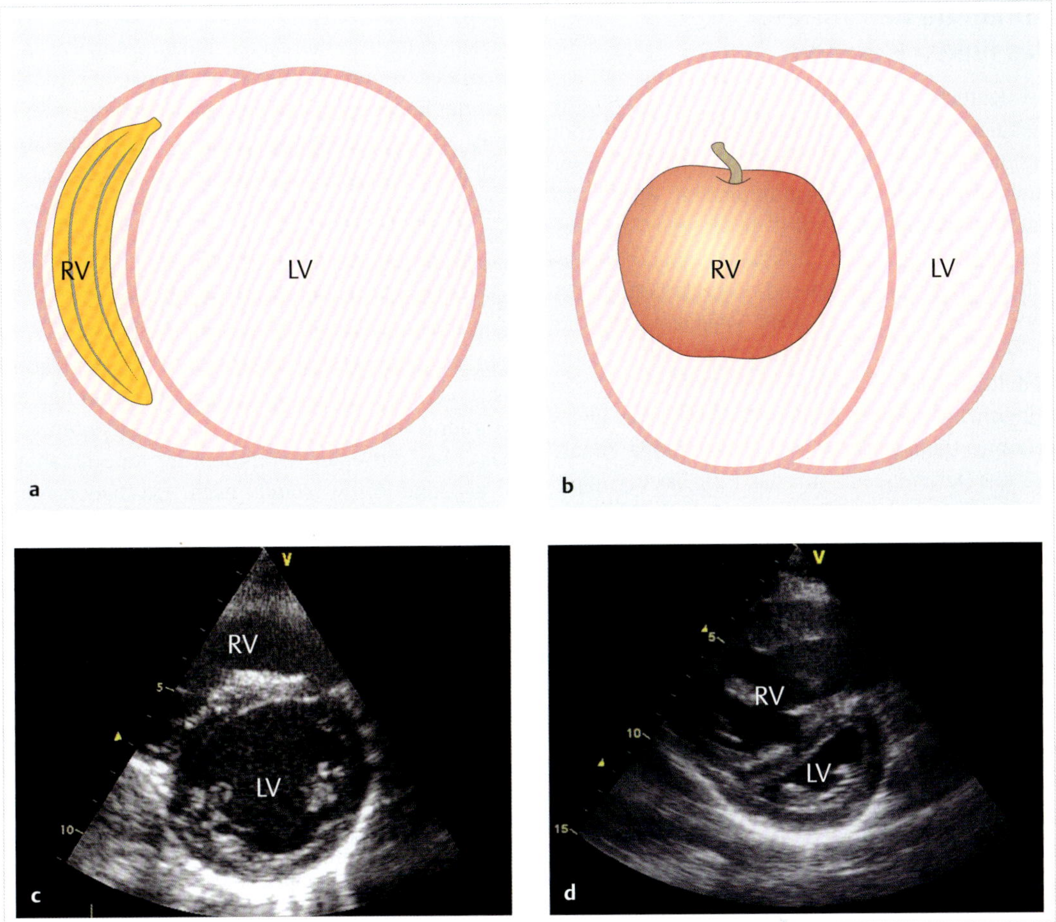

Abb. 14.2 Shift des Interventrikularseptums bei erhöhter rechtsventrikulärer Nachlast. (LV = linker Ventrikel, RV = rechter Ventrikel)

a Normalerweise erinnert die Form des rechten Ventrikels an eine Banane. (Quelle: Kleideiter U, Dalla Pozza R, Haas N. Beurteilung der Diameter des rechten Vorhofs und Ventrikels. In: Kleideiter U, Dalla Pozza R, Haas N, Hrsg. Pädiatrische Echokardiografie. 1. Auflage. Stuttgart: Thieme; 2019. doi:10.1055/b-006-149618)

b Bei einem relevanten Anstieg der rechtsventrikulären Nachlast wird der rechte Ventrikel kugelförmiger und es kommt zu einer Verlagerung des Interventrikularseptums in Richtung des linken Ventrikels (Apfelform). Es resultiert eine verminderte linksventrikuläre Compliance. (Quelle: Kleideiter U, Dalla Pozza R, Haas N. Beurteilung der Diameter des rechten Vorhofs und Ventrikels. In: Kleideiter U, Dalla Pozza R, Haas N, Hrsg. Pädiatrische Echokardiografie. 1. Auflage. Stuttgart: Thieme; 2019. doi:10.1055/b-006-149 618)

c In der Echokardiografie stellt sich der linke Ventrikel bei einem normalen rechtsventrikulären Druck im Querschnitt kreisrund dar.

d Bei einem erhöhten rechtsventrikulären Druck wird der linke Ventrikel durch den dilatierten rechten Ventrikel komprimiert.

Abnahme der Vorlast des linken Herzens

Bei deutlich erhöhtem MAP oder relevantem pulmonalem Hypertonus resultiert eine Reduktion des Blutangebots an den linken Ventrikel aufgrund eines verringerten transpulmonalen Blutflusses. Dadurch nimmt die Vorlast des linken Ventrikels ab. Eine Reduktion der linksventrikulären Vorlast führt trotz eines weitgehend normalen enddiastolischen Volumens des linken Ventrikels zu einer Verschlechterung der Kontraktilität und zu einer Reduktion des Schlagvolumens. Dieser Effekt ist klinisch bei einer normalen Herzfunktion wenig relevant. Dennoch zeigt sich klinisch eine Zunahme der Herzfrequenz, um das HZV bei verringertem Schlagvolumen aufrechtzuhalten.

Hinweis

Bei einer erheblichen Steigerung des enddiastolischen Volumens, z. B. bei Linksherzinsuffizienz und Lungenödem oder auch bei massivem Links-rechts-Shunt (großer VSD oder PDA), wirkt sich eine durch die Beatmung verminderte Vorlast günstig auf die Kontraktilität aus. In der Praxis spiegelt sich dieser pathophysiologische Mechanismus bei der Beatmung von Patienten mit Lungenödem wider, bei denen ein hoher PEEP eingesetzt wird.

Abnahme der Nachlast des linken Ventrikels

Das Schlagvolumen des linken Ventrikels wird auch von der Nachlast beeinflusst. Diese entspricht – unter strengen physiologischen Gesichtspunkten – der Wandspannung des Ventrikels zu Beginn der Systole und wird durch den Druckgradienten zwischen dem intrathorakal gelegenen Ventrikel und den extrathorakal gelegenen arteriellen Gefäßen aufgebaut. Im Klinikalltag wird die Nachlast oft mit dem Widerstand des Gefäßsystems gleichgesetzt, der allerdings nur einem Teil der Nachlast entspricht. Eine Zunahme des intrathorakalen Druckes bei beatmeten Patienten führt daher über die Abnahme des Druckgradienten zwischen dem intrathorakalen linken Ventrikel und dem extrathorakalen Gefäßsystem zu einer Abnahme der linksventrikulären Wandspannung und damit zu einer Reduktion der linksventrikulären Nachlast. Bei einem gesteigerten enddiastolischen Volumen (Linksherzinsuffizienz) wirkt sich dieser Mechanismus günstig auf das Schlagvolumen aus.

Daher bedeutet eine Beatmung mit hohem PEEP, also einem erhöhten MAP, bei Patienten mit einer Linksherzinsuffizienz immer indirekt auch eine positiv-inotrope Unterstützung. In gleichem Sinne ist eine Extubation – also eine Reduktion des intrathorakalen Druckes – bei diesen Patienten vergleichbar mit einer Reduktion der Katecholamindosis und kann somit nach Extubation eine Zustandsverschlechterung zur Folge haben. Umgekehrt führt eine Intubation bei solchen Patienten mit Herzinsuffizienz zu einer hämodynamischen Verbesserung und einer Reduktion der notwendigen Katecholamindosis.

Merke M!

Eine Herzinsuffizienz kann sich nach Extubation wieder manifestieren und zu einer klinischen Verschlechterung führen. Daher kann es hilfreich sein, direkt post extubationem eine nicht-invasive Beatmung (CPAP) mit angepasster Maske bzw. angepasstem Interface zur Aufrechterhaltung eines PEEP zu beginnen.

14.2.2 Verhältnis zwischen Lungen- und Systemperfusion

Die Gefäßwiderstände im großen und kleinen Kreislauf können mit unterschiedlichen Maßnahmen (z. B. Medikamente) gezielt beeinflusst werden. Bekannt ist dies besonders für selektive Vasodilatatoren, die bevorzugt im Systemkreislauf (z. B. Natriumnitroprussid, Urapidil etc.) oder im Pulmonalkreislauf (z. B. Sildenafil, iNO etc.) wirken. Aber auch die Art der maschinellen Beatmung übt Einfluss auf den pulmonalen Gefäßwiderstand aus und kann daher entsprechend zur Optimierung der hämodynamischen Situation der Patienten verwendet werden (▶ Abb. 14.3).

Relevant ist dies vor allem für Patienten, bei denen eine Verbindung im Hochdruckgebiet zwischen dem großen und dem kleinen Kreislauf besteht und ein Zufluss aus dem Systemkreislauf in den Lungenkreislauf vorhanden ist (Links-rechts-Shunt). Bei Shuntverbindungen im Bereich des Niedrigduckgebietes (z. B. ASD II, Lungenvenenfehlmündung etc.) spielt dies weniger bzw. kaum eine Rolle. Weitere Risikogruppen sind univentrikuläre Herzen und PDA-abhängige Vitien. Dadurch kommt es nicht nur zu einer Überflutung des Lungengefäßsystems mit den entsprechenden pulmonalen Folgen (Lungenödem, pulmonale Obstruktion und Restriktion), sondern aufgrund der pulmonalen Rezirkulation auch zu einer Volumenbelastung des Systemventrikels. Letztendlich kann es infolge einer pulmonalen „Luxusperfusion" zu einer Minderperfusion im Systemkreislauf kommen. Klinisch resultiert eine Kombination aus Herzinsuffizienz, Ateminsuffizienz und Schock. Typische Beispiele mit biventrikulärer Zirkulation:

- großer Ventrikelseptumdefekt
- atrioventrikulärer Septumdefekt (Atrioventrikularkanal, AVSD)
- großer persistierender Ductus arteriosus
- aortopulmonales Fenster
- Truncus arteriosus communis

Bei diesen Patienten ist es wichtig, eine Balance zwischen der Perfusion des System- und des Lungenkreislauf zu erreichen.

Andere Beispiele für eine solche hämodynamische Situation sind Patienten mit univentrikulären Herzen, bei denen sowohl der kleine (Lungen-) Kreislauf (PDA-abhängige Lungenperfusion) als auch der große (System-)Kreislauf (PDA-abhängige Systemperfusion) von einer Herzkammer perfundiert werden, oder Patienten, bei denen eine funktionell univentrikuläre Physiologie vorliegt und die Lungenperfusion über einen aortopulmonalen Shunt erfolgt.

Hinweis

univentrikuläre Physiologie:

- native univentrikuläre Herzen ohne Restriktion der Lungenperfusion (HLHS, DILV etc.)
- palliierte univentrikuläre Herzen mit Shunt-abhängiger Lungenperfusion
- mit Shunt pallierter Morbus Fallot, Pulmonalatresie etc.

Bei all diesen Herzfehlern ist das Ausmaß der Lungendurchblutung vom Druckunterschied zwischen den beiden Kreisläufen abhängig. Der Blutdruck im Systemkreislauf kann durch gefäßwirksame Medikamente beeinflusst werden: Katecholamine wie Adrenalin oder Noradrenalin steigern den systemischen Blutdruck, Medikamente wie z. B. Natriumnitroprussid, Nitroglycerin oder ACE-Hemmer (Hemmer des Angiotensin-converting Enzyme) senken ihn.

Auch im Pulmonalkreislauf kann der Blutdruck bzw. pulmonale Gefäßwiderstand relativ selektiv medikamentös beeinflusst werden. Prostazykline (Epoprostenol, Ilomedin), Phosphodiesterase-III- und -IV-Inhibitoren (Milrinon, Sildenafil), Magnesium, Kalziumantagonisten, Endothelinrezeptorantagonisten (Bosentan) u. a. können den Lungengefäßwiderstand senken.

Auch die Beatmung selbst kann auf den pulmonalen Gefäßwiderstand durch unterschiedliche Beatmungsregimes Einfluss nehmen. Dabei gelten folgende Grundprinzipien (▶ Abb. 14.4):

- Der Gefäßwiderstand im Lungenkreislauf kann bei beatmeten Patienten oder Patienten mit Atemhilfe durch folgende Faktoren gesenkt werden:
  - Sauerstoffapplikation (F_iO_2 über 0,3),
  - Hyperventilation,
  - Alkalose,
  - niedriger MAP (niedriger PEEP, niedriger PIP, niedrige Atemfrequenz) und
  - inhalative pulmonale Vasodilatatoren (inhalative Stickstoffmonoxidapplikation, Ilomedin u. a.).

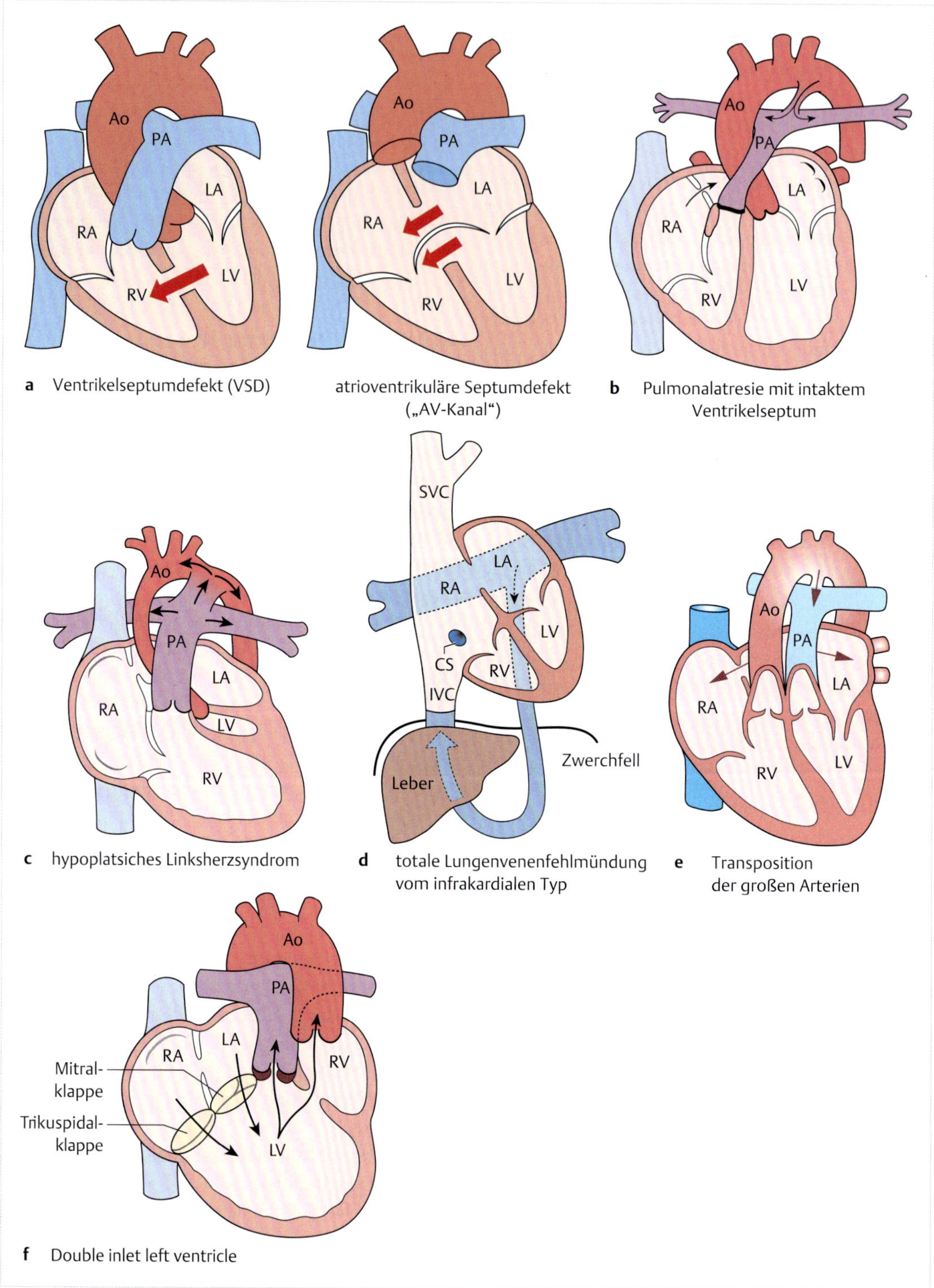

Abb. 14.3 Beispielhafte Herzfehler mit unterschiedlicher Lungen- und Systemperfusion. (Ao = Aorta, Aoa = Aorta ascendens, CS = Koronarsinus, IVC = untere Hohlvene, LA = linker Vorhof, LV = linker Ventrikel, PA = Pulmonalarterie, PDA = persistierender Ductus arteriosus, RA = rechter Vorhof, RV = rechter Ventrikel, SVC = obere Hohlvene)

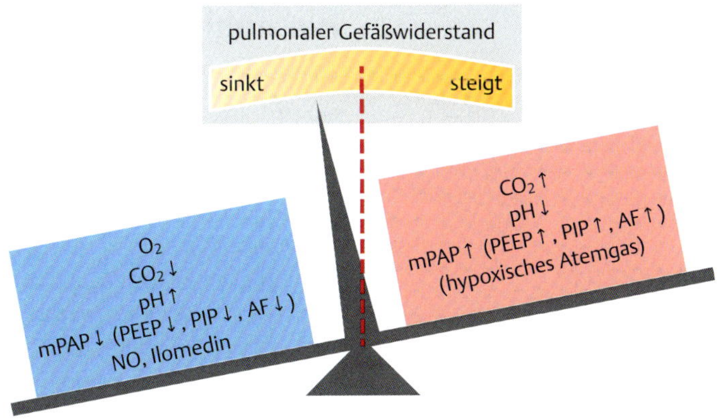

Abb. 14.4 Faktoren, die den Lungengefäßwiderstand beeinflussen und durch eine maschinelle Beatmung gesteuert werden können. Der Gefäßwiderstand im Lungenkreislauf hängt von unterschiedlichen Faktoren ab, die miteinander in Wechselwirkung stehen und die Perfusion zwischen Lungen- und Systemkreislauf beeinflussen.
(AF = Atemfrequenz, CO_2 = Kohlendioxid, mPAP = mittlerer pulmonalarterieller Druck, NO = Stickstoffmonoxid, O_2 = Sauerstoff PEEP = positiver endexspiratorischer Druck, pH = negativer dekadischer Logarithmus der Wasserstoffionenaktivität, PIP = inspiratorischer Spitzendruck

- Andererseits kann der Lungengefäßwiderstand mithilfe folgender Faktoren gesteigert werden:
  - F_iO_2 von ca. 0,21,
  - Hypoventilation, Hyperkapnie, $p_aCO_2 > 50$ mmHg,
  - Azidose (pH < 7,35-750),
  - hoher MAP (hoher PEEP, hoher PIP, hohe Atemfrequenz) und
  - (Kohlendioxidbeimischung zum Atemgas)
  - (theoretisch auch hyopxämisches Atemgas $F_iO_2 < 0{,}21$).

Abb. 14.3 Fortsetzung Quelle b–d, f: Kleideiter U, Dalla Pozza R, Haas N. Pathoanatomie und -physiologie. In: Kleideiter U, Dalla Pozza R, Haas N, Hrsg. Pädiatrische Echokardiografie. 1. Auflage. Stuttgart: Thieme; 2019. Quelle e: Haas N, Kleideiter U. Definition. In: Haas N, Kleideiter U, Hrsg. Kinderkardiologie. 2., unveränderte Auflage. Stuttgart: Thieme; 2018.

a Herzfehler mit gesteigerter Lungenperfusion: Bei einem relevanten Ventrikelseptumdefekt (VSD) oder AVSD (atrioventrikulärer Septumdefekt) kommt es infolge eines Links-rechts-Shunts (Pfeile) zu einer gesteigerten Lungendurchblutung.

b Herzfehler mit ductusabhängiger Lungenperfusion: Bei dieser Pulmonalatresie mit inaktem Ventrikelseptum erfolgt die Lungenperfusion per Links-rechts-Shunt (Pfeile) über einen offenen Ductus arteriosus.

c Herzfehler mit ductusabhängiger Systemperfusion: Beim hypoplastischen Linksherzsyndrom (HLHS) wird der Systemkreislauf über einen Rechts-links-Shunt (Pfeile) über einen offenen Ductus arteriosus versorgt.

d Herzfehler mit Lungenstauung: Bei einer totalen Lungenvenenfehlmündung vom infrakardialen Typ gelangt das pulmonalvenöse Blut in einen Sammelsinus, der hinter den Vorhöfen lokalisiert ist. Von hier aus zieht das pulmonalvenöse Blut über ein Sammelgefäß nach kaudal und gelangt meist über das Portal-/Lebervenensystem in die untere Hohlvene und auf diesem Weg in den rechten Vorhof. In den meisten Fällen ist dieser Herzfehler mit Obstruktionen des pulmonalvenösen Abflusses assoziiert.

e Herzfehler mit parallel geschalteten Kreisläufen: Bei einer Transposition der großen Arterien oder Gefäße (TGA) sind beide Kreisläufe voneinander getrennt parallelgeschaltet. Ein Überleben ist nur möglich, wenn ein Austausch zwischen beiden Kreisläufen möglich ist, z. B. über einen offenen Ductus oder einen Shunt im Vorhofseptum.

f Herzfehler mit kompletter kardialer Blutmischung: Bei einem double Inlet left Ventricle (DILV) drainieren beide Vorhöfe in eine große linke Herzkammer. Die rechte Herzkammer ist nur rudimentär angelegt und über einen Ventrikelseptumdefekt mit der linken Kammer verbunden. Die Pulmonalarterie entspringt meist aus der linken Hauptkammer, die Aorta aus der rudimentären rechten Kammer.

Hinweis

Die Kohlendioxidzumischung zum Atemgas und eine Beatmung mit hypoxischem Atemgas (F_iO_2 von 0,19 o. Ä.) stellen historische und experimentelle Therapiemaßnahmen dar und kommen in der klinischen Routine nicht zum Einsatz.

14.3 Beatmung bei angeborenen Herzfehlern

Aus pathophysiologischer Sicht lassen sich Patienten mit angeborenen Herzfehlern bzw. mit Herzfehlern, die sich in unterschiedlichen Stadien der Palliation befinden, in verschiedene Gruppen einteilen. Eine Übersicht dazu gibt ▶ Tab. 14.1. Es ergeben sich typische Besonderheiten, die bei einer maschinellen Beatmung z. B. im Rahmen eines diagnostischen oder therapeutischen Eingriffs zu beachten sind. Auf die Besonderheiten der Beatmung unmittelbar postoperativ wird später im Text eingegangen.

▶ Tab. 14.2 fasst die Beatmungsstrategien in verschiedenen hämodynamischen Situationen zusammen. Diese werden in den folgenden Abschnitten detaillierter beschrieben.

Tab. 14.1 Einteilung angeborener Herzfehler bzw. postoperativer Besonderheiten aus pathophysiologischer Sicht.

Gruppe	Beispiele
Herzfehler mit gesteigerter Lungendurchblutung	großer Ventrikelseptumdefekt, atrioventrikulärer Septumdefekt (sog. Atrioventrikularkanal), großer Vorhofseptumdefekt, großer persistierender Ductus arteriosus, aortopulmonales Fenster
Herzfehler mit duktusabhängiger Lungenperfusion (Rechtsherzobstruktionen)	kritische Pulmonalstenose, Pulmonalatresie, ausgeprägte Form der Fallot-Tetralogie, schwere Ebstein-Anomalien
Herzfehler mit duktusabhängiger Systemperfusion (Linksherzobstruktionen)	kritische Aortenstenose, hypoplastisches Linksherzsyndrom, kritische Aortenisthmusstenose, unterbrochener Aortenbogen
Herzfehler mit kompletter Blutmischung	Truncus arteriosus communis, univentrikuläre Herzen
Herzfehler mit parallel geschalteten Kreisläufen	Transposition der großen Gefäße (d-TGA)
Herzfehler mit Lungenstauung	totale Lungenvenenfehlmündung mit Obstruktion, ALCAPA, Mitralstenose, Mitralinsuffizienz
Herzfehler mit linksventrikulärer Insuffizienz	Isthmusstenose, Aortenstenose, Aortenbogenhypoplasie, ALCAPA
Herzfehler mit Shunt-abhängiger Lungenperfusion (Rechtsherzobstruktionen)	univentrikuläres Herz mit Shunt, Fallot-Gruppe mit Shunt
partielle Kreislauftrennung (univentrikuläre Zirkulation)	obere kavopulmonale Anastomose, Hemi-Fontan-Operation, Glenn-Operation
komplette Kreislauftrennung (univentrikuläre Zirkulation)	Fontan-Operation, totale kavopulmonale Anastomose
pulmonale Hypertension	primäre pulmonale Hypertension, Eisenmenger-Reaktion, Restzustand nach Shunt-Vitien

ALCAPA = Bland-White-Garland-Syndrom (auch anomalous left coronary artery origin from pulmonary artery)

Tab. 14.2 Übersicht über die Beatmungsstrategien in unterschiedlichen hämodynamischen Situationen.

Kardialer Status	Hämodynamische Situation	Beatmungsstrategien
pulmonale Überflutung (großer Links-rechts-Shunt: Ventrikelseptumdefekt, atrioventrikulärer Septumdefekt, Vorhofseptumdefekt, persistierender Ductus arteriosus, aortopulmonales Fenster, Truncus arteriosus communis)	pulmonale Überflutung	pulmonalen Blutfluss begrenzen: • Hyperventilation vermeiden • Sauerstoffgabe minimieren • pS_aO_2 von ca. 85–90 % ausreichend • milde respiratorische Azidose anstreben/tolerieren • hoher PEEP (>> 8–10 cm H_2O [0,8–1 kPa])
duktusabhängige Systemperfusion	Gefahr der systemischen Minderperfusion aufgrund pulmonaler Hyperzirkulation	Balance erzielen zwischen Blutfluss in den System- und den Lungenkreislauf: • pS_aO_2 zwischen 75 und 85 % anstreben pulmonale Überflutung vermeiden: • milde respiratorische Azidose anstreben bzw. tolerieren • Sauerstoff restriktiv anwenden
duktusabhängige Lungenperfusion	Gefahr der pulmonalen Minderperfusion, $pSaO_2 < 70$ %	Balance erzielen zwischen Blutfluss in den System- und den Lungenkreislauf: • pS_aO_2 zwischen 75 und 85 % anstreben bei Hypoxie ($pS_aO_2 < 70$ %) ggf. pulmonalen Widerstand senken: • milde Hyperventilation • milde Alkalose • eher großzügige Anwendung von Sauerstoff • ggf. Beatmung mit Stickstoffmonoxid
duktusabhängige Lungenperfusion	Gefahr der pulmonalen Überperfusion, $pSaO_2 > 90$ %	Balance erzielen zwischen Blutfluss in den System- und den Lungenkreislauf: • pS_aO_2 zwischen 75 und 85 % anstreben bei hohen Sättigungen ($pS_aO > 90$ %) und niedrigem Blutdruck pulmonalen Widerstand erhöhen: • milde Hypoventilation • milde Azidose tolerieren • F_iO_2 bei 0,21
Herzfehler mit kompletter kardialer Blutmischung	Mischzyanose	Balance erzielen zwischen Blutfluss in den System- und den Lungenkreislauf: • pS_aO_2 zwischen 75 und 85 % anstreben
Herzfehler mit parallelgeschalteten Kreisläufen (Transposition der großen Gefäße)	Zyanose mit intrakardialer Beimischung von oxygeniertem Blut	mögliche Verschlechterung der Mischung zwischen beiden Kreisläufen durch Erhöhung des intrathorakalen Druckes kritische Anwendung von Sauerstoff (Provokation des Duktusverschlusses durch Sauerstoff versus verbesserte Mischung durch Abfall des Lungenwiderstands)
linksventrikuläre Dysfunktion	Low cardiac output, Lungenödem	Senkung des myokardialen Sauerstoffverbrauchs, Reduktion der Atemarbeit, Senkung der linksventrikulären Vor- und Nachlast: • frühzeitige maschinelle Beatmung • hoher PEEP (d. h. > 10 cm H_2O [1 kPa])

Tab. 14.2 Fortsetzung

Kardialer Status	Hämodynamische Situation	Beatmungsstrategien
Shunt-abhängige Lungenperfusion	Mischzyanose, Gefahr der pulmonalen Überflutung und der systemischen Minderperfusion	Balance erzielen zwischen Blutfluss in den System- und den Lungenkreislauf: • pS_aO_2 zwischen 75 und 85 % anstreben • Hyperventilation und Sauerstoffgabe restriktiv • Hypoventilation mit milder Azidose tolerieren
obere kavopulmonale Anastomose (Glenn-Zirkulation)	Mischzyanose, Beatmung ohne Einfluss auf die Zirkulation	• prophylaktische Gabe von Sauerstoff • milder PEEP um 5 cmH_2O [0,5 kPa]) • niedrige Atemfrequenz • volumenkontrollierte Beatmung bzw. PRVC
totale kavopulmonale Anastomose (Fontan-Zirkulation)	lungenabhängige Systemzirkulation	• prophylaktische Gabe von Sauerstoff • Hyperventilation • milder PEEP (ca. 5 cm H_2O [0,5 kPa]) • niedrige Atemfrequenz • volumenkontrollierte Beatmung bzw. PRVC
Eisenmenger-Reaktion, primäre PHT, dysplastische Lungengefäße	pulmonale Hypertension	• prophylaktische Gabe von Sauerstoff • Hyperventilation • Alkalisierung • Vermeiden von systemischer Hypotension • PEEP um 5 cmH_2O (0,5 kPa)

PEEP = positiv-endexspiratorischer Druck
PRVC = Pressure regulated Volume Control
pS_aO_2 = partielle arterielle Sauerstoffsättigung

14.3.1 Herzfehler mit gesteigerter Lungendurchblutung

Typische Beispiele für Herzfehler mit gesteigerter Lungendurchblutung sind ein großer Ventrikelseptumdefekt, ein atrioventrikulärer Septumdefekt (Atrioventrikularkanal) (▶ Abb. 14.3a) oder ein aortopulmonales Fenster, ein großer Ductus und ein Truncus arteriosus communis, also Vitien, bei denen neben dem großen Defekt auch ein erheblicher Druckunterschied besteht. Daraus resultiert ein großer Links-rechts-Shunt. Bei einem Vorhofseptumdefekt ist der Druckunterschied zwischen den Vorhöfen gering, daher hat die Beatmung klinisch weniger großen Einfluss.

Eine Absenkung des pulmonalen Gefäßwiderstands durch die Beatmung sollte vermieden werden, um die Hyperperfusion des Lungenkreislaufs zu begrenzen. Entsprechend sollte die Sauerstoffzufuhr restriktiv erfolgen: Eine F_iO_2 von 0,21–0,30 und eine Sättigung von 85–90 % sind ausreichend. Eine Hyperventilation und die daraus resultierende Alkalose ist unbedingt zu vermeiden; angestrebt wird ein pCO_2 von ca. 45–50 mmHg (6,0–6,7 kPa). Die Patienten neigen infolge der pulmonalen Überflutung dazu, rasch ein Lungenödem zu entwickeln. Bei entsprechender Lungenüberflutung und klinischer Herzinsuffizienz liegen oft zusätzliche Dys- bzw. Atelektasen vor. Daher ist zusätzlich ein geringgradig erhöhter PEEP vorteilhaft, z. B. auf Werte von 7–10 cmH_2O (0,7–1,0 kPa).

M!

Merke

Bei Herzfehlern mit einer gesteigerten Lungenperfusion sollte Sauerstoff restriktiv und nicht unkritisch verabreicht werden, eine Sättigung von 85–90 % ist ausreichend. Ein mäßiggradig erhöhter PEEP (7–10 cmH_2O [0,7–1,0 kPa]) sowie eine milde Azidose (pH um 7,3) sind hilfreich.

14.3.2 Herzfehler mit duktusabhängiger Lungenperfusion (Rechtsherzobstruktionen)

Bei diesen Herzfehlern liegt eine hochgradige oder vollständige Obstruktion des rechtsventrikulären Ausflusstrakts vor. Typische Beispiele sind eine kritische Pulmonalstenose oder -atresie oder eine Fallot-Tetralogie mit hochgradiger Pulmonalstenose (▶ Abb. 14.3b). Da die Lungenperfusion nicht ausreichend antegrad aus dem rechten Ventrikel über die Pulmonalarterie erfolgen kann, ist die Perfusion der Lungenstrombahn abhängig von einem offenen Ductus arteriosus (▶ Abb. 14.5), bzw. von einem chirurgisch angelegten Shunt (▶ Abb. 14.6). Da ein PDA sich üblicherweise rasch postnatal verschließt, ist bis zur chirurgischen Therapie eine kontinuierliche Infusion mit Prostaglandin notwendig, z. B. 10–20 ng/kgKG/min.

Wie viel Blut aus dem Systemkreislauf in den Lungenkreislauf fließt, ist davon abhängig, wie die Widerstands- und Druckverhältnisse in den beiden Kreisläufen sind. Angestrebt wird in der Regel eine Sauerstoffsättigung von zwischen 75 und 85 %, da das Verhältnis zwischen Lungen- und Systemperfusion ($Q_P : Q_S$) in diesem Bereich ausgeglichen ist. Dies stellt einen Kompromiss zwischen ausreichendem Sauerstoffgehalt und genügendem Herzzeitvolumen im Systemkreislauf dar und reduziert die Volumenbelastung des Systemventrikels aufgrund einer sonst existierenden pulmonalen Überzirkulation.

Um bei einer Hypoxämie (z. B. Sättigung unter 70 %) mehr Blut in den Lungenkreislauf zu lenken und die Oxygenierung zu verbessern, muss der Lungenwiderstand gesenkt werden. Dies kann durch die großzügige Anwendung von Sauerstoff und eine milde Hyperventilation (pCO_2 zwischen 30 und 40 mmHg [4 und 5,3 kPa]) mit daraus resultierender Alkalose erreicht werden. Eine Steigerung des systemarteriellen Druckes durch Volumengabe, Noradrenalin usw. verbessert ebenfalls den Blutfluss über den Duktus in den Lungenkreislauf. Kommt es trotz dieser Maßnahmen nicht zu einer Besserung der Sauerstoffsättigung, muss der Duktus rasch echokardiografisch evaluiert werden, und es muss ggf. die Dosierung des Prostaglandins angepasst werden. Bei niedriger Sättigung trotz

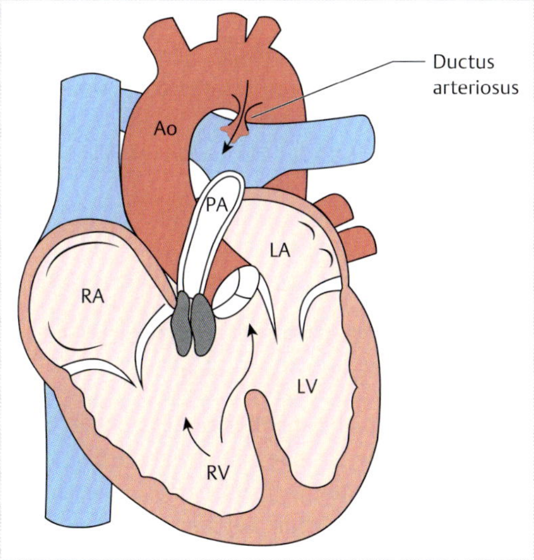

Abb. 14.5 Fallot-Tetralogie mit ductusabhängiger Lungenperfusion. (RA = rechter Vorhof, RV = rechter Ventrikel, LA = linker Vorhof, LV = linker Ventrikel, Ao = Aorta, PA = Pulmonalarterie)

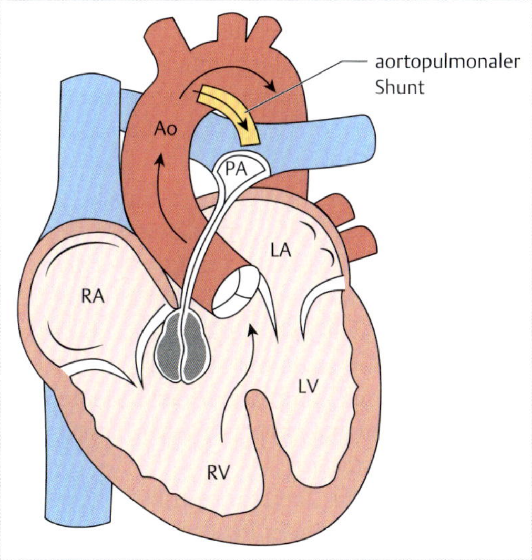

Abb. 14.6 Pulmonalatresie mit Ventrikelseptumdefekt. Versorgung des Lungenkreislaufs über einen chirurgisch angelegten aortopulmonalen Shunt. (RA = rechter Vorhof, RV = rechter Ventrikel, LA = linker Vorhof, LV = linker Ventrikel, Ao = Aorta, PA = Pulmonalarterie)

weit offenem Ductus arteriosus kann – nach Ausschluss anderer pulmonaler Ursachen (Pneumothorax, Pleuraerguss, Atelektase etc.) – eine Stickstoffmonoxidbeatmung effektiv sein.

> **Merke**
>
> Eine Sättigung von ca. 80 % spricht bei einer duktusabhängigen Lungenperfusion für ein balanciertes Perfusionsverhältnis zwischen System- und Lungenkreislauf ($Q_P : Q_S$). Daraus resultiert eine ausreichende Oxygenierung, eine adäquate Systemperfusion und eine geringe Volumenbelastung des Systemventrikels.

14.3.3 Herzfehler mit duktusabhängiger Systemperfusion (Linksherzobstruktionen)

Typische Beispiele für eine duktusabhängige Systemperfusion sind eine kritische Aortenstenose, eine hochgradige Aortenisthmusstenose, ein unterbrochener Aortenbogen und das hypoplastische Linksherzsyndrom. Die Perfusion des Systemkreislaufs ist abhängig von einem offenen Ductus arteriosus (Prostaglandininfusion), über den das Blut aus der Pulmonalarterie in den Systemkreislauf gelangt (▶ Abb. 14.3c).

Um möglichst viel Blut aus dem Lungen- in den Systemkreislauf zu lenken und damit eine Verbesserung der Systemperfusion aufgrund einer Reduktion der pulmonalen Zirkulation zu erreichen, wird versucht, den Systemwiderstand zu senken (Nachlastsenkung z. B. mit Natriumnitroprussid oder Phentolamin) und, wenn die Patienten beatmet sind, den pulmonalarteriellen Druck bzw. Widerstand zu steigern.

Sauerstoff sollte hierbei restriktiv eingesetzt werden; auch bei diesen Patienten werden Sättigungswerte zwischen 75 und 85 % angestrebt. Eine unkritische Gabe von hohen Sauerstoffkonzentrationen, etwa, um „normale“ Sättigungswerte zu erreichen, hat bei diesen Patienten erhebliche negative Auswirkungen: Es erfolgt eine massive Überflutung der Lunge mit entsprechender Volumenüberlastung des rechten Ventrikels. Da der Auslass aus dem linken Ventrikel verhindert ist (Linksobstruktion), fließt das Blut durch die Lunge und über den obligatorisch bestehenden ASD wieder in den rechten Ventrikel. Die Umverteilung des Herzminutenvolumens geht somit zu Lasten der systemischen Perfusion. Zusätzlich kann durch die Gabe hoher Sauerstoffkonzentrationen eine Konstriktion des Duktus verursacht werden, was wiederum die Systemperfusion reduziert und die Lungenperfusion steigert. Die Folge all dieser Phänomene ist dann ein rasch eintretender kardiogener Schock.

Falls die Patienten beatmungspflichtig werden, sollten sie daher milde hypoventiliert werden. Der angestrebte pCO_2 liegt bei ca. 50–60 mmHg (6,7–8,0 kPa), der pH ist im Idealfall leicht azidotisch mit einem Ziel-pH zwischen 7,30 und 7,35. Ein milder PEEP (7–10 cmH_2O [0,7–1,0 kPa]) ist hilfreich. Bei einem Lungenödem kommt neben dem Gebrauch von Diuretika ein hoher PEEP (über 10 cmH_2O [1,0 kPa]) zum Einsatz.

> **Cave**
>
> Allein eine unkritische Sauerstoffapplikation kann bei einer duktusabhängigen Systemperfusion zu einer raschen, schweren Dekompensation der hämodynamischen Situation führen (kardiogener Schock), eine Hyperventilation verstärkt diesen Mechanismus.

14.3.4 Herzfehler mit kompletter kardialer Blutmischung

Die Gruppe der univentrikulären Herzfehler beinhaltet die große Gruppe unterschiedlicher Vitien mit entweder anatomisch oder physiologisch univentrikulärer Zirkulation. Bei ihnen kommt es entweder auf Vorhofebene (z. B. Trikuspidalatresie, Mitralatresie, HLHS) oder auf Ventrikelebene (z. B. DILV, imbalanzierter AVSD etc.) zu einer vollständigen Vermischung des system- und des pulmonalvenösen Blutes. Die Sauerstoffsättigung wird wesentlich dadurch bestimmt, wie viel Blut aus der (funktionell) singulären Herzkammer in den Lungen- bzw. den Systemkreislauf fließt. Als Faustregel gilt auch bei diesen Patienten, dass ein ausgeglichenes Verhältnis von Lungen- und Systemperfusion zu erwarten ist, wenn die S_aO_2 bei Werten zwischen 75 und 85 % liegt. Dies stellt einen Kompromiss zwischen ausreichendem Sauerstoffgehalt und genügendem Herzzeitvolumen im Systemkreislauf dar und reduziert die Volumenbelastung des Systemventrikels aufgrund einer sonst existierenden pulmonalen Überzirkulation.

Die hämodynamische Situation der univentrikulären Herzen wird vor einem operativen Eingriff maßgeblich durch die fast immer assoziierten kardialen Anomalien mitbestimmt, insbesondere durch Stenosen im Bereich der Pulmonalklappe bzw. -arterie (häufig) und der Aortenklappe oder des Aortenbogens (seltener). Daher ist zur Beurteilung der notwendigen Beatmungsstrategien stets eine Kenntnis der genauen anatomischen Situation notwendig (Echokardiografie).

Überwiegt die pulmonale Überflutung, z. B. bei einem double Inlet left Ventricle (DILV) ohne zusätzliche valvuläre Pulmonalstenose, kommen die Prinzipien zum Einsatz, die bereits bei den Herzfehlern mit gesteigerter Lungendurchblutung genannt wurden (Kap. 1.3).

Bei restriktiver Lungenperfusion, z. B. bei einer Trikuspidalatresie mit hochgradiger Pulmonalstenose, ist der Zufluss zur Lunge geschützt, daher ist die Beatmung bei diesen Patienten meist weniger kritisch. Je nach Ausprägung der Pulmonalstenose können hier Beatmungsstrategien zur Anwendung kommen, die bei Herzen mit Ductusabhängiger Rechtsobstruktion gelten (Kap. 1.3.2).

M!

Merke

Bei funktionell univentrikulären Herzfehlern ist bei einer Sauerstoffsättigung zwischen 75 und 85 % von einer balancierten Lungen- und Systemperfusion ($Q_P : Q_S$) auszugehen.

14.3.5 Herzfehler mit parallel geschalteten Kreisläufen

Bei einer Transposition der großen Gefäße (d-TGA) sind Lungen- und Systemkreislauf nicht hintereinander, sondern parallelgeschaltet (▶ Abb. 14.3e). Das systemvenöse Blut wird wieder in die Aorta gepumpt, das oxygenierte pulmonalvenöse Blut wieder in den Lungenkreislauf. Ein Überleben ist nur möglich, wenn zwischen beiden Kreisläufen Shunts bestehen, die ein Vermischen des oxygenierten und des nicht oxygenierten Blutes ermöglichen. Liegen keine assoziierten Herzfehler (z. B. VSD) vor, ist eine Lücke im Vorhofseptum die wichtigste Shunt-Verbindung zwischen den beiden Kreisläufen. Bei ca. 25 % der Patienten besteht zusätzlich ein bedeutsamer Ventrikelseptumdefekt (Transposition der großen Gefäße mit Ventrikelseptumdefekt).

Sauerstoff senkt den Lungenwiderstand. Aufgrund des gesteigerten Rückstroms in den linken Vorhof steigt der linksatriale Druck und dadurch des Links-rechts-Shunts auf Vorhofebene. Die Sättigung verbessert sich also weniger infolge einer vermehrten Anreicherung des Blutes mit Sauerstoff, sondern aufgrund einer Erhöhung des Links-rechts-Shunt auf Vorhofebene. Eine unkritische Sauerstoffgabe begünstigt allerdings den Verschluss des Ductus arteriosus, daher sollte sie nur bei gesicherter Prostaglandininfusion erfolgen.

Cave

Neugeboren mit TGA sollten möglichst spontan atmen bzw. rasch extubiert werden. Eine maschinelle Beatmung kann durch die Erhöhung des intrathorakalen Druckes die Mischung zwischen den beiden parallel geschalteten Kreisläufen verschlechtern, sodass sie nur bei sehr instabilen Kindern erfolgen sollte.

14.3.6 Herzfehler mit Lungenstauung

Diese Herzfehler kommen sehr selten vor. Ein typisches Beispiel ist ein Patient mit einer totalen Lungenvenenfehlmündung und einer Obstruktion des pulmonalvenösen Abflusses (► Abb. 14.3d). Weitere Herzfehler sind angeborene Mitralvitien (z. B. Mitralstenose), bei denen besteht in der Regel ein ASD und dadurch reduziert sich die Lungenvenenstauung. Die Kinder mit Lungenvenenobstruktion sind schwer krank, rasch hypoxisch, zeigen ein charakteristisches Röntgenbild mit einer feinretikulären Zeichnung (► Abb. 14.7) und benötigen eine rasche Operation oder Intervention. Um die Ödembildung zu reduzieren, muss ein hoher PEEP angewendet werden (10–15 cmH_2O [1,0–1,5 kPa]). Oft sind ebenfalls hohe Spitzendrücke notwendig, um einen ausreichenden Gasaustauch zu ermöglichen.

14.3.7 Herzfehler mit linksventrikulärer Dysfunktion bzw. myokardialer Insuffizienz

Ein typischer angeborener Herzfehler mit linksventrikulärer Dysfunktion ist das Bland-White-Garland-Syndrom (Synonym: ALCAPA), bei dem es typischerweise im Alter von ca. 4–6 Monaten aufgrund des koronaren Steal-Phänomens zu einer zunehmenden linksventrikulären Ischämie und

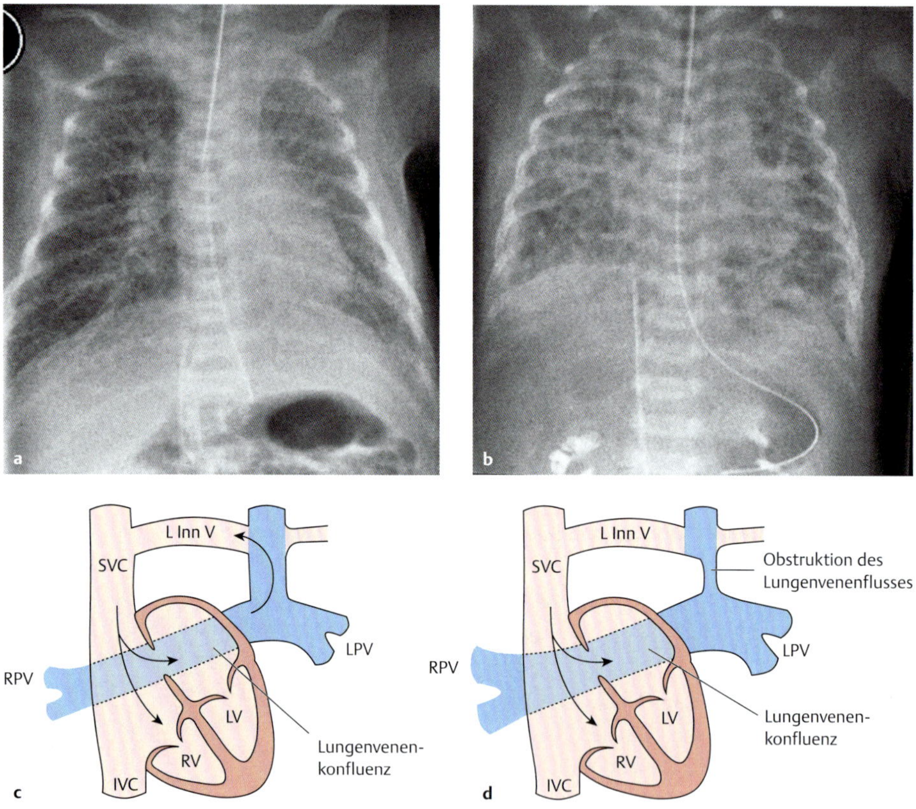

Abb. 14.7 Stauung bei totaler Lungenvenenfehlmündung. (SVC = obere Hohlvene, IVC = untere Hohlvene, L Inn V = Vena anonyma, RPV = rechte Lungenvenen, LPV = linke Lungenvenen, RV = rechter Ventrikel, LV = linker Ventrikel)
a Milde pulmonalvenöse Stauung.
b Maximale pulmonalvenöse Stauung.
c Totale suprakardiale Lungenvenenfehlmündung ohne Obstruktion.
d Totale suprakardiale Lungenvenenfehlmündung mit Obstruktion.

Funktionseinschränkung mit Lungenödem kommt. Auch Patienten mit einer linksventrikulären Dysfunktion bzw. Myokardinsuffizienz, z. B. als Folge einer dilatativen Kardiomyopathie oder Myokarditis, profitieren in der Regel von einer maschinellen Beatmung durch Reduktion der linksventrikulären Wandspannung und Nachlast. Die maschinelle Beatmung senkt zudem den Sauerstoffverbrauch und führt aufgrund des erhöhten intrathorakalen Druckes zu einer Reduktion von Vor- und Nachlast des linken Ventrikels. Aus diesem Grund werden bei diesen Patienten meist lange Inspirationszeiten und ein relativ hoher PEEP (z. B. initial 10–15 cmH_2O [1,0–1,5 kPa]) gewählt und es wird bei Vorliegen eines Lungenödems eine entsprechende diuretische Therapie durchgeführt.

Bei erheblich eingeschränkter Ventrikelfunktion stellt die Intubation ein besonderes Risiko für diese Patienten dar, da alle üblichen notwendigen Sedativa sowohl einen direkt negativen inotropen Effekt ausüben als auch die endogenen Katecholamine unterdrücken. Dies kann rasch zu einer reanimationspflichtigen Situation führen. Um das zu verhindern, bieten sich 2 Maßnahmen an:

- Die Narkose zur Intubation erfolgt allein mit Ketamin bzw. S-Ketamin (Dosis für beide Medikamente: ca. 3–5 mg/kgKG) und entsprechender Relaxierung. Um die endogene Katecholaminwirkung nicht zu unterdrücken, muss auch unbedingt auf die sonst übliche Prämedikation, z. B. mit Midazolam, verzichtet werden.
- Außerdem soll vor einer Intubation durch einen zusätzlichen frühzeitigen Beginn einer Katecholamintherapie (z. B. Adrenalin oder Dobutamin als Infusion, passager auch über einen peripheren Zugang) dieser unerwünschte Effekt verringert werden.

M!

Merke

Bei Patienten mit schwer eingeschränkter (links-)ventrikulärer Funktion sollte die Intubation ausschließlich unter Ketamingabe ohne Prämedikation oder andere Sedativa bzw. Narkotika durchgeführt werden. Gleichzeitig sollte vorher frühzeitig mit einer Katecholamininfusion begonnen werden.

14.3.8 Shunt-abhängige Lungenperfusion

Bei vielen Kindern mit angeborenen Herzfehlern wird im Neugeborenen- oder frühen Säuglingsalter zunächst eine Palliation durchgeführt, weil aufgrund unterschiedlicher Gegebenheiten (z. B. Anatomie, Begleiterkrankungen etc.) keine primäre Korrektur möglich ist. Bei dieser Gruppe von Patienten können dann andere operative Eingriffe oder ein intensivmedizinisches Management erforderlich sein, welches intraoperativ und/oder postoperativ eine unterschiedlich lange Zeit der Beatmung mit sich bringt.

Typische Beispiele für diese große Gruppe operationspflichtiger Kinder sind Patienten mit univentrikulärem Herz oder Patienten aus der Fallot-Gruppe, bei denen als initiale Palliation zur adäquaten Lungenperfusion ein aortopulmonaler Shunt angelegt wurde. Hämodynamisch sind sie mit den Patienten einer duktusabhängigen Lungenperfusion vergleichbar, allerdings sind diese Patienten älter. Die Perfusion der Lungenstrombahn ist auch hier abhängig von dem chirurgisch angelegten Shunt, über den das Blut aus der Aorta in die Lungenstrombahn abfließt. Die Shunts werden entweder zentral angelegt (z. B. von der Aorta ascendens zum Pulmonalarterienstamm) oder vom Truncus brachiocephalicus bzw. von der A. subclavia auf eine Pulmonalarterie (modifizierter Blalock-Taussig-Shunt).

Wie viel Blut in den Lungenkreislauf fließt, ist neben der Shuntgröße (fixe Komponente) auch von den Widerstands- und Druckverhältnissen zwischen dem System- und Lungenkreislauf (variable Komponente) abhängig. Angestrebt wird auch hier in der Regel eine Sauerstoffsättigung zwischen 75 und 85 % (ausgeglichene System- und Lungenperfusion), die einen Kompromiss zwischen ausreichendem Sauerstoffgehalt und genügendem Herzzeitvolumen im Systemkreislauf darstellt und eine Volumenüberlastung des Herzens vermeidet.

Typischerweise kann es bei der Narkoseeinleitung zu einem Abfall der Sauerstoffsättigung kommen, da die üblichen Narkosemedikamente eine systemische Hypotension bewirken. Daher bietet sich auch bei dieser Patientengruppe eine Narkoseeinleitung mit Ketamin an (Etomidat ist obsolet!). Eine simultane großzügige intravenöse Volumengabe (z. B. Bolus 20 ml/kgKG) oder eine milde Katecholaminunterstützung (z. B. Noradrenalininfusion) kann unterstützend wirken.

Um beim beatmeten Patienten mehr Blut in den Lungenkreislauf zu lenken und die Oxygenierung zu verbessern, muss der Lungenwiderstand gesenkt werden (▶ Abb. 14.4). Außerdem kann durch eine Steigerung des systemarteriellen Druckes (Volumengabe, Noradrenalin) der Blutfluss über den Duktus in Richtung Lungenkreislauf gesteigert werden. Kommt es unter den genannten Maßnahmen bei einem Patienten mit akuter schlechter pulsoxymetrischer Sättigung nicht zu einer Besserung der Oxygenierung, so muss der Shunt durch Auskultation und Echokardiografie evaluiert werden. Bei Verdacht auf einen Shunt-Verschluss, in der Regel durch Thrombose, muss entsprechend rasch und aggressiv therapiert werden:

- Steigerung des Blutdrucks (reichlich Volumengabe, Noradrenalin),
- antithrombotische Therapie (Heparinisierung, Lysetherapie).

Bei Persistenz der Problematik und dem begründeten Verdacht auf ein mechanisches Problem im Bereich des chirurgischen aortopulmonalen Shunts sollte der Patient schnellstmöglich in ein Zentrum mit der Option zur Herzkathetertherapie bzw. Operation verlegt werden. Bei sicher offenem Shunt kann als überbrückende Maßnahme außerdem eine Hyperventilation und Stickstoffmonoxidbeatmung effektiv sein.

> **Merke** M!
>
> Eine Sauerstoffsättigung von ca. 80 % spricht bei Patienten mit einem aortopulmonalen Shunt für ein balanciertes Perfusionsverhältnis zwischen System- und Lungenkreislauf ($Q_P : Q_S$). Eine akute Verschlechterung der Sättigung auf Werte unter 70 % ist ein Hinweis auf einen Shunt-Verschluss und ein lebensbedrohlicher Notfall!

14.3.9 Partielle Kreislauftrennung und univentrikuläre Zirkulation

Nach erfolgter Palliation von Patienten mit univentrikulären Herzen im Neugeborenenalter (z. B. Shunt-OP) stellt den 2. Schritt der Kreislauftrennung nach dem Fontan-Prinzip die Anlage einer oberen kavopulmonalen Anastomose dar (alternativ: Hemi-Fontan-Operation), die mit ca. 6 Monaten erfolgt und bis zum nächsten operativen Schritt im Alter von ca. 2–4 Jahren bestehen bleibt. Der venöse Abfluss aus der oberen Körperhälfte wird bei dieser Operation direkt in die Pulmonalarterie umgeleitet (▶ Abb. 14.8). Die beiden Kreisläufe sind nun teilweise (bezgl. oxygeniertem und desoxygeniertem Blut) getrennt. Das desoxygenierte Blut der unteren Körperhälfte fließt direkt in das univentrikuläre Herz, das Blut der oberen Körperhälfte passiert zunächst die Lunge und gelangt danach oxygeniert in das Herz. Hämodynamisch ist der singuläre Ventrikel nun komplett entlastet (keine zusätzliche Volumenbelastung) und die singuläre Herzkammer muss nur noch den Systemkreislauf versorgen.

Üblicherweise beträgt die Sauerstoffsättigung der Kinder ca. 80–85 %, höhere Sättigungswerte sind bei der Gabe von Sauerstoff möglich. Bei niedrigeren Werten besteht entweder eine Erkrankung der Lunge (Bronchiolitis, Pneumonie usw.) oder es erfolgt eine Passage des venösen Blutes unter Umgehung der Lunge, beispielsweise durch intra- oder extrakardiale venovenöse Shunts.

Werden die Kinder älter (> 6 Monate) bzw. größer (> 5–6 kgKG), sinkt die Sauerstoffsättigung, da die Relationen des Kopfes und der oberen Extremitäten in Bezug zur Körperoberfläche mit dem Wachstum abnehmen und damit der Anteil der oberen Körperhälfte am Herzzeitvolumen geringer wird.

Besonderheiten der Beatmung

Je mehr Blut durch die obere Körperhälfte fließt, desto besser wird die Oxygenierung. Dies kann man sich auch im Rahmen einer Beatmung zunutze machen, um die Oxygenierung bei schlechter Sauerstoffsättigung zu optimieren. Eine Hypoventilation mit konsekutivem CO_2-Anstieg und ggf. Azidose führt zu einer Vasodilatation der Hirnge-

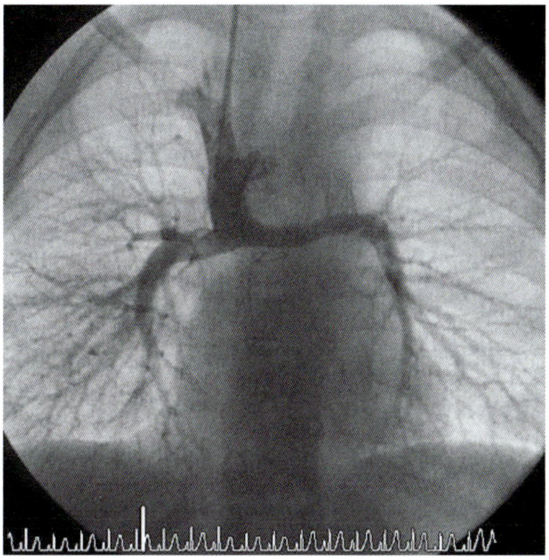

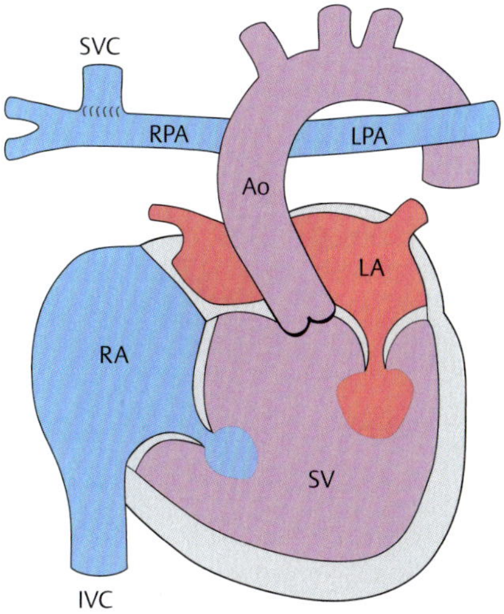

Abb. 14.8 Obere kavopulmonale Anastomose. (Ao = Aorta, IVC = untere Hohlvene, LA = linker Vorhof, LPA = linke Pulmonalarterie, RA = rechter Vorhof, RPA = rechte Pulmonalarterie, SV = singulärer Ventrikel, SVC = obere Hohlvene)

a Angiografische Darstellung einer oberen kavopulmonalen Anastomose nach Injektion von Kontrastmittel in die obere Hohlvene.

b Schematische Darstellung einer oberen kavopulmonalen Anastomose bei einem singulären Ventrikel.

fäße und damit zu einem vermehrten Blutfluss in der oberen Körperhälfte. Dies bedingt einen Anstieg der Sauerstoffsättigung, da mehr Blut pro Zeiteinheit durch die Lunge fließt und oxygeniert wird. Eine Hyperventilation mit Alkalose hat den gegenteiligen Effekt.

Bei klinischen Zeichen einer schlechten transpulmonalen Perfusion und bei Hinweisen auf einen erhöhten pulmonalen Gefäßwiderstand (klinisches Symptom: obere Einflussstauung) sollten daher Beatmungsstrategien zur Senkung des pulmonalen Widerstands ohne Hyperventilation mit folgenden Zielen durchgeführt werden:

- niedriger pulmonalarterieller Druck
- niedrige Atemfrequenz
- volumenkontrollierte Beatmung, höhere Tidalvolumina
- hohe F_iO_2
- Alkalisierung
- ggf. zusätzlich medikamentöse Therapie zur Senkung des Lungengefäßwiderstands (Stickstoffmonoxid, Ilomedin u. a.)

Ansonsten kann eine konventionelle Beatmung einschließlich PEEP (ca.5 cmH_2O) erfolgen. Die angestrebten Sauerstoffsättigungswerte liegen, wie bereits oben erwähnt, bei ca. 80–85 %.

14.3.10 Komplette Kreislauftrennung und univentrikuläre Zirkulation

Den letzten Schritt der Kreislauftrennung nach dem Fontan-Prinzip stellt die totale kavopulmonale Anastomose (sog. Fontan-Operation) dar, die heute meistens mittels eines extrakardialen Conduits durchgeführt wird. Dabei wird der venöse Blutstrom der unteren Körperhälfte auch an die Pulmonalarterie angeschlossen, sodass nun praktisch das gesamte venöse Blut durch die Lunge fließt (Ausnahme: Blut des Koronarsinus). Die Sauerstoffsättigungswerte betragen daher ca. 93–95 %. Infolge dieses Schrittes steigt der zentralvenöse Druck auf Werte der Pulmonalarterie an (ca. 15 mmHg [2,0 kPa]). Das gesamte Blut und damit das Herzminutenvolumen muss nun passiv durch die Lungenstrombahn fließen, somit ist der vasku-

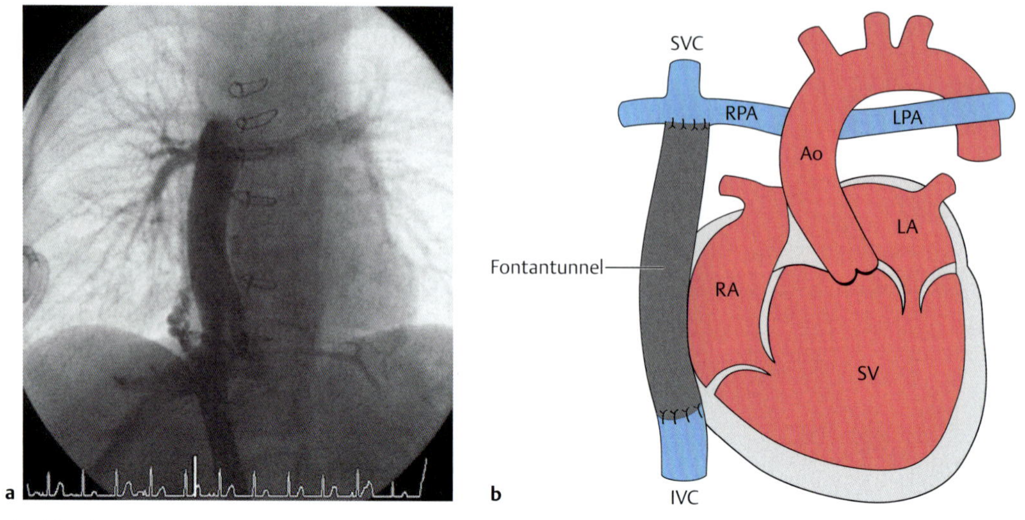

Abb. 14.9 Kreislaufsituation mit kompletter Kreislauftrennung nach dem Fontan-Prinzip (totale kavopulmonale Anastomose) mit extrakardialem Konduit. (Ao = Aorta, IVC = untere Hohlvene, LA = linker Vorhof, LPA = linke Pulmonalarterie, RA = rechter Vorhof, RPA = rechte Pulmonalarterie, SV = singulärer Ventrikel, SVC = obere Hohlvene

a Angiografische Darstellung der kavopulmonalen Anastomose mit extrakardialem Konduit nach Injektion von Kontrastmittel in die untere Hohlvene.

b Schematische Darstellung einer totalen kavopulmonalen Anastomose mit extrakardialem Konduit bei einem singulären Ventrikel.

läre Widerstand der Lungenperfusion ein wesentlicher Faktor in der Regulation des Herzzeitvolumens (▸ Abb. 14.9).

Bei einer Beatmung von Patienten nach Fontan-Palliation muss bedacht werden, dass das komplette Herzminutenvolumen passiv durch die Lunge fließt. Eine Beeinträchtigung dieses Blutflusses durch eine Beatmung bewirkt also eine rasche Beeinträchtigung des gesamten Herzzeitvolumens. Die früher propagierte Beatmung ohne PEEP ist nicht sinnvoll, da sie die Entstehung von Atelektasen begünstigt. Daher sollte ein niedriger normaler PEEP von 5 cmH_2O (0,5 kPa) gewählt werden. Die Sauerstoffzufuhr sollte auch beim ansonsten Lungen-Gesunden höher als normal sein (F_iO_2 von ca. 0,5), da Sauerstoff den pulmonalen Widerstand senkt und der Sauerstoff somit prophylaktisch als Medikament zur Optimierung der Kreislaufsituation eingesetzt wird. Die Atemfrequenz wird sehr niedrig gewählt (volumenkontrolliert, z. B. beim Kleinkind mit einer Atemfrequenz von ca. 6–10/min) mit entsprechend hohen Tidalvolumina. Zur Aufrechterhaltung eines adäquaten Minutenvolumens und zur Vermeidung einer Hyperkapnie sind höhere Tidalvolumina (ca. 15 ml/kgKG) erforderlich, um einem angestrebten pCO_2 von ca. 35 mmHg (4,7 kPa) zu erreichen.

Merke

M!

Bei Patienten mit Fontan-Zirkulation sollte die Beatmung prophylaktisch mit hoher F_iO_2, niedrigem PEEP und volumenkontrolliert mit sehr niedriger Atemfrequenz, aber hohen Tidalvolumina erfolgen, um eine Optimierung der Kreislaufsituation zu ermöglichen.

14.3.11 Herzfehler mit pulmonaler Hypertension

Patienten mit einem pulmonalen Hypertonus stellen eine besonders anfällige Gruppe von Patienten dar, da eine Änderung der medikamentösen Therapie (zur Reduktion des pulmonalen Widerstands), akute pulmonale Infekte oder andere Begleiterkrankungen (Fieber, Exsikkose etc.) und besonders ein unüberlegtes Beatmungsmanagement rasch den pulmonalen Hypertonus verstärken und krisenhafte Steigerungen des Lungengefäßdrucks bewirken können. Zu dieser Gruppe gehören Patienten mit primärer oder sekundärer pulmonaler Hypertension, Patienten mit Eisenmenger-Reaktion und schließlich Patienten mit einem erhöhten pulmonalen Gefäßwiderstand nach Korrektur von Shunt-Vitien, z. B. nach spätem Verschluss eines Ventrikelseptumdefekts, AV-Kanals oder eines persistierenden Ductus arteriosus und letztendlich auch Patienten mit dysplastischen Lungengefäßen (Fallot-Gruppe).

Hämodynamisch können in der Akutsituation prinzipiell 2 Situationen unterschieden werden:

- Sind beide Kreisläufe komplett getrennt, so bedingt ein Anstieg des pulmonalen Gefäßwiderstands neben einer Verminderung der Oxygenierung aufgrund des reduzierten transpulmonalen Blutflusses rasch eine erhebliche Reduktion des Herzminutenvolumens bis hin zum kompletten arteriellen Blutdruckverlust. Infolge einer inadäquaten Koronarperfusion bei hohem rechtsatrialem und rechtsventrikulärem Druck kann es schnell zum Sinusarrest, zum AV-Block und zu ventrikulären Tachykardien bzw. Kammerflimmern kommen.
- Besteht noch eine offene Shunt-Verbindung, z. B. der Rest eines Ventrikelseptumdefekts, so bleibt das Herzzeitvolumen erhalten, die Patienten werden jedoch rasch tief zyanotisch. Dies kann wiederum eine Bradykardie mit Arrhythmien bewirken.

Um eine derartige Verschlechterung zu vermeiden, muss bei der Beatmung diese Reaktion antizipiert werden. Es müssen Beatmungsstrategien und eine medikamentöse Therapie eingesetzt werden, die a priori den pulmonalen Widerstand senken, u. a.:

- bei Intubation unbedingt ausreichend hyperventilieren und hyperoxygenieren, den systemarteriellen Druck (Koronarperfusion!) hoch bzw. normal halten (Mittel der Wahl zur Intubation: Ketamin in einer Dosis von 3–5 mg/kgKG; Ketamin bewirkt keinen Anstieg des pulmonalen Widerstands);
- bei der Beatmung Atelektasen vermeiden (PEEP mindestens 5 cmH_2O [0,5 kPa]);
- kontinuierliche Hyperventilation;
- Beatmung mit einer F_iO_2 von mindestens 0,5;
- ggf. Alkalisierung (Gabe von Natriumhydrogencarbonat, Ziel-pH mindestens 7,45);
- Hypotension vermeiden, ggf. Katecholamintherapie;
- zur Extubation ausreichende Analgesie, Bronchialtoilette, Hyperoxygenierung und prophylaktische Sauerstoffgabe über eine längere Zeit nach Extubation unabhängig von der Sauerstoffsättigung, Katecholamintherapie nicht rasch nach Extubation beenden;

In der Nachbeobachtung nach erfolgter Extubation müssen diese Patienten sorgfältig überwacht werden (Intermediär- oder Intensivstation mit kontinuierlichem Monitoring), da eine erhöhte Gefahr krisenhafter Verschlechterung besteht.

Hinweis

Bei Patienten mit einem bedeutsamen pulmonalen Hypertonus muss eine elektive Intubation und Beatmung a priori mit Beatmungsstrategien und medikamentöser Therapie erfolgen, die in der Lage sind, prophylaktisch den pulmonalen Widerstand zu senken.

Patienten mit einem bedeutsamen pulmonalen Hypertonus benötigen nach Extubation mindestens 2 Tage Überwachung auf einer Intermediär- oder Intensivstation mit kontinuierlichem Monitoring. Zusätzlich sollten für diese Patienten neben den üblichen Notfallmedikamenten immer zusätzlich i. v. Pharmaka bereitstehen (2. i. v. Zugang), die in der Lage sind, den pulmonalen Widerstand zu senken.

14.4 Beatmung bei herzoperierten Kindern

14.4.1 Einstellung des Beatmungsgeräts

Bei den meisten Kindern, die auf einer kinderkardiologischen Intensivstation beatmet werden, handelt es sich um frisch herzoperierte Patienten. Ausnahmen sind beispielsweise Kinder nach operativem Verschluss eines Vorhofseptumdefekts oder eines kleinen Ventrikelseptumdefekts bzw. nach Korrektur einer Aortenisthmusstenose, die in einigen Zentren bereits im Operationssaal extubiert werden (sog. Fast-Tracking, s. u.).

Eine weitere Gruppe sind Patienten mit kardialer Dekompensation aufgrund meistens linksventrikulären Versagens, Patienten nach Reanimation (z. B. Arrhythmien, Dekompensation etc.) oder Patienten mit Herzfehlern oder Herzerkrankungen, die aufgrund anderer Probleme (nicht am Herzen) operiert bzw. behandelt wurden, aber aufgrund ihres Grundleidens auf der kinderkardiologischen Intensivstation mit der entsprechenden Expertise im hämodynamischen Management betreut werden.

Die Lungenfunktion und das Beatmungsregime werden bei diesen Patienten von einer Vielzahl prä-, intra- und postoperativer Faktoren beeinflusst:

- *präoperative Faktoren:*
  - vorbestehende pulmonale Überflutung
  - vorbestehende pulmonale Hypertonie
  - Kompression der Atemwege von außen, z. B. durch Gefäßringe oder eine dilatierte Pulmonalarterie
  - vorbestehender Volumenstatus mit ggf. Überwässerung
  - low cardiac Output
  - besondere Hämodynamik (z. B. Shuntvitien, Fontan-Kreislauf etc.)
- *intraoperative Faktoren:*
  - Ödeme bei inflammatorischer Reaktion nach kardiopulmonalem Bypass
  - Atelektasen durch chirurgische Manipulation bzw. fehlende Beatmung
  - Massentransfusion
  - Thrombozytengabe
  - Verletzung der Lunge
  - Änderung der pulmonalen Perfusion (Rezirkulations- bzw. Hyperperfusionsphänomene einzelner Lungenabschnitte)
- *postoperative Faktoren:*
  - Ödeme und Schleimhautschwellungen
  - Atelektasen
  - Reperfusionsödem (Lungenödem als Folge einer postoperativ gesteigerten Lungendurchblutung bei Vitien, bei denen die Lungenperfusion präoperativ vermindert war, z. B. bei einer Pulmonalatresie)
  - postoperative Zwerchfellparese
  - schmerzbedingt eingeschränkte Atemkapazität (z. B. durch Drainagen)
  - atemdepressive Medikamente
  - Pleuraergüsse, Pneumothorax
  - offener Thorax

Bei Berücksichtigung dieser mannigfaltigen Mechanismen ist es einleuchtend, dass eine genaue Anamnese vor der Aufnahme auf der Intensivstation mit einem Übergabegespräch mit den Anästhesisten und Chirurgen unerlässlich ist, um den Patienten gerecht zu werden. Idealerweise ist ein Mitglied des Intensivteams im OP während der entscheidenden Phasen des Eingriffs zugegen und begleitet die Anästhesie, um einen reibungslosen Übergang zum intensivmedizinischen Management zu ermöglichen.

Typische postoperative Beatmungsprobleme und die entsprechenden Beatmungsstrategien für verschiedene Herzfehler sind in ▸ Tab. 14.3 zusammengefasst.

Tab. 14.3 Typische Beatmungsprobleme nach kardiochirurgischen Eingriffen bei angeborenen Herzfehlern.

Herzfehler bzw. kardiale Situation	Häufige pulmonale bzw. kardiale Probleme	Beatmungsstrategien
kardiopulmonaler Bypass	reversible Endothelschädigung und Inflammation mit gesteigerter Gefäßpermeabilität (Lungenödem, Dys- und Atelektasen, verminderte Lungen-Compliance usw.), reversible myokardiale Funktionsstörung	adäquate Tidalvolumina anstreben, volumenkontrollierte und druckregulierte (PRVC) Beatmung: initial relativ hoher inspiratorischer Druck und hoher PEEP erforderlich, Rekrutierungsmaßnahmen Reduktion der linksventrikulären Vor- und Nachlast: hoher PEEP
Transposition der großen Gefäße	lange Aortenklemmzeit Kapillarleck, periphere Ödeme, Lungenödem myokardiale Dysfunktion	auf gute Diurese achten, Ödemreduktion PEEP initial ca. 7–10 cm H_2O PRVC, recht hoher PIP und relativ lange Inspirationszeit, hohe Tidalvolumina, niedrige Frequenz
großer Ventrikelseptumdefekt, atrioventrikulärer Septumdefekt, aortopulmonales Fenster	pulmonalarterielle Widerstandskrisen	Sedierung, ggf. Relaxierung, p_aO_2 ca. 100 mmHg, p_aCO_2 ca. 30–35 mmHg, pH > 7,45 während der Krise: • Hyperventilation • Sauerstoffgabe • Sedierung
obere kavopulmonale Anastomose	Neigung zu Ödemen der oberen Körperhälfte	Oberkörperhochlagerung ggf. Hyperkapnie + alkalisieren möglichst frühzeitige Extubation (Fast-Track) Vermeidung von Belüftungsstörungen möglichst niedrige Beatmungsdrücke Vermeidung eines Lungenödems (auf Diurese achten)
totale kavopulmonale Anastomose (Fontan-Operation)	passive Lungendurchblutung	frühzeitige Extubation, Fast-Track möglichst niedrige Beatmungsmitteldrücke anstreben: • volumenkontrollierte Beatmung • lange Inspirationszeit • geringer inspiratorischer Druck • niedriger PEEP (5 cm H_2O) • niedrige Atemfrequenz
pulmonale Hypertonie	hoher Lungengefäßwiderstand	Senkung des Lungengefäßwiderstands: • milde Hyperventilation • milde Alkalose • eher großzügige Anwendung von Sauerstoff • Vermeidung von Atelektasen (PEEP) • ggf. Beatmung mit Stickstoffmonoxid • ggf. HFOV (insbesondere bei Neugeborenen)

HFOV = Hochfrequenzoszillationsbeatmung
p_aCO_2 = arterieller Kohlendioxidpartialdruck
p_aO_2 = arterieller Sauerstoffpartialdruck
PEEP = positiv-endexspiratorischer Druck
PIP = Peak Inflation Pressure
PRVC = Pressure regulated Volume Control

Initiale Einstellung

Der Beatmungsmodus für frisch herzoperierte Patienten unterscheidet sich häufig von dem Setting, das für pädiatrische oder neonatologische Patienten mit anderen Erkrankungen gewählt wird. Eine Charakterisierung der einzelnen Beatmungsmodi findet sich in Kap. 8.

Das zugrunde liegende Problem ist bei allen Patienten aufgrund der HLM-Zeit sowie der lange unbelüfteten Lunge eine unterschiedlich ausgeprägte pulmonale Inflammation mit Lungenödem, Atelektasen sowie Surfactant-Mangel.

Der ideale Beatmungsmodus ist daher ein PRVC-Modus (PRVC = Pressure regulated Volume Control, Servo-Geräte, Siemens; andere Nomenklatur je nach Hersteller: PLV = Pressure limited Ventilation, APV = adaptive Pressure Ventilation, VG = Volumengarantie etc.), also ein prinzipiell volumenkontrollierter Modus mit Begrenzung des maximalen Beatmungsdruckes.

Diese Beatmungsform kombiniert die Vorteile einer volumenkontrollierten Beatmung (d. h. das eingestellte Volumen wird auch verabreicht) mit einer Druckkontrolle (maximale Druckwerte werden nicht überschritten). Zusätzlich besteht ein dezelerierender Flow gegen Ende des Atemzyklus, welcher diese Beatmungsform unterstützt.

- *Modus:* Die Beatmung erfolgt idealerweise volumenkontrolliert mit Druckbegrenzung (z. B. PRVC). Dadurch ist eine sichere Ventilation mit ausreichendem Atemzugvolumen gewährleistet.
- *Tidalvolumen:* Es werden für die ersten Stunden 10–15 ml/kgKG gewählt. Bei rascher Hypokapnie erfolgt zuerst die Reduktion der Atemfrequenzen (bis auf z. B. 10/min, bei Neugeborenen 15–20/min), dann die des Tidalvolumens. Der Grund dafür ist die sichere Eröffnung der stets vorhandenen (Makro- und) Mikroatelektasen. Wichtig: Besonders bei kleinen Kindern und Neugeborenen differieren die im Gerät gemessenen Tidalvolumina von den intratracheal gemessenen Werten. Bei einer Einstellung von ca. 15 ml/kgKG sind intrapulmonal meist Werte von ca. 10–12 ml/kgKG messbar, diese Werte sind somit unkritisch.
- *Frequenz:* Diese sollte niedrig gewählt werden, z. B. bei Neugeborenen initial ca. 20–25/min und bei Teenagern ca. 10/min.
- *Inspirationszeit:* Die Inspirationszeit soll sehr lang sein. Meistens wird mit ca. 1 s auch bei Neugeborenen begonnen. Zusätzlich werden lange Plateauphasen angestrebt. Auch dies erscheint zunächst unüblich bzw. unphysiologisch; die Patienten sind allerdings nicht spontanatmend, sondern es sollen ohne Eigenatmung zunächst die Atelektasen eröffnet werden.
- *F_iO_2:* Für diese wird zu Beginn ein Wert von 1,0 gewählt, der dann entsprechend den ersten Blutgasanalysen bzw. den Werten des Pulsoxymeters reduziert wird, danach ggf. entsprechend der partiellen arteriellen Sauerstoffsättigung pS_aO_2.
- *PEEP:* Dieser sollte bei 7–10 cmH_2O (0,7–1,0 kPa) liegen und erst reduziert werden, wenn eine F_iO_2 von weniger als 0,4 möglich ist. Der Grund dafür ist die Eröffnung der stets vorhandenen (Makro- und) Mikroatelektasen sowie der günstige Einfluss auf die pulmonale Ödemneigung.
- *PIP:* Dieser resultiert aus PEEP und Tidalvolumen und ist initial oft mäßig erhöht (häufig zwischen 25 und 30 cmH_2O [2,5 und 3 kPa]). Infolge der Eröffnung der Atelektasen verringert er sich meist recht schnell auch ohne Änderung der Beatmungseinstellungen.

Zum initialen Assessment gehört neben einer klinischen Untersuchung (Auskultation) auch ein Röntgenbild des Thorax, das mit den präoperativen Befunden verglichen werden muss. Liegen größere Atelektasen vor, so haben sich wiederholte Rekrutierungsmanöver bewährt, z. B. 2–3 × /h):

- *Neugeborene und Säuglinge:* 20/20-Regel mit einer PEEP-Erhöhung für die Dauer von 20 s auf 20 cmH_2O (2,0 kPa)
- *Teenager/Erwachsene:* 30/30-Regel mit einer PEEP-Erhöhung für die Dauer von 30 s auf 30 cmH_2O (2,9 kPa)

Es empfiehlt sich, diese Manöver mit dem Beatmungsgerät durchzuführen und dann wieder den gewünschten PEEP (z. B. 10 cmH_2O [1,0 kPa]) einzustellen. Eine manuelle Ventilation mit Vibration bzw. Massage des atelektatischen Bezirks ist auch möglich, gelegentlich geht jedoch der PEEP

14

bei der Diskonnektion zwischen Beatmungsbeutel und Beatmungsgerät verloren. Diese Rekrutierungsmanöver werden von den Patienten in der Regel sehr gut toleriert.

> **Merke**
>
> Die initialen Einstellungen von Beatmungsgeräten nach einer Herzoperation bestehen in einem volumenkontrollierten (PRVC) Modus, langen Inspirationszeiten, niedriger Atemfrequenz, mittelhohem PEEP, hoher F_iO_2 und hohen Tidalvolumina (10–15 ml/kgKG).

Diese Einstellungen gelten für eine Großzahl der herzoperierten Kinder. Aufgrund der unterschiedlichen Anatomie ist jedoch eine individuelle Anpassung notwendig. Wichtige Ausnahmen werden im Folgenden gesondert beschrieben.

Bei den meisten Kindern kann dann nach einigen (wenigen) Stunden auf eine assistierte Beatmung umgestellt werden (z. B. PRVC mit SIMV). Dabei sollte bei den kontrollierten Atemzügen jedoch die o. g. Einstellung beibehalten werden und die SIMV-Frequenz (d. h. die der kontrollierten Züge) entsprechend reduziert werden (s. u.). Bei den Kindern mit langer HLM-Zeit, postoperativ ausgeprägtem SIRS (systemic inflammatory Response Syndrome), generalisierten Ödemen und/oder eingeschränkter LV Funktion führt eine Veränderung der genannten Beatmungsparameter zu einer deutlich verlängerten Beatmungszeit mit einem F_iO_2-Bedarf von über 40 % und erhöhter Morbidität (Infektion, Atelektasen, PHT-Krisen etc.) und auch Mortalität. Da eine andere Pathophysiologie der Lunge zugrunde liegt und lange Inspirationszeiten bei niedriger Atemfrequenz gewählt werden, ist ein Volutrauma (Scherstress etc.) auch bei längeren Beatmungszeiten (> 1 Woche) nicht zu erwarten oder beschrieben.

Beatmung nach Anlage eines aortopulmonalen Shunts

Ein aortopulmonaler Shunt wird angelegt, um die Lungenperfusion sicherzustellen. Bei univentrikulärem Herz liegt ein ausgeglichenes Verhältnis zwischen Lungen- und Systemperfusion ($Q_P : Q_S$) genau dann vor, wenn bei normaler Herzfunktion die Sauerstoffsättigung zwischen 75 % und 85 % liegt. Entsprechend wird eine Sauerstoffsättigung von ca. 80 % angestrebt. Dabei sind eine ausreichende Oxygenierung gewährleistet, die Systemperfusion ausreichend und eine zusätzliche Volumenbelastung des Ventrikels minimiert. Eine unkritische Gabe von Sauerstoff oder Hyperventilation ist zu vermeiden, da dies zu einer Lungenüberflutung auf Kosten einer systemischen Minderperfusion und einer erheblichen Volumenbelastung des Ventrikels (Herzinsuffizienz) führt.

Dennoch bestehen auch bei diesen Kindern nach Anlage eines neuen aortopulmonalen Shunts die üblichen postoperativen pulmonalen Veränderungen. Daher hat sich folgendes initiale Setting bewährt:

- *Modus:* volumenkontrolliert (PRVC)
- *F_iO_2:* 0,5, Reduktion entsprechend der pS_aO_2 (Ziel: ca. 80 %)
- *PEEP:* 5–7 cmH_2O (0,5–0,7 kPa)
- *Tidalvolumen:* 10–15 ml/kgKG (daraus resultiert der PIP)
- *Frequenz:* niedrig, ca. 20(–25)/min, Inspirationszeit ca. 1 s
- *p_aCO_2:* Zielwert 40–45 mmHg (5,3–6,0 kPa)

Beatmung nach Anlage einer oberen kavopulmonalen Anastomose

Bei diesem Schritt der Kreislauftrennung nach dem Fontan-Prinzip wird die obere Hohlvene mit der Pulmonalarterie konnektiert, sodass das systemvenöse Blut der oberen Körperhälfte ohne zwischengeschaltete Pumpkammer passiv in die Lunge fließt (▶ Abb. 14.8). Die Sauerstoffsättigung sollte bei diesen Patienten zwischen 75 % und 85 % liegen. Typische postoperative Probleme sind ein erhöhter Druck in der oberen Hohlvene (ZVD oben gemessen) mit Ödemen im Bereich der oberen Körperhälfte und eine Hypoxämie. Eine entsprechende Lagerung ist hierbei rein aus hydrostatischen Gründen hilfreich (Oberkörperhochlagerung, Hockstellung; ▶ Abb. 14.10).

Je mehr venöses Blut durch die obere Hohlvene der Lunge zugeführt wird, desto mehr Blut wird also in der Lunge oxygeniert und desto höher ist

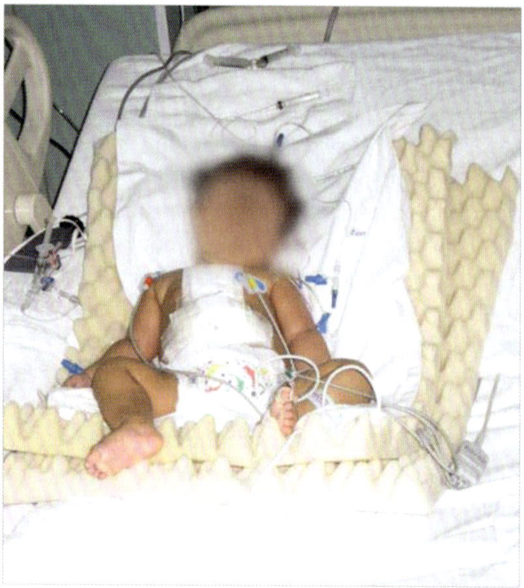

Abb. 14.10 Typische Lagerung eines Patienten nach oberer kavopulmonaler Anastomose. Halb sitzende Lagerung mit Oberkörperhochlage.

die Sauerstoffsättigung. Daher kann es in der frühen postoperativen Phase bei einer Untersättigung sinnvoll sein, eine milde Hypoventilation anzustreben, wenn die Patienten länger beatmet werden sollen. Der Anstieg des pCO_2 führt zu einer Vasodilatation der zerebralen Gefäße, sodass mehr Blut in das Gehirn fließt, das schließlich zur oberen Hohlvene und damit in die Lunge gelangt.

Der erhöhte intrathorakale Druck während einer Überdruckbeatmung wirkt dem passiven Blutstrom in die Lunge entgegen. Aus diesem Grund werden ähnlich wie bei Patienten mit Fontan-Zirkulation möglichst niedrige Beatmungsdrücke gewählt. Andererseits ist es gerade bei diesen Patienten wichtig, Belüftungsstörungen zu vermeiden, da diese den pulmonalen Widerstand erhöhen und zusätzlich zu intrapulmonalen Shunts führen.

14

Nach Anlage einer oberen kavopulmonalen Anastomose sollten die Patienten möglichst rasch extubiert werden. Der negative intrathorakale Druck, während der Spontanatmung unterstützt den „passiven" Blutstrom aus der oberen kavopulmonalen Anastomose in die Lunge. Eine prophylaktische Sauerstoffgabe ist sinnvoll. Daher hat sich folgendes initiale Setting als geeignet erwiesen:

- *Modus:* volumenkontrolliert, PRVC
- F_iO_2: 1,0; Reduktion entsprechend der pS_aO_2 (Ziel: ca. 80 %)
- *PEEP:* 5–7 cmH_2O (0,5–0,7 kPa)
- *Tidalvolumen:* 10–15 ml/kgKG (daraus resultiert der PIP)
- *Frequenz:* niedrig, ca. 10–15/min, Inspirationszeit ca. 1 s
- p_aCO_2: Zielwert 45–50 mmHg (6,0–6,7 kPa), dabei Alkalose
- *Lagerung:* halb sitzend
- *Extubation:* frühzeitig, d. h. innerhalb von ca. 2–4 h nach Aufnahme auf der Intensivstation
- *nach Extubation:* prophylaktische Sauerstoffgabe unabhängig von den pulsoxymetrischen Sättigungen

Merke M!

Patienten nach Glenn- bzw. Hemifontan-OP sollten rasch extubiert werden, da sich die Hämodynamik unter Spontanatmung stets verbessert. Bei einem Patienten nach Anlage einer oberen kavopulmonalen Anastomose mit schlechten Sauerstoffsättigungswerten bewirkt eine Hypoventilation mit Hyperkapnie (und Alkalose) eine Verbesserung der Oxygenierung.

Beatmung nach Anlage einer totalen kavopulmonalen Anastomose (Fontan-Kreislauf)

Bei einem Fontan-Kreislauf (▶ Abb. 14.9) behindert der erhöhte intrathorakale Druck durch maschinelle Beatmung den „passiven" Blutfluss durch das Lungenarteriensystem, sodass bei diesen Patienten nicht nur eine möglichst frühzeitige Extubation angestrebt wird, sondern während der maschinellen Beatmung ein niedriger MAP eingesetzt wird (PEEP ca. 5 mmHg [0,5 kPa], niedrige Frequenz). Gerade bei diesen Patienten mit Fontan-Kreislauf ist es wichtig, Atelektasen zu vermeiden, wie bereits oben im Zusammenhang mit der oberen kavopulmonalen Anastomose erwähnt. Daher wurde die früher übliche Beatmung ohne PEEP komplett verlassen. Erst länger applizierte PEEP-Werte über 10–15 cmH_2O führen zu einer messbaren Verminderung des transpulmonalen Blutflusses und Beeinträchtigung des Kreislaufs.

Hämodynamisch instabile Patienten (niedriger arterieller Mitteldruck, hoher zentralvenöser Druck, höhere Katecholamindosierungen usw.) profitieren erheblich von einer frühzeitigen Extubation. Oft kann durch die Extubation eine komplette Stabilisierung der Situation erreicht werden. Dies unterscheidet sich im Vergleich mit Patienten mit normaler Kreislaufphysiologie: Während hier bei steigender Katecholamindosis oft eine tiefere Sedierung und Intensivierung der Beatmung erfolgt, sollten Patienten mit Fontan-Zirkulation rasch erweckt und extubiert werden.

Folgendes initiale Setting hat sich bewährt:

- *Modus:* volumenkontrolliert, PRVC
- F_iO_2*:* 1,0; Reduktion entsprechend der pS_aO_2 (Ziel: > 90 %)
- *PEEP:* 5 cmH_2O (0,5 kPa)
- *Tidalvolumen:* 10–15 ml/kgKG (daraus resultiert der PIP)
- *Frequenz:* niedrig, ca. 10 (–15)/min, Inspirationszeit ca. 1 s
- p_aCO_2*:* Zielwert 35–40 mmHg (4,7–5,3 kPa), dabei Alkalose
- *Lagerung:* halb sitzend
- *Extubation:* frühzeitig
- *nach Extubation:* prophylaktische Sauerstoffgabe

M!

Merke

Ein hämodynamisch instabiler Patient nach Fontan-Operation profitiert erheblich von einer raschen Extubation.

Bei pulmonaler Hypertonie

Bei vielen Vitien mit unlimitiertem Links-rechts-Shunt und hoher Druckdifferenz (z. B. Ventrikelseptumdefekt, großer persistierender Ductus arteriosus, aortopulmonales Fenster, Atrioventrikularkanal, Truncus arteriosus communis u. a.) besteht präoperativ ein hoher Druck im pulmonalarteriellen Gefäßsystem aufgrund der unrestriktiven Lungenüberflutung. Dabei verändern sich das Endothel und die Media in typischer Weise.

Unmittelbar postoperativ ist der Shuntfluss nicht mehr existent, und das Endothel hat seine Reagibilität verloren, die Patienten sind also unmittelbar postoperativ stabil. Das Endothel gewinnt die Reagibilität aber innerhalb der ersten 6–12 h nach Beendigung des kardiopulmonalen Bypasses wieder zurück. Daher kann es im Verlauf des ersten postoperativen Tages zu krisenhaften Anstiegen des pulmonalen Gefäßwiderstands kommen (pulmonalarterielle Widerstandskrisen), die unbehandelt rasch letal enden können und eine echte Notfallsituation darstellen. Dabei stoppt der transpulmonale Blutfluss fast komplett, der Druck in der Pulmonalarterie steigt rasch an, die linksseitige Vorlast versiegt und der arterielle Blutdruck kollabiert. Gleichzeitig steigt der Druck im rechten Ventrikel und Vorhof (zentralvenöser Druck), die Koronarien sind nicht mehr durchblutet und es kommt zum akuten Rechtsherzversagen (▶ Abb. 14.11).

Um derartige Probleme zu vermeiden, empfiehlt es sich, diese Kinder mit definierten Risiken über mindestens 24 h tief sediert kontrolliert zu beatmen und ggf. auch zu relaxieren. Ein niedriger pCO_2, ein hoher pH-Wert und eine hohe F_iO_2 bei fehlenden Atelektasen reduzieren den Lungengefäßwiderstand, sodass zur Behandlung einer pulmonalen Hypertonie eine milde Hyperventilation (Zielwert für den pCO_2: 30–35 mmHg [4,0–4,7 kPa]) mit einer Sauerstoffsättigung von > 100 % (p_aO_2 ca. 100 mmHg [13,3 kPa]) bei einem PEEP von ca. 7–10 cmH_2O (0,7–1,0 kPa) angestrebt wird. Gegebenenfalls werden eine Stickstoffmonoxidbeatmung oder der Einsatz anderer Pharmaka zur Senkung des pulmonalarteriellen Widerstands erforderlich, z. B. Prostazykline, Ilomedin u. a.. Typische Triggersituationen für eine pulmonalarterielle Widerstandskrise sind Schmerzereignisse bzw. Unruhezustände bei inadäquater Sedierung oder akut auftretende Atelektasen (Absaugen). Daher sind bei derartigen geplanten Maßnahmen zusätzliche prophylaktische Bolusgaben von Sedativa hilfreich.

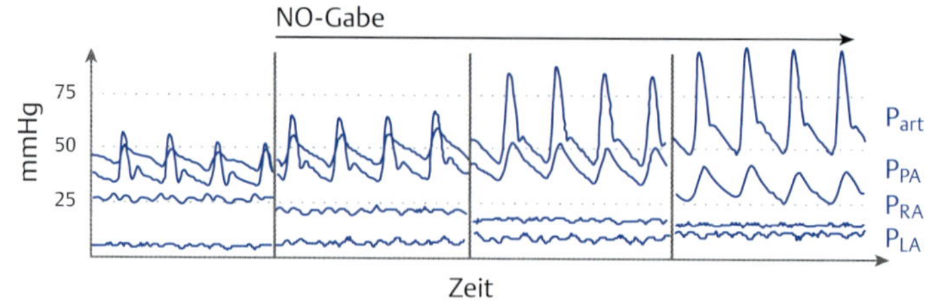

Abb. 14.11 Wirkung von inhalativem Stickstoffmonoxid (NO). Bei massiver pulmonaler Hypertonie besteht Druckgleichheit zwischen dem Lungen- und Systemkreislauf, der zentrale Venendruck (ZVD) ist massiv erhöht, der linke Vorhof nicht gut gefüllt. Nach Beginn der NO-Gabe verbessert sich der transpulmonale Blutfluss, der arterielle Mitteldruck steigt an, der Pulmonalarterien-Mitteldruck fällt. Unter Fortsetzen der Therapie normalisiert sich der Druck in der Pulmonalarterie, der ZVD sinkt, der linke Vorhof wird besser gefüllt (der Druck im linken Vorhof steigt). Der arterielle Druck normalisiert sich.
(p_{art} = systemarterieller Druck, p_{PA} = pulmonalarterieller Druck, p_{RA} = Druck im rechten Vorhof, p_{LA} = Druck im linken Vorhof)

In der Akutsituation ist die Analgosedierung zu vertiefen. Die Patienten sollten, sofern sie noch beatmet sind, relaxiert und manuell mit einer F_iO_2 von 1,0 massiv manuell hyperventiliert werden (d. h. an den Ambu-Beutel nehmen und rasch hyperventilieren, ▶ Abb. 14.12). Die weitere Entwöhnung erfolgt schrittweise meistens über mindestens einen Tag unter Kontrolle bzw. enger Beobachtung der hämodynamischen Parameter.

Cave

Eine pulmonalhypertensive Krise (▶ Abb. 14.12) ist ein lebensbedrohlicher Notfall. Die Therapie besteht in manueller Hyperventilation, Hyperoxygenierung, Sedierung und anschließender Beatmung mit einer F_iO_2 von 1 und PEEP.

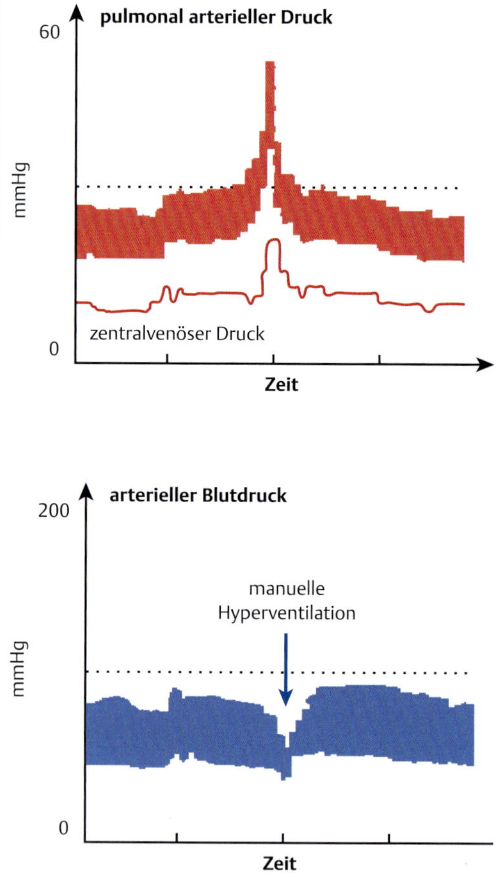

Abb. 14.12 Pulmonalhypertensive Krise. Bei der HPT-Krise kommt es zu einem massiven Anstieg der pulmonalarteriellen Druckwerte (rote Kurve) sowie aufgrund des Rechtsherzversagens zu einem Anstieg des ZVD. Zusätzlich fällt der arterielle Mitteldruck massiv ab.
Nach manueller Hyperventilation und damit Hyperoxygenierung, CO_2-Elimination und Alkalisierung wird dieser Zustand wieder behoben.

14.5 Besonderheiten im respiratorischen Management bei Herzoperationen im Kindesalter

14.5.1 Fast-Track zur Extubation

Unter Fast-Tracking nach Herzoperationen im Kindesalter versteht man die Bemühungen, Kinder nach der OP rasch zu extubieren, mobilisieren und dann auch frühzeitig aus dem Krankenhaus zu entlassen. Dies erfolgt einerseits, um die Morbidität zu verringern, anderseits, um OP-Kapazitäten zu schaffen und Kosten zu sparen. Aufgrund des derzeit in Deutschland gültigen DRG-Systems wird Fast-Tracking allerdings nicht belohnt, sondern stellt im Gegensatz zu anderen Ländern einen finanziellen Verlust für die Abteilungen dar.

Fast-Tracking kann bei vielen Patienten angewendet werden. Um dies sicher und erfolgreich durchzuführen, ist ein multidisziplinärer Teamansatz erforderlich. Unklar definiert ist der Zeitpunkt der Extubation: Einige verstehen darunter eine Extubation noch im OP, andere eine Extubation innerhalb von 4 oder 6 h nach Aufnahme auf der Intensivstation. Eine frühzeitige Extubation (early Extubation) ist üblicherweise als Extubation innerhalb von 6 h nach Aufnahme auf die Intensivstation definiert. Kinder, die sich für eine frühzeitige Extubation qualifizieren, haben normalerweise einen einfachen Herzfehler, kurze Bypasszeiten, eine geringe Katecholamindosis, geringe Beatmungsparameter und eine stabile Hämodynamik unmittelbar postoperativ. Daher ist es auch nicht verwunderlich, dass diese Kinder in allen Studien eine geringere Mortalität, eine geringere Reintubationsrate, einen kürzeren Intensiv- und Krankenhausaufenthalt aufweisen – sie sind einfach per definitionem gesünder.

Ein praktisches Verfahren besteht darin, die genannten Parameter auf der Intensivstation zu bewerten, die Blutungssituation sowie das Röntgenbild und die Ergebnisse der Echokardiografie mit einzubeziehen und dann den Patienten rasch, d. h. innerhalb von weniger als 2–4 h, zu entwöhnen (Sedierung beenden) und zu extubieren. Dies muss unabhängig von der Tageszeit erfolgen. Darüber hinaus ist gerade bei Patienten mit univentrikulärem Herzen und Fontan-Physiologie eine spontane Atmung ein wesentlicher unterstützender Faktor der Hämodynamik.

Hinweis

Das Konzept des Fast-Tracking hat gezeigt, dass die früher teilweise übliche generelle Beatmung von herzoperierten Kindern „mindestens über Nacht, und danach eine langsame Entwöhnung" nicht sinnvoll ist. International werden kinderherzchirurgische Intensivstationen an der Dauer der postoperativen Beatmung gemessen, sodass diese heute einen Qualitätsindikator darstellt.

14.5.2 Beatmungsdauer

Es existieren mehrere Untersuchungen, die Risikofaktoren für eine länger dauernde Beatmung nach Herzoperationen bzw. Korrekturen von angeborenen Herzfehlern im Kindesalter evaluiert haben. Hierzu gehören:

- lange Bypasszeit bzw. Aortenklemmzeit (> 100 min bzw. 60 min)
- Neugeborene, junges Alter
- geringes Gewicht, Malnutrition
- komplexe Eingriffe mit hohem RACHS-Score (Risk Adjustment in Congenital Heart Surgery) > 4 bzw. Aristoteles-Score
- intraoperative Transfusion, insbesondere Massentransfusion
- Kapillarleck
- SIRS
- hoher postoperativer Flüssigkeitsbedarf
- Nierenversagen
- Infektion
- präoperative Beatmungspflichtigkeit
- präoperative Lungenerkrankung
- Virusinfekte
- postoperative Atelektasen oder Dystelektasen
- hämodynamisch bedeutsame Restdefekte
- offenes Sternum
- Zwerchfellparese, Recurrensparese
- pulmonale Hypertension und Notwendigkeit von iNO
- Low cardiac Output Syndrome
- Tracheobronchomalazie

- neurologische Probleme, Hirninfarkt, zerebrale Anfälle
- Syndrome (Trisomie 21, CHARGE, VACTERL etc.)
- Behandlung auf einer nicht kardial spezialisierten Intensivstation

Dieselben Kriterien bedingen auch die Risikofaktoren für eine Reintubation innerhalb von 48 h nach einer ersten Extubation.

14.5.3 Weaning

Das Entwöhnen von der Beatmung erfolgt durch die Reduktion der Beatmung bei gleichzeitiger Reduktion der zur Sedierung notwendigen Medikamente. Je wacher der Patient wird, desto mehr kann er selbst mit atmen. Dazu wird die Rate an kontrollierten Atemzügen (SIMV-Frequenz) verringert und damit die Möglichkeit zur Eigenatmung vermehrt. Als Beatmungsmodus wird hierzu zunächst SIMV-PRVC mit Druckunterstützung gewählt. Gleichzeitig kann die Höhe der Druckunterstützung reduziert werden. Ist der Patient ausreichend wach, und es gibt keine anderweitigen Kontraindikationen, erfolgt die Extubation. Bei länger beatmeten Patienten kann vor der Extubation eine Phase der reinen Beatmung mit alleiniger Druckunterstützung hilfreich sein. Bei jedem Patienten bietet sich zudem ein Extubationstest an (s. u.).

14.5.4 Extubationskriterien

Die Kriterien, ab wann ein Patient extubiert werden kann, sind relativ eindeutig definiert. Hierzu gehören:

- ausreichend wacher Patient
- ausreichender Atemantrieb
- ausreichende Atemarbeit bzw. Atemmuskulatur
- freie Atemwege
- vorhandener Hustenreflex
- klares und nicht übermäßiges Trachealsekret
- intakter Kehlkopf (Schutz- bzw. Schluckreflex)
- aufgehobene Muskelrelaxation
- ausreichende Wachheit bzw. Reduktion der atemdepressiv/sedierend wirkenden Medikamente
- angemessene Oxygenierung
- ausgeglichene Blutgasanalyse
- Tubusleck? Nebenlufttest bei geblocktem Tubus
- stabile Hämodynamik
- Normothermie
- keine weiteren Kontraindikationen (z. B. aktive Blutung, geplante weitere Eingriffe in Sedierung etc.)

Ein Großteil dieser Faktoren kann – und sollte daher auch – mithilfe eines Extubationstests geprüft werden. Dies gilt besonders für Neugeborene und kleine Kinder sowie nach langer Beatmungszeit.

14.5.5 Extubationstest

Um eine erfolgreiche Extubation vorhersagen zu können, sind eine Reihe an Tests entwickelt und klinisch überprüft worden; allen diesen Tests ist gemeinsam, dass man Beatmungseinstellungen wählt, welche eine minimale Unterstützung geben, um damit die Faktoren Wachheit, Atemantrieb, Atemmuskulatur bzw. ausreichende Atemarbeit, Atemzugvolumen und den daraus folgenden ausreichenden Gasaustausch zu überprüfen.

Ein möglicher Test ist der Spontanatemtest, bei dem ein PEEP von 5 cmH_2O und eine Druckunterstützung von 10 cmH_2O für 2 h gewählt werden. Bleibt der Patient danach bei allen Parametern stabil, erfolgt die Extubation.

Ein möglicher Test zur Bewertung des Extubationserfolgs ist der Rapid Shallow Breathing Index (RSBI). Dieser wurde bei Erwachsenen etabliert und überprüft und misst den Quotienten aus Atemfrequenz (breaths/min) und Tidalvolumen (V_T in l); ein Wert unter 105 spricht für eine ausreichende Atmung und ein geringes Reintubationsrisiko, ein Wert über 105 dagegen.

Beispiel 1 – Patient hechelt – Weaningerfolg unwahrscheinlich

- Atemfrequenz 40 pro Minute
- Atemzugvolumen 100 Milliliter = 0,1 Liter
- RSBI = 40/0,1 = 400

Beispiel 2 – Patient atmet ruhig und tief – Weaningerfolg wahrscheinlich

- Atemfrequenz 18 pro Minute
- Atemzugvolumen 200 Milliliter = 0,2 Liter
- RSBI = 18/0,2 = 90

Bei Kindern nach Herzoperation ist dieser Test ebenfalls evaluiert worden. Hier muss jedoch noch das Körpergewicht mit einbezogen werden, der Wert wird üblicherweise in Breaths/min/ml V_T/kgKG angegeben. Klare Grenzwerte existieren noch nicht, Werte unter 40 sprechen für eine erfolgreiche Extubation, bei Werten zwischen 40 und 50 erscheint eine assistierte Beatmung nach Extubation sinnvoll, Werte über 50 sprechen gegen eine erfolgreiche Extubation.

Eine andere, einfache klinische Methode besteht darin, den Patienten vom Beatmungsgerät zu diskonnektieren und mit dem Ambu-Beutel zu konnektieren, an den ein kontinuierlicher Sauerstofffluss angeschlossen ist. Bleibt der Patient über 15–30 min stabil, erfolgt keine wesentliche Zunahme der Atemfrequenz oder Tachypnoe und/oder Dyspnoe und zeigt sich eine ausgeglichene Blutgasanalyse, kann die Extubation erfolgen. Dieses Testverfahren erscheint unkonventionell, ist allerdings sehr effektiv und entspricht inhaltlich dem RSBI.

14.5.6 Postextubationsstridor

Dies ist ein häufiges Phänomen und tritt besonders bei kleinen Kindern und nach längerer HLM-Zeit und postoperativer Beatmungszeit auf. Besondere Risiken liegen vor bei Patienten mit Trisomie 21. Wird ein Stridor antizipiert, sollte mindestens 1 h vor Extubation Dexamethason i. v. verabreicht werden und nach der Extubation eine Inhalation mit Adrenalin veranlasst werden. Ansonsten erfolgt dieselbe Therapie nach Diagnose des Stridors.

▶ **Dosis Dexamethason.** 0,5 mg/kgKG initial, ggf. 0,25 mg nach 8 bzw. 16 h nachgeben.

14.5.7 Nicht-invasive Atemunterstützung

In den letzten Jahren haben sich mehrere nicht-invasive Beatmungsformen etabliert, die alle zum Ziel haben, eine Intubation bzw. Reintubation zu vermeiden oder eine Extubation früher zu ermöglichen (s. o., Extubationstest). Das zugrunde liegende Prinzip ist die Anwendung von PEEP mit variabler O_2-Zumischung, bei kleinen Kindern auch ein gewisser Atemantrieb und ggf. die Möglichkeit der Atemunterstützung und nicht-invasiven Beatmung. Zu den auch bei Kindern nach Herzoperationen angewandte Formen gehören die Formen der CPAP-Unterstützung (Nasen-Rachen-CPAP, BIPAP, High-Flow nasal Cannula, nasal Prongs) sowie eine Maskenbeatmung. Mehrere Studien konnten den positiven Effekt dieser Atemunterstützung nachweisen. Reintubationen lassen sich reduzieren bzw. verhindern, die Atemarbeit wird verringert, die Oxygenierung verbessert. Dieses Verfahren sollte aber nicht prophylaktisch bei allen Patienten angewendet werden, weniger als ca. 10 bis 20 % benötigen diese Form der Unterstützung. Ein Einfluss auf die Intensiv- und Krankenhausverweildauer hat sich bisher noch nicht ergeben.

14.5.8 Präoperative Virusinfektionen

Die meisten herzchirurgischen Eingriffe finden im Säuglings- bzw. Kleinkindesalter statt und damit in einer Altersgruppe, in welcher respiratorische virale Infektionen sehr häufig vorkommen. Die typischen Viren sind hierfür RS-Viren, Rhinoviren, Coronaviren, Influenza- und Parainfluenzaviren etc., die alle in der Regel nur eine kurze symptomatische Erkrankung hervorrufen. Dennoch existieren zahlreiche Studien, welche für Kinder eine erhöhte postoperative Morbidität (insbesondere Beatmungspflichtigkeit und respiratorische Komplikationen) nachweisen konnten.

M!

Merke

Daher sollten bei gering symptomatischen Infektionen (Rhinitis) zu geplanten herzchirurgischen Eingriffen mindestens 3 Wochen, bei schweren Erkrankungen (z. B. RS-Bronchiolitis) mindestens 6 Wochen Abstand nach Symptomfreit bestehen.

14.5.9 Zwerchfellparese

Während Einzelfallstudien eine Inzidenz der postoperativen Phrenikusparese zwischen 0,3 und ca. 13 % berichteten, betrug diese in der großen STS Congenital Heart Surgery Database Study bei ca. 190 000 Patienten lediglich 1,2 %. Dennoch führt eine postoperative Zwerchfellparese zu respiratorischen Problemen, einer verlängerten invasiven bzw. supportiven Beatmung, einem längeren Intensiv- bzw. Krankenhausaufenthalt, einer erhöhten Morbidität (Pneumonie, ggf. Tracheostoma), mehr Wiederaufnahmen ins Krankenhaus und auf die Intensivstation und auch Erhöhung der Mortalität. Die Diagnose lässt sich aufgrund der typischen Klinik vermuten (Atemmuster, subkostale Einziehungen (Hoover-Zeichen) bei Inspiration, Beatmungspflichtigkeit etc.). Die Diagnose erfolgt in der Regel anhand eines Röntgenbildes sowie der M-Mode-Darstellung in der Sonografie, eine Fluoroskopie ist heute nicht mehr notwendig. Eine frühzeitige und großzügige Indikation zur chirurgischen Zwerchfellraffung hat sich bewährt, um Beatmungszeiten, Intensiv- und Krankenhausaufenthalt sowie Komplikationen zu vermeiden (▶ Abb. 14.13). Die Kinder können in der Regel kurz nach der OP erfolgreich extubiert werden.

14.5.10 Recurrensparese

Chirurgische Eingriffe im Bereich des Aortenbogens besitzen die Möglichkeit der Schädigung des N. recurrens und können sich postoperativ als Stimmbandbeeinträchtigung manifestieren. In größeren Fallserien konnten dies bis zu ca. 5 % aller postoperativen Patienten ausmachen. Risiken für eine Schädigung des N. recurrens sind das Neugeborenenalter, Operationen am Aortenbogen sowie komplexe Reoperationen. Hier beträgt die Inzidenz je nach Art der Operation bis zu ca. 20 %. In 75 % der Fälle liegt die Recurrensparese einseitig vor. Diese führt zu einer verlängerten Beatmungsdauer, häufig in Kombination mit einer Zwerchfellparese, der Notwendigkeit zur Anlage einer Magensonde zur Ernährung oder auch einem Tracheostoma und letztendlich zu einer erheblichen Verlängerung des Krankenhausaufenthalts.

Die Diagnosestellung ist relativ einfach durch eine Sonografie des Kehlkopfes bzw. durch eine Inspektion der Stimmbänder beim spontan atmenden Kind zu stellen (z. B. Propofolsedierung und Inspektion mit einem Videolaryngoskop) und sollte großzügig erfolgen. Eine Bestätigung durch einen HNO-Arzt ist nicht zwingend notwendig.

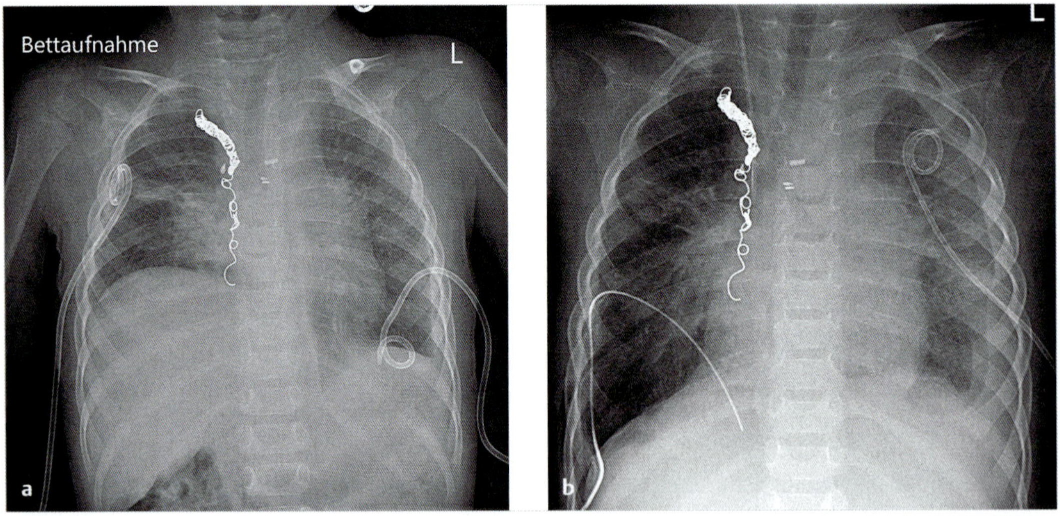

Abb. 14.13 Zwerchfellparese.

a Bei dem Patienten sieht man auf der rechten Seite einen Zwerchfellhochstand. Sonografisch zeigt sich eine paradoxe Zwerchfellbewegung.

b Nach chirurgischer Zwerchfellraffung ist der Zwerchfellhochstand beseitigt.

14.5.11 Pleuraergüsse

Postoperative Pleuraergüsse sind häufig und entstehen durch eine Herzinsuffizienz, generelle Überwässerung im Rahmen einer Ödembildung aufgrund eines postoperativen SIRS, bei hohem ZVD bzw. Füllungsdrücken (LV Dysfunktion, Fontan-Hämodynamik etc.). Eine entsprechende diuretische Therapie kann der Entwicklung entgegenwirken oder diese verhindern. Sobald jedoch die Ergüsse die Atmung (oder Beatmung) behindern (z. B. zunehmender O_2-Bedarf, schlechtes Weaning etc.), sollten diese großzügig punktiert werden. Die Diagnose erfolgt in der Regel durch Sonografie der Pleuren, ansonsten anhand der Röntgenbilder.

Chylothorax

Dies ist eine Sonderform der postoperativen Pleuraergüsse (▶ Abb. 14.14).

Ein postoperativer Chylothorax findet sich besonders bei Kindern nach Chirurgie des Aortenbogens (Isthmusstenose, hypoplastisches Linksherzsyndrom [HLHS] etc.), Reoperationen nach univentrikulärem Herzen (hoher ZVD), bei Neugeborenen mit komplexen Operationen oder Patienten mit bestimmten Syndromen, bei denen Lymphgefäßbesonderheiten bekannt sind (z. B. Noonan-Syndrom, Turner-Syndrom etc.). Weitere Risikofaktoren sind Thrombosen der V. subclavia bzw. V. anonyma (lange ZVK-Anlage).

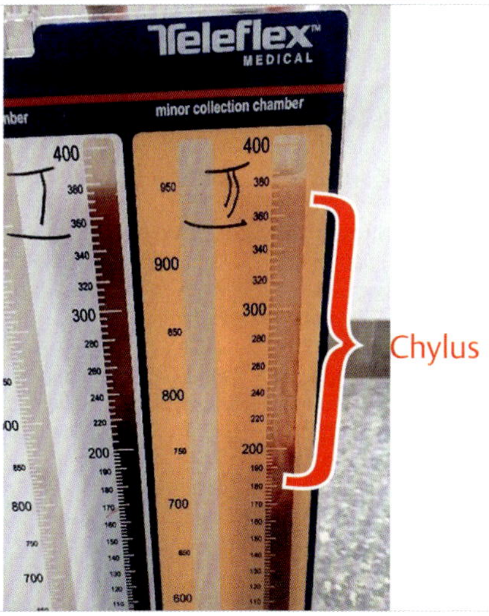

Abb. 14.14 Chylothorax. In diesem Drainagesystem ist das Pleurasekret der rechten (I) und linken (II) Pleura zu erkennen. Während die rechte Seite lediglich blutig-seröses Sekret enthält, ist auf der linken Seite ab ca. 200 ml Füllvolumen der typische Aspekt des milchig-trüben, weißlichen Sekrets eines Chylothorax zu erkennen.

Die Diagnose wird in der Regel klinisch gestellt (milchiger Pleuraerguss), eine Bestätigung durch Laborwerte (Fettgehalt und Nachweis von Chylomikronen im Pleurapunktat) ist nicht zwingend notwendig. Therapeutisch erfolgt eine Nahrungsumstellung auf MCT-Kost, als Eskalation dann parenterale Ernährung, und/oder Somatostatintherapie. Der Erguss kann sehr volumenreich sein und muss teilweise mit Albumin, FFP und/oder Immunglobulinen entsprechend den Laborwerten ersetzt werden.

14.5.12 Tracheostoma

Insgesamt ergibt sich nur selten die Indikation zur Anlage eines Tracheostomas nach Operation angeborener Herzfehler im Kindesalter; die Inzidenz liegt um ca. 1 %. Die Ursachen hierfür bestehen häufig in Begleitfehlbildungen (Tracheobronchomalazie) aufgrund genetischer Syndrome (VACTERL, CHARGE etc.), in Herzfehlern mit Trachealkompression (z. B. pulmonary sling, absent pulmonary valve syndrome etc.) sowie aufgrund operativer Besonderheiten (z. B. bilaterale Rekurrens- oder Phrenikusparese bei univentrikulären Herzen). Die Indikation zur Anlage eines Tracheostomas ist mit einer deutlich erhöhten Mortalität korreliert.

14.5.13 Schilddrüsenhormone

Nach Einsatz der Herz-Lungen-Maschine entwickelt sich ein sog. sick Euthyroid Syndrome (SES), das auf einer inadäquaten Dejodierung der Schilddrüsenhormone beruht. Hierbei liegt eine Verringerung der Schilddrüsenhormone vor, ohne dass die Schilddrüse erkrankt ist (Synonyme: non-thyroidal Illness Syndrome [NTIS], non-thyroidal Illness (NTI), Niedrig-T3-Syndrom, Low-T3-syndrome). Hierbei werden 2 Typen unterschieden. Es zeigt sich eine typische Konstellation an Laborwerten, die ein vermindertes fT3 und fT4 aufweist (SES Typ 1) oder zusätzlich ein vermindertes TSH (SES Typ 2). Es existieren mehrere prospektive, randomisierte und plazebokontrollierte Studien, die nachweisen konnten, dass gerade bei Säuglingen (speziell jünger als 6 Monate) die prophylaktische intravenöse oder orale Gabe von T3 die Hämodynamik dieser Kinder verbessert und zu einer Reduktion der Beatmungsdauer führt. Daher sollten alle Säuglinge nach HLM-Operation prophylaktisch für ca. 3–5 Tage eine T3 Substitution erhalten.

14.5.14 Kortikosteroide

Kortikosteroide sind in der Lage, die inflammatorische Antwort nach kardiopulmonalem Bypass bei Kindern nach Korrektur von Herzfehlern zu unterdrücken. Dies wirkt sich auch auf den postoperativen Verlauf aus; hierbei zeigt sich ein positiver Effekt auf die postoperative Flüssigkeitsbilanz sowie die damit verbundene Verkürzung der Beatmungsdauer besonders bei Neugeborenen und Patienten mit komplexen Operationen und damit langen Bypass- bzw. Aortenklemmzeiten. Durch eine standardisierte postoperative Substitution mit Hydrokortison lässt sich damit die pulmonale Funktion verbessern.

► **Dosis Hydrokortison.** Beispielsweise 0,2 mg/kg/d für 48 h, dann ausschleichen über 3 Tage.

14.6 Literatur

[625] Kaskinen AK, Keski-Nisula J, Martelius L et al. Lung injury after neonatal congenital cardiac surgery is mild and modifiable by corticosteroids. J Cardiothorac Vasc Anesth 2021;35 (7):2100–2107

[626] Cooper DS, Costello JM, Bronicki RA et al. Current challenges in cardiac intensive care: optimal strategies for mechanical ventilation and timing of extubation. Cardiol Young 2008; 18 (Suppl 3): 72–83

[627] Fernández Lafever S, Toledo B, Leiva M et al. Non-invasive mechanical ventilation after heart surgery in children. BMC Pulm Med. 2016 Nov 29;16(1):167

[628] Fraser CD, Ravekes W, Thibault D et al. Diaphragm paralysis after pediatric cardiac surgery: an STS Congenital Heart Surgery Database study. Ann Thorac Surg 2021; 112: 139–146

[629] Haas NA, Kleideiter U. Kinderkardiologie. Klinik und Praxis der Herzerkrankungen bei Kindern, Jugendlichen und jungen Erwachsenen. Stuttgart: Thieme; 2011

[630] Gorantla SC, Chan T, Shen I et al. current epidemioplogy of vocal cord dysfunctioon after congenital heart surgery in young infants. Pediatr Crit Care 2019; 20: 817–825

[631] Klauwer D, Neuhäuser C. Beatmung. In: Klauwer D, Neuhäuser C, Thul J, Zimmermann R, Hrsg. Pädiatrische Intensivmedizin – Kinderkardiologische Praxis. Köln: Deutscher Ärzte-Verlag; 2013

[632] Lachmann B. Open up the lung and keep the lung open. Intensive Care Med 1992; 18: 319–321

[633] Marwali E, Caesa P, Darmaputri S et al. Oral Triiodothyronini supplementation decreases low cardiac output syndrome after pediatric cardiac surgery. Ped Cardiol 2019, 40: 1238–1246

[634] Munoz RA, Morell VO, da Cruz EM, Vetterly CG, eds. Critical care of children with heart disease. Basic medical and surgical concepts. London: Springer; 2010

[635] Munshi FA, Bukhari ZM, Alshaki H et al. Rapid shallow breathing index as a predictor of extubation outcomes in pediatric patients underwent cardiac surgeries at King Faisal Cardiac Center. Cureus 2020; 12 (6): e8754

[636] Murin P, Weixler VHM, Romanchenko O et al. Fast-track extubation after cardiac surgery in infants: Tug-of-war between performance and reimbursement? J Thorac Cardiovasc Surg. 2021 Aug; 162 (2): 435–443

[637] Oczenski W, Andel H, Werba A. Atmen – Atemhilfen. 9. Aufl. Stuttgart: Thieme; 2012

[638] Ono M, Georgiev S, Burri M et al. Early extubation improves outcome following extracardiac total cavopulmonary connection. Interact Cardiovasc Thorac Surg 2019; 29 (1): 85–92

[639] Ovroutski S, Kramer P, Nordmeyer S, Cho MY, Redlin M, Miera O, Photiadis J, Berger F. Early extubation is associated with improved early outcome after extracardiac total cavopulmonary connection independently of duration of cardiopulmonary bypass. Eur J Cardiothorac Surg. 2018 Nov 1; 54 (5): 953–958

[640] Shekerdemian L, Bohn D. Cardiovascular effects of mechanical ventilation. Arch Dis Child 1999; 80: 475–480

[641] Shekerdemian L. Perioperative manipulation of the circulation in children with congenital heart disease. Heart 2009; 95: 1286–1296

[642] Bronicki RA, Flores S, Loomba RS et al. Impact of corticosteroids on cardiopulmonary bypass induced inflammation in children: a meta-analysis. Ann Thorac Surg 2021; 112 (4): 1363–1370

[643] Wiesen J, Ornstein M, Tonelli AR et al. State of the evidence: mechanical Ventilation with PEEP in patients with cardiogenic shock. Heart 2013; 99 (24): 1812–1817

Kapitel 15

Langzeitbeatmung in der Pädiatrie

15 Langzeitbeatmung in der Pädiatrie

Benjamin Grolle, Hans Fuchs

15.1 Einleitung

Ging es in den vorausgehenden Kapiteln um die Behandlung einer akuten respiratorischen Insuffizienz, so behandelt dieses Kapitel die Therapie der chronischen respiratorischen Insuffizienz, also eines Zustands, bei dem die Atmung eines Kindes mittel- oder langfristig kompromittiert ist. Da eine Beatmungstherapie für diese Patientengruppe zwar in der Klinik eingeleitet, dann aber in der Regel zuhause fortgeführt wird, kam es zu der Bezeichnung „Heimbeatmung“. Heute wird nicht mehr von „Heim-“, sondern vielmehr von „außerklinischer Beatmung“ oder „häuslicher Beatmung“ gesprochen. Damit soll unterstrichen werden, dass diese Form der Beatmungstherapie zwar außerhalb der Klinik, damit aber nicht automatisch innerhalb von Heimen, sondern auch im häuslichen Umfeld und in Wohngemeinschaften stattfindet. Nach vorsichtigen Schätzungen wird angenommen, dass es etwa 2000 Kinder mit einer Langzeitbeatmung in Deutschland gibt. Die überwiegende Mehrzahl dieser Kinder lebt in ihren Familien zu Hause.

15.2 Krankheitsbilder mit Langzeitbeatmung

Zu den häufigsten Erkrankungen, die eine Langzeitbeatmung erwachsener Patienten indizieren, gehören die COPD (chronic obstructive pulmonary Disease) und die amyotrophe Lateralsklerose. Beide Krankheitsbilder tauchen in den Lehrbüchern der Pädiatrie nicht auf. Demgegenüber gibt es in der Kinder- und Jugendmedizin eine unüberschaubar große Anzahl unterschiedlicher, jeweils seltener, aber stets hoch komplexer Erkrankungen mit der Erfordernis einer Langzeitbeatmung. Um einen Eindruck dieser Vielfalt an Diagnosen zu vermitteln, sind in ▸ Tab. 15.1 exemplarisch einige dieser Erkrankungen genannt, ohne dass ein Anspruch auf Vollständigkeit erhoben werden kann.

Auffallend ist, dass nur eine vergleichsweise geringe Zahl von Kindern und Jugendlichen wegen einer Lungenerkrankung im engeren Sinne beatmet wird (z. B. BPD, Mukoviszidose oder interstitielle Lungenerkrankungen). Die Mehrzahl der langzeitbeatmeten Kinder hat vielmehr neuromuskuläre, neurodegenerative oder Speicherkrankheiten bzw. andere Beeinträchtigungen des muskuloskelettalen Atemapparats.

> **M!**
>
> **Merke**
>
> Die Gründe für eine außerklinische Beatmung im Kindesalter sind vielfältig. Primäre Lungenerkrankungen spielen dabei eine untergeordnete Rolle.

15.3 Beatmungskonzepte

15.3.1 Allgemeine Überlegungen

Wie im vorausgehenden Textabschnitt deutlich wurde, liegen der Indikation zur Langzeitbeatmung im Kindesalter sehr unterschiedliche Krankheitsbilder zugrunde. Entsprechend differenziert muss auch das jeweilige Beatmungskonzept auf die individuellen Bedürfnisse des betroffenen Kindes und die pathophysiologischen Voraussetzungen abgestimmt sein. Vor Beginn einer Beatmungstherapie müssen daher u. a. folgende Punkte geklärt werden:

- zugrunde liegende Pathophysiologie
- Ziel der Beatmungstherapie
- Interface (Maske oder Tracheostoma)
- Dauer der Beatmung pro 24 h
- Gerät
- Beatmungsmodus

Tab. 15.1 Auswahl einer Reihe von Krankheitsbildern, die eine Langzeitbeatmung erforderlich machen können.

Krankheitsgruppen	Krankheitsbilder
obstruktive Ventilationsstörungen	• alimentäre Adipositas permagna • Prader-Willi-Labhard-Syndrom • Tonsillenhyperplasie • Gaumensegeldysfunktion • Laryngo-/Tracheo-/Bronchomalazie • Trisomie 21 • Makroglossien • Speicherkrankheiten (Mukopolysaccharidosen, ...) • Pierre-Robin-Sequenz, Apert-Syndrom
zentrale Atemregulationsstörungen	• CCHS (congenital central Hypoventilation Syndrome, auch Undine-Syndrom genannt) • Hirnstammaffektionen nach Trauma, Blutung oder Enzephalitis • degenerative Erkrankungen oder Tumoren des zentralen Nervensystems • Hydrozephalus mit erhöhtem Hirndruck • Stenosen des kraniozervikalen Übergangs (u. a. Arnold-Chiari-Malformation, Syringomyelie, Achondroplasie, Osteogenesis imperfecta, Tumor, Trauma)
restriktive Ventilationsstörungen	• spinale Muskelatrophien (u. a. Typ I–III, spinale Muskelatrophie mit Atemnot) • Muskeldystrophien (u. a. Morbus Duchenne) • kongenitale Myopathien (Strukturmyopathie, Central-Core-Myopathie, Nemalinmyopathie) • myotone Dystrophie • andere Myopathien (u. a. Mitochondriopathien) • hohe Querschnittsyndrome (u. a. nach Trauma, Blutung, Tumor, Myelozele, transverser Myelitis) • Kyphoskoliosen (idiopathisch oder sekundär bei infantiler Zerebralparese, Myelomeningozele) • Mikrothorax (asphyxierende Thoraxdysplasie Typ Jeune, Osteogenesis imperfecta, Achondroplasie) • McCune-Albright-Syndrom • Lungenparenchymerkrankungen (BPD, Lungenhypoplasie, Mukoviszidose, Zustand nach ARDS)

ARDS = acute respiratory Distress Syndrome
BPD = bronchopulmonale Dysplasie

15.3.2 Konkrete Beispiele

Obstruktive Ventilationsstörungen

In der Regel liegt eine anatomische oder funktionelle Enge des oberen Atemwegs zugrunde (▶ Tab. 15.1). Ziel der Beatmung ist es, den oberen Atemweg zu stabilisieren (pneumatische Schiene; ▶ Abb. 15.1). Meist wird für diese Form der Beatmung eine Maske benutzt. Alternativ kann auch durch ein Tracheostoma die Atemwegsenge umgangen werden. Dann ist allerdings eine Beatmung in der Regel nicht mehr erforderlich.

Die meisten Obstruktionen der oberen Atemwege treten insbesondere im Schlaf bedingt durch den physiologisch niedrigeren Muskeltonus, besonders im REM-Schlaf auf. Daher wird üblicherweise intermittierend (während des Schlafes) beatmet.

Oft reicht eine reine CPAP-Therapie, sodass auch ein einfaches CPAP-Gerät verwendet werden kann. Bei komplexeren Krankheitsbildern mit zusätzlicher Restriktion (z. B. Adipositas permagna) kann ein BiLevel-ST-Gerät erforderlich werden. „BiLevel-ST" steht für eine druckunterstützte Beatmungsform, die sich auf 2 Druckniveaus (BiLevel) bewegt. Während „S" für synchronisiert steht, bezeichnet „T" den „Time-Modus", also einen mit einer bestimmten Apnoezeit hinterlegten Backup-Atemzug.

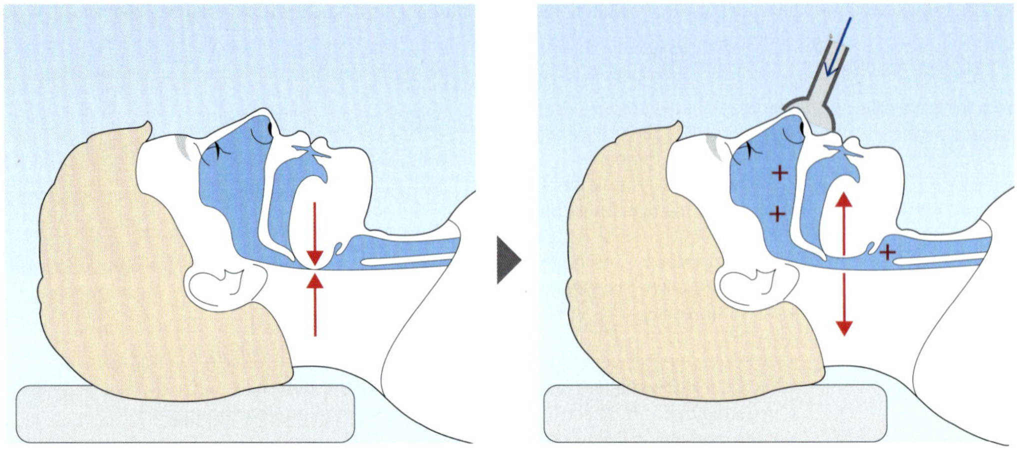

Abb. 15.1 Wirkprinzip der „pneumatischen Schiene" bei obstruktiver Ventilationsstörung. Langzeitbeatmung bei einer obstruktiven Ventilationsstörung. (Quelle links: Adams HA, Flemming A, Friedrich L, Ruschulte H, Hrsg. Taschenatlas Notfallmedizin. 3. Aufl. Stuttgart: Thieme; 2016)

Hinweis

Titriert wird beim CPAP-Modus die Höhe des eingestellten PEEP oft nach Gehör: Der PEEP wird schrittweise so lange erhöht, bis keine Schnarchgeräusche mehr wahrzunehmen sind. Eine genauere Titration ist während einer Polysomnografie möglich. Hierbei wird das PEEP-Niveau schrittweise erhöht, bis keine oder nur noch eine geringe Anzahl an obstruktiven Ereignissen auftritt.

Zentrale Atemregulationsstörungen

Bei diesen Krankheitsbildern sind Lungenparenchym und muskuloskelettaler Atemapparat gesund. Ausschließlich die zentrale Regulation, also der Atemantrieb, ist kompromittiert. Entsprechend kann die Beatmung meist mit geringen Drücken, aber einer ausreichenden Hintergrundfrequenz etabliert werden. Ziel der Therapie ist es, längere Apnoen bzw. Hypopnoen und damit letztlich Hypoxämien zu vermeiden.

Das Interface muss nach der Schwere der Störung gewählt werden: Bei schlafgebundener Atemregulationsstörung reicht in der Regel eine Maske, bei Apnoen auch während der Wachphasen ist gehäuft ein Tracheostoma erforderlich. Ähnlich wie beim Interface muss auch die Dauer der Beatmung pro 24 h nach der Schwere der Erkrankung ausgerichtet werden.

Ein CPAP-Gerät ist für Patienten mit zentralen Atemregulationsstörungen nicht ausreichend! Zwingende Voraussetzung ist eine Hintergrundfrequenz (z. B. ST-Modus). Bisweilen sind auch höherwertige Geräte (Assisted-PCV- oder PSV-Modus) erforderlich.

Hinweis

Wird ein Patient über ein Tracheostoma beatmet (invasive Beatmung), so muss er mit einem dafür zugelassenen Gerät versorgt werden.

Restriktive Ventilationsstörungen

Die Gruppe der restriktiven Ventilationsstörungen ist auch sehr heterogen (► Tab. 15.1). Die größte Subgruppe wird von den neuromuskulären Erkrankungen gebildet.

Merke

Eine kranke Muskulatur lässt sich nur sehr eingeschränkt trainieren, aber sie kann entlastet werden!

Ziel der Beatmung bei neuromuskulären Erkrankungen ist es, die Atemmuskulatur im Schlaf bestmöglich zu entlasten, um so die nächtliche Erholung zu optimieren und den Patienten am Tage eine stabilere Spontanatmung zu ermöglichen.

Die überwiegende Mehrzahl der Patienten kann erfolgreich mit einer Maske versorgt werden. Die Anlage eines Tracheostomas sollte bei progredienten Grunderkrankungen möglichst vermieden oder doch so lang wie möglich hinausgeschoben werden. In der Regel wird nur während der Nacht beatmet. Bei Fortschreiten der Erkrankung können Beatmungsphasen auch am Tage, z. B. während des Mittagsschlafs, hinzukommen.

Für diese Patienten sind hochwertige Beatmungsgeräte erforderlich. Eine intuitive Menüführung, ein gutes Ansprechen des Triggers, ein leises Betriebsgeräusch, mehrere hinterlegbare Beatmungseinstellungen und ggf. eine Volumengarantie sind wünschenswert. In der Praxis hat sich der Assisted-PCV-Modus bei dieser Patientengruppe bewährt. Sofern die Patienten kein obstruktives Schlafapnoesyndrom haben (Schlaflabor vor Beginn der Beatmungstherapie!), sollte auf einen PEEP weitgehend verzichtet werden, um eine optimierte Entlastung der Muskelpumpe zu gewährleisten. Auch ist dann die Synchronität zwischen Patient und Beatmungsgerät besser, und es treten weniger Leckagen auf.

Hinweis

Eine Beatmung ohne PEEP ist nur mit 2-Schlauch- oder Ventilsystem, nicht aber im 1-Schlauch-Leckagesystem möglich.

15.3.3 Sonderfälle der Langzeitbeatmung bei Kindern

Kontinuierliche 24-Stunden-Beatmung

Patienten, die ohne eine Beatmungstherapie nicht lebensfähig wären, sind von einer 24-h-Beatmung abhängig. Diese Patienten sind in der Regel invasiv beatmet (meist über ein Tracheostoma) und benötigen daher mindestens eine Überwachung der Sauerstoffsättigung und fachkundige Begleitung. Gemäß der S 2-Leitlinie zur nicht-invasiven und invasiven Beatmung sollte ab einer Beatmungsdauer von > 16 h/Tag ein zweites Beatmungsgerät vorgehalten werden.

Undine-Syndrom

Dem Undine-Syndrom (auch congenital central Hypoventilation Syndrome genannt) liegt eine Mutation im PHOX2B-Gen zugrunde, die zu einer Störung autonomer Regulationsprozesse führt. Klinisch fällt zumeist die gestörte zentrale CO_2-Antwort auf. Sie äußert sich in Form von teilweise lebensbedrohlichen Apnoen, insbesondere im NREM-Schlaf. Bei Neugeborenen können prolongierte Apnoen auftreten. Eine Entwöhnung von einer initialen Beatmung ist erschwert bis unmöglich. Wurden bislang Kinder im Säuglingsalter primär tracheotomiert, ist nun zunehmend auch eine primäre Maskenbeatmung dieser Kinder zu beobachten. Die Beatmung stellt sich schwierig dar, da durch das unterschiedliche Ansprechen der Atemregulation in den verschiedenen Schlafphasen die Titration der Beatmung schwierig ist. Bei dieser Erkrankung kann die Indikation für eine Zwerchfell-Nerven-Schrittmacherbeatmung (siehe unten) gegeben sein.

Cave

Eine Sauerstoffinsufflation ohne Beatmung bei einem Kind mit kongenitaler zentraler Hypoventilation kann zu kritischer Hyperkapnie führen und ist daher kontraindiziert!

Hoher Querschnitt

Patienten, die durch ein Trauma oder eine Infektion einen hohen Querschnitt oberhalb des Halsmarksegmentes C4 erleiden, bedürfen einer Beatmung. Entscheidend ist hier die erhaltene oder erloschene (Rest-)Innervation des Zwerchfellmuskels. Meist ist bei diesen Patienten eine Tracheotomie erforderlich. Auch in diesen Fällen ist die Titration aufgrund von subjektivem Lufthunger der Patienten (häufige Hyperventilation) schwierig.

15.4 Formen der Langzeitbeatmung

15.4.1 Allgemeine Aspekte

Grundsätzlich muss eine Beatmungstherapie vom Gerät zum Patienten „gebracht“ werden. Es wird also ein sog. Interface benötigt – ein Verbindungsstück zwischen Beatmungsgerät und den Atemwegen eines Menschen. Im Fall der zuvor behandelten Kapitel zur Neonatologie, Intensivmedizin und Anästhesiologie stellt dieses Interface in der Regel der naso- oder orotracheale Tubus dar. Dieser ist für die Langzeitbeatmung jedoch nicht geeignet.

Im außerklinischen Bereich wird zwischen einer invasiven (gemeint ist: via Trachealkanüle) und einer nicht-invasiven Beatmung (gemeint ist: via Maske) unterschieden. Sonderformen sind die Unterdruck-, die Zwerchfell-Nerven-Schrittmacherbeatmung und die Mundstückbeatmung, auf die gesondert eingegangen wird.

15.4.2 Invasive Beatmung (Tracheostoma)

Der Luftröhrenschnitt selbst wird als „Tracheotomie“, die entstehende Öffnung als „Tracheostoma“ und der einliegende Tubus als „Trachealkanüle“ bezeichnet. Es gibt wesentliche Vor- und Nachteile eines Tracheostomas, die in ▶ Tab. 15.2 aufgeführt sind.

15.4.3 Nicht-invasive Beatmung

Bei der nicht-invasiven Beatmung wird eine Maske oder ein sog. Prong-System (Nasenstöpsel) für die Dauer der Beatmungstherapie mit einer Bänderung am Kopf des Patienten fixiert und mit Beendigung der Beatmung wieder abgenommen. Vor- und Nachteile von Maskensystemen sind in ▶ Tab. 15.3 aufgeführt.

Tab. 15.2 Vor- und Nachteile eines Tracheostomas.

Vorteile	Nachteile
• sicherer Atemwegzugang • Umgehung oberer Atemwegsstenosen • tracheales Absaugen möglich • bakterielles Monitoring durch Trachealsekret • (eingeschränkter) Aspirationsschutz • kontinuierliche Beatmung möglich (24 h/Tag) • Dekanülierung im Verlauf oft möglich	• trockene/kalte Atemluft • Stigmatisierung (soziale Isolierung) • kontinuierliches Monitoring erforderlich • immer Begleitung durch fachkundiges Personal • erhöhtes Infektionsrisiko (gestörte Barriere) • Störung des Körperschemas • gestörte Sprachentwicklung

Tab. 15.3 Vor- und Nachteile von Maskensystemen.

Vorteile	Nachteile
• Anwendung nur für die Dauer der Beatmung • Erhalt des natürlichen Atemwegs • geringeres Risiko für Infektion als bei Tracheostoma • normale Sprachentwicklung • Schwimmen ungehindert möglich • kein permanentes Monitoring erforderlich	• Gefahr der Mittelgesichtsdysplasie • erhöhtes Risiko für Druckstellen • vermehrte Aerophagie (Luftschlucken) • Konjunktivitis durch Nebenluft • kein sicherer Atemweg • kein tracheales Absaugen möglich

15.4.4 Sonderformen

Die 3 nachfolgenden Sonderformen einer Beatmungstherapie können sowohl mit als auch ohne Tracheostoma Anwendung finden. Sie fallen somit nicht in die klassischen Kategorien einer invasiven bzw. nicht-invasiven Beatmung.

Unterdruckbeatmung

Unterdruckkammer

Im Rahmen der großen Polioepidemien in den 1950er-Jahren erlangte die sog. Eiserne Lunge Berühmtheit. Sie war die erste Beatmungsmaschine, mit der eine Langzeitbeatmung möglich war.

Der Patient wird bis unter die Achseln oder sogar bis zum Hals in eine geschlossene Unterdruckkammer gelegt (▶ Abb. 15.2). Durch regelmäßige Schwankungen des Unterdrucks werden Atemexkursionen hervorgerufen. Heute findet die Unterdruckbeatmung nur noch selten Anwendung. Vorteil dieser Beatmungsform ist insbesondere das freie Gesicht. Nachteile ergeben sich u. a. durch die weitgehende Immobilisierung des Patienten, den erheblichen pflegerischen Aufwand, die Lautstärke des Motors und die Gefahr der Auskühlung, denn die warme Luft über dem Patienten wird ständig abgesaugt.

Merke

Sofern der Patient kein Tracheostoma hat, stellt ein instabiler oberer Atemweg (Laryngo- oder Tracheomalazie) eine Kontraindikation für die Unterdruckbeatmung dar.

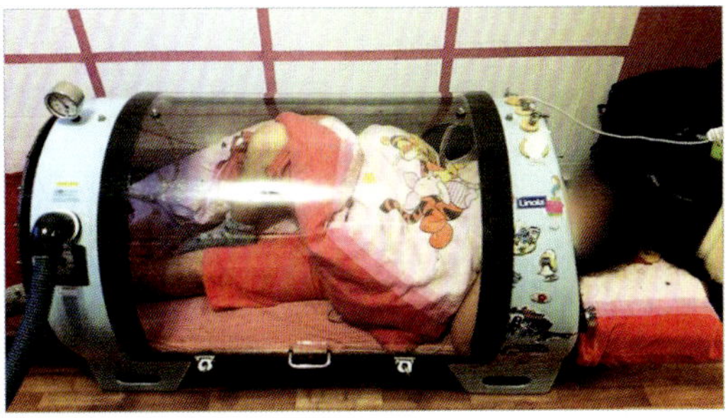

Abb. 15.2 Unterdruckkammer.

Unterdruckweste

Die moderne Weiterentwicklung der Unterdruckkammer ist die Unterdruckweste. Dem Patienten wird dabei ein Kunststoffpanzer (der sog. Cuirass) auf Thorax und oberes Abdomen aufgesetzt und mit Klettbändern gesichert (▶ Abb. 15.3). Ähnlich wie in der Unterdruckkammer werden auch bei diesem System durch regelmäßige Schwankungen des Unterdrucks Atemexkursionen hervorgerufen. Daher wird von „biphasic Cuirass Ventilation“ gesprochen. Auch dieses System wird im klinischen Alltag nur selten benutzt. Selbst wenn der pflegerische Aufwand beim Cuirass-System deutlich geringer ist als bei der Kammer, so ähneln sich die übrigen Vor- und Nachteile dieser beiden Beatmungssysteme (s. o.).

Zwerchfell- bzw. Nervenschrittmacherbeatmung

Eine weitere Sonderform der Langzeitbeatmung ist die Zwerchfellstimulation (Pacer-Beatmung). Durch elektrische Stimulation des Nervus Phreni-

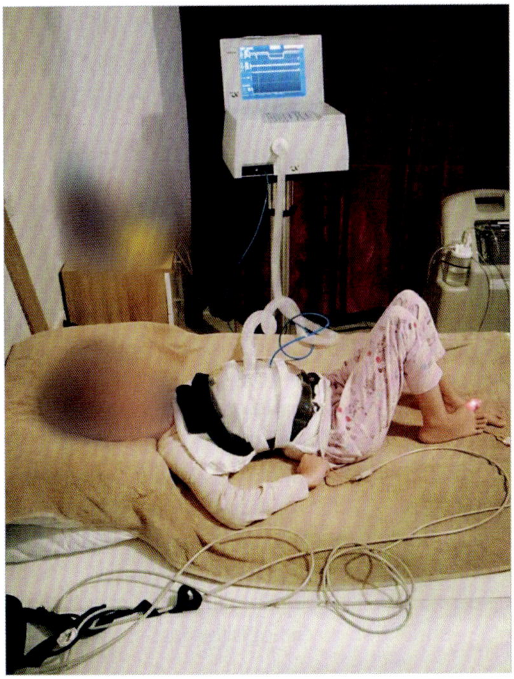

Abb. 15.3 Unterdruckweste.

15

cus (PNS = phrenic Nerve Stimulator) oder des Zwerchfells (DPS = Diaphragm Pacing System) kommt es zu rhythmischen diaphragmalen Kontraktionen und damit zur Auslösung eines Atemzugs. Neben der Frequenz kann auch die Stromstärke über das Steuergerät von außen moduliert werden. Damit kann Einfluss auf die Tiefe des einzelnen Atemzugs genommen werden. Bei Verwendung der PNS ist zudem die einseitige Beatmung (rechts/links) zur Kontrolle der seitengleichen Stimulation möglich. Vorteile des Systems sind eine große Mobilität des Patienten, erniedrigte pulmonale Infektionsraten, physiologischere Druckkurven (Unterdruck wie bei Spontanatmung) sowie die Reduktion von Baro- und Volutrauma. Nachteile des Systems können bei Kindern ein relativ unphysiologisches Atemmuster unter laufender Therapie (fixe Atemfrequenz ohne Triggerung) sowie Komplikationen bei der notwendigen OP sein, in der es im schlimmsten Fall auch zu Pneumothoraces und Schädigungen des Nerven oder Zwerchfells kommen kann.

> **Cave**
>
> Eine progrediente Nerven- oder Muskelerkrankung (einschließlich der großen Gruppe der neuromuskulären und neurodegenerativen Erkrankungen) stellt eine Kontraindikation für das Schrittmacherbeatmungssystem dar.

Der relativ höhere Anschaffungspreis im Vergleich zu den üblichen Beatmungsgeräten amortisiert sich im Laufe der Jahre durch die geringen Verbrauchskosten im Alltag (z. B. keine Filter-, Schlauch- und Befeuchtungssystem-Kosten). Eine Reizgewöhnung der Nerven über Jahrzehnte und damit eine schwindende Funktion der PNS konnte nicht beobachtet werden. Die Stimulationstechnik kommt insbesondere bei Kindern mit Undine-Syndrom und Patienten mit hohem Querschnitt zum Einsatz, denn hier ist die Funktionseinheit Motoneuron-Nerv-Erfolgsorgan häufig intakt und somit eine Stimulation physiologisch möglich.

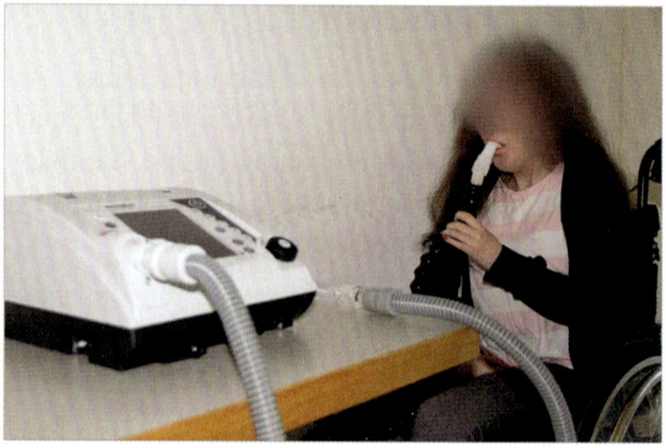

Abb. 15.4 Mundstückbeatmung.

Mundstückbeatmung

Mit der Mundstückbeatmung wird dem Patienten eine Beatmungsform angeboten, bei der er sich im Wachzustand am Tage bedarfsweise Atemzüge aus dem Gerät „abrufen“ kann. Dazu wird das Mundstück mit den Lippen umschlossen und durch Auslösen des Triggers ein Atemzug von dem Gerät abgegeben (▶ Abb. 15.4). Bedingung ist ein empfindlicher Trigger. Eine Frequenz kann naturgemäß nicht gewählt werden, weil das Gerät in den Ruhemodus gehen muss, sowie der Patient vom Mundstück abgeht.

15.5 Beatmungsmasken

Das klassische Interface der nicht-invasiven Beatmung ist die Maske. Grundsätzlich lassen sich 4 verschiedene Typen unterscheiden:

- Konfektionsmasken (ausgeführt als Nasen-, Nasen-Mund- oder Full-Face-Masken)
- Individualmasken
- Prong-Systeme
- Helmbeatmung (stellt in der Pädiatrie eine Nischenversorgung dar)

15.5.1 Konfektionsmasken

Die überwiegende Mehrzahl der eingesetzten Masken für die nicht-invasive Beatmung sind Konfektionsmasken. Dank zahlreicher Weiterentwicklungen verschiedener Firmen stehen mittlerweile selbst für kleine Säuglinge suffiziente Maskensysteme zur Verfügung, die mit oder ohne Gelkissen und mit unterschiedlichen Haltebändern eine effektive Beatmungstherapie erlauben. Von besonderer Bedeutung sind dabei die Vermeidung von Druckstellen (insbesondere am Nasenrücken), der zuverlässige Luftabschluss am Gesicht und die bestmögliche Minimierung des Totraums.

Vented und Non-vented Masks

Zur Totraumreduktion wurden Masken entwickelt, die bereits integrierte Exspirationssysteme haben, sog. vented Masks. Zur Kenntlichmachung sind die Winkelstücke dieser Masken aus transparentem Kunststoff gefertigt. Vented Masken werden mit Offenschlauch Beatmungsschläuchen kombiniert.

Cave

Vented Masken dürfen nicht mit externen Ausatemventilen kombiniert werden, weil sonst der gewünschte Therapiedruck nicht erreicht wird.

Im Gegensatz dazu verfügen die sog. non-vented Masks über keine integrierten Exspirationssysteme. Zur Kenntlichmachung sind die Winkelstücke oder Drehhülsen dieser Masken aus blauem Kunststoff gefertigt. ▶ Tab. 15.4 vergleicht vented und non-vented Masks miteinander.

Cave

Non-vented Masks müssen immer mit aktiven Ausatemsystemen kombiniert werden. Andernfalls besteht das Risiko einer bedrohlichen Kohlendioxidrückatmung.

Nasenmasken

Merke

In der Regel ist die Versorgung mit einer nasalen Maske die beste Lösung.

Nasenmasken sind vergleichsweise klein und leicht und haben damit einen höheren Tragekomfort und weniger Totraumvolumen als Nase-Mund- oder gar Full-Face-Masken (▶ Abb. 15.5). Das Verschlucken von Luft, die sog. Aerophagie, ist bei nasalen Masken geringer ausgeprägt. In wenigen Ausnahmefällen kann wegen der großen Mundleckage allerdings der Einsatz einer Mund-Nasen-Maske erforderlich werden.

Tab. 15.4 Eigenschaften von Vented und Non-vented Masken im Vergleich.

Eigenschaften	Vented Masks	Non-vented Masks
Exspirationssystem	in die Maske integriert	kein integriertes Exspirationssystem
	Kombination mit externen Exspirationssystemen nicht gestattet	muss immer mit externen Exspirationssystemen kombiniert werden
Winkelstücke	aus transparentem Kunststoff	aus blauem Kunststoff
PEEP	Totraum reduziert, aber PEEP erforderlich	Beatmung ohne PEEP möglich (Ventilsteuerung)
Schlauchsystem	Offenschlauchsystem	Doppelschlauchsystem; Einschlauchsystem mit patiententennahem Exspirationsventil

PEEP = positiv-endexspiratorischer Druck

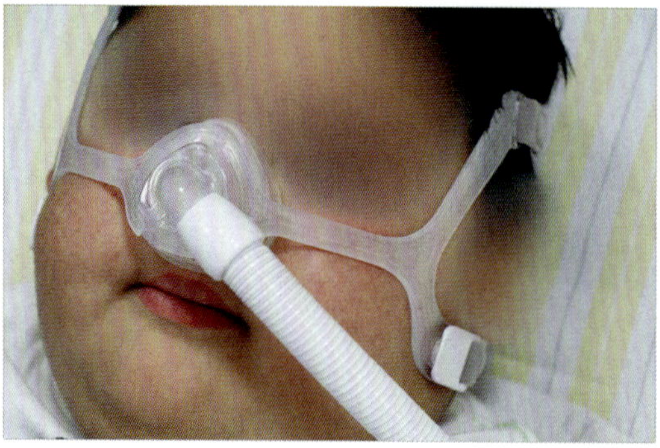

Abb. 15.5 Nasen-Konfektionsmaske.

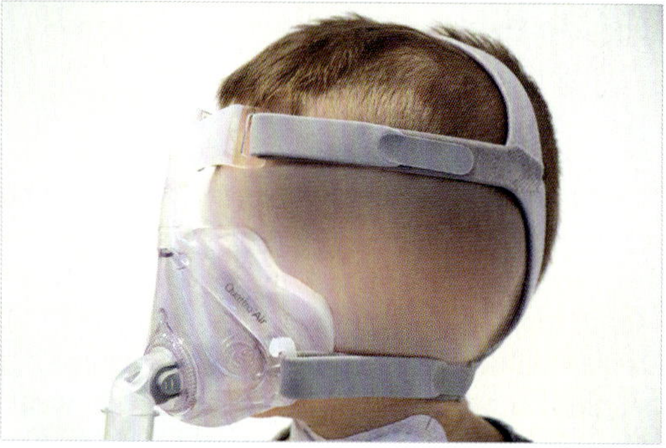

Abb. 15.6 Mund-Nasen-Konfektionsmaske.

Mund-Nasen-Masken

Die Mund-Nasen-Maske ist größer und schwerer, verursacht größere Totraumvolumina und ist daher den wenigen Fällen vorbehalten, bei denen eine nasale Maske wegen oraler Leckagen nicht einsetzbar ist (▸ Abb. 15.6).

Cave

Eine Mund-Nasen-Maske darf bei Patienten, die sie sich nicht selbstständig abnehmen können oder die zu Erbrechen neigen, nur im absoluten Ausnahmefall verwendet werden und auch dann nur unter kontinuierlicher Interventionsbereitschaft.

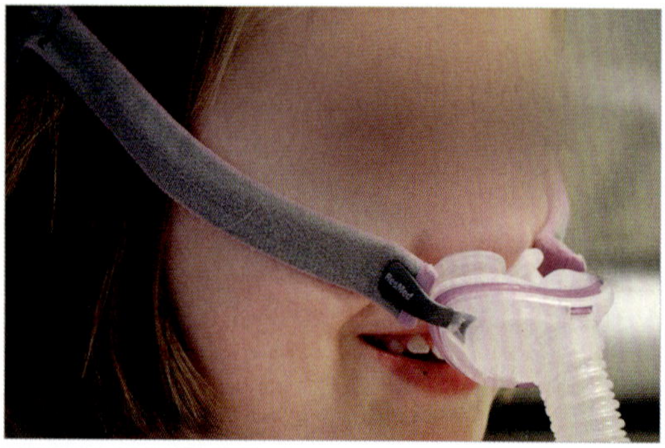

Abb. 15.7 Prong-System.

Full-Face-Masken

Sog. Full-Face-Masken, die großflächig auf Stirn, Wangen und Kinn aufsitzen, spielen in der Langzeitbeatmung im Kindesalter eher eine untergeordnete Rolle, da sie die Sicht der Patienten beeinträchtigen und große Totraumvolumina erzeugen.

Prong-Systeme

Synonym für Prong (engl.: prong = Stift) wird auch von „Nasenpolster-" oder „Olivensystemen" gesprochen (▸ Abb. 15.7). Dieses Interface wird insbesondere in der Neonatologie, bei kleinen Säuglingen, aber auch in der Beatmung von erwachsenen Patienten mit obstruktivem Schlafapnoesyndrom zur CPAP-Therapie eingesetzt. Durch das vorwiegende Aufliegen auf der Stirn ist das Risiko für eine Mittelgesichtshypoplasie, die durch das Anpressen der Maske an das Gesicht entstehen kann, geringer.

15.5.2 Individualmasken

Nicht selten werden Kinder im Rahmen kraniofazialer Dysmorphien beatmungspflichtig (Mikro- bzw. Retrognathie u. a.). Herrschen schwierige anatomische Verhältnisse vor, so kann im Einzelfall die Abformung einer sog. Individualmaske erforderlich werden (▸ Abb. 15.8). Auch hohe Beatmungsdrücke, lange Beatmungszeiten oder besonders empfindliche Haut können eine maßangefertigte Maske notwendig werden lassen. Die Anfertigung einer Individualmaske gehört in die Hände erfahrener Epithetiker, erfordert eine ge-

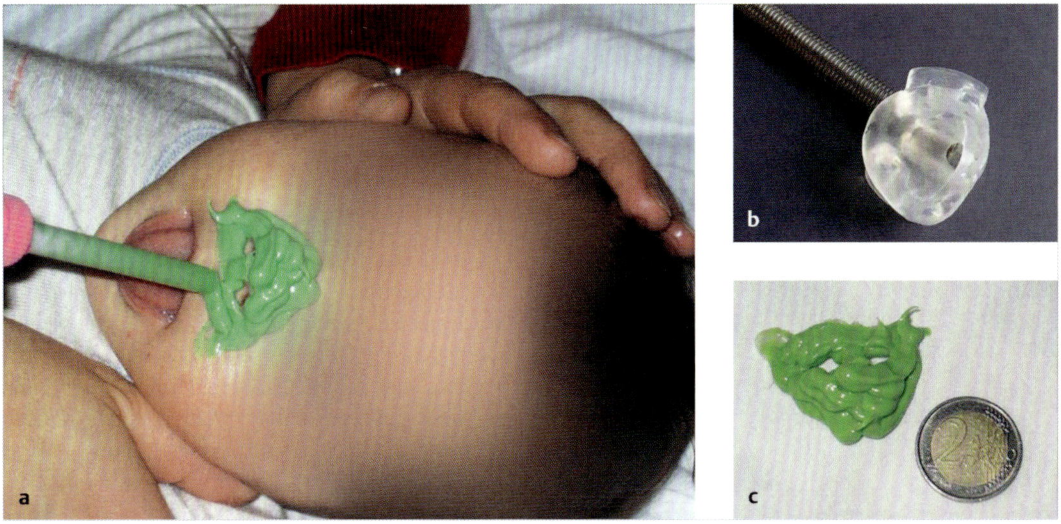

Abb. 15.8 Individualmaske.
a Abdrucknahme.
b Fertige Individualmaske.
c Größenproportion.

wissenhafte handwerkliche Abformung und ist dadurch sehr kostenintensiv. Mit Wachstum eines Kindes muss die Individualmaske regelmäßig den anatomischen Begebenheiten angepasst werden. Die entscheidenden Vorteile der Individualmaske bestehen in dem minimierten Totraum und den geringen Anpressdrücken.

15.6 Tracheostoma

> **Merke**
>
> Für die Entwicklung eines Kindes sollten wegen der erheblichen Konsequenzen die Möglichkeiten einer nicht-invasiven Therapie vor Anlage eines Tracheostomas ausgeschöpft werden.

In Einzelfällen kann die Anlage eines Tracheostomas aus anatomischen Gründen oder auch wegen der Unmöglichkeit einer nicht-invasiven Beatmung dennoch erforderlich werden. Auch eine Beatmung über mehr als 16 h/Tag macht im Kindesalter oft eine Tracheotomie erforderlich. Seltener sind Schwierigkeiten bei der Extubation nach akuter invasiver Beatmung Grund für die Anlage eines Tracheostomas bei Kindern. Insbesondere bei kraniofazialen Dysmorphien, bei Trachealstenosen bzw. Tracheomalazie und bei Kindern mit BPD bestehen recht gute Chancen, das Tracheostoma im Laufe der späteren Kindheit oder Jugend wieder zu verschließen.

15.6.1 Plastisches Tracheostoma

In der Kinderheilkunde wird in der Regel ein sog. plastisches Tracheostoma operativ durch Hals-Nasen-Ohren-Ärzte oder Kinderchirurgen angelegt. Dabei werden die einzelnen Muskel- und Bindegewebeschichten sowie Faszien operativ präpariert und die Wundränder des Tracheostomas miteinander vernäht. So entsteht eine stabile Öffnung, die sich auch im Rahmen eines Kanülenwechsels nicht kurzfristig verschließt oder kollabiert. Bei einer dauerhaften Dekanülierung muss ein plastisches Tracheostoma meist operativ verschlossen werden.

15.6.2 Dilatationstracheostoma

Die perkutane Dilatationstracheotomie stellt das Standardverfahren in der Erwachsenen-Intensivmedizin dar. Die Trachea wird dazu an der gewünschten Stelle punktiert. Dann wird mit modifizierter Seldinger-Technik die Punktionsstelle aufbougiert, bis schließlich über die aufdilatierte Öffnung eine Trachealkanüle eingebracht werden kann (▶ Abb. 15.9). Anders als beim plastischen Tracheostoma verschließt sich ein Dilatationstracheostoma nach Dekanülierung rasch und spontan.

Hinweis

In der Pädiatrie wird die perkutane Dilatationstracheotomie extrem selten durchgeführt.

15.6.3 Trachealkanülen

Während in der Erwachsenenmedizin überwiegend geblockte Kanülen zum Einsatz kommen, werden diese in der Pädiatrie nur ausnahmsweise verwendet, und zwar bei Patienten mit ausgeprägter Schluckstörung und vermehrtem Aspirationsrisiko oder bei schwieriger Beatmungssituation mit hohen Drücken und damit beeinträchtigenden Leckagen.

Cave

Auch Kanülen mit Cuff schützen nicht zuverlässig vor Aspirationen.

Die Regelversorgung stellt in der Kinderheilkunde die ungeblockte Kanüle dar, weil die Nebenluft eine zwingende Voraussetzung für eine Sprachentwicklung ist. Häufig ist dabei der Einsatz eines Sprechventils einer besseren Stimmbildung zuträglich. Hier atmet der Patient über die Kanüle ein und über Nebenluft über den natürlichen Atemweg aus. Mit adäquater Versorgung gelingt bei nahezu allen tracheotomierten Kindern, die motorisch und kognitiv dazu in der Lage sind, schließlich trotz Kanüle der Spracherwerb.

Cave

Bewährt hat sich bei der Verwendung von Trachealkanülen bei Kindern, einmal jährlich (bei Komplikationen natürlich früher) endoskopische Kanülenkontrollen durchzuführen, um die Wahl der jeweiligen Kanüle an die aktuellen Begebenheiten anzupassen.

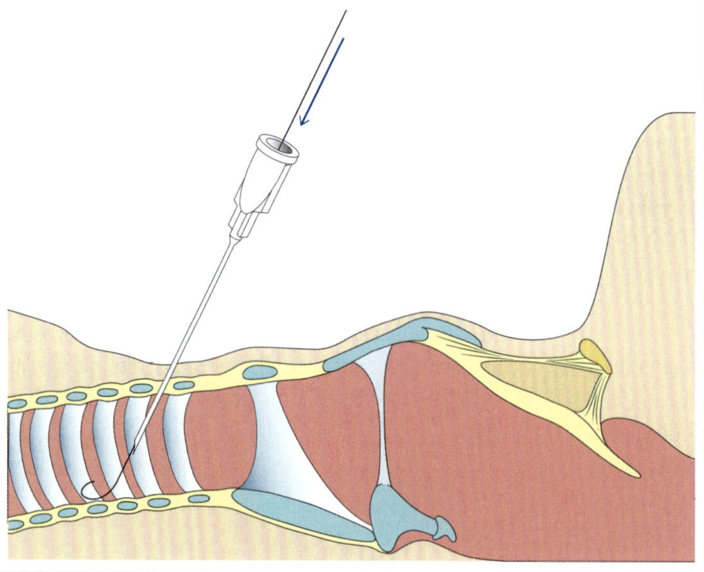

Abb. 15.9 Anlage eines Dilatationstracheostomas. (Quelle: Männle C, Herth F. Dilatative Tracheotomie. In: Haverkamp W, Herth F, Messmann H, Hrsg. Internistische Intensivmedizin. 1. Auflage. Stuttgart: Thieme; 2008. doi:10.1055/b-002-26611)

Ähnlich wie bei der Versorgung mit einer Beatmungsmaske muss auch die Trachealkanüle regelmäßig an das Wachstum eines Kindes adaptiert werden. Therapeutisches Konzept ist es, dem Kind eine möglichst große Kanüle (der Atemwegswiderstand sinkt mit dem Querdurchmesser der Kanüle) und gleichzeitig eine möglichst kleine Kanüle (je mehr Nebenluft, desto besser ist die Sprachentwicklung) zur Verfügung zu stellen. Eine allgemeingültig „richtige" Kanüle kann es folglich nicht geben. Überdies gilt es, regelmäßig nach Komplikationen, insbesondere Kanülenspitzengranulomen oder Tracheomalazien, zu suchen.

15.6.4 Befeuchtung

Hat ein Kind ein Tracheostoma, so geht die Möglichkeit der natürlichen Anfeuchtung durch die oberen Atemwege verloren. Die konsekutive Austrocknung der trachealen und bronchialen Sekrete begünstigt Atelektasenbildung und Pneumonien und kann zu einer Verlegung der Trachealkanüle und somit zu lebensbedrohlichen Komplikationen führen.

> M!
>
> **Merke**
>
> Auf eine ausreichende passive und/oder aktive Anfeuchtung der Atemluft muss bei Tracheostoma unbedingt geachtet werden.

Die aktive Befeuchtung der Atemluft sollte für jedes invasiv beatmete Kind zur Regelversorgung gehören. Bei tracheotomierten Kindern ohne Beatmung muss die Befeuchtung über regelmäßige Kochsalzinhalationen gewährleistet werden. Aktive Befeuchtungssysteme müssen regelmäßig hygienisch aufbereitet, mit Wasser (Aqua dest.) befüllt und mit Netzstrom betrieben werden. Daher können sie nur stationär, also am Patientenbett, nicht aber mobil, z. B. am Rollstuhl, betrieben werden.

Um auch in Phasen, in denen der Patient mobil ist, eine Befeuchtung der Atemluft zu gewährleisten, wurden sog. HME-Filter entwickelt. Natürlich liefert ein solches passives Befeuchtungssystem keine vergleichbare Leistung (Wärme und Feuchtigkeit) wie ein aktives Befeuchtungssystem. Dennoch sollten HME-Filter bei invasiv beatmeten Kindern immer dann zum Einsatz kommen, wenn eine aktive Befeuchtung aus technischen Gründen nicht möglich ist. Es sollten HME-Filter mit geringem Totraum, hoher Anfeuchtungsleistung und geringen Strömungswiderständen verwendet werden (abhängig vom Hersteller).

15.7 Beatmungsmodi

Trotz intensiver Bemühungen auf nationaler wie internationaler Ebene ist es bis heute nicht gelungen, zu einer einheitlichen Nomenklatur bezüglich Beatmungsmodi oder Beatmungsparametern zu finden. Hintergrund dafür ist, dass jeder Hersteller bemüht ist, seinem Gerät durch neue Funktionen ein Alleinstellungsmerkmal mit auf den Weg zu geben, um es am Markt platzieren zu können. Ist bei einem Gerät mit dem Inspirationsdruck der absolute Druck gemeint, bezeichnet ein anderes Gerät damit die Druckdifferenz über PEEP. Ist bei einem Gerät ein hoher Trigger hoch empfindlich, so ist beim Gerät eines anderen Herstellers mit der höheren Zahl eine höhere Triggerschwelle, also ein unempfindlicherer Trigger gemeint. Leider findet sich diese Uneinheitlichkeit in der Nomenklatur auch bei den Beatmungsmodi. Das Folgende soll sich daher nur auf sehr wenige basale Modi beschränken, die in der ganz überwiegenden Mehrzahl aber für eine suffiziente Beatmungstherapie ausreichen.

> M!
>
> **Merke**
>
> Grundsätzlich werden in der Pädiatrie fast ausschließlich Geräte mit Druckvorgabe verwendet. Vorteile sind eine bessere Leckagekompensation und eine bessere Anpassung an wechselnde Atemmuster.

15.7.1 Assisted Pressure Control Ventilation

Assisted PCV ist eine assistierte, druckkontrollierte Beatmung. Vorgegeben werden bei dieser Methode eine Minimalfrequenz, die In- und Exspirationsdrücke, die Triggerempfindlichkeit und eine feste Inspirationszeit, welche unveränderlich ist (Zeitgesteuerte Atemhilfe). Der Patient kann im APCV-Modus die Inspirationsdauer selbst nicht regulieren. Unterschreitet die tatsächliche Atemfrequenz die hinterlegte Minimalfrequenz, so gibt das Gerät einen Atemzug mit den voreingestellten Parametern ab (kontrollierte Beatmung). Übersteigt die spontane Atemfrequenz den Grenzwert wieder, so wird jeder spontane Atemzug des Patienten mit den vorgegebenen Parametern unterstützt (assistierte Beatmung). Voraussetzung für diese assistierte Druckunterstützung durch das Gerät ist die Auslösung des Triggers durch den Patienten selbst. Jeder Atemhub des Patienten, egal ob getriggert (assistiert) oder nicht getriggert (kontrolliert), wird mit den vorgegebenen Drücken und Inspirationszeiten unterstützt.

Der „Freiheitsgrad" des Patienten ist bei dieser Beatmungsform eingeschränkt. Da jeder getriggerte Atemzug unterstützt wird, kann es gelegentlich zur Hyperventilation kommen. Auch besteht das Risiko eines Air Trapping. Tatsächlich treten diese Probleme in der pädiatrischen Langzeitbeatmung jedoch selten auf, weshalb sich der Assisted-PCV-Modus als geeigneter Beatmungsmodus für die überwiegende Mehrheit langzeitbeatmeter Kinder etabliert hat.

15.7.2 Pressure Support Ventilation

Es werden verschiedene Synonyme für PSV verwendet, wie etwa „ASB" (assisted spontaneous Breathing), „IPS" (inspiratory Pressure Support) oder „IFA" (inspiratory Flow Assistance). Wie sich schon aus den unterschiedlichen Bezeichnungen entnehmen lässt, handelt es sich um eine druckunterstützte, Flow-gesteuerte Atemhilfe, bei der jeder spontane Atemzug des Patienten mit dem voreingestellten Druck unterstützt wird. Die Inspiration wird beendet, wenn ein vorgegebener Prozentsatz des Spitzenflusses oder ein bestimmter Mindestfluss unterschritten wird. Dadurch kann, anders als im Assisted-PCV-Modus, wo die Inspirationszeit vorgegeben ist, der Patient im PSV-Modus die Inspirationsdauer selbst regulieren.

Anders als beim Assisted-PCV-Modus setzt der PSV-Modus eine intakte Atemregulation und neuromuskuläre Steuerung der Atemmuskulatur voraus. Die PSV ist immer patientengetriggert, die Assisted PCV ist patienten- oder gerätegetriggert. Im Assisted-PCV-Modus triggert der Patient oder das Gerät die Inspiration, der Beginn der Exspiration hingegen wird nur durch das Gerät eingeleitet. Folglich ist der „Freiheitsgrad" des Patienten bei der PSV größer als bei der Assisted PCV.

In der Praxis zeigt sich, dass es im PSV-Modus häufiger zu schlechter Synchronisation und in der Folge zum „Kampf mit dem Respirator" kommt. Sowohl Apnoen als auch Hyperventilationsphasen finden sich im PSV-Modus häufiger als im Assisted-PCV-Modus. Gelegentlich ist dieser Modus dennoch hilfreich für Menschen mit intakter Atemregulation und dem subjektiven Bedürfnis, die Inspirationsdauer selbst regulieren zu können.

15.7.3 Synchronisierte BiLevel-Beatmung mit Time-Modus

Auch bei dem BiLevel-ST-Modus gibt es unterschiedliche Bezeichnungen der verschiedenen Firmen. Dabei ist BIPAP ein eingetragenes Warenzeichen der Firma Draeger und unterscheidet sich deutlich von BiPAP, das ein eingetragenes Warenzeichen der Firma Respironics Inc. ist. Anders als BIPAP, das für die Beatmung auf der Intensivstation konzipiert wurde, ist BiPAP eigens für die nicht-invasive Beatmung entwickelt worden.

Im BiLevel-ST-Modus wird die Eigenatmung des Patienten ähnlich wie im PSV-Modus unterstützt. Jeder Atemzug des Patienten wird mit einem Hilfsdruck unterstützt. Vereinfacht kann der BiPAP-Modus als Spontanatemverfahren auf 2 unterschiedlichen Druckniveaus beschrieben werden. Zwischen diesen beiden Druckniveaus wird Flow-gesteuert gewechselt. Der ST-Modus stellt dabei eine Kombination aus inspiratorischer, synchronisierter (der Atemzug wird vom Patienten ausgelöst) Druckunterstützung (S-Modus) und kontrollierter (der Atemzug wird vom Beatmungsgerät ausgelöst) Beatmung (T-Modus) dar. Der „kontrollierte" Modus wird aktiv, wenn eine zuvor hinterlegte Mindestatemfrequenz unterschritten wird. Auf dem Geräte-Display lässt sich ablesen, ob der stattgehabte Atemzug ein synchronisierter („S") oder zeitgesteuerter („T"), also kontrollierter Atemzug war. Für die T-Modus-Atemzüge wird im Vorfeld ein Verhältnis von Inspiration zu Exspiration eingestellt.

Einige pädiatrische Patienten kommen mit diesem Modus recht gut zurecht. Insbesondere bei schlafbezogenen Änderungen der Atemtiefe (z. B. Zunahme der alveolären Hypoventilation bei neuromuskulären Erkrankungen im Rapid-Eye-Movement-Schlaf) kann es jedoch zu deutlichen Schwankungen der Tidalvolumina kommen.

15.7.4 Continuous positive Airway Pressure

Zum besseren Verständnis ließe sich der CPAP-Modus als die einfachste Form einer assistierten Spontanatmung beschreiben. Der Luftdruck wird innerhalb des geschlossenen Systems (Beatmungssystem und Atemwege) gegenüber dem Umgebungsdruck angehoben und in In- und Exspiration auf diesem erhöhten Niveau konstant gehalten. Es gibt weder eine Hintergrundfrequenz noch ein vorbestimmtes Verhältnis von Inspiration zu Exspiration. Der CPAP-Modus bietet somit den höchsten Freiheitsgrad aller Beatmungsformen. Unter laufender CPAP-Therapie erfolgt ein Anheben der Atemmittellage auf ein etwas höheres Niveau und damit die Verlagerung eines Teils der Atemarbeit von der Inspiration auf die Exspiration.

Gedacht ist der CPAP-Modus insbesondere für die Behandlung oberer Atemwegsobstruktionen (obstruktives Schlafapnoesyndrom, Dysmorphien mit Atemwegsobstruktion, Tracheomalazien), um durch den kontinuierlich positiven Druck eine pneumatische Schiene zu erzeugen (siehe hierzu auch ▶ Abb. 15.1). Ein isoliertes obstruktives Schlafapnoesyndrom ist im Kindesalter meist durch adenotonsilläre Hyperplasien verursacht. Diese werden allerdings üblicherweise operativ und nicht mittels einer CPAP-Therapie angegangen. Anderen Formen des obstruktiven Schlafapnoesyndroms im Kindesalter liegen meist komplexere Störungen oder Fehlbildungen zugrunde, die sich häufig nicht suffizient durch eine reine CPAP-Therapie behandeln lassen. Daher gibt es für diesen Modus im Kindesalter sehr viel seltener eine Indikation als im Erwachsenenalter.

Häufig wird die CPAP-Therapie nicht als Beatmung im engeren Sinne verstanden. Terminologisch wie auch im DRG-System (System der Diagnosis-related Groups) wird diese Therapieform nicht in die Beatmungs-, sondern in die Schlaftherapie einsortiert.

15.7.5 High Flow

Nasale High-Flow-Therapie (HFNC; high Flow nasal Cannula) ist ein Beatmungsverfahren, bei dem konditioniertes, d. h. erwärmtes und befeuchtetes Atemgas mit relativ hohen Flussraten (0,5–4 ml/kgKG) über eine High-Flow-Brille oder Sauerstoffbrille dem Patienten zugeführt wird. Der hohe Luftstrom führt zu Auswaschung von CO_2 in den oberen Atemwegen und dadurch zur Reduktion von Totraum. Es wird aber nur ein geringer kontinuierlicher Atemwegsdruck aufgebaut. HFNC eignet sich besonders zur häuslichen Therapie von Lungenparenchymerkrankungen mit CO_2-Retention wie bronchopulmonale Dysplasie oder chronische Lungenerkrankungen von Kindern mit kardialen Erkrankungen. Des Weiteren kommt die HFNC bei Atemwegsobstruktion und ausgeprägter Patientenincompliance als Alternative zum CPAP zum Einsatz, wobei der Effekt hier in der Regel unzureichend ist.

Da die aufgrund des hohen Luftstroms unbedingt notwendige aktive Befeuchtung und Schlauchheizung verhältnismäßig viel Energie benötigt, sind bisher keine mobilen Systeme verfügbar, was die Anwendung in der häuslichen Beatmung erheblich einschränkt.

15.8 Sekretmanagement

Eine chronisch-respiratorische Insuffizienz geht meist mit einer Husteninsuffizienz einher. Dies gilt insbesondere für Kinder mit einer neuromuskulären Erkrankung. In der Regel geht die Husteninsuffizienz bei diesen Kindern der respiratorischen Insuffizienz zeitlich deutlich voraus. Folge der

Husteninsuffizienz ist eine Sekretretention, die ihrerseits für Atelektasen und Pneumonien verantwortlich ist. Insofern ist insbesondere die Husteninsuffizienz für einen wesentlichen Teil an Morbidität und Mortalität der betroffenen Kinder verantwortlich.

> **Merke**
>
> M!
>
> Einem frühzeitigen und konsequenten Sekretmanagement kommt überragende Bedeutung für das Outcome eines Kindes mit Husteninsuffizienz zu.

Sofern die Kinder dazu in der Lage sind, lässt sich mit geringem Aufwand der PCF (Peak Cough Flow) mit einem gängigen Asthma-Peakflowmeter bestimmen. Fällt der PCF unter den kritischen Wert von 160 l/min, so ist mit großer Wahrscheinlichkeit mit dem Auftreten von stationär behandlungsbedürftigen Pneumonien zu rechnen. Damit stellt ein PCF von weniger als 160 l/min eine klare Indikation für ein forciertes Sekretmanagement dar. Dieses kann neben einer manuellen physiotherapeutischen Behandlung (Atemtherapie) durch verschiedene Formen der maschinellen Hustenassistenz zusätzlich unterstützt werden. Die Unterstützung und Verbesserung der Insufflation reicht oft bereits aus, um den Hustenstoß effektiv werden zu lassen (Ziel: erfolgreiche Sekretelimination). Nach vertiefter Inspiration kann der Auswurf des Sekretes durch manuelle Hustenunterstützung (Thoraxkompression, abdomineller Schub) verbessert werden. Sollten diese Hustenunterstützenden Maßnahmen ineffektiv oder kontraindiziert sein, kann die mechanische Hustenhilfe eine wirkliche Alternative darstellen. Die Auswahl der hustenunterstützenden Maßnahmen sollte sich an der Therapie-Compliance des Kindes, an der therapeutischen Effektivität und an dem Pflegeumfeld orientieren. Die ausgewählten Therapien müssen auch außerklinisch anzuwenden sein und die Atemwege effektiv von Sekret befreien. Im Folgenden werden die Möglichkeiten dieser Hustenassistenz skizziert.

15.8.1 Lung Insufflation Assist Maneuver

Das Akronym LIAM steht für „Lung Insufflation Assist Maneuver“. Diese Funktion ist in einigen Beatmungsgeräten integriert. Über eine gesonderte Wahltaste kann eine forcierte, druckgesteuerte Insufflation mit einem vorgewählten Inspirationsdruck ausgelöst werden, die zu einer tiefen und in der Dauer voreingestellten Inspiration führt. Sinn dieses Manövers ist die Verbesserung des anschließenden Hustenstoßes, der thorakalen Beweglichkeit und des alveolären Recruitment. Der Vorteil dieses Systems ist, dass die forcierte Insufflation in die Beatmungsmaschine integriert ist. Ein zusätzliches Gerät für die Hustenassistenz ist daher nicht erforderlich.

15.8.2 Air Stacking

Air Stacking wird mit „Luftstapeln“ übersetzt. Mittels eines (volumengesteuerten) Inspirationsmanövers wird eine Inspiration erzeugt. Der Patient schließt die Glottis, speichert die Luft intrathorakal und erwartet den nächsten Atemhub, der abermals „gespeichert“ wird, bis schließlich aus einer vertieften Inspirationslage heraus der willentliche Hustenstoß erfolgt. In der Erwachsenenmedizin ist dieses Verfahren mit gutem Erfolg etabliert. Probleme für die Pädiatrie ergeben sich, weil das Verfahren den willentlichen Glottisschluss und somit eine gute Kooperationsfähigkeit voraussetzt.

15.8.3 Intermittent positive Pressure Breathing

Die Abkürzung IPPB steht für „intermittent positive Pressure Breathing“. Durch ein gesondertes Gerät wird eine forcierte Inspiration ermöglicht. Das Funktionsprinzip ähnelt dem oben beschriebenen LIAM-Manöver. Vorteil dieses Systems ist, dass es auch bei eingeschränkter Mitarbeit durchführbar ist und die Probleme des exspiratorischen Unterdrucks, wie sie beim Insufflator-Exsufflator (s. o.) existieren, entfallen. Nachteile dieses Geräts ergeben sich, weil auch bei ihm eine weitere Maschine neben dem Beatmungsgerät vorgehalten werden muss.

15.8.4 Insufflator-Exsufflator

Mit einem gesonderten Hustenassistenten kann, ähnlich dem LIAM-Manöver, eine forcierte Inspiration hervorgerufen werden. Zusätzlich zu der vertieften Einatmung wird in der Ausatmung ein negativer Druck erzeugt, der das Sekret ähnlich einem Staubsauger nach kranial saugt. Diese Geräte werden von verschiedenen Herstellern angeboten und stellen in der Erwachsenenmedizin den Goldstandard der maschinellen Hustenassistenz dar. Die Geräteeinstellung sollte von erfahrenen Experten (z. B. Atmungstherapeuten) schrittweise titriert werden.

Cave

Kleine Kinder haben kleine und „weiche" Atemwege. Daher kann es bei ihnen in der forcierten Exspiration (Unterdruck) bei Einsatz eines Insufflator-Exsufflators zu einem Kollaps der Bronchien kommen.

15.8.5 Inhalationen

Zusätzlich beinhaltet das Sekretmanagement die Verflüssigung des Schleims durch die Anwendung von regelmäßigen Inhalationen, wobei sich die Inhalation mit NaCl 0,9 %, NaCl 5 %, Acetylcystein oder Dornase alpha bewährt haben.

15.8.6 Atemtherapie

Physiotherapie, manuelle Atemtherapien und mechanische Rüttelsysteme wie die Rüttelweste sind weitere Möglichkeiten, das Abhusten von Sekret bei hustenschwachen Kindern zu unterstützen.

15.8.7 Fazit

Sekretmanagement tut Not! Während IPPB (intermittent positive Pressure Breathing) und Air Stacking in der Pädiatrie heute keine wesentliche Rolle mehr spielen, haben sich LIAM (Lung Insufflation Assist Maneuver) und Insufflator-Exsufflator-Systeme mit guten Ergebnissen auch in der Pädiatrie etabliert. Sie werden in der Regel kombiniert mit regelmäßigen Inhalationen und Atemtherapie.

15.9 Indikationsstellung zur Langzeitbeatmung

Die Indikationsstellung zur Einleitung einer Langzeitbeatmung im Kindesalter ist stets hoch komplex. Neben medizinischen Fakten müssen immer auch individuelle psychosoziale Aspekte berücksichtigt werden. Ein Automatismus gemäß dem Motto „Es wird gemacht, was medizinisch bzw. technisch machbar ist." muss unbedingt vermieden werden. Im Zentrum der Abwägungen sollte vielmehr das mutmaßliche Patienteninteresse stehen.

Selbst die „medizinischen Fakten" als Grundlage der Indikationsstellung sind nicht so objektiv, wie sie erscheinen mögen. Die Gewichtung der einzelnen Befunde wird in unterschiedlichen Zentren sehr verschieden gehandhabt. Vielleicht ist die Metapher eines Mosaiks hier hilfreich: Das Bild entsteht nicht durch den einzelnen Stein, sondern erst durch das Zusammenfügen vieler einzelner Teile.

Merke

Ein isolierter Befund entspricht noch lange keiner Indikation zur Langzeitbeatmung.

15.9.1 Schlaflabor

Neben der Sauerstoffsättigungsmessung und der kontinuierlichen Kapnometrie (endexspiratorisch oder transkutan) kann die Polysomnografie wertvolle Hinweise zur zugrunde liegenden Pathologie liefern:

- Liegt eine zentrale Atemregulationsstörung vor?
- Lässt sich eine Hypoventilation ausmachen?
- Finden sich Hinweise auf eine obstruktive Ventilationsstörung?
- Welchen Einfluss hat die Atemstörung auf die Schlafqualität (Schlafarchitektur, Arousal-Index)?

Merke

In der Polysomnografie sind mögliche Indikatoren für eine Langzeitbeatmung Hypoxie, Hyperkapnie, Hypoventilation, zentrale Atemregulationsstörung oder eine gestörte Schlafarchitektur.

Bei Patienten, bei denen eine chronische respiratorische Insuffizienz im Verlauf der Grunderkrankung zu erwarten ist (neuromuskuläre Erkrankungen) empfiehlt es sich, in regelmäßigen Abständen (alle 6–12 Monate) eine Polysomnografie durchzuführen. Dies umso dringlicher, wenn andere klinische Verschlechterungen, wie der Verlust der Gehfähigkeit oder die Verminderung der VC_{max} (Vitalkapazität in der Lungenfunktion), unter 30 % vom Soll auftreten. Eine solche regelmäßige Kontrolle hat zum Vorteil, dass sie Veränderungen meist vor den unten genannten, schleichend einsetzenden und subjektiv kaum wahrgenommenen, klinischen Symptomen erfasst. Überdies kann die Polysomnografie bei Kindern mit kraniofazialen Dysmorphien (Pierre-Robin-Sequenz, Morbus Down, Ostogenesis imperfecta u.v.a.m.) schlafbezogene Atemstörungen schon im frühen Säuglingsalter aufdecken. Diese können teilweise erheblich sein, ohne klinisch aufzufallen.

15.9.2 Lungenfunktion

Interessant ist in Bezug auf die Lungenfunktion insbesondere die Quantifizierung der Restriktion. Bei einer maximalen Vitalkapazität von weniger als 30 % ist mit klinischer Symptomatik zu rechnen.

Die Lungenfunktionsuntersuchung im Bodyplethysmografen erlaubt die Differenzierung von intrathorakalem Gasvolumen und maximaler Vitalkapazität. Dies kann insbesondere bei chronischer Überblähung, aber auch bei Skoliosepatienten interessant sein.

Merke

Bei der Lungenfunktionsprüfung ist eine maximale Vitalkapazität von weniger als 30 % ein möglicher Indikator für eine Langzeitbeatmung.

15.9.3 Hustenstoß

Die chronische Husteninsuffizienz (erniedrigter PCF) geht der chronischen respiratorischen Insuffizienz oft um Monate oder sogar Jahre voraus. In der Konsequenz sollte bereits mit Feststellung einer Husteninsuffizienz ein konsequentes Sekretmanagement begonnen werden.

Merke

Bei Überprüfung der Hustenfunktion muss ein erniedrigter PCF unabhängig von einer Langzeitbeatmung unbedingt ein konsequentes Sekretmanagement zur Folge haben. Bei Kindern mit Husteninsuffizienz kann durch konsequentes Sekretmanagement eine Langzeitbeatmung langfristig hinausgezögert oder ganz vermieden werden.

15.9.4 Klinik

Klinische Symptome einer chronischen respiratorischen Insuffizienz können Tagesmüdigkeit, Konzentrationsstörungen, Leistungsknick, depressive Verstimmung, Nykturie und gehäufte Atemwegsinfekte sein. Nicht selten treten diese Symptome erst sehr spät und damit kurz vor einer akuten Dekompensation (z. B. im Rahmen eines Infekts) auf.

> **Merke**
>
> Mögliche klinische Indikatoren für eine Langzeitbeatmung sind Tagesmüdigkeit, Konzentrationsstörungen, Leistungsknick, depressive Verstimmung, Nykturie und gehäufte Atemwegsinfekte.

15.9.5 Röntgen-Thorax

Neben Hinweisen auf die Grunderkrankung (u. a. Skoliose, zeltförmiger Thorax bei spinaler Muskelatrophie) kann das Röntgen-Thoraxbild insbesondere Hinweise auf chronischen Sekretverhalt, Atelektasen oder sogar schon Bronchiektasen offen legen.

> **Merke**
>
> Mögliche Indikatoren für eine Langzeitbeatmung sind im Röntgen-Thorax ein chronischer Sekretverhalt, Atelektasen oder Bronchiektasen.

15.9.6 Vermeidung von Beatmung

Eine Langzeitbeatmung stellt immer eine erhebliche Belastung für das betroffene Kind und sein familiäres Umfeld dar. Daher sind die Vor- und Nachteile einer Behandlung immer gegeneinander abzuwägen. Diese Reflexion sollte sowohl im Vorfeld einer Beatmungstherapie als auch regelmäßig im Rahmen der Kontrolluntersuchungen erfolgen. Besteht die Indikation für eine Langzeitbeatmung weiterhin? Hat sich der Gesundheitszustand so stabilisiert, dass jetzt auf eine Beatmung verzichtet werden kann oder hat sich der Gesundheitszustand trotz Beatmung so verschlechtert, dass diese Maßnahme eher dazu führt, Leiden zu verlängern, als es zu lindern?

Ein wesentliches Kriterium für die Etablierung einer außerklinischen Beatmung ist der subjektive Leidensdruck eines Patienten. Wird dieser Leidensdruck vom Patienten stark empfunden, so stehen die Chancen gut, mit der Beatmungstherapie seine Lebensqualität zu verbessern.

15.10 Weaning

Mögliche Indikationen für die Einleitung eines Weaning-Prozesses:

- Stabilisierung des Krankheitsverlaufs, sodass eine Fortführung der Beatmung nicht mehr notwendig erscheint
- Änderung des Therapieziels im Sinne eines palliativen Behandlungskonzepts, sodass eine Fortführung der Beatmung eine Verlängerung von Leid und nicht dessen Linderung bedeuten würde

In der Erwachsenenmedizin kommt es gehäuft im Rahmen schwerer, akuter Erkrankungen zu komplizierten Verläufen, an deren Ende ein Patient sich zwar stabilisiert hat, die Entwöhnung von der Beatmung aber erschwert ist. Weil bei solchen Patienten gehäuft prolongierte Verläufe zu erwarten sind, werden sie idealerweise in Beatmungs- bzw. Weaning-Zentren verlegt, um dort wieder zu einer stabilen Spontanatmung ohne maschinelle Unterstützung zu finden.

Das Spektrum pädiatrischer Krankheitsbilder, die in eine Langzeitbeatmung münden, unterscheidet sich substanziell von denen der Erwachsenenmedizin. In der Pädiatrie handelt es sich überwiegend um progrediente Erkrankungen. Naturgemäß stellt sich dabei die Frage nach einer Indikation zum Weaning anders und insgesamt sehr viel seltener.

Die Mehrzahl der erkrankten Kinder mit Beatmungspflichtigkeit leidet an muskuloskelettalen Problemen, also einem chronischen Versagen des ventilatorischen Systems. Sollen diese Kinder von einer Beatmung entwöhnt werden, muss das Therapieziel auf ein schrittweises Training der Atemmuskulatur ausgerichtet sein.

15.10.1 Konzepte

Die tradierten Weaning-Konzepte sahen eine schrittweise Reduktion der mandatorischen Druckunterstützung unter fortlaufender Beatmung vor, um eine zunehmende Spontanatmungsaktivität zu erreichen (sog. kontinuierliches Weaning). Aufgrund von Erkenntnissen aus der Sportmedizin hat jedoch ein Paradigmenwechsel stattgefunden. Beim Training eines Hochleistungssportlers kommt heute meist das sog. Intervalltraining zum Einsatz. Dem Sportler werden kurze, aber intensive Trainingseinheiten angeboten, bei denen ihm submaximale Leistungen abverlangt werden. Die Kunst dieser Trainingsform besteht darin, den Sportler zu fordern, ohne ihn zu überfordern. Bezogen auf den Weaning-Prozess bedeutet dies, dass die vorgegebenen Beatmungsparameter unverändert beibehalten werden, die Beatmung aber hochfrequent (z. B. 6-mal täglich) pausiert wird (sog. diskontinuierliches Weaning). Beginnend mit sehr kurzen Weaning-Phasen (z. B. 6-mal täglich 1 min) wird der Patient von der Beatmung diskonnektiert. Sofern diese kurzen Spontanatmungsphasen vom Patienten toleriert werden, kann dann in kleinen Schritten gesteigert werden (z. B. um 1 min pro Weaning-Phase und Tag). Sinnvollerweise sollte mit dem Weaning tagsüber begonnen werden.

Eine zeitliche Ausdehnung der Weaning-Phasen darf nur erfolgen, wenn es in der vorausgehenden Stufe nicht zu einem Abbruch der Spontanatmungsphase gekommen ist. Die Phasen mit fortlaufender Beatmung zwischen den einzelnen Weaning-Phasen dienen dann der Erholung und damit der Vorbereitung auf die nächste Beatmungspause. Dieser Erholungseffekt ist umso besser, je gründlicher eine Entlastung der Muskulatur gelingt. Daher bietet sich dafür eine kontrollierte Beatmung eher an als assistierte Modi. Der sehr zeitaufwendige Weaning-Prozess sollte nicht ambulant, sondern in einem erfahrenen Beatmungszentrum begonnen werden und kann ggf. ambulant fortgeführt werden.

15.10.2 Abbruchkriterien

Cave

Um eine Überforderung des Patienten zu vermeiden, müssen klare Abbruchkriterien für das Weaning definiert, in einem Protokoll dokumentiert und strikt befolgt werden.

Die Abbruchkriterien müssen individuell für jeden einzelnen Patienten gemäß der zugrunde liegenden Pathophysiologie festgelegt werden. Kriterien, die für ein solches Protokoll herangezogen werden können:

- Tachypnoe
- Dyspnoezeichen (Nasenflügeln, Einziehungen, Kaltschweißigkeit)
- Abnahme des Tidalvolumens
- transkutaner oder endexspiratorischer pCO_2
- Sauerstoffsättigung
- Blutgasanalyse (Azidose)
- Kreislaufreaktionen (RR hoch oder tief; HF hoch oder tief)

15.11 Psychosoziale Situation

Chronisch kranke Kinder bedeuten stets eine schwerwiegende Beeinträchtigung des familiären Systems und folglich aller Personen im Umfeld. Besonders betroffen sind neben dem Patienten und seinen Eltern vor allem die gesunden Geschwisterkinder. Durch die Etablierung einer Beatmung im familiären Umfeld mit zusätzlicher häuslicher Intensivpflege wird der Lebensalltag des Kindes, seiner Eltern und seiner Geschwister eingeschränkt und birgt die Gefahr einer „Unterversorgung“ der Geschwisterkinder. Notwendige Hilfen und Unterstützung für diese Kinder sollten nach Möglichkeit schon vor Entlassung des kranken Kindes initiiert werden.

Merke

Im Mittelpunkt der subjektiven Belastung durch eine Langzeitbeatmung steht die soziale Desintegration der erkrankten Kinder, ihrer Eltern und Geschwister.

15.12 Ethik

„In der Pädiatrie haben wir es überwiegend mit, im juristischen Sinne, unmündigen, minderjährigen Patienten zu tun. Da viele der von uns betreuten Patienten im Rahmen ihrer Grunderkrankung auch kognitive Einschränkungen mitbringen, gehört es zum pädiatrischen Alltag, Entscheidungen im ‚mutmaßlichen Patienteninteresse' zu fällen. In der Regel sind diese Entscheidungen (z. B. für – oder gegen lebensverlängernde Maßnahmen) nur in enger Abstimmung mit den Eltern zu treffen. Der Pädiater hat es daher fast immer mit ‚drei Patienten' (dem Kind und seinen Eltern) zu tun. Dies ist umso schwieriger, als diese Eltern häufig unterschiedliche Positionen zum therapeutischen Procedere einnehmen.

Besondere Dramatik kommt denjenigen Situationen zu, bei denen über Therapiebegrenzung und Sterbebegleitung eines lebenslimitierend erkrankten Kindes beraten werden muss. Durch die extreme Belastung, nicht nur des Kindes selbst, sondern auch seiner Eltern und Geschwister, werden berufliche Entwicklung und soziale Integration nur zu oft vernachlässigt. Nicht selten ist das kranke Kind der einzige und zentrale Lebensinhalt der versorgenden Eltern. Wird in dieser Situation über eine Therapiebegrenzung (‚Patientenverfügung') entschieden, dann drohen Eltern nicht nur ihr geliebtes Kind, sondern darüber hinaus auch ihren zentralen Lebensinhalt zu verlieren. Durch diese dramatischen Umstände kommt es häufig zur Tabuisierung und Verdrängung des drohenden Todes eines Kindes. Nicht selten wird dann für eine ‚Lebensverlängerung um jeden Preis' plädiert, die wiederum den behandelnden Pädiater in schwierige Konflikte stürzt, wenn er gegen seine eigenen ethischen Maxime zu handeln gezwungen wird, indem er sich wider die eigene Überzeugung gedrängt sieht, einen Sterbeprozess über Monate oder Jahre hinauszuzögern. Zusätzlich erschwert wird dieses Dilemma, wenn kulturelle und religiöse Weltanschauungen ins Spiel kommen. So erleben wir beispielsweise, dass Menschen muslimischen Glaubens sich oft nicht in der Lage sehen, einer Therapiebegrenzung zuzustimmen, da nur Allah eine solche Entscheidung treffen kann. In diesen Fällen hat sich die Einbindung klinischer Ethikkommissionen und Palliativteams sehr bewährt."

(Grolle B. Außerklinische Beatmung von Kindern und Jugendlichen. Atemwegs- und Lungenkrankheiten 2016; 42 [4]: 213–219)

15.13 Literatur

[644] Abode KA, Drake AF, Zdanski CJ et al. Multidisciplinary Children's Airway Center: impact on the care of patients with tracheostomy. Pediatrics 2016; 137: 1–9

[645] Adams HA, Flemming A, Friedrich L, Ruschulte H, Hrsg. Taschenatlas Notfallmedizin. 3. Aufl. Stuttgart: Thieme; 2016

[646] Amiel J, Laudier B, Attie-Bitach T et al. Polyalanine expansion and frameshift mutations of the paired-like homeobox gene PHOX2B in congenital central hypoventilation syndrome. Nat Genet 2003; 33: 459–461

[647] Amin R, Sayal P, Syed F et al. Pediatric long-term home mechanical ventilation: twenty years of follow-up from one Canadian center. Pediatr Pulmonol 2014; 49 (8): 816–824

[648] Chatwin M, Ross E, Hart N et al. Cough augmentation with mechanical insufflation/exsufflation in patients with neuromuscular weakness. Eur Respir J 2003; 21: 502–508

[649] Com G, Kuo DZ, Bauer ML et al. Outcomes of children treated with tracheostomy and positive-pressure ventilation at home. Clin Pediatr (Phila) 2013; 52 (1): 54–61

[650] Cristea AI, Carroll E, Davis S et al. Outcomes of children with severe bronchopulmonary dysplasia who were ventilator dependent at home. Pediatrics 2013; 132 (3): e727–e734

[651] Dettelbach MA, Gross RD, Mahlmann J et al. Effect of the passy-muir valve on aspiration in patients with tracheostomy. Head Neck 1995; 17: 297–302

[652] Di Marco AF, Onders RP, Ignagni A, Kowalski KE, Mortimer JT. Phrenic nerve pacing via intramuscular diaphragma electrodes in tetraplegic subject. Chest 2005; 127: 671–678

[653] Dohna-Schwake C, Ragette R, Mellies U et al. IPPB-assisted coughing in neuromuscular disorders. Pediatr Pulmonol 2006; 41: 551–557

[654] Dohna-Schwake C, Ragette R, Mellies U et al. Predictors of severe chest infections in pediatric neuromuscular disorders. Neuromuscul Disord 2006; 16: 325–328

[655] Dohna-Schwake C, Podlewski P, Mellies U et al. Non-invasive ventilation reduces respiratory tract infections in children with neuromuscular disorders. Pediatr Pulmonol 2008; 43: 67–71

[656] Dohna-Schwake C, Stehling F, Tschiedel E et al. Non-invasive ventilation on a pediatric intensive care unit: feasibility, efficacy, and predictors of success. Pediatr Pulmonol 2011; 46: 1114–1120

[657] Dursun O, Ozel D. Early and long-term outcome after tracheostomy in children. Pediatr Int 2011; 53 (2): 202–206

[658] Dybwik K, Tollåli T, Nielsen EW et al. „Fighting the system“: families caring for ventilator-dependent children and adults with complex health care needs at home. BMC Health Serv Res 2011; 11: 156

[659] Dybwik K, Nielsen EW, Brinchmann BS. Ethical challenges in home mechanical ventilation: a secondary analysis. Nurs Ethics 2012; 19 (2): 233–244

[660] Eckart M, Grolle B, von Au K et al. The natural course of infantile spinal muscular atrophy with respiratory distress type 1 (SMARD1). Pediatrics 2012; 129: e148–e156

[661] Edwards JD, Kun SS, Keens TG. Outcomes and causes of death in children on home mechanical ventilation via tracheostomy: an institutional and literature review. J Pediatr 2010; 157 (6): 955–959

[662] Edwards JD, Kun SS, Graham RJ et al. End-of-life discussions and advance care planning for children on long-term assisted ventilation with life-limiting conditions. J Palliat Care 2012; 28 (1): 21–27

[663] Glenn WWL, Phelps ML, Elefteriades JA, Dentz B, Hogan JF. Twenty years of experience in phrenic nerve stimulation to pace the diaphragm. Pace 1986; 9: 78–784

[664] Graham RJ, Fleegler EW, Robinson WM. Chronic ventilator need in the community: a 2005 pediatric census of Massachusetts. Pediatrics 2007; 119 (6): e1280–e1287

[665] Gray K, Isaacs D, Kilham HA et al. Spinal muscular atrophy type I: Do the benefits of ventilation compensate for its burdens? J Paediatr Child Health 2013; 49 (10): 807–812

[666] Gregoretti C, Ottonello G, Chiarini Testa MB et al. Survival of patients with spinal muscular atrophy type 1. Pediatrics 2013; 131: e1509–e1514

[667] Grolle B. Außerklinische Beatmung von Kindern und Jugendlichen. Atemwegs- und Lungenkrankheiten 2016; 42 (4): 213–219

[668] Hirschfeld S, Exner G, Luukaala T, Baer GA. Mechanical ventilation or phrenic nerve stimulation for treatment of spinal cord injury induced respiratory insufficency. Spinal Cord 2008; 46: 738–742

[669] Hirschfeld S, Vieweg H, Schulz AP, Thietje R, Baer GA. Threshold Currents of Platinum Electrodes used for Functional Electrical Stimulation of Phrenic Nerves for Treatment of Central Apnoe. Pace 2013; 1: 12–14

[670] Joseph RA. Tracheostomy in infants: parent education for home care. Neonatal Netw 2011; 30 (4): 231–242

[671] Kun SS, Davidson-Ward SL, Hulse LM et al. How much do primary care givers know about tracheostomy and home ventilator emergency care? Pediatr Pulmonol 2010; 45 (3): 270–274

[672] Männle C, Herth FJF. Dilatative Tracheotomie. In: Haverkamp W, Herth F, Messmann H, Hrsg. Internistische Intensivmedizin. 1. Aufl. Stuttgart: Thieme; 2008: 168–173

[673] Mellies U, Ragette R, Dohna Schwake C et al. Long-term noninvasive ventilation in children and adolescents with neuromuscular disorders. Eur Respir J 2003; 22: 631–636

[674] Mellies U, Goebel C. Optimum insufflation capacity and peak cough flow in neuromuscular disorders. Ann Am Thorac Soc 2014; 11: 1560–1568

[675] Möller W, Feng S, Domanski U et al. Nasal high flow reduces dead space. J Appl Physiol (1985). 2017 Jan 1;122(1):191–197. doi:10.1152/japplphysiol.005842016. Epub 2016 Nov 17. PMID: 27856714; PMCID:Hawkins S, Huston S, Campbell K, Halbower A. High-Flow, Heated, HumidifiedAir Via Nasal Cannula Treats CPAP-Intolerant Children With Obstructive Sleep Apnea. J Clin Sleep Med 2017; 13 (8): 981–989. doi: 10.5664/jcsm.6700

[676] Paulides FM, Plötz FB, Verweij-van den Oudenrijn LP et al. Thirty years of home mechanical ventilation in children: escalating need for pediatric intensive care beds. Intensive Care Med 2012; 38 (5): 847–852

[677] Racca F, Berta G, Sequi M et al. LTV Pediatric Italian Network. Long-term home ventilation of children in Italy: a national survey. Pediatr Pulmonol 2011; 46 (6): 566–572

[678] Rul B, Carnevale F, Estournet B et al. Tracheotomy and children with spinal muscular atrophy type 1: ethical considerations in the French context. Nurs Ethics 2012; 19 (3): 408–418

[679] Schroth MK. Special considerations in the respiratory management of spinal muscular atrophy. Pediatrics 2009; 123 (Suppl. 4): S 245–S 249

[680] Sherman JM, Davis S, Albamonte-Petrick S et al. Care of the child with a chronic tracheostomy. This official statement of the American Thoracic Society was adopted by the ATS Board of Directors, July 1999. Am J Respir Crit Care Med 2000; 161: 297–308

[681] Stehling F, Mellies U, Grosse-Onnebrink J et al. Decline in lung volume with Duchenne muscular dystrophy is associated with ventilation inhomogeneity. Respiratory Care 2015; 60: 1257–1263

[682] Stehling F, Schara U, Mellies U et al. Mechanical insufflation/exsufflation improves vital capacity in neuromuscular disorders. Chron Respir Dis 2015; 12: 31–35

[683] Toly VB, Musil CM, Carl JC. Families with children who are technology dependent: normalization and family functioning. West J Nurs Res 2012; 34 (1): 52–71

[684] Ward S, Chatwin M, Heather S et al. Randomised controlled trial of non-invasive ventilation (NIV) for nocturnal hypoventilation in neuromuscular and chest wall disease patients with daytime normocapnia. Thorax 2005; 60: 1019–1024

[685] Weese-Mayer DE, Rand CM, Berry-Kravis E et al. Congenital central hypoventilation syndrome from past to future: model for translational and transitional autonomic medicine. Pediatr Pulmonol 2009; 44: 521–535

Sachverzeichnis

A

B

C

D

E

F